U0336430

Radiosensitizers and Radiochemotherapy in the Treatment of Cancer

肿瘤放疗增敏

原 著 [加] Shirley Lehnert

主 审 章 真 白永瑞

主 译 郑向鹏 步文博

中国科学技术出版社
·北京·

图书在版编目（CIP）数据

肿瘤放疗增敏 /（加）雪莉·莱纳特 (Shirley Lehnert) 原著；郑向鹏，步文博主译 . — 北京：中国科学技术出版社 , 2021.6

书名原文：Radiosensitizers and Radiochemotherapy in the Treatment of Cancer

ISBN 978-7-5046-8976-4

Ⅰ . ①肿… Ⅱ . ①雪… ②郑… ③步… Ⅲ . ①肿瘤—放射疗法 Ⅳ . ① R730.55

中国版本图书馆 CIP 数据核字 (2021) 第 033112 号

著作权合同登记号：01-2021-0837

策划编辑　焦健姿　王久红
责任编辑　焦健姿
装帧设计　佳木水轩
责任印制　李晓霖

出　　版　中国科学技术出版社
发　　行　中国科学技术出版社有限公司发行部
地　　址　北京市海淀区中关村南大街 16 号
邮　　编　100081
发行电话　010-62173865
传　　真　010-62179148
网　　址　http://www.cspbooks.com.cn

开　　本　889mm×1194mm　1/16
字　　数　452 千字
印　　张　19.5
版　　次　2021 年 6 月第 1 版
印　　次　2021 年 6 月第 1 次印刷
印　　刷　天津翔远印刷有限公司
书　　号　ISBN 978-7-5046-8976-4 / R·2681
定　　价　200.00 元

版权声明

内容提要

本书引进自世界知名的 CRC 出版社，由加拿大麦吉尔大学肿瘤学系教授 Shirley Lehnert 博士倾力打造。著者查阅了大量文献，在已发表的试验结果基础上细致梳理了相关研究的历史脉络，系统阐述了药物或生物制剂联合放射治疗的临床应用，并根据放疗增敏药的作用机制对现有已知的放疗增敏药进行了分类和介绍，总结了放疗增敏的研究进展及方向，为读者了解当前研究热点及后续研究提供了指引。书中所述的专业知识兼具深度和广度，对国内从事相关研究的同行极具参考价值，适合广大放射治疗科及肿瘤相关医师阅读参考。

译者名单

主　审　章　真　复旦大学附属肿瘤医院

　　　　　白永瑞　上海交通大学医学院附属仁济医院

主　译　郑向鹏　复旦大学附属华东医院

　　　　　步文博　复旦大学材料科学系

译　者　（以姓氏笔画为序）

　　　　　王湘连　复旦大学附属华东医院

　　　　　吕　博　复旦大学附属华东医院

　　　　　任艳萍　复旦大学附属华东医院

　　　　　刘　勇　上海交通大学附属上海市第一人民医院

　　　　　刘艳颜　复旦大学材料科学系

　　　　　步文博　复旦大学材料科学系

　　　　　沈倩雯　复旦大学附属华东医院

　　　　　陈　迪　复旦大学附属华东医院

　　　　　陈梦戈　复旦大学附属华东医院

　　　　　郑向鹏　复旦大学附属华东医院

　　　　　高洪波　复旦大学附属华东医院

　　　　　焦玉新　复旦大学附属华东医院

主译简介

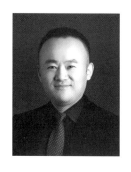

郑向鹏　主任医师，博士研究生导师，美国得克萨斯大学博士，复旦大学附属华东医院放疗科主任，华东医院张国桢肺部微小结节诊疗中心副主任，华东-昆山杜克大学肿瘤放疗-生物-物理联合实验室主任，昆山杜克大学客座教授。上海市抗癌协会青年理事会副理事长，上海核学会肿瘤放疗与影像委员会秘书长，上海市抗癌协会放射肿瘤专业分会秘书长，中国肺癌防治联盟肺癌立体定向放疗专业委员会副主任委员，中华医学会放射肿瘤治疗学分会放射外科学组委员。获 2018 年度上海卫生计生系统优秀学科带头人（百人计划）、静安区中青年拔尖人才等荣誉。专注于利用最前沿的放疗技术联合化疗、分子靶向治疗、生物免疫治疗对肿瘤进行综合性治疗，尤其擅长肺癌的早期诊断、影像引导精确放疗和大剂量低分割立体定向放射治疗。主持科研项目 12 项，包括复旦大学课题、上海市卫生局和科委课题、国家自然基金面上项目和国家自然基金重点项目子课题。主编《微小肺癌：影像诊断与应对策略》《Early-stage Lung Cancer: Screening and Management》等著作。发表论文 55 篇，其中 SCI 收录论文 22 篇。

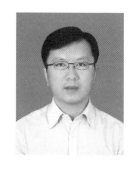

步文博　复旦大学材料科学系，二级教授，博士研究生导师，国家杰出青年基金获得者，科技部中青年科技创新领军人才，上海市优秀学术带头人，中科院上海硅酸盐研究所和复旦大学附属华山医院兼职教授。中国生物材料学会影像材料与技术分会副主任委员，中国生物材料学会理事。研究方向聚焦于生物医用功能材料的结构设计、化学制备及其肿瘤诊疗和脑神经调控的应用基础研究。近五年内，作为责任/通讯作者，已在 *Nature Nanotechnology*、*Chem*、*Science Advances*、*J Am Chem Soc*、*Angew Chem Int Ed*、*Adv Mater* 等国际核心 SCI 学术期刊上发表研究论文 80 篇，SCI 他引 1.5 万余次，并受邀在 *Acc Chem Res*、*Chem Rev*、*Chem Soc Rev* 等国际著名综述类学术期刊上发表 6 篇专题综述论文，1 篇研究论文入选"2012 年中国百篇最具影响国际学术论文"，20 余篇研究论文入选 ESI "Highly Cited Papers"。2019 年和 2020 年连续入选 Clarivate Analytics（科睿唯安）全球高被引科学家榜单。

原著者简介

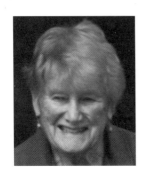

Shirley Lehnert 毕业于英国伦敦大学，获得生物物理学博士学位，于美国纽约罗彻斯特大学完成博士后工作。她先后在斯隆－凯特琳研究所和哥伦比亚大学放射研究实验室从事放射生物学和生物物理学的研究。

移居加拿大后，入职麦吉尔大学，目前为肿瘤学系教授。在放射生物学、肿瘤生物学和药物输送等领域著述颇丰。

-------------------------------- 致　谢 --------------------------------

我要感谢所有为本书的编写做出贡献的人，感谢他们无私贡献了自己的宝贵时间和专业知识。借此机会，也感谢加拿大和世界其他各地的科学同行们，感谢你们的信息、意见和远见卓识，这是属于我们的共同荣誉。

谨以本书献给我的母亲、祖母和姨母。她们也会为我感到高兴。

译者前言

放射治疗是肿瘤治疗的传统方式之一。据统计，约 2/3 的恶性肿瘤患者在其治疗过程中需放射治疗的参与。放射治疗对于提高肿瘤局部控制、延长总体生存时间和改善患者生活质量意义重大。与其他治疗手段一样，放射治疗在控制肿瘤的同时，会导致不同程度的毒性反应。因此，如何更好地提高放射治疗效果，同时显著地降低其不良反应，一直是放射肿瘤学科关注的焦点问题。

放疗软硬件设备已发展到相当水平，短时间内很难实现突破性进展，在此背景下，开发与放射治疗相适用的药物，特别是放疗增敏药物显得尤为迫切，通过与放疗的联合应用，增加肿瘤放射治疗的效果和减少对正常组织的损伤。放疗增敏研究可追溯至半个世纪前，但发展一直较为缓慢，临床上有效的放疗增敏药物并不多。目前探索中的放疗增敏机制有多种，包括利用新材料提高剂量沉积、抑制 DNA 损伤修复、抗乏氧等，部分机制已应用于临床或进入临床试验阶段，但更多的机制还仅限于实验室研究。

放疗增敏是国内放疗研究的关注点之一，但目前国内尚缺乏放疗增敏相关的系统性著作。鉴于此，我们组织翻译了由加拿大麦吉尔大学 Shirley Lehnert 教授编著的 *Radiosensitizers and Radiochemotherapy in the Treatment of Cancer*（《肿瘤放疗增敏》）一书。正如原著前言所述，本书的目的在于系统总结放疗增敏的研究进展及方向，为后续研究提供指引。我们相信，本书中文版的面世对国内从事相关研究的同行同样具有参考价值。

在本书翻译过程中，各位译者都尽心竭力以求忠实传递原著内容，但由于中外术语规范及语言表述有所差异，中文翻译版中可能存在一些偏颇或欠妥之处，敬请广大读者指正。

复旦大学附属华东医院肿瘤放疗科
主任医师，博士研究生导师
上海卫健委优秀学科带头人

复旦大学材料科学系教授，博士研究生导师
上海市优秀学术带头人
"国家杰出青年基金"获得者
科技部中青年科技创新领军人才

原书前言

　　根据作用机制的不同，对已知放疗增敏药进行分类和概述是编写本书的初衷。电离辐射的分子生物学研究与进展促进了分子或靶向放疗增敏药的研发。因此，有关放疗增敏的著作需要纳入这些迅速增加的大量信息，涵盖从分子氧和高原子序数元素到单克隆抗体和复杂天然化合物等内容。

　　这种尝试必定非常艰难，但更具挑战性的是放疗增敏药的研发和应用必须在医疗的框架下进行，正是医疗的实际需求推动和支持了相关研究及开发。这也是将"radiochemotherapy in the treatment of cancer"加入书名之中的原因。放疗增敏不可能仅限定在分子生物学和放射化学的范围内，即便从事基础研究的科学家希望如此。实际上，放射治疗和化学疗法的联合应用已成为大多数实体瘤患者的标准治疗模式，研究显示联合治疗有助于改善肿瘤的局部区域控制率和患者的生存率，当然在实际应用中仍存在许多亟待解决的问题。

　　放化疗之间的放疗增敏或协同作用通常只能在临床前模型中加以证明，而评估联合治疗的临床试验则多是基于临床前研究的结果，显示两种治疗模式间存在协同作用。然而，对于"协同作用"这一术语的理解仍存在偏差，同样对如何认定不同抗肿瘤药物或治疗模式之间存在协同作用所需的证据也未有共识。在评估联合用药的潜在临床效用时，治疗指数（或治疗比率）的概念非常重要。该术语是指某一治疗所引起的肿瘤毒性与其在关键正常组织内造成毒性的相对比率。具有协同性或相加性作用的药物都可能改善治疗指数，但前提是联合治疗方案对肿瘤的作用超过对关键正常组织的作用。临床前研究结果与实际临床效果之间的关系通常很脆弱，对"协同作用"（或涉及放射治疗时的放疗增敏）的过度使用、滥用或曲解将影响临床研究的设计。在某些情况下，根据临床前数据得出的结论与实际临床应用效果之间存在脱节，其中的原因可能就包括对术语"协同作用"或"超相加性"的误解，以及预期理想化的成分存在。

　　在本书编写过程中，我已尽我所能查阅各种文献，并在此基础上总结概括了药物及生物制剂联合放射治疗的临床应用。相较于那些已确证临床效果的放疗与药物联合应用方案，对于尚处于不同临床试验阶段的研究方案，我不会评论其可能的效果，书中与之相关的信息均直接引自原始研究报道者。同样，当使用放疗增敏及协同作用等术语时，它们要么针对明确的研究报道，要么直接引自研究本身。除此之外，在缺乏直接证据支持的情况下，我会尽量避免使用这些术语。

书中引用的临床试验数据主要源于官方网站 http://www.clinicaltrials.gov，相关信息未必能全面反映最新的试验内容，仅能在已发表的试验结果基础上总结相关研究的历史脉络，以便读者了解目前的研究内容和热点。虽然有关信息尚不完整，甚至只是片段式的信息，但我希望这些仍有助研究人员和临床医生了解相关进展。

Shirley Lehnert，PhD

Department of Oncology

McGill University,

Montreal, Canada

目　录

第 1 章　放疗增敏和放化疗

Radiosensitization and Chemoradiation

一、放化疗简史

放疗作为肿瘤非手术治疗的主要手段已有百年的历史，而经典的化疗药物 [如顺铂和氟尿嘧啶（5-FU）] 也已在临床上使用了近 50 年。放化疗联合治疗相对出现得较晚，但也有数十年的临床应用经验，其最佳的组合方式和应用时序仍在探索和完善之中。尽管仍然存在许多有待解决的问题，但放化疗联合已成为大多数实体肿瘤患者的标准治疗，有助于改善肿瘤的局部区域控制效果和患者的生存。表 1-1 简要列出了较为常见的放化疗联合的模式和机制。

表 1-1　化疗药物与放疗相互作用的机制

过　程	机　制	药　物
增加放射损伤	将化疗药物掺入到 DNA 或 RNA 结构中	• 5-FU：掺入 DNA 中，增加对放射损伤的敏感性 • 顺铂：在 DNA 或 RNA 内形成交联（链内和链间）
抑制 DNA 修复	干扰放射诱导的 DNA 损伤的修复	• 卤代嘧啶（如 5-FU、BrdUrd、IdUrd） • 核苷类似物（如吉西他滨、氟达拉滨） • 顺铂、甲氨蝶呤、喜树碱、多柔比星、依托泊苷、羟基脲
影响细胞周期分布	将细胞阻滞于放射敏感性最高的 G_2 和 M 期。减少对放射抵抗的 S 期细胞	• 紫杉烷类药物通过稳定微管蛋白导致细胞周期阻滞 • 核苷类似物（吉西他滨、氟达拉滨）、依托泊苷、甲氨蝶呤、羟基脲、5-FU
将嘧啶类似物掺入 DNA 中，以增加辐射损伤的程度	药物周期特异性掺入分裂细胞中，降低 DNA 损伤修复，通过电子捕获增强辐射的生化效应	• 卤代嘧啶，如 IdUrd 和 BrdU
细胞凋亡	抵抗由放射损伤引起的细胞凋亡，可能会提高肿瘤细胞的存活率	• BCL-2 抑制药，COX-2 抑制药，通过 ATM、p53、BAX 发挥作用的药物，表皮生长因子受体（EGFR）抑制药
抑制促生存信号	靶向治疗（如 EGFR 抑制）阻断引起放射抵抗和不良预后的信号传导通路。可见于其他类别中	• EGFR 抑制药——抗 EGFR 抗体、PKI-166（小分子 TKI）和反义 EGFR

二、放疗增敏的定义

G. E. Adams 是放疗增敏研究领域的先驱者之一，他将放疗增敏药分为 5 类[1]。

- 抑制细胞内 SH（硫醇）或其他内源性放射保护物质的增敏药。
- 增敏药受放疗诱导发生辐射分解形成细胞毒性物质。
- 放疗后细胞修复过程的抑制药。
- 胸腺嘧啶类似物，通过掺入细胞内 DNA 分子实现放疗增敏。
- 拟氧增敏药，如电子亲和性硝基咪唑类药物。

放药增敏的另一种机制则着重强调了增敏药对肿瘤和正常组织的作用差异[2]。据此标准，只有两种类型的增敏药可用于临床的放射治疗——卤代嘧啶类药物和乏氧细胞增敏药。鉴于肿瘤细胞的增殖速度快于正常细胞，因此与肿瘤周围正常组织相比，卤代嘧啶类药物更易于掺入肿瘤细胞的 DNA 中。乏氧细胞增敏药能够选择性地提高乏氧细胞的放射敏感性，而乏氧细胞在肿瘤组织内更常见，在正常组织内比例很小或几乎没有。上述两类放疗增敏药所基于的肿瘤生物学前提特征都很合理，但事实上因为某些与药代动力学和药物递送有关的原因，这两类药物的临床效果并不如预期的理想。乏氧细胞增敏药（如米索硝唑）和胸苷类似物（如溴脱氧尿苷）是典型的放疗增敏药，它们缺乏内在的细胞毒性。但是，最常用的放疗增敏药（如顺铂、5-FU 和紫杉烷类药物）本身具有细胞毒性，联合放疗会某种程度上增加对正常组织的损害，只有当抗肿瘤作用的增加远超过正常组织的损伤时，联合治疗才能真正获益。放疗与药物联合治疗的结果至少是两种方式的相加效应，最好是放疗增敏与相加效应的结合达到超相加或协同作用。

（一）两种治疗联合的相加作用或协同作用

协同作用（synergy）是指两种治疗手段联合使用的效果超过分别单独应用效果的简单相加。譬如，单独使用治疗 1 可以将存活分数降低至 0.5，单独使用治疗 2 也可将存活分数降低至 0.5，如果治疗 1 和治疗 2 联合效应属于相加作用（additivity），则联合治疗将使存活分数降低至 0.25；如果联合效果属于协同作用，联合的治疗效果则应小于 0.25。上述示例的成立是有前提条件的，即治疗 1 和治疗 2 单独应用时所生成的生存曲线必须都是指数形式。如果应答曲线不是标准的指数形式，而是存在肩部的曲线，情况则比较复杂。如果两种治疗的各自生存曲线均带有肩部，然后是指数下降，存在 3 种可能性：①如果无损伤重叠，那么代表亚致死损伤累积的肩部仍可见于治疗 2；②如果细胞已从治疗 1 中积聚了最大亚致死性损伤，那么治疗 2 的生存曲线肩区则不存在；③如果生存曲线的最后斜率发生改变，即在两种治疗的联合作用末端曲线斜率更陡峭（图 1-1），那么在这种关系中存在两种治疗联合使用发生相加效应的可能性。

1. 等效剂量分析图

Steel 和 Peckham[3] 提出了一种用于分析放疗和化疗相互作用的研究框架。将产生相同细胞毒效应（等效）的不同治疗方式（药物和放疗）的剂量绘制成图，即等效剂量图或分析方法（isobologram）。以图 1-2 所示的两条曲线（模式 1 和模式 2）为例，模式 1 的曲线假定放疗和化疗分别独立发挥作用；模式 2 的曲线则假定放疗和化疗有相同的作用机制。位于模式 2 曲线下方的点表明存在超相加效应，而位于模式 1 和模式 2 之间区域的点则表示相加效应，而位于模式 1 曲线上方的点则代表次相加效应。模式 1 和模式 2 曲线的差异取决于放疗和药物的剂量响应曲线，这种曲线可能存在很多不同的形式，从而导致放疗和化疗的关系可能随之发生变化。

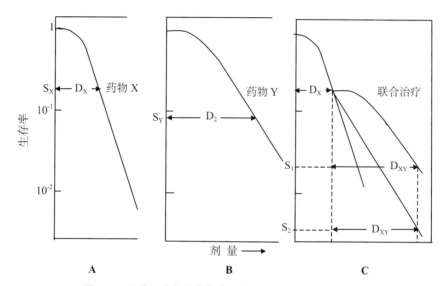

▲ 图 1-1　两种细胞毒性药物或治疗方式联合使用对生存的影响

使用药物 X（A）或药物 Y（B）治疗后的细胞存活曲线包括起始的肩部和后续随剂量增加而出现的指数斜率部分。在治疗 X 和 Y 所引起的细胞损伤无重叠的情况下，联合使用 X（剂量 D_X）和 Y（剂量 D_Y）所导致的细胞存活（S_{XY}）等于 S_1（$=S_X \times S_Y$），曲线中仍可见治疗 Y 的肩部部分（C）。如果细胞已从治疗 X 中积聚了最大亚致死性损伤，那么治疗 Y 的生存曲线肩区则不存在，此时 S_{XY} 等于 S_2

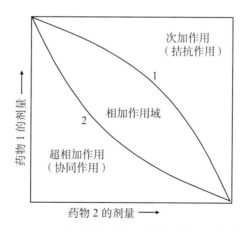

▲ 图 1-2　放疗和药物联合的等效剂量分析示例

x 轴和 y 轴表示放疗和药物的等效剂量水平。粗线（1 和 2）代表相加作用，基于标准误差计算形成相加性区域（envelope of additivity）。相加性区域上方（线 1 上方）代表拮抗作用，而相加性区域下方（线 2 下方）则代表协同作用

2. 中位效应原理

评估药物或治疗之间相加或协同作用程度的另一种方法是中位效应原理（median effect

principle）。该方法需预先了解每种治疗单独应用及联合使用时的剂量效应关系，而且在使用该方法的过程中需要计算一个参数——联合指数（CI）。目前已有执行相关计算的计算机程序[4]，对该原理的简要解释也已经发表[5]。CI 为 1 表示相加性，CI>1 表示协同作用，CI<1 表示拮抗作用。可利用归一化的等效剂量线图的形式展示这些联合治疗间的关系，将产生一定效应 x 的条件下联合使用时所需的药物剂量与单独使用药物时所需剂量的比进行作图（不同 x 值），纵坐标为药物 1，横坐标为药物 2。如果联合治疗的数据点落在曲线上，表示存在相加效应；如果点落在曲线的左下方或右上方，则分别表示存在协同效应或拮抗效应。两种方法的不同之处在于等效剂量分析图中存在一个相加效应区域，而中位效应仅定义了一个相加效应条件。

（二）药物与放疗

药物与放疗之间相互作用的机制可以从细胞水平上进行评估，分别研究在有或无药物联合时对放疗所致细胞存活曲线的影响。药物可能通过 3 种方式影响受照射细胞的生存曲线：①曲线可能会因药物独立引起的细胞杀伤作用而向下移动；②由于药物在某种程度上阻止了亚致死损伤的修复，进而导致生存曲线上的肩部消失；③由于药物产生的增敏或细胞保护作用，导致生存曲线的斜率发生改变（图 1-3）。大多数药物会以前两种模式影响细胞的放疗反应，这种反应类型对应上面所述的相加性效应。在第 3 种反应中的药物可作为潜在的放疗增敏药或保护剂。

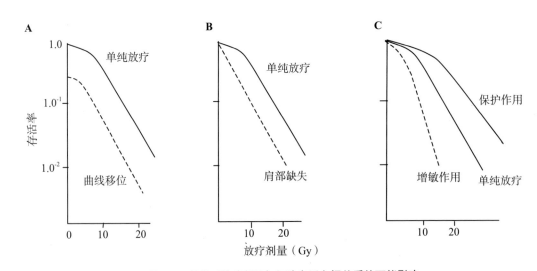

▲ 图 1-3　药物对放疗剂量与细胞存活之间关系的可能影响

A. 曲线移位；B. 失去肩部，表明药物影响了亚致死损伤的修复；C. 曲线斜率的改变，表明药物具有放疗增敏或放射保护的作用

（三）放疗与药物联合治疗的获益机制

Bentzen 等[6]从放射肿瘤学的角度提出了合理设计和分析药物联合放疗的框架性方法。放化疗联合之所以能够带来治疗获益，大体上涉及 5 个方面的机制，即空间协同、细胞毒性增强、生物协同、时间调控和正常组织保护。

1. 增强细胞毒性

放化联合治疗的临床疗效可能是以上所列出的全部机制的共同作用结果。但是，在实验环境中，通常每次只能对其中的一或两个机制进行重点研究。细胞毒性增强的效果可以使用体外照射肿瘤细胞时的存活曲线变化来表示。表 1-2 列出了放疗和化疗间的重要相互作用，这些作用既可以发生在单个细胞层面，也可以发生在肿瘤细胞群体的水平上。

表 1-2　化疗与放疗相互作用的机制

受影响的过程（放疗增敏模式）	机　制	示　例
增加 DNA 损伤（增强细胞毒性）	药物嵌入 DNA/RNA 分子中	• 顺铂诱导链内 / 链间交联 • 5-FU 掺入增加了损伤易感性
抑制 DNA 修复（增强细胞毒性）	阻止辐射损伤的修复	• 卤代嘧啶（5-FU、I/BrUrdr）、核苷类似物（吉西他滨）、顺铂、甲氨蝶呤、Topo Ⅰ / Ⅱ抑制药（喜树碱、依托泊苷）、羟基脲
减慢 / 阻滞细胞周期（增强细胞毒性）	放疗和大多数化疗药物作用于增殖细胞。细胞聚集在放射敏感的 G_2/M 期。消除辐射抵抗的 S 期细胞	• 紫杉烷类药物（微管稳定药）、核苷类似物、依托泊苷、羟基脲
作用于放疗诱导的促生存机制（促分裂、抗凋亡）（增强细胞毒性）	阻断受体和信号通路	• 作用于 EGFR 家族受体的药物（抗体、小分子 TKI）
阻止肿瘤细胞的再增殖（生物效应）	阻止放疗期间发生的加速增殖	• 大多数化疗药物；S 期特异性抗代谢药物（5-FU、羟基脲）
作用于乏氧细胞（生物效应）	可被还原（乏氧）环境活化的前药。乏氧细胞增敏药	• 替拉扎明和丝裂霉素选择性杀死缺氧细胞；硝基咪唑增加细胞的放射敏感性

(1) 加剧 DNA 损伤：电离辐射能够引起 DNA 的碱基损伤、碱不稳定位点、单链断裂（SSB）和双链断裂（DSB）等。除了 DSB 以外，其他的损伤均可获得快速修复；如果 DSB 不能修复，则对细胞具有致死性。大多数化疗药物能够靶向 DNA，直接造成 DNA 的损伤，表现为 DNA 断裂、加合物形成和嵌入等。在某些情况下，两种治疗引起的细胞损伤可以简单地相加，但在其他的很多情况下，治疗间存在相互作用会放大对细胞的损伤效应。在放疗诱导的 SSB 附近 DNA 或 RNA 链中如果同时存在顺铂嵌入，两种损伤将形成协同作用，导致放射损伤难以修复，进而诱导细胞的死亡。研究发现，在修复 DNA- 顺铂加成物的过程中，由于放疗诱导的 SSB 转化为 DSB，导致放疗诱导的链断裂显著增加。

某些化合物 [如碘脱氧尿苷（IdUrd）和溴脱氧尿苷（BrdUrd）] 掺入 DNA 后，在无放疗的情况下，并不会对 DNA 造成损伤；但在受照射的细胞中，可以增强放疗诱导的 DNA 损伤，其机制可能是由化合物产生的反应性尿嘧啶自由基和卤离子作用于邻近的 DNA，诱导形成 SSB（见第 4 章）。

(2) 抑制 DNA 损伤修复：化疗药物可以通过多种机制抑制放疗诱导损伤的修复，某些药物也可能存在多种作用机制。DNA 合成和修复过程存在某些共同的途径，因此可以将 DNA 合成抑制药与放疗联用以诱导或加强对肿瘤细胞的毒性作用。相关的药物包括核苷类似物、顺铂、博来霉素、多柔比星和羟基脲等。以氟达拉滨为例，这是一种核苷类似物，掺入 DNA 后能够抑制 DNA 的引物酶、DNA 聚合酶 α 和 ε 及 DNA 连接酶。

许多化疗药物能够干扰核苷和核苷酸代谢，进而抑制放疗诱导的 DNA 损伤的修复。这类药物包括氟尿嘧啶、胸苷类似物、吉西他滨和羟基脲（见第 5 章）。

DNA 修复抑制是一个值得探索的治疗机制，有潜在的治疗价值。存在的主要问题是这种治疗方式对肿瘤的选择性仍缺乏足够的证据支持。但是在某些特定情况下，靶向 DNA 的修复过程可能有效，并且具有肿瘤特异性。由于遗传的不稳定性，肿瘤通常存在 DNA 修复缺陷，但细胞仍可借助其他备用途径完成对损伤的修复。靶向这些备用修复途径能够提高肿瘤的放射敏感性，同时对正常组织的影响相对较小。

抑制修复或促进 SSB 转换为 DSB 能够增大受照细胞存活曲线的斜率，增强放射应答。从临床角度来看，一个很重要的因素是，由修复抑制而形成的放射增强作用在分次放疗中比大剂量单次治疗更为显著。

(3) 细胞周期效应：在联合使用时，放疗和化疗通常作用于不同细胞周期的细胞，因此可能配合产生疗效上的相加作用。影响细胞放射敏感性的一个重要因素是细胞周期。S 期细胞的放射抵抗性最高，而 G_2/M 期细胞的放射敏感性最高。

肿瘤通常存在细胞周期检查点的缺陷（如 G_1/S 检查点），因此通过抑制其他检查点可以缩短细胞周期，从而减少肿瘤细胞的修复时间，导致对肿瘤细胞更强的杀伤效果。

大多数化疗药物是细胞分裂的抑制药，因此作用于增殖期的细胞。此外，许多药物还具有细胞周期特异性。吉西他滨、氟达拉滨、甲氨蝶呤和 5-FU 能够抑制与 S 期细胞 DNA 合成和修复有关的多种酶。而依托泊苷、多柔比星、烷化剂和铂类化合物等则不存在细胞周期特异性，在细胞周期的任何阶段都可能诱导 DNA 链断裂和链交联，但只对复制期的细胞具有潜在的致死性。紫杉醇、多西紫杉醇和长春花生物碱等药物能够抑制有丝分裂纺锤体的形成，因此主要在细胞的有丝分裂期间发挥作用。

化疗药物的细胞周期选择性细胞毒作用的一个重要结果是导致存活的细胞周期同步化。在这些同步的细胞进入到细胞周期中放射敏感性较高的阶段（如 G_2/ 有丝分裂）时进行放疗，可以获得增强的放疗疗效。临床前动物研究已经多次报道了药物与放疗之间的这种相互作用。但是，在临床上，由于很难确定药物和放疗应用的适当时机，因此难以成功利用细胞同步这一放疗增敏机制。此外，放疗通常是分多次进行，分次放疗之间细胞周期会发生再分布，这也会导致同步效果在分次治疗间受到削弱或完全消失。

(4) 细胞凋亡增强：凋亡（或细胞周期间期细胞死亡）是化疗诱导细胞死亡的常见机制。化疗药物可以触发与凋亡相关的一种或多种信号通路。对于抗代谢物，DNA 掺入是诱导细胞凋亡反应的必需条件，因此 S 期细胞对这类药物尤为敏感。基于此，可以将这些药物与放疗联用，从而能够在细胞周期的任何阶段有效地诱发 SSB 或 DSB，促进药物向 DNA 分子内的掺入，诱导更强的细胞凋亡反应。

2. 靶向性放疗增敏药

在过去的数年内，相当多的放疗增敏药物研究集中于靶向生长因子受体或受体激活后活化的细胞内信号转导通路。由于突变或过表达导致的受体激活，以及癌基因（如 RAS）或抑癌基因（如 PTEN）发生突变导致细胞内信号传导发生异常，其中涉及多个信号通路，包括 PI₃K-AKT、MAPK-ERK、核因子 -κB（NF-κB）和肿瘤细胞特有的转化生长因子-β（TGF-β）通路。放疗还可作用于生长因子受体，进而激活 PI₃K、MAPK 和 NF-κB 途径，诱导抗凋亡效应或增加 DNA 的修复，进而导致细胞的放射抵抗（图 1-4）。使用靶向性放疗增敏药可以阻断受体或靶向信号转导的中间体，从而抑制异常的信号传导，逆转放疗诱导的放射抵抗（见第 10 章和第 11 章）。

靶向放疗增敏药的定义：目前术语"靶向"可用于指代多种药物，如靶向特定分子的治疗性抗体。典型的靶向药物包括酪氨酸激酶抑制药、PARP 抑制药和 mTOR 抑制药。引入"靶向"一词是有争议的，因为这在某种程度上意味着那些传统药物不具有靶向性，但显然并非如此，如顺铂和紫

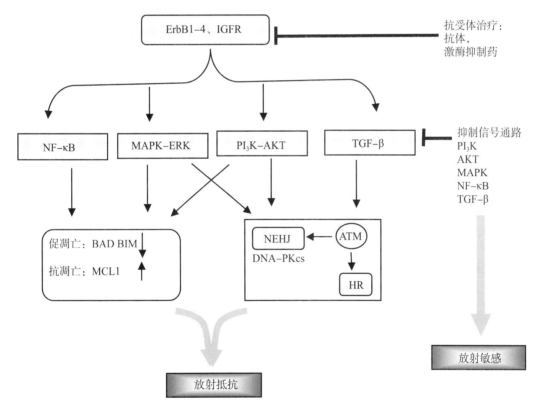

▲ 图 1-4 放疗诱导的放射抵抗性

激动剂（包括电离辐射）能够激活细胞内的信号传导通路，从而启动抗凋亡和促分裂信号传导，有效提高受照细胞的放射抵抗性。AKT、MAPK 和 NF-κB 信号传导可导致促凋亡蛋白 BAD 和 BIM 发生磷酸化而失活，或激活抗凋亡蛋白髓样细胞白血病序列 1（MCL1）。DNA-DSB 的修复能力与放射敏感性相关。AKT 和 MAPK 通路活化后可以激活 DNA 依赖性蛋白激酶（DNA-PKcs；也称为 PRKDC）的催化亚基。DNA-PKcs 是 DSB 非同源末端连接（NHEJ）修复的核心蛋白。该蛋白进入细胞核后也可被受体酪氨酸激酶（RTK）EGFR 激活。TGF-β 是响应 DNA 损伤的共济失调 - 毛细血管扩张突变（ATM）蛋白活化所必需的因子。ATM 能够影响 NHEJ 和同源重组（HR）对 DSB 的修复。IGFR. 胰岛素样生长因子受体

杉醇，它们的作用机制已经研究得非常清楚，分别作用于 DNA 和微管。为了方便读者，本书不得不延续这种概念的误用，继续使用"传统"和"靶向"来描述相关药物。

3. 生物协同

生物协同（biological cooperation）是放疗增敏作用的第二种机制，其策略包括靶向不同的细胞群体，或采用不同机制杀死细胞，或延迟肿瘤的生长（表 1-2）。此种机制的主要作用在于延缓整个肿瘤的生长，而且效应不一定局限于肿瘤细胞，可通过影响与肿瘤相关的非肿瘤性细胞发挥作用。

(1) 针对乏氧细胞亚群：从放射治疗的角度看，实体瘤最突出的特征是瘤内存在放射抵抗的乏氧细胞亚群。针对乏氧细胞的治疗是利用生物协同机制的典型代表。放疗主要杀死氧合较好的肿瘤细胞，对乏氧细胞几乎无作用，而靶向乏氧肿瘤细胞的治疗，恰好可以弥补放疗的这种缺陷，两者联合可以显著提高对肿瘤的控制。另一个与乏氧有关的机制是利用实体瘤内的乏氧还原微环境，可以将无毒性的前药还原为细胞毒性药物。放疗与生物还原性药物（如替拉扎明或丝裂霉素）联合使用，前者靶向氧合好的细胞亚群，而后者选择性地作用于乏氧肿瘤细胞亚群。

(2) 靶向非肿瘤细胞：通过靶向非肿瘤细胞而损伤肿瘤是生物协同机制的另一个应用。以血管靶向药物为例，如考布他汀 CA4P 或二甲基氧杂蒽酮乙酸，其能够引起肿瘤脉管系统的关闭，导致出血性肿瘤细胞坏死。放疗与联合抗血管生成药物初看似乎不合理，因为通常认为抗血管药物会造成肿瘤缺氧。然而，抗血管生成药物首先诱导了肿瘤血管正常化现象，有助于改善肿瘤内的血流供应和循环，改善肿瘤的缺氧状态，因而为这类药物与放疗的联合创造了生物学基础。

(3) 放疗靶向耐药细胞：肿瘤的遗传不稳定性造成了肿瘤内存在对药物和放疗敏感性不同的细胞亚群。根据对治疗的反应可以筛选出耐药细胞，这些细胞具有生存优势，决定了肿瘤治疗的最终效果。当对一种治疗（如放疗）抵抗的细胞亚群恰好对另一种治疗（如药物）敏感时，两种治疗的联合将非常有价值，能够改善治疗的疗效。发挥生物协同作用的一个重要前提条件是细胞对两种治疗的抵抗机制是独立的，无重叠。除乏氧外，其他可导致放射抵抗的机制还包括 DNA 损伤修复能力增强、巯基化合物（如谷胱甘肽）水平升高、与自由基清除相关的酶（谷胱甘肽 S 转移酶）水平升高（尤其是在乏氧细胞中），以及发生凋亡的能力下降等。这些机制或许也能引起对某些药物的耐药性，但是许多药物的耐药机制可能并不会造成对放疗的抵抗。

(4) 靶向再增殖：在分次放疗期间，存活的细胞继续增殖，肿瘤细胞数量增加，一定程度上增大了肿瘤控制的难度。如果在放疗期间给予抗肿瘤药物，抑制肿瘤细胞的再增殖，这样的联合治疗将带来明显的治疗获益，特别是对于那些增殖特别活跃的肿瘤。从那些能够特异性抑制肿瘤细胞增殖的药物中也有望获得更高的治疗特异性，如激素类药物他莫昔芬和抗雄激素药物（与放疗联合用于乳腺癌或前列腺癌），以及非激素依赖性抗增殖药物（如顺铂）。在某些情况下，使用分子靶向药物可能具有相同的效果。与仅接受放疗的患者相比，接受放疗联合靶向 EGFR 抗体西妥昔单抗（见第 10 章）治疗的头颈部肿瘤患者的生存率有所改善，这可能与西妥昔单抗对肿瘤细胞再增殖的抑制有关。

4. 时间调控

时间调控策略的目的在于提高肿瘤对分次放射治疗的反应。关于放疗剂量-分割效应的经典放射生物学框架是4R理论，即修复（repair）、再增殖（repopulation）、再氧合（reoxygenation）和再分布（redistribution），它们分别代表了发生在分次放疗间期的4个生物学过程：DNA损伤的修复、细胞再增殖，由于细胞杀伤和氧气消耗减少引起的乏氧肿瘤细胞再氧合，以及细胞周期中对治疗较为抵抗的细胞（如S晚期）重新分布到对放疗较为敏感的细胞周期阶段。这4种机制在肿瘤细胞和正常细胞中的活跃程度不同，因此在控制正常组织损伤水平的情况下，可以通过调节放疗剂量和时间来优化对肿瘤的治疗疗效，包括每次治疗的剂量，两次治疗的时间间隔，以及从首次治疗到末次治疗的疗程。时间调控策略通过影响上述4个机制中的一个或多个以调节发生在分次放疗间的生物过程。在这种情况下，放疗增敏药物可以通过干预这些生物过程发挥作用，如抑制发生在分次放疗之间的DNA损伤修复。

5. 空间合作

所谓的空间合作（spatial cooperation）主要用于描述放疗对局部病灶发挥作用，化疗对远处微转移病灶发挥作用，而两种治疗之间没有相互关联的情况。因为两种治疗针对的是空间上完全分离的肿瘤细胞群，因此两者之间不存在任何形式的相互作用。这种形式的协同作用要求两种治疗的不良反应不存在重叠，因此可以全剂量使用两种治疗手段，同时还不会增加正常组织的毒性反应。

为了改善治疗的疗效，药物与放疗的联合需要能够更加选择性对肿瘤细胞造成损伤，从而对正常组织的影响控制在较小范围内，比如放疗用于治疗原发肿瘤，而药物用于治疗含少量肿瘤细胞的转移病灶。这种空间合作不需要两种治疗方式之间存在相互作用，但可能涉及不同的剂量限制毒性。

6. 正常组织保护

放疗是许多局部晚期肿瘤的主要治疗手段之一。许多有关改善放疗疗效的研究都集中于筛选能够增敏肿瘤细胞放疗反应的化合物，同时这些化合物不能有过高的局部及全身性毒性。因此，相比正常细胞，化合物对肿瘤细胞放疗增强的效果更高。当前使用的药物几乎都是标准的细胞毒性药物，临床上尚无理想的放疗增敏药。

分子靶向治疗代表了另一种策略。多种药物能够保护正常细胞或调节正常组织的细胞毒性反应。到目前为止，此方面的研究仍集中于自由基清除剂，但随着对与放疗相关的分子病理学（尤其是正常组织晚反应）的深入理解，可以发展新的干预或治疗手段以减少或避免正常组织的晚期毒性。

（四）放化疗联合应用效应的量化评价

前面所述的5种放疗增敏机制均有助于对治疗效果的估计。治疗比（therapeutic ratio）或治疗获益（therapeutic gain）是指联合治疗的相对预期获益，其计算过程中同时考虑了治疗对肿瘤和正

常组织的作用。计算方式为肿瘤的剂量修饰因子（DMF）与正常组织的 DMF 之比。治疗比从剂量 –
反应的 S 形曲线推导得出，曲线坐标的纵轴为组织（正常组织和肿瘤组织）的反应，横轴为化疗或
放疗的剂量（图 1–5）。当放化疗联用时，由于化疗诱导的细胞增敏作用，原本的仅在放疗作用下
形成的正常组织和肿瘤控制曲线向左偏移。在理想情况下，放疗增敏药对肿瘤的剂量反应曲线的影
响超过正常组织，因此治疗比＞1；这也表明，与对正常组织的毒性相比，联合治疗的肿瘤控制效
果更为显著。相反，如果治疗比＜1，则表明联合治疗的毒性大于获益。对于早期和晚期正常组织
毒性，治疗比可能会有所不同，应单独进行评估。

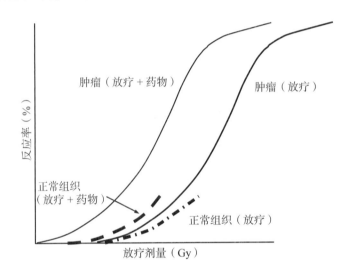

▲ 图 1–5　放疗联合细胞毒性药物影响治疗比
药物的加入使肿瘤和正常组织的反应曲线均向左偏移。如果该药物对肿瘤控制的影响程度大于对正常组织的损伤程度，也就是说，
肿瘤曲线向左移动更远，那么在正常组织损伤相当的情况下，联合治疗能够更有效地控制肿瘤

（五）放化疗联用是否优于单纯提高放疗剂量

在肿瘤的治疗中，放化疗联合应用非常复杂，因为涉及许多药物及药物之间的联合，特别是分
子靶向药物出现后进一步加剧了这种复杂性。此外，目前针对不同类型的肿瘤存在许多不同但相对
特定的治疗方案。一个经常被提到的问题是能否仅通过增加放疗总剂量就可获得与放化联合治疗相
似的疗效同时避免严重的毒性反应，以及是否值得这样做。

首先需要明确的是，与单纯放疗相比，放化联合治疗可以改善许多肿瘤的预后。多项前瞻性临床
试验显示，在晚期头颈部肿瘤放疗时加入化疗能够改善局部区域控制（LRC），甚至提高总生存率[7]。

多项研究根据等效放疗剂量对化疗的疗效进行了量化分析。

- 在一项研究中，基于 14 个放疗联合或不联合化疗的临床试验中的放疗等效生物剂量（BED）
对头颈部肿瘤同步放化疗的放疗等效剂量进行了估测，其中 9 个临床试验中采用了标准放疗
分割模式，5 个临床试验中采用了改良的放疗分割模式，计算采用 L–Q 模型的线性二次方
程[8]。根据 RTOG 90–03 临床试验，BED 每增加 1%，LRC 提高 1.1%。标准放疗方案的平
均 BED 为 60.2Gy$_{10}$，改良方案的平均 BED 为 66Gy$_{10}$。放化疗的等效剂量分别为 71Gy$_{10}$ 和

$76Gy_{10}$。根据 BED 的差异，可以发现在标准放疗方案和改良放疗方案中，化疗使 BED 增加约 $10Gy_{10}$，相当于采用标准方案（每天照射 2Gy）或改良方案（每天 2 次照射，每次 1.2Gy）时的总剂量递增 12Gy。

- Fowler 等对上述研究进行了分析，认为估计值偏大了 40% 或 50%[9]。质疑主要是基于放射生物学的原因，上述研究中没有考虑肿瘤再增殖的启动时间，使用了不准确的 T_{pot} 值（潜在倍增时间），以及使用了不恰当的 "S" 值（描述放疗生物剂量增加与 LRC 提高之间的关系）。根据 Fowler 的研究，校正后的 BED 为 $8.8Gy_{10}$，单次 2Gy 的 BED 为 $2.4Gy_{10}$，因此估算出头颈部放疗中化疗的效果相当于 3.6 次（8.8/2.4）的单次 2Gy 照射。这一数据更接近于许多放射肿瘤学家的非正式建议，"大约 3 次照射"。这两项研究一致认为，仅凭增加放射剂量并不能可靠地提高治疗效果。

- 在 Jones 和 Sanghera 的研究中，根据一项高级别胶质瘤患者接受随机放疗分割方案治疗的临床试验数据，使用生物有效剂量（biologically effective dose）的概念来估算 α/β 比值和 K 值（克服每日肿瘤再增殖所需的等效剂量），同时根据另一项随机试验数据估算化疗药物替莫唑胺的等效放疗剂量[10]。研究中假定放疗的生物有效剂量与高级别胶质瘤患者调整后的放疗生存时间成正比。使用与放疗调整后生存期相关的 BED 初步估算了两个放射生物学参数——α/β 比值和 K 值。利用这些参数，可以根据另一项临床试验的结果估算替莫唑胺细胞毒性化疗在高级别胶质瘤中的等效放疗剂量。结果显示，替莫唑胺的中位等效生物有效剂量为 $11.03Gy_{9.3}$（相当于 2Gy 分割照射的 9.1Gy）。在某些患者中此计算结果可能低估了等效剂量，因为很难区分同步化疗和辅助化疗的各自贡献。原则上，常规分割（2Gy）下约 9Gy 照射剂量能够导致治疗反应的显著差异，甚至在放射敏感性较高的肿瘤亚型中可获得治愈效果，但是由于总的治疗时间较长，相关的效应不可避免地被肿瘤细胞的再增殖所 "稀释"。

- 在一项新近的研究中，基于已发表的肌肉浸润性膀胱癌的放化疗数据，Plataniotis 和 Dale 测算了在完全缓解的患者中化疗的等效放疗剂量[11]。将标准的对数剂量 - 反应曲线拟合到来自仅接受放疗的临床试验的数据，然后以此作为基础对放化疗试验中化疗的作用进行量化分析。研究中假定存在两种可能的化疗作用机制：①独立于放疗之外，对局部控制有固定的贡献；②固定程度的化疗诱导的放疗增敏作用。此外，还考虑了两种机制的组合情况。单独化疗诱导的完全缓解（CCR）和放疗增敏系数的回顾性最佳拟合值分别为 0.40（95%CI 0.07~0.87）和 1.30（95%CI 0.86~1.70）。该分析结果稍微偏向于单独化疗的效果，CCR 值与仅接受新辅助化疗的肌肉浸润性膀胱癌中病理完全缓解率较为一致。在膀胱癌的放化疗中，化疗约相当于标准放疗分割方案（每次 2Gy）的 36.3Gy，或总剂量增敏系数为 1.30。

最后一项研究的结果显然大很多，但是鉴于放疗方案不同，目标疾病不同，观察终点也不相同，因此出现结果的较大差异也就不足为奇。尽管如此，这些研究的共同结论是，如果要达到与放化疗同等的治疗效果，需要显著地提高放疗剂量，但这在临床上很难安全实现。事实上，治疗效果的改善，到底是药物和放疗相互作用的细胞毒性效应结果，还是两种治疗效果的简单相加作用，或是两种过程中某种程度的结合，目前仍然无法确定。从最终治疗成功的结果来看，怎样获得该结果似乎也不那么重要。

（六）临床前研究与临床试验之间的关系

评价药物组合的临床试验通常基于临床前研究发现药物组合间存在协同效应或作用。协同效应已在本章的前面内容中进行了探讨，也是很多论文激烈讨论的主题。协同效应至少意味着两种治疗联合的效应大于两种治疗单独使用后的效应相加之和。但是对于协同效应的理解仍有欠缺，对于需要什么样的证据才能说明两种抗肿瘤治疗方式之间存在协同效应仍然存在很多含混不清。即使两种或多种治疗之间存在协同作用，也不一定说明这样的治疗组合具有治疗实用性。在评估联合治疗的潜在临床效用时，更重要的评价指标是治疗指数（或治疗比），这个概念也已在前面进行了讨论，简单说就是某种治疗对肿瘤和关键正常组织的相对毒性。治疗指数的提高可见于具有协同效应的联合治疗，但前提是该组合对肿瘤的疗效强于对正常组织的毒性作用。过度使用、滥用或故意曲解协同作用（或涉及辐射时的放疗增敏性）一词将会削弱临床研究的设计质量。

Ocana 等调研了大量发表的文献，筛选出那些基于临床前研究所发现的协同作用进而开展临床试验对药物组合进行评估的报告[5]。作者筛选出含有"协同作用"或"协同性"关键词的临床试验报告，并对相关的支持性临床前数据进行了复审。他们还评估了做出协同作用结论所使用的方法，以及临床前数据是否足够说明存在治疗指数的潜在改善。最终符合入选标准的临床论文有86篇，涉及临床前论文132篇。大多数临床研究为Ⅰ期（43%）或Ⅱ期试验（56%）。在临床前研究中评估协同作用的方法包括等效剂量线图分析（18项研究，13.6%）和中位效应模型（10项研究，7.6%）。仅26项研究（占39%）使用了动物模型评估治疗指数。临床试验的结果与评估协同作用所使用的方法之间没有关联。

结果表明，在大多数临床研究中存在"协同作用"的滥用或误用，研究者未能很好地理解协同作用的概念，不熟悉用于评估协同作用所必需的试验方法。在临床前研究和临床试验中评估药物组合时，应谨慎且合理地使用协同作用一词。但更重要的是，在进行药物组合临床试验研究之前，必须有充足的临床前研究证据支持联合治疗具有提高治疗指数的效果。本文关注的是药物与药物之间的相互作用，但是毫无疑问，这些讨论同样也适用于对放疗与药物相互作用的研究。

三、关于此书

本书聚焦于放疗增敏作用。通常只有在临床前模型中才能可靠地证明这种作用。传统放疗增敏药物，以及日益增多的可与放疗联合应用的常规药物和新型靶向药物使放疗增敏成为一个有趣但非常复杂的研究课题，吸引了来自放射生物学、分子生物学和药理学等方面研究人员的关注。大多数情况下，从事这方面研究的主要原因或目标基于药物与放疗联合可以提高临床疗效的远大前景。因此，本书的第二个侧重点是放化联合治疗，将药物和放疗联合用于临床治疗肿瘤。这个方面的探索较为困难；除了已有的放化疗方案及少量涉及新近开发的药物的方案外，文献中有关已完成药物试验的信息很少且陈旧。基于临床前数据做出的结论与某种治疗方法的临床适用性之间常常存在脱节，这可能与对术语"协同作用"或"超加合性"的误解有关，此外也可能涉及人为的一厢情愿式的因素。

在每一章的最后，本人尽最大可能根据已有的文献对相关药物或生物制剂的临床应用加以总结。本人也不对特定治疗的成功与否加以述评，相关的论述多是直接引自研究者。同样，当使用放疗增敏和协同作用等术语时，要么有明确的实验例证，要么是对作者的直接引用。在此之外的其他情况下，当没有直接证据支持这些概念时，本书将尽可能避免使用相关术语。

四、总结

由于存在改善肿瘤的局部区域控制效果和提高患者生存方面的优势，放化疗联合已成为大多数实体肿瘤患者的标准治疗模式。为了研究两种治疗方式（如放疗和化疗）间的相互作用，已经构建了理论性的研究框架，并且在等效剂量线图分析和中位效应原理的基础上提出了协同作用和相加作用的精确定义。药物与放疗之间相互作用的机制可以从细胞水平上进行评估，分别研究在有或无药物联合时对放疗所致细胞存活曲线的影响。

从放射肿瘤学的角度提出了合理设计和分析药物联合放疗的框架性方法，其中涉及 5 个方面的机制，即空间协同、细胞毒性增强、生物协同、时间调控和正常组织保护。

细胞毒性增强可以从分子和单细胞水平得到确认。涉及的机制包括 DNA 损伤的增加，DNA 损伤修复抑制，细胞周期效应和细胞凋亡增强等。生物协同作用适用于肿瘤细胞群水平，涉及差异性靶向乏氧细胞、耐药性肿瘤细胞或非肿瘤细胞，可以使用临床前肿瘤模型进行相关研究和评估。

时间调控策略的目的在于提高肿瘤对分次放射治疗的反应。空间合作主要用于描述放疗对局部病灶发挥作用，化疗对远处微转移病灶发挥作用，而两种治疗之间没有相互关联的情况。而对正常组织的保护作用则意味着药物与放疗联合对正常组织与肿瘤组织具有不同的效应。这 3 种放疗增敏机制在临床前模型中难以或无法评估，更多是直接融于临床实际治疗中。所有 5 种放疗增敏机制的最终目的都在于提高治疗比。

许多基于临床数据的研究探讨了额外增加的化疗所对应的等效放疗剂量。鉴于放疗方案不同，目标疾病不同，观察终点也不相同，因此出现结果的较大差异也就不足为奇。尽管如此，这些研究的共同结论是，如果要达到与放化疗同等的治疗效果，需要显著地提高放疗剂量，但这在临床上很难安全实现。

本章还讨论了如何解读来自临床前研究的信息及如何将其应用于临床试验的设计。

参考文献

[1] Adams, G. Chemical radiosensitization of hypoxic cells. *Br Med Bull* 1973; 29:48–53.

[2] Hall, E. *Radiobiology for the Radiologist*. Philadelphia, PA: Lippincott, Williams & Wilkins, 2000.

[3] Steel, G., and Peckham, M. Exploitable mechanisms in combined radiotherapy–chemotherapy: The concept of additivity. *Int J Radiat Oncol Biol Phys* 1979;5(1):85–91.

[4] Chou, T. Drug combination studies and their synergy quantification using the Chou–Talalay method. *Cancer Res* 2010;70(2):440–446.

[5] Ocana, A., Amir, E., Yeung, C., Seruga, B., and Tannock, I. How valid are claims for synergy in published clinical studies? *Ann Oncol* 2012;23:2161–2166.

[6] Bentzen, S., Harari, P.M., and Bernier, J. Exploitable mechanisms for combining drugs with radiation: Concepts, achievements and future directions. *Nat Clin Pract Oncol* 2007;4:172–180.

[7] Bourhis, J., Overgaard, J., Audry, H. et al. Hyperfractionated or accelerated radiotherapy in head and neck cancer: A metaanalysis. *Lancet* 2006;368:843–854.

[8] Kasibhatla, M., Kirkpatrick, J., and Brizel, D. How much radiation is the chemotherapy worth in advanced head and neck cancer? *Int J Radiat Oncol Biol Phys* 2007;68:1491–1495.

[9] Fowler, J. Correction to Kasibhatla et al. How much radiation is the chemotherapy worth in advanced head and neck cancer? *Int J Radiat Oncol Biol Phys* 2008;71(2):326–329.

[10] Jones, B., and Sanghera, P. Estimation of radiobiologic parameters and equivalent radiation dose of cytotoxic chemotherapy in malignant glioma. *Int J Radiat Oncol Biol Phys* 2007;68(2):441–448.

[11] Plataniotis, G., and Dale, R. Assessment of the radiation-equivalent of chemotherapy contributions in 1-phase radio-chemotherapy treatment of muscle-invasive bladder cancer. *Int J Radiat Oncol Biol Phys* 2014;88(4):927–932.

第 2 章 氧和一氧化氮介导的放疗增敏
Radiosensitization by Oxygen and Nitric Oxide

一、氧的放疗增敏作用

氧是放疗增敏效应的主要驱动因素，能够将电离辐射的生物学效应提高 2～3 倍，而放射抵抗则与乏氧有关。研究显示仅当在辐射过程中或数毫秒内存在氧分子时，才会发生氧效应，提示短寿命的自由基介导了此效应的产生。氧增强辐射损伤的机制通常被称为氧固定假说（OFH）。该假说由 Alexander 和 Charlesby 在 20 世纪 50 年代末总结提出 [1, 2]。

根据氧固定假说，水分子经辐射分解产生的活性氧产物直接或间接破坏 DNA，形成 DNA 自由基。在有氧条件下，氧分子通过其两个不成对的电子与 DNA 自由基反应形成 DNA 过氧自由基（DNA–OO•），从而阻止 DNA 的修复。而在乏氧的情况下，DNA 自由基将经由还原反应恢复至初始状态（DNA–H）（图 2–1）。

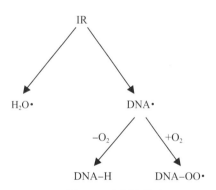

▲ 图 2–1 氧固定效应

根据 OFH，在电离辐射（IR）的作用下，细胞内水分子或 DNA 形成自由基。在有氧的情况下，DNA 中的自由基（DNA•）与氧分子反应生成过氧自由基（DNA–OO•），导致对 DNA 的化学修饰（氧固定效应），影响 DNA 的修复。在乏氧的情况下，DNA 自由基被还原至原始状态（DNA–H）。除了对 DNA 的直接影响外，水电离形成的自由基（H₂O•）也可损伤邻近的 DNA 分子

OFH 认为通过向目标自由基内添加氧分子可以固化损伤，使其无法修复或复原。在此基础上的延伸观点认为 DNA 是氧增敏效应的靶点，氧的增敏作用与羟自由基（OH）的产生密切相关 [3]。据此观点，由于 O_2 的介入所形成的 DNA 损伤很难或无法修复，这也是目前广为接受的对氧效应机制的解释。但是，OFH 理论是在对 DNA 的修复过程缺乏充分了解的时代提出来的，随着对 DNA 损

伤修复机制认识的加深，这一理论已经受到质疑，因为如果 DNA 损伤可经由酶而成功修复，那么化学修复在 DNA 损伤修复中的作用就显得不那么重要了。OFH 的确很难完全且令人信服地解释氧效应，这也一定程度上影响了对于氧效应重要作用的理解和研究。

细胞对电离辐射的反应高度依赖于氧。在予以高剂量照射时，氧对辐射损伤的增强作用具有剂量调节性，也就是说，以特定生存率（致死率）为评价指标，相对于乏氧状态，由于氧的存在使得所需的辐射剂量降低，而且降低的比例在不同生存率下都较为一致（图 2-2A）。以相同生物学效应为前提，可以计算氧增强比（OER）。

$$OER = 乏氧状态时所需照射剂量 / 空气下所需照射剂量 \qquad （公式 2-1）$$

对于大多数细胞，X 线的 OER 为 2.5～3.0。但是对于某些细胞，如果辐射剂量低于 3.0Gy，OER 可能更低。此外，OER 还取决于受照射线的类型，对于线性能量传递值超过 200keV 的辐射，OER 仅约为 1.0。图 2-2B 所示为增敏效应的程度与氧张力的关系。根据定义，乏氧条件下的 OER 为 1.0。随着氧浓度的增加，放射敏感性（和 OER）急剧增加，最大的变化发生在氧分压 0～20mmHg 之间。此后，进一步提高氧浓度直至空气内水平（155mmHg）或 100% 氧气（760mmHg），放射敏感性仅有微小幅度的增加。从放射生物学的观点来看，大多数正常组织具有良好的氧合状态（静脉血中的 PO_2 约为 45mmHg），但是某些正常组织（如软骨和皮肤）内存在中度缺氧，这也是这些组织的生物学特征之一。

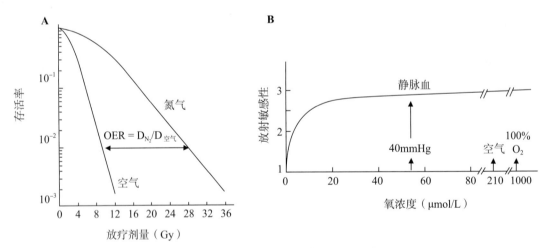

▲ 图 2-2　增敏效应程度与氧张力的关系
A. 体外培养的哺乳动物细胞在有氧或乏氧条件下接受放疗后的生存曲线图，显示了氧的剂量调节效应；B. OER 随氧张力的变化而变化

（一）氧效应在肿瘤治疗中的意义

尽管大多的关于氧效应的历史数据都是基于对大剂量照射的研究，但结果非常明确地显示，在许多常见的肿瘤内存在相当比例的细胞，其内的氧浓度恰处于放射敏感性 / 氧浓度曲线的急剧上升区，无论采取何种提高肿瘤细胞氧合的方法都会显著增加这些乏氧细胞亚群的放射敏感性。乏氧细胞的潜在氧增敏获益最大。相比于氧合良好的细胞，通常需要高达 2～3 倍的辐射剂量才能杀死严

重缺氧的细胞。此效应与绝对放射敏感性无关，可见于几乎所有的生物体，无论其内在放射敏感性如何。

（二）改变乏氧放射抵抗性的方法

表 2-1 归纳了在既往研究中应用过的对乏氧细胞进行放疗增敏的方法。

表 2-1　克服乏氧细胞放射抵抗性的策略

策　略	方　法
提高血氧转运	高压氧、常压氧气联合吸入碳合气、烟酰胺、输血、促红细胞生成素
放射化学过程中模拟氧气	硝基咪唑类药物
清除乏氧细胞	乏氧细胞毒素、热疗
降低 OER 依赖性	高 LET

1. 提高氧的可及性

- 高压氧疗。这是提高肿瘤内氧分压的最直接方法，也是最早应用的治疗方法之一。有据可查的临床试验报告显示，少 / 大分割的放疗方案从中获益最大。但该方法较为烦琐，并且会增加某些部位并发症的发生风险。

- 利用氧载体。鉴于氧在全氟碳（perfluorocarbon）内的溶解性显著好于血浆，因此对其携氧能力进行了评估，但是结果并不一致。一项动物研究显示，只有将全氟碳与碳合气（carbogen，95%～98% O_2 + 5%～2% CO_2，v/v）结合使用时才有获益[4]。新技术，特别是纳米合成技术为研发可用于放疗的新型携氧材料提供了可能性[5, 6]。

- 提高血氧的输送效率。贫血是放疗疗效的重要不良预后因素。红细胞输注通常仅限于严重贫血的患者。此外，在某些患者由于免疫抑制的原因，输血可能会导致严重的不良反应。动物研究发现，牛血红蛋白经聚乙二醇化后生物相容性显著改善，可用于分次放射治疗，特别是与碳合气吸入同时使用时效果更好[6]。

重组人促红细胞生成素可用于纠正临床的低血红蛋白[7]，但其也有许多缺点，包括促血管生成、促有丝分裂和抗凋亡等潜在作用。多数研究的结果显示，当用于治疗伴有贫血的癌症患者时，促红细胞生成治疗或能够改善生存，至少对生存无负面影响[8]。

- 提高组织内的分子氧水平。由血红蛋白释放到组织中的氧量在很大程度上取决于氧合血红蛋白解离曲线的位置，通过调节这种相关性可改善肿瘤的氧合水平和放射敏感性。某些衍生自氯苯氧基乙酸的抗血脂药（氯贝丁酯及其类似物，图 2-3）能够降低血红蛋白对氧的亲和力。在动物模型中已证明降低血红蛋白对氧的亲和力是一种提高恶性组织内氧合水平的有效手段。氯贝丁酯是一种降血脂药，可降低血红蛋白对氧的亲和力，从而具有放疗增敏药的功能[9]，但目前尚未开展相关的临床研究。

乙丙昔罗（RSR13）以非共价和变构方式与血红蛋白相互作用，进而降低其氧亲和力，提高组织内的 PO_2。在多项临床试验中也观察到了阳性结果[6, 10]。在一项乙丙昔罗的Ⅲ期临床试验中，入组 515 名脑转移患者，均予以全脑放射治疗，在第 3 个月和第 6 个月随访时，乙丙昔罗组患者的反应率显著高于对照组，而且原发肿瘤为乳腺癌的患者对其有更好的反应性[10]。目前有 6 项临床试验正在评估乙丙昔罗的放疗增敏作用，其中 4 项与脑瘤有关，另外 2 项与非小细胞肺癌有关（www.clinicaltrials.gov）。

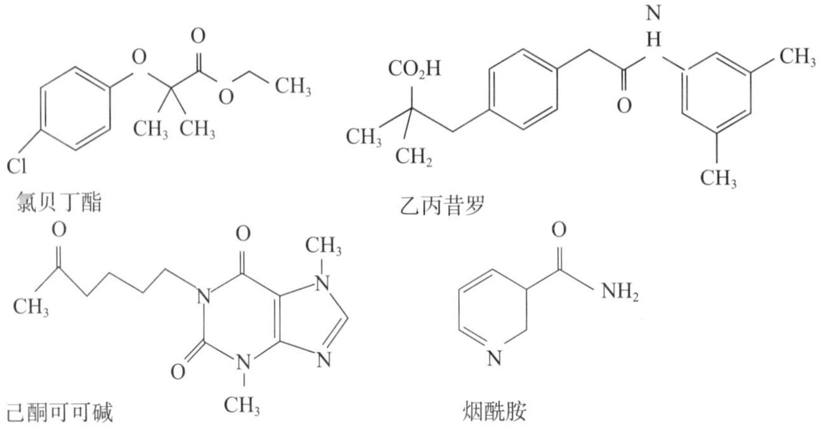

▲ 图 2-3　改善肿瘤氧合的药物

己酮可可碱（Ptx）是一种能够影响血液流变学的甲基黄嘌呤衍生物。动物研究显示，如果在放疗前给予该药，可以改善肿瘤的氧合水平及放疗反应[11]。其作用机制包括增加红细胞可变形性，减少血小板聚集进而降低血液黏度，以及扩血管作用等。肿瘤灌注增加可改善组织内的氧合和细胞的放射敏感性，但需注意的是药物对细胞因子介导的炎症反应的影响。临床前研究表明，Ptx 改善了肿瘤的氧合，提高了 p53 突变型肿瘤的放射敏感性，但目前仍缺乏有效的临床试验数据。目前与 Ptx 有关的正在进行中的临床试验有 18 项，关于 Ptx 的放疗增敏作用的研究仅 1 项（联合放疗和羟基脲治疗胶质母细胞瘤或星形细胞瘤），其余的研究均集中于放疗后毒性反应的预防或处理。

最初对烟酰胺的放射生物学研究关注点是其与多聚 ADP 核糖聚合酶（PARP）作用后导致的 DNA 修复抑制，烟酰胺也是已知 PARP 抑制药的类似物，但后续研究中发现其血管活性方面的作用更为显著。在动物实验中，无论是与碳合气还是常压氧联合用于分次放疗，烟酰胺均显示出良好的活性，有助于避免组织内出现急性缺氧[12]。较有前景的临床研究多采用烟酰胺联合常压碳合气的治疗模式（以克服扩散受限或慢性缺氧），而且放疗模式以加速放射治疗为主，以抑制肿瘤细胞的再增殖和再群体化（ARCON 方案，加速放疗联合碳合气和烟酰胺）。2002 年对 ARCON 方案的回顾总结认为，对于头颈部癌和膀胱癌，局部肿瘤控制率高于其他研究。后续的综述文章也支持上述结论[13]。然而，在未加选择的患者中开展的 Ⅰ/Ⅱ 期试验显示，常规放疗联合碳合气和烟酰胺未能显著改善肿瘤对治疗的反应和局部控制。此外，在 ARCON 治疗模式中，血红蛋白对头颈部鳞癌的预后价值下降。

一项在喉癌患者中开展的随机Ⅲ期试验比较了单独使用加速放疗与放疗联合碳合气及烟酰胺（CON）的临床疗效。结果显示，联合治疗显著改善了 5 年的区域控制率 [14, 15]。类似的结果也见于膀胱癌的临床研究中。膀胱癌碳合气烟酰胺（BCON）Ⅲ期临床试验表明，放疗联合 CON 可以显著改善膀胱癌患者的总体生存 [15]。

2. 乏氧放疗增敏药

(1)"拟氧"放疗增敏药：乏氧细胞的化学放疗增敏的概念由 Adams 和 Cooke 于 1969 年提出 [16]，他们发现某些化合物能够模拟氧气从而增强辐射损伤，而且增敏的效率与化合物的电子亲和力直接相关。由于这些化合物可以扩散到血管外，因此可以改善距离血管较远的乏氧细胞的放射敏感性。而氧气则不然，由于受到肿瘤细胞的快速吸收，氧的浓度随着与血管距离的增加而急剧下降。此外，鉴于这些药物模拟氧的放疗增敏作用，因此不会增加肿瘤周围正常组织中氧合较好的细胞的放射反应。

"电子亲和"放疗增敏药是基于对乏氧细胞增敏药的化学性质及其与放射诱导自由基的反应性的对比研究基础上发展起来的。这些化合物含有亲电子性的硝基芳族结构，在乏氧细胞内发生生物还原代谢反应。被还原的硝基基团发挥拟氧的作用，与辐射诱导的 DNA 自由基发生反应，抑制 DNA 的损伤修复，从而在乏氧状态下稳定 DNA 的损伤 [17, 18]。在与 DNA 碱基自由基的反应方面，这些药物和氧存在很多相似之处，因而可以将其归为"拟氧"放疗增敏药。图 2-4 显示了氧或硝基咪唑和相关化合物增强放射诱导的 DNA 链断裂的可能机制 [19-21]。

在放疗增敏药硝基咪唑的早期研发阶段进行的一系列重要实验显示，无论是氧还是电子亲和药物必须在放疗时已经存在于肿瘤组织内，否则无法产生放疗增敏效果，即便是在放疗后毫秒内应用都可能无效 [22]。电子亲和性增敏药物的重要特征是它们似乎仅对乏氧细胞具有放疗增敏效应，而不影响氧合良好的细胞，这可能与氧分子和药物对 DNA 自由基发生竞争性结合有关。竞争的结果取决于反应性（化学速率常数）和竞争物（氧分子和药物）的浓度。氧的高反应性使其对增敏药物保持了相当的竞争性结合优势，但在低氧状态下则不然，故而此类药物能够选择性地作用于乏氧细胞，发挥放疗增敏作用。

研究最早的此类化合物是硝基苯类，之后是硝基呋喃类化合物，最后是硝基咪唑类化合物。5-硝基咪唑是首个硝基咪唑类药物，目前作为抗生素（甲硝唑、Flagyl）应用于临床，研究显示其能够显著改善小鼠肿瘤的放射敏感性。在此基础上，又相继开发出了更具活性的增敏药物米索硝唑（属于 2- 硝基咪唑类药物）。图 2-5 列出了部分药物的化学结构式。

(2) 乏氧放疗增敏的临床前研究：基于人类和啮齿类动物细胞系的实验研究证实了硝基咪唑对乏氧细胞具有放疗增敏的作用 [23]。图 2-6 所示为米索硝唑对放疗效应的影响 [24]。在最佳药物浓度下予以细胞照射，能够显著增强乏氧细胞的放射反应，而对氧合好的细胞影响较小。

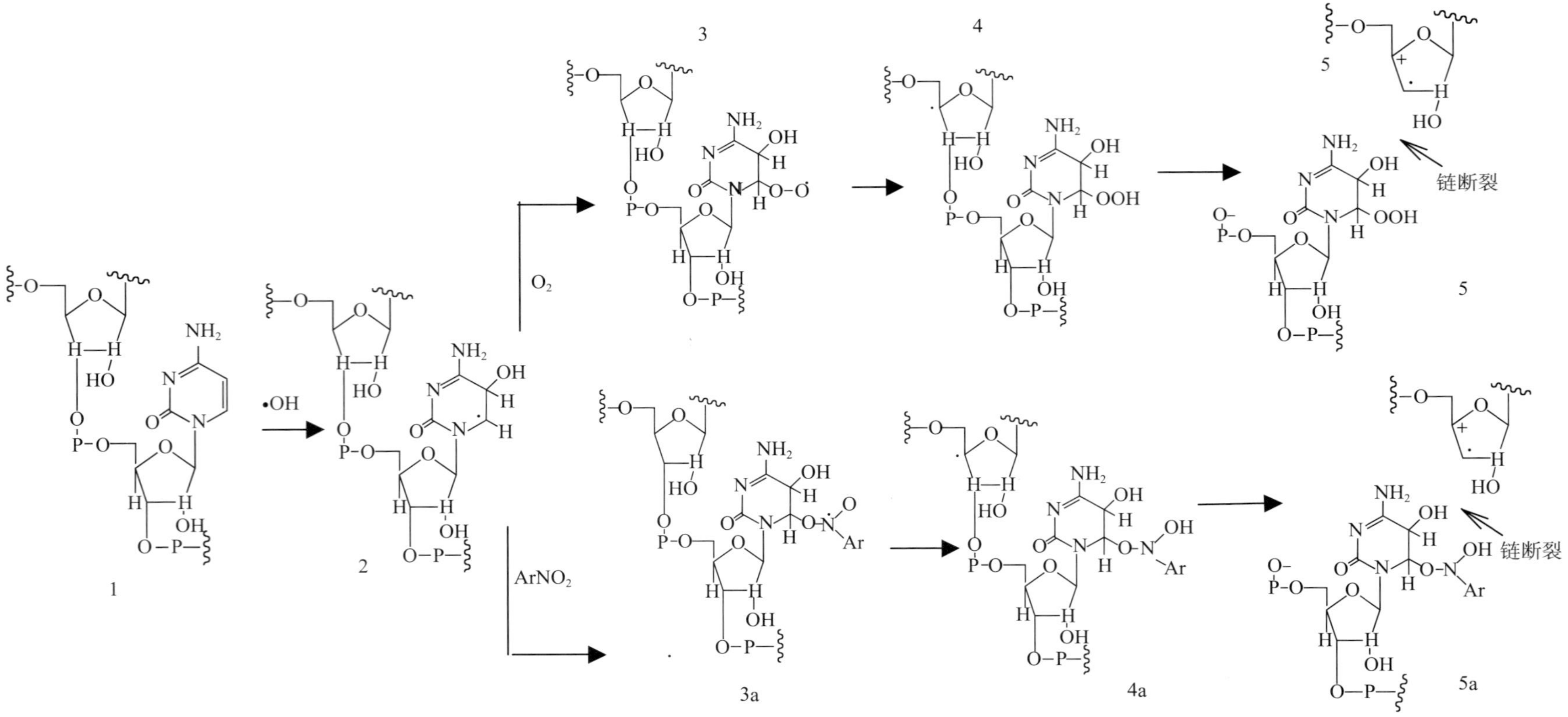

▲ 图 2-4　氧或硝基苇香族放疗增敏药参与 DNA 链断裂的可能机制示意图

放疗诱导的羟自由基（•OH）加至嘧啶（1）的 5,6– 双键上形成一个以碳为中心的自由基（2），该基团加氧后可形成过氧自由基（3），或与硝基芳香族放疗增敏药（ArNO₂）的硝基部分中的氧原子结合形成自由基加合物（3a）。中间自由基产物 3 或 3a 可从相邻糖的 C–H 键（在此示例中表示为 5′，当然也可发生 3′）中夺取氢后将自由基的损伤从糖转移到糖（4）或（4a），进而导致 DNA 链的断裂（5）或（5a）［引自 Bamatraf, M. et al., J Am Chem Soc 1998;120:11852–11857; Sheldon, P., and Fowler, J., Br J Cancer 1978;37(Suppl. III);243–245; Wardman, P., Clin Oncol (R Coll Radiol) 2007;19:397–417.］

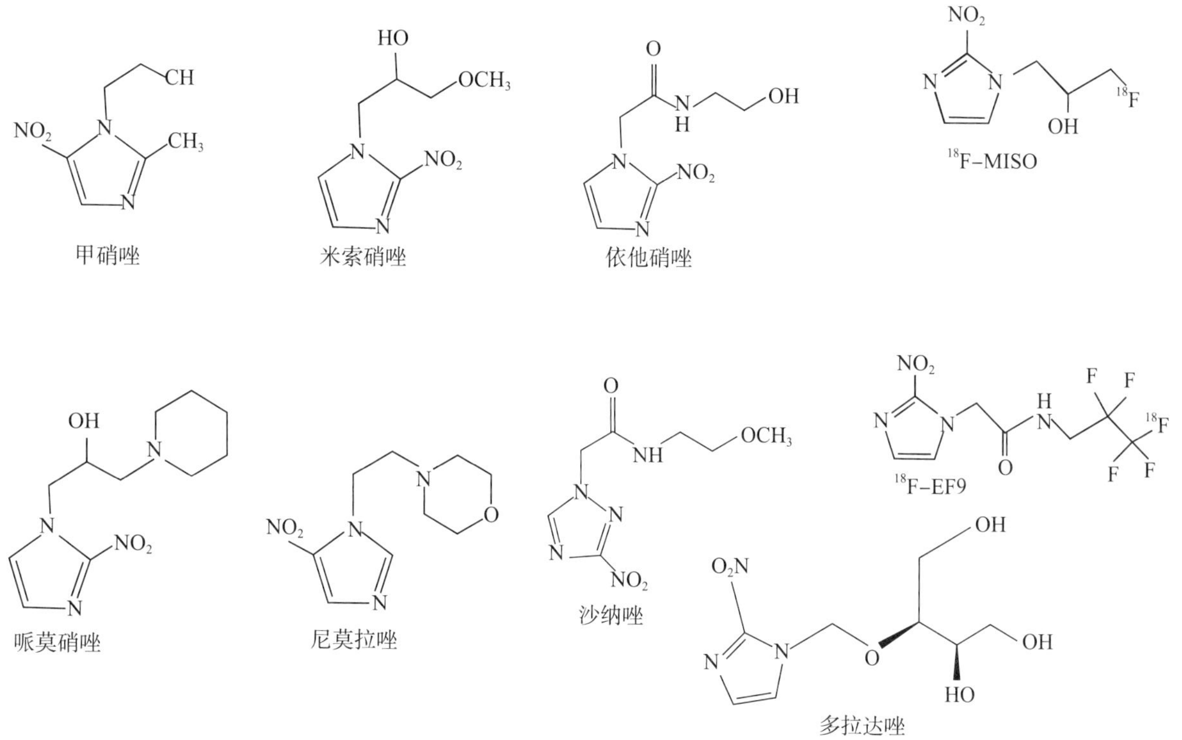

甲硝唑
米索硝唑
依他硝唑
18F-MISO
哌莫硝唑
尼莫拉唑
沙纳唑
18F-EF9
多拉达唑

▲ **图 2–5　乏氧放疗增敏药**

10^0
10^{-1}
10^{-2}
10^{-3}
1
2
3

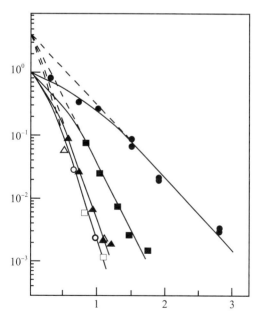

▲ **图 2–6　氧合良好与乏氧的中国仓鼠细胞接受不同浓度米索硝唑（Ro–07–0582）和放疗后的存活曲线**

米索硝唑浓度为 10mmol/L 时，乏氧细胞的放射反应接近于氧合良好的细胞。氧合良好的细胞的放疗反应不受药物的影响。○ . 空气；□ . 空气 + 1mmol Ro–07–0582；△ . 空气 + 10mmol Ro–07–0582；● . N_2；▲ . N_2 + 1mmol Ro–07–0582；■ . N_2 + 10mmol Ro–07–0582（经许可转载，引自 Adams,G.E.et al., *Radiation Research* 67:9–20, 1976.）

在肿瘤模型中也进行了很多相关研究。Adams 总结了 40 多个此类研究的结果，这些研究的观察终点包括细胞存活率、肿瘤生长延迟和局部控制等[25]。单次放疗前使用增敏药，增敏药增强率（SER）接近 2.0（图 2-7）[21]。如果在分次放疗时使用米索硝唑，SER 值较低。这可能是与放疗分次之间的细胞再氧合有关，一方面再氧合降低了乏氧细胞的比例，另一方面由于需多次给药，每次的药量必然较低，难以达到最佳浓度。在放疗之后给予米索硝唑，仍可观察到较小但存在统计学显著性的增强效应，显然这并非由对乏氧细胞的放疗增敏作用引起，更可能与米索硝唑对乏氧细胞的直接毒性有关。

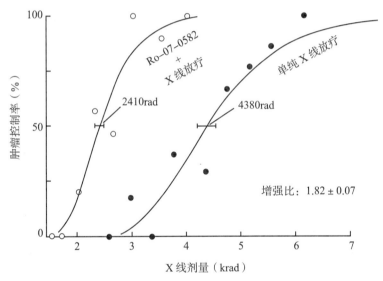

▲ 图 2-7　提高单次 X 线剂量治疗小鼠乳腺肿瘤后 150d 的肿瘤控制情况

●—● . 单独 X 线照射；○—○ . 使用米索硝唑 1mg/g 后给予 X 线照射。增强率是指在不存在或存在药物的情况下达到 50% 肿瘤控制所需 X 线剂量的比例 [经许可转载，引自 Sheldon, P., Fowler, J., *British Journal of Cancer* 37(Suppl. III):243–245, 1978.]

(3) 乏氧放疗增敏药的临床应用：乏氧放疗增敏药的第一批临床研究中使用了甲硝唑联合放疗治疗脑部肿瘤。在这些临床研究的基础上，同时受到米索硝唑临床前实验结果的鼓舞，20 世纪 70 年代末陆续开展了一系列探索米索硝唑临床放疗增敏效果的试验[26]。尽管在某些试验的某些亚组患者中观察到了增敏作用，但大多数使用米索硝唑的临床试验均报道了阴性结果，联合药物使用并未能显著改善放疗的疗效。

周围神经病变是使用米索硝唑的限制性因素，且病变的严重程度与剂量有关。总的来说，米索硝唑的临床试验结果令人失望。鉴于在临床上很难给予过高剂量的米索硝唑，因此需要寻求更高效（或毒性更小）的放疗增敏药物[27]。在受测试的众多合成化合物中，最有前途的是依他硝唑（Etanidazole）和哌莫硝唑（Pimonidazole）（图 2-5）[27]。依他硝唑之所以优于米索硝唑主要基于以下 2 个原因。首先，尽管两者的增敏效率相似，但依他硝唑在体内的半衰期更短，因此毒性风险相对更低。其次，依他硝唑亲脂性较低（正辛醇 / 水分配系数较小），因此不易被神经组织吸收，从而具有较低的神经毒性。美国和欧洲的 2 项大型头颈部肿瘤临床试验对依他硝唑的增敏作用进行了评估，遗憾的是均未观察到显著的治疗获益，尽管后续的亚组分析报道了阳性结果[28]。哌莫硝唑的一条侧链上含有弱碱性哌啶基团，因此比米索硝唑更具电子亲和力，放疗增敏的效果可能更显著。此外，它在酸性环境内呈电中性，因此更易于在肿瘤缺血区域内累积。哌莫硝唑的临床试验首先在宫颈癌中展开，由于在试验进行中观察到接受哌莫硝唑的患者反应更差，该临床试验被迫提前终止。

大多数硝基咪唑类药物的毒性超过疗效，但 5- 硝基咪唑类药物尼莫拉唑（Nimorazole）是一个例外。尽管其放疗增敏作用不如米索硝唑或哌莫硝唑，但毒性低得多，因此可以使用较高的剂量。在临床剂量下，尼莫拉唑的 SER 约为 1.3。该药物可与常规放疗方案联合使用，因此具有较好的临床实用性。在声门上癌和咽喉癌的临床试验（DAHANCA 5）中，尼莫拉唑显著改善了局部肿瘤控制和患者的无病生存（图 2-8）[28]，与之前评估米索硝唑的 DAHANCA 2 研究结果较为一致。基于此，尼莫拉唑在丹麦已经成为头颈部肿瘤标准治疗方案的一部分。不幸的是，大概是因为这种药物较为廉价，从商业开发的角度缺乏足够的吸引力，因此在丹麦以外的国家并未广泛使用尼莫拉唑。

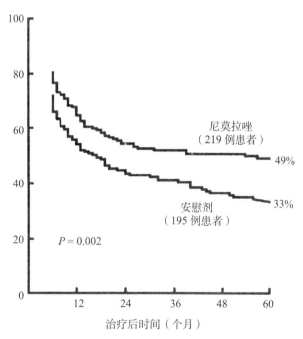

▲ 图 2-8　咽喉癌和声门上喉癌患者随机接受尼莫拉唑或安慰剂联合常规放疗的局部肿瘤控制结果

[经许可转载，引自 Overgaard, J. et al. A randomized double-blind phase Ⅲ study of nimorazole as a hypoxic radiosensitizer of primary radiotherapy in supraglottic larynx and pharynx carcinoma. Results of the Danish Head and Neck Cancer Study (DAHANCA) Protocol 5–85. *Radiotherapy and Oncology* 46:135–146, 1998.]

尽管大多数使用硝基咪唑类药物和相关化合物的临床试验均未显示出明显的获益，但对 50 项随机试验的 7000 多名患者的结果进行 Meta 分析的结果显示，肿瘤的局部控制和患者生存率均有小幅但统计学上差异显著的改善，其中大部分获益源自肿瘤对治疗应答的提高[29]。这也表明大多数临床试验结果之所以缺乏显著益处，一个重要原因可能是由于入组患者人数过少，而非肿瘤乏氧的生物学特征不重要。总之，尽管硝基咪唑类药物的临床疗效未达到最初预期，但它们在某些疾病和某些情况下的治疗中可能具有价值。

（4）其他的乏氧放疗增敏药：作为米索硝唑及其硝基咪唑类似物的替代物，许多其他的硝基芳香族结构化合物的放疗增敏效果也受到了研究，其中硝基三唑类化合物沙纳唑（Sanazole，AK-2123）最为引人注目。一项由国际原子能机构开展的多中心随机临床试验发现，沙纳唑能够显著提高宫颈癌根治性放疗的局部控制率和患者生存率[30]。另一项更大规模（462 例患者）的放疗联合沙纳唑治疗宫颈鳞状细胞癌的Ⅲ期临床试验也显示，在不增加任何主要毒性反应的情况下，肿瘤局部控制和患者生存率均有所提高[30]。

多拉达唑（PR-350）是一种硝基咪唑类化合物，与米索硝唑非常相似，但亲水性更强。临床前研究表明，在单次或分次照射前给予无毒剂量的多拉达唑，可提高对肿瘤的局部控制[31]。然而在一项小规模（48 例患者）的多拉达唑联合术中放疗治疗进展期胰腺癌的Ⅲ期临床试验中，联合多拉达唑未带来明显获益。相比之下，对无法切除的胰腺癌患者进行的多拉达唑与安慰剂对照Ⅲ期临床试验的长期随访结果显示，与安慰剂和放疗相比，在术中放疗前 10～40min 全身静脉滴注多拉达唑能够显著提高患者的 3 年生存率[32]。

局部晚期非小细胞肺癌患者接受胸部放疗时加用多拉达唑的Ⅰ/Ⅱ期临床试验仅显示出轻微的神经毒性[33]。然而，目前对这些化合物的研究兴趣似乎已经减弱，目前也无进行中的与多拉达唑或沙纳唑相关的临床试验。

硝基咪唑的核苷衍生物在保持了硝基咪唑原有的还原电位和疏水特性的同时，其 β- 核苷构型有助于借助核苷转运蛋白进入乏氧细胞。体外克隆形成实验的结果显示，1-β-D-（5- 脱氧 -5- 碘阿拉伯呋喃糖基）-2- 硝基咪唑具有成为乏氧结直肠癌细胞的优良放疗增敏药的潜力[34]。

乏氧肿瘤细胞的糖酵解过程增强，与其有关的膜转运蛋白介导的葡萄糖摄取也增加，因此可以通过疏水性之外的方法来提高硝基咪唑对肿瘤组织的亲和力。基于此，研究人员合成了糖杂化 2-硝基咪唑衍生物，进而鉴定出含有乙酰化葡萄糖基团的 TX-2224 可能是高效的放疗增敏药[35]。在乏氧条件下对乳腺肉瘤细胞进行的克隆形成实验显示，尽管 TX-2224 和米索硝唑的疏水性相似，但前者的放疗增敏活性高于后者[35]。

除了尼莫拉唑外，硝基咪唑类化合物在临床上还可以作为乏氧的探针。使用 ^{18}F 标记的哌莫硝唑、米索硝唑或 2- 硝基咪唑 EF5 通过正电子发射体层成像（PET）扫描可以无创地从微观角度观察肿瘤组织的乏氧情况。

3. 乏氧细胞毒素

乏氧细胞毒素或生物还原药物能够在细胞内的低氧环境下经还原作用而形成有活性的细胞毒物质，选择性地杀死乏氧细胞。它们不是真正意义上的放疗增敏药，但在与放疗联合使用时，能够增强放疗的疗效。其原因或机制较为明确，放疗和这类药物分别靶向不同的肿瘤细胞亚群，即氧合良好对放疗敏感的细胞亚群，和对放疗抵抗但对乏氧细胞毒素敏感的乏氧细胞亚群。最重要的还是两者联用能够产生明显的放疗增敏作用，而且能够显著改善对肿瘤的控制。

电子亲和性放疗增敏药不仅能够提高乏氧细胞的放疗敏感性，而且对乏氧细胞有选择性的毒性效应，正是在此基础上研发了乏氧细胞毒素类药物。这些药物可分为 3 大类，即醌（如丝裂霉素）、硝基咪唑（如 RSU–1069）和 N– 氧化物（如替拉扎明）（表 2–2，图 2–9）。

表 2–2　生物还原性药物及其代谢

前　药	细胞毒性产物	代谢后产物	代谢酶
苯并三嗪类（如替拉扎明）	自由基	无毒	$P_{450}R$、iNOS
双功能和单功能烷化剂（丝裂霉素、甲基丝裂霉素、RB6145、RSU、EO9）	DNA 加合物	无功能还原性药物	$P_{450}R$、DTD
烷基氨基蒽醌类（AQ4N、NLCQ–1）	硝基（$1e^-$）、亚硝基（$2e^-$）和羟胺（$4e^-$）代谢产物	未知，有弱 DNA 插入活性	细胞色素 b_5，其他单电子还原酶
二硝基苯甲酰胺氮芥磷酸酯 [PR–04 (ProActa)]	稳定的细胞毒素	稳定持续性细胞毒素	经磷酸酶形成醇化合物，后经硝基还原酶作用，包括单电子还原酶

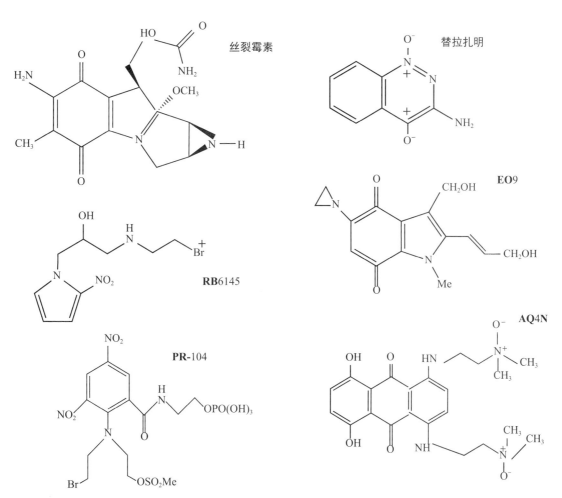

▲ 图 2–9　生物还原性药物

(1) 醌类化合物：这类药物的原型化合物是醌烷化药物丝裂霉素（MMC）。早在发现乏氧肿瘤环境能够促进 MMC 的生物还原和活化之前，MMC 就已经作为临床的常规用药用于治疗多种疾病。体外研究显示，MMC 对乏氧细胞的毒性是常氧细胞的 5 倍左右。丝裂霉素和此类的其他药物是双电子还原酶 DT- 黄递酶 [DT-diaphorase，DTD；NAD(P)H: 醌氧化还原酶，NQO1] 的作用底物。在多种肿瘤中 DTD 均呈过表达状态，因此可以作为生物还原性药物的靶标。但是，DTD 的功能不受氧浓度的影响，在有氧环境下 MMC 等药物受 DTD 作用后，将削弱药物对乏氧细胞的选择性。在乏氧条件下，单电子还原酶 NADPH / 细胞色素 P_{450} 还原酶（$P_{450}R$）是参与丝裂霉素（和其他醌类药物）生物活化的主要黄素酶[36]。单电子还原产生半醌自由基阴离子，该阴离子随后与 DNA 共价作用，引起 DNA 的链间交联，这是最主要的细胞毒性损伤。然而，在有氧环境下，自由基可能发生逆氧化，提示乏氧是这类药物具有细胞毒性的必要条件。

在发现 MMC 具有生物还原性药物的潜在作用后，陆续开展了对其类似物的研究，以寻求更有效的靶向乏氧细胞的药物。甲基丝裂霉素（Porfiromycin）是 MMC 的甲基化类似物，其 HCR 值（乏氧细胞毒性比）远超 MMC[37]。实验研究显示，甲基丝裂霉素与放疗联合在体外呈相加效应，而在体内表现出更强的超相加效应，显然这与甲基丝裂霉素具有靶向放疗抵抗的乏氧肿瘤细胞的机制有关。后续的研究还包括一系列吲哚醌化合物，其中 EO9 的实验结果最具前景。EO9 的 HCR 值约为30，明显优于 MMC[38]。在无细胞系统中进行的研究表明，$P_{450}R$ 介导 EO9 的活化，进而产生能够对 DNA 造成损伤的自由基[38]。EO9 也是 DTD 氧非依赖还原反应的良好底物，因此如果存在高浓度的 DTD，将削弱 EO9 对乏氧细胞的选择性。

(2) 硝基芳烃类药物：米索硝唑能够选择性作用于肿瘤内的乏氧细胞，在此基础上，研究人员继续筛选更有效和更安全的硝基咪唑类药物，以 RSU-1069 为代表。该化合物具有经典的 2- 硝基咪唑放疗增敏特性，而且在链的末端还带有氮丙啶环，从而使其在体内外对乏氧细胞都有很强的毒性作用。动物研究显示，该药物有明显的胃肠道毒性，因此又研究了毒性较小的前药（RB-6145），该药在体内被还原为 RSU-1069。尽管实验显示 RB-6145 的抗肿瘤活性很强，但在动物研究中发现该药存在致盲的风险，因此不得不终止了后续研发。目前正在研发阶段的其他硝基化合物很多，包括 NLCQ-1、CB1954、SN23 862 和 PR-104。

硝基芳香族前药（如乏氧放疗增敏药米索硝唑）需要被生物还原为活性成分才能发挥作用，还原的过程是在多种单电子还原酶的催化作用下通过逐步添加电子（可多达 6 个）的方式实现的。与醌类药物类似，首次还原形成的单电子中间体在有氧的情况下容易被逆氧化，而后续的还原过程则是不可逆的。与 MMC 相比，米索硝唑的 HCR 值相同或略大，在放疗后使用米索硝唑可以增强放疗的疗效。

如前所述，RSU-1069 是在硝基咪唑的基础上发展的 2- 硝基咪唑类化合物[39]，在 N_1 侧链中含有氮丙啶基团，RSU-1069 在还原后可发挥双功能烷化剂的作用。单电子还原酶 $P_{450}R$ 是该化合物的重要生物激活剂。体内研究表明，无论在放疗前、放疗中还是放疗后给药，RSU-1069 均能增强放疗反应。然而受毒性的影响，RSU-1069 和其前药 RB-6145 的临床研发已经终止[40]。

NLCQ-1 是新近研发的硝基芳香族生物还原剂，具有弱的 DNA 链嵌入能力。体外实验显示其对乏氧肿瘤细胞的选择性高达 40 倍，同时也是一种高效的放疗增敏药；体内实验显示，其与放疗存在协同作用 [41]。此外，NLCQ-1 与多种化疗药物间也存在协同作用。在疗效方面，与目前主要的生物还原剂替拉扎明（TPZ）相比，NLCQ-1 更具优势 [40]。

二硝基苯甲酰胺氮芥类药物（DNBM）具有潜在的生物还原作用，但仅在严重乏氧条件下才被激活。DNBM 可在细胞内形成较为稳定的细胞毒性代谢产物，进而引起旁观者效应。这类药物最初是作为弱单功能烷化剂 CB1954 的类似物进行开发的。在适当的条件下，CB1954 被还原为 4- 羟氨基衍生物，后者与乙酰辅酶 A 发生反应，生成高效的 DNA 链交联剂。第一代二硝基苯甲酰胺氮芥药物（如 SN23 862）水溶性差且对乏氧细胞的选择性有限。第二代化合物属于 DNMB 的磷酸酯类似物，具有良好的溶解性和剂型特征，在代谢层面上是 DNMB 的前前药（pre-prodrug）。在体内磷酸酶的作用下，前前药首先被转化为相应的醇化合物（前药），然后被硝基还原酶激活形成最终的活性分子。PR-104（Proacta）是目前最具潜力的 DNBM 药物，正在实体瘤中进行 I 期临床试验评估 [42]。

(3) 脂族 N- 氧化物：脂族 N- 氧化物（aliphatic N-Oxides）是另一类具有潜在生物还原特性的化合物。其中最为重要是双 -N- 氧化物苯氧蒽醌（AQ4N），在缺氧条件下可被还原生成细胞毒性产物 AQ4[43]。AQ4 是米托蒽醌的类似物，具有很高的 DNA 结合力，可以作为 II 型 DNA 拓扑异构酶抑制药。AQ4N 通过两个双电子加合被生物活化为 AQ4，其中间过渡产物为 AQ4M。参与生物活化过程的关键酶是细胞色素 P_{450}（CYP），尤其是 CYP1A1、CYP2B6 和 CYP3A4[43]。AQ4N 的还原产物 AQ4 在细胞内非常稳定且持久，从而增加了发生旁观者效应的可能性。体内实验显示，单药使用 AQ4N 对肿瘤生长的影响有限，但如果联合诱导或加剧肿瘤乏氧的治疗手段，可以显著延缓肿瘤的生长，这与 AQ4N 对乏氧细胞选择性毒性的作用特点有关。

(4) 杂芳族 N- 氧化物：目前为止，TPZ 是最成功的生物还原药物，属于杂芳族 N- 氧化物，HCR 值为 50～100。体内实验显示，TPZ 与放疗之间存在积极的相互作用，特别是分次放疗 [44]。同样的情况也见于 TPZ 与多种化疗药物的联合，尽管正常组织毒性有增加，但幅度非常小。TPZ 是单电子还原酶（细胞色素 P_{450} 和 $P_{450}R$）及一氧化氮合酶（NOS）的良好底物。单电子还原生成氮氧化物自由基中间体，该中间体在有氧状态下易被逆氧化。在乏氧的环境中，由于失水导致自由基发生重组，形成氧化自由基，后者通过夺取 DNA 分子内的氢原子而损伤 DNA 链结构（图 2-10）。单电子产物的寿命非常短暂，因此 TPZ 不引起旁观者效应。

在细胞毒性和氧张力的相关性方面，TPZ 与其他生物还原性药物有所不同。随着氧浓度降低，TPZ 的细胞毒性越来越高 [4]，而 TPZ 的生物活化无须极低的氧张力，因此 TPZ 可以有效地靶向那些处于中等氧张力状态的肿瘤细胞。一方面，由于缺乏充分氧合，细胞存在放射抵抗；另一方面，由于仍存在一定的氧含量，未达到乏氧程度，使得这些细胞很难被具有乏氧细胞选择性的其他生物还原性药物所作用。如果反应产物自由基的寿命非常短，较宽的氧浓度选择性是非常有益的。当然也存在不足之处，许多研究结果显示，如果 TPZ 在中等氧浓度情况下就发生代谢，将不可避免减

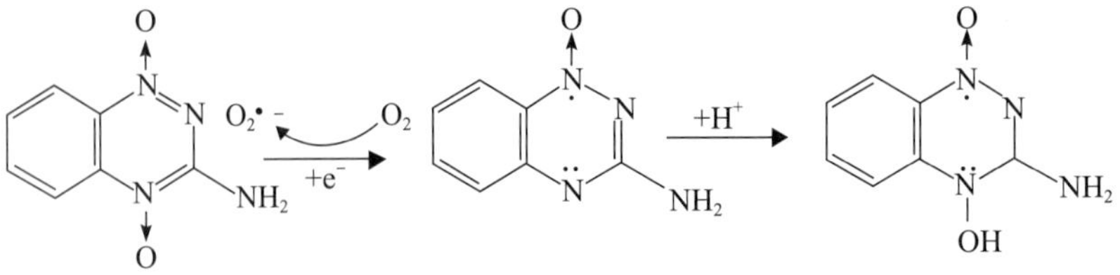

▲ 图 2-10 TPZ 对乏氧细胞的选择性毒性机制

在有氧和乏氧条件下，该药物都会被细胞内的还原酶还原，形成反应活性很高的自由基，后者能够导致 DNA 单链和双链断裂。但是，在有氧的情况下，氧分子能够吸引电子，从而将自由基逆氧化为惰性的原始药物

少其向肿瘤内慢性缺氧区的输送。

(5) 基因导向的酶前药治疗：对人源肿瘤与健康组织进行的酶谱分析研究显示，多种内源性还原酶的活性在肿瘤内显著增强，尤其是 DTD、iNOS、羰酰还原酶和细胞色素 P_{450}。但是，在不同患者之间及不同肿瘤类型之间，这些酶的活性也有不同。可以利用基因导向的酶前药治疗方法（GDEPT）来提高生物还原性药物的活化。

GDEPT 的目标是增强生物还原性药物的代谢，利用的方法是将编码还原酶的基因与特定的生物还原性药物组合使用。代表性示例是基于 $P_{450}R$ 在 TPZ 代谢中具有主要作用所采用的 $P_{450}R$/TPZ 策略[45]。还有一种方法是通过将能够与转录因子 HIF-1 结合的乏氧响应增强子序列与 $P_{450}R$ 表达组件启动子结合，从而导致 $P_{450}R$ 基因的 HIF 依赖性转录激活，实现 $P_{450}R$ 乏氧特异性过表达[46]。

AQ4N 是使用 GDEPT 治疗策略的理想前药。TPZ 的活性代谢物反应性高且寿命短，而还原产物 AQ4 非常稳定，可以引起旁观者效应，一定程度上可以弥补基因治疗的主要局限性，即无法向所有肿瘤细胞内传递和表达基因。使用 GDEPT 策略已经对多个介导 AQ4N 生物还原的 CYP 酶进行了测试。将 CYP3A4 和 CYP1A1 注入小鼠肿瘤内可以提高 AQ4N 在瘤内的代谢，增强放疗对肿瘤的控制[47]。AQ4N 虽不是 $P_{450}R$ 的底物，但很容易为 iNOS 代谢。使用 iNOS 基因疗法以提高肿瘤细胞对 AQ4N 的敏感性的方法特别受到关注，因为 iNOS 还可以催化 L- 精氨酸向瓜氨酸的转化和一氧化氮的产生，而一氧化氮已被证实对肿瘤细胞具有直接的毒性和放疗增敏作用。

4. 乏氧细胞毒药物临床试验

(1) 丝裂霉素（MMC）：已经在头颈部鳞状细胞癌患者中开展了多个随机临床试验评估 MMC 对乏氧细胞的影响。最初的研究显示，MMC 能够改善局部肿瘤控制和患者的生存，而未增加正常组织的放射反应。研究中所使用的 MMC 方案似乎低于最佳剂量，因此其对乏氧细胞选择性杀伤作用及放疗增敏能力受到限制，低于预期水平[40]。

其他醌类药物包括甲基丝裂霉素和 EO9 也纳入了临床试验。对于 EO9 仅完成了初步的 I / II 期试验。在一项头颈部肿瘤的前瞻性随机试验中，甲基丝裂霉素联合放疗并未获得比 MMC 更好的治疗效果[40]。

(2) 替拉扎明：在 1994 年报道了首个 TPZ I 期临床试验结果。截至 2007 年，已经公布了多个 II 期临床试验的结果，涉及 1100 多名患者及多种类型的肿瘤[40]（表 2-3）。这些试验的结果总体上是乐观的，支持继续进行Ⅲ期临床研究。但是，后续仅仅完成了几个随机的Ⅱ期或Ⅲ期临床试验。

表 2-3　已报道的使用 TPZ 靶向乏氧肿瘤细胞的临床试验 [40]

肿瘤	分期	N	治疗	结果	备注
Ⅲ/Ⅳ期 HNSCC	Ⅱ	39	RT（70Gy/35Fx）同步联合 TPZ（共12次，159mg/m²，3次/周）	1年和2年局部控制率分别为64%和59%	33%的3级或4级药物相关毒性，与RT相关的急性正常组织反应未显著增加
Ⅲ/Ⅳ期 HNSCC	Ⅱ	122	RT/TPZ/CIS：RT（70Gy/35Fx）+ CIS（75mg/m²），TPZ（290mg/m²）：d2，wk（1、4、7）；TPZ（160mg/m²），d（1、3、5），wk（2～3）增强化疗组：CIS（50mg/m²）；d1，wk（6～7）+静脉滴注 5-FU（360mg/m²），d（1～5），wk（6～7）	3年无失败生存率 TPZ/CIS组为55%，增强化疗组为44%；TPZ/CIS组的3年局部无失败率达84%，增强化疗组为66%	两种方案都有可行性，毒性明显但仍可接受，建议开展Ⅲ期试验进一步评估 TPZ/CIS 的疗效
Ⅳ期 HNSCC	Ⅱ	62	TPZ，CIS，5-FU：诱导 CT（2×），之后同步 CRT（CIS+ 5-FU±TPZ）RT（66～70Gy/33～35Fx）	淋巴结的临床病理反应率：标准（90%）vs. TPZ（74%，P=0.08）；原发灶的反应率分别为89%和90%（P=0.71）；5年 OS，59%；病因特异性生存率68%；全组局部控制率77%	两组之间的疗效均无差异，TPZ的血液毒性更大
胶质母细胞瘤	Ⅱ	124	RT：60Gy/30Fx；TPZ：RT期间每周3次，共12次；55例患者接受 TPZ 159mg/m²；69人接受 260mg/m²	与对照组（标准治疗）相比，TPZ治疗没有明显的生存优势	在较高剂量方案中，3/4级毒性发生率更高

5-FU.氟尿嘧啶；CIS.顺铂；CRT.放化疗；CT.化疗；Fx.放疗次数；N.患者人数；RT.放疗；wk.周；d.天

在早期的一项特别有意义的临床研究方案中包括了肿瘤的乏氧筛查流程。该试验对比了两个放化疗方案（放疗/顺铂/5-FU 和放疗/顺铂/TPZ）在头颈部肿瘤治疗中的疗效。在治疗前根据 PET 检查结果，将肿瘤分层为乏氧肿瘤和非乏氧肿瘤。研究结果清楚地显示，TPZ 改善了乏氧肿瘤的局部控制。接受放疗/顺铂/5-FU 治疗的乏氧肿瘤患者复发情况为 8/18，而接受放疗/顺铂/TPZ 治疗的为 0/26。对非乏氧性肿瘤的分析显示，TPZ 未改善预后，两组患者的复发情况分别是 2/27（5-FU）和 3/21（TPZ）[48]。因此，治疗方案中包含乏氧细胞毒药物有助于提高乏氧肿瘤的局部控制。

来自不同肿瘤的其他临床研究的结果也大致支持上述研究结论。

- Reddy 和 Williamson 回顾分析了截至 2009 年的所有相关临床试验 [49]。结果显示，在多个临床前研究和早期临床试验中观察到的非常有希望的结果并未在Ⅲ期试验中得到验证。通过分析替拉扎明的作用机制、毒性和抗肿瘤活性，以及可能导致某些Ⅲ期试验结果不理想的因素，作者认为需要开发可靠的肿瘤乏氧标记物。
- Peters 等 [50] 开展的一项研究是随机Ⅱ期试验 TPZ 联合顺铂（CIS）和放疗的后续研究。

针对头颈部肿瘤的Ⅲ期临床试验中，共从 16 个国家的 89 个地区招募了 861 名患者。治疗方案为放疗（7 周内 70Gy）联合顺铂或联合顺铂/TPZ 的同步放化疗，主要研究终点为总生存（OS）。

放疗 /CIS 组的 2 年 OS 为 65.7%，放疗 /TPZ/CIS 组的 OS 为 66.2%。无失败生存率、局部失败时间
或生活质量两组无显著差异。因此，对于局部晚期头颈部肿瘤，如果不能根据肿瘤的乏氧状态加以
选择患者，在放化疗方案中添加 TPZ 并不能带来总生存的获益。

- 虽然早期的Ⅰ和Ⅱ期临床试验证实了在宫颈癌的常规放化疗方案中添加 TPZ 有助于延缓肿
  瘤复发和改善患者的生存[51]，但遗憾的是后续的研究结果并不支持这一结论。回顾分析截至
  2012 年发布的与宫颈癌有关的所有临床试验结果发现，在放化疗中加入 TPZ 似乎对患者的
  无进展生存或总生存都未带来获益。

以上研究结果表明，只有在肿瘤内确实存在乏氧细胞的情况下，TPZ 联合放化疗才有实际临床
价值。

(3) AQ4N：在 TPZ 之外，最有希望的乏氧细胞毒化合物是 AQ4N，研究显示其具有较好的安全
性，可以耐受较高的剂量[43]。

二、多功能小分子的一氧化氮

NO 是最古老、最原始的分子之一，参与抵抗臭氧毒性的关键防御性机制。在生物体内，作为
一种可扩散的多功能第二信使，NO 与哺乳动物的许多生理功能密切相关，从免疫反应到增强突触
传递，从血管扩张到肌肉松弛等。对 NO 关键性作用的研究荣获诺贝尔奖，并被评选为 1992 年的
"年度分子"。

（一）NO 的代谢

在哺乳动物，内源性 NO 在 L- 精氨酸氧化为 L- 瓜氨酸的过程中产生，该过程受一氧化氮合
酶（NOS）的催化（图 2-11）。此外，NO 也可不依赖 NOS，在还原酶（包括脱氧血红蛋白和硝酸
盐还原酶）的催化作用下，硝酸盐和亚硝酸盐的还原过程中也生成 NO。

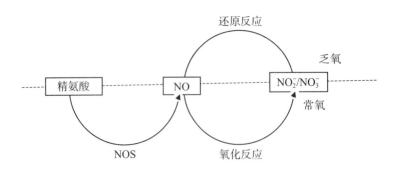

▲ 图 2-11 硝酸盐 - 亚硝酸盐 -NO 途径
常氧条件下，NOS 催化 L- 精氨酸生成 NO，随后 NO 被氧化为亚硝酸盐和硝酸盐。在乏氧环境中，亚硝酸盐经 NOS 非依赖性途
径被还原，生成 NO

NOS 有 3 种亚型，分别是神经元型 NOS（nNOS、NOS1），主要存在于神经元组织和骨骼肌中；诱导型 NOS（iNOS、NOS2），最初从巨噬细胞中分离出来，后续在多种其他类型细胞中也有发现；内皮 NOS（eNOS、NOS3），存在于血管内皮细胞、心肌细胞和血小板中。3 种亚型的酶活性均依赖钙调蛋白。当细胞内钙水平升高时，钙调蛋白与 nNOS 和 eNOS 发生结合；但 iNOS 则不同，与钙调蛋白呈构成性结合，即使在基础的钙水平时结合也不受影响。因此，nNOS 和 eNOS 的酶活性受细胞内钙水平变化的调节，导致一过性 NO 产生，而 iNOS 则不受细胞内钙离子浓度波动的影响，可以持续释放 NO，其调节主要发生在基因表达水平。

NO 是一种气态的短寿命自由基，不带电荷，可在组织和细胞膜上自由扩散。可溶性鸟苷酸环化酶是已知的最敏感 NO 作用靶点，两者结合可以刺激产生环状 GMP（cGMP）；而 cGMP 可以激活 cGMP 依赖性蛋白激酶 G（PKG），引起平滑肌松弛和血管舒张，减少血小板聚集，改变神经元功能等。由此可见，可溶性鸟苷酸环化酶介导了 NO 的作用，这是一个异二聚体酶。NO 能够舒张血管，其作用机制是 NO 与胞质内鸟苷酸环化酶的血红素基团结合，激活鸟苷酸环化酶，进而提高了细胞内的环鸟苷 3′, 5′- 单磷酸的水平，后者具有扩血管的作用。在 NO 作用下，来自血管内皮细胞的信号引起血管周围平滑肌舒张，导致血管扩张和血流增加（图 2-12）。

（二）一氧化氮的放疗增敏机制

对 NO 放疗增敏特性的研究已近 60 年。NO 在脂膜内的溶解性很好，在水中的扩散系数很高，因此其能够很好地在肿瘤组织内渗透。此外，NO 还与辐射诱导的旁观者效应有关。NO 能够增强乏氧细胞和肿瘤的放疗反应，与之相关的因素有很多，包括 NO 的扩血管作用改善了肿瘤的氧合水平，激活 p53 诱导凋亡，抑制 DNA 修复酶，增加 DNA 双链断裂进而加剧了辐射诱导的 DNA 损伤。

1. NO 的直接放疗增敏作用

NO 有时被称为"模拟氧"，因为它与氧都能形成"稳定"形式的自由基，而且自由基的活性很高，能够与许多其他自由基发生反应。然而两者的可比之处非常有限，与很多其他化合物相似，NO 能够迅速地与水电离分解形成的水合电子发生反应，但它的电子亲和力相对较低，甚至低于甲硝唑。与氧的另一个重要的不同点是所形成的自由基产物。在氧气或硝基咪唑的情况下，产物是 DNA 碱基过氧自由基（图 2-4）；而在 NO 的情况下，NO 的未配对电子与 DNA 碱基自由基中的未配对电子形成配对，生成非自由基产物。尽管如此，NO 仍然显著提高了受照细胞内 DNA 双链断裂的形成数量，但在机制方面不如对氧的研究透彻。根据对 γH2AX 的分析显示，在一氧化氮环境下受照细胞的 DNA 修复时间长于在空气或缺氧条件下受照射的细胞，提示 DNA 的修复功能存在异常[52]。

较高的增敏效率是一氧化氮作为乏氧细胞放疗增敏药的显著特性。图 2-13 所示为吸入相当于某些呼吸疾病治疗用浓度（40mg/L，v/v，约 70nmol/L）的 NO 对接受常规放疗剂量细胞存活的影响。这项研究显示，在较低剂量照射时，NO 对乏氧细胞的放疗增敏作用显著优于 O_2。

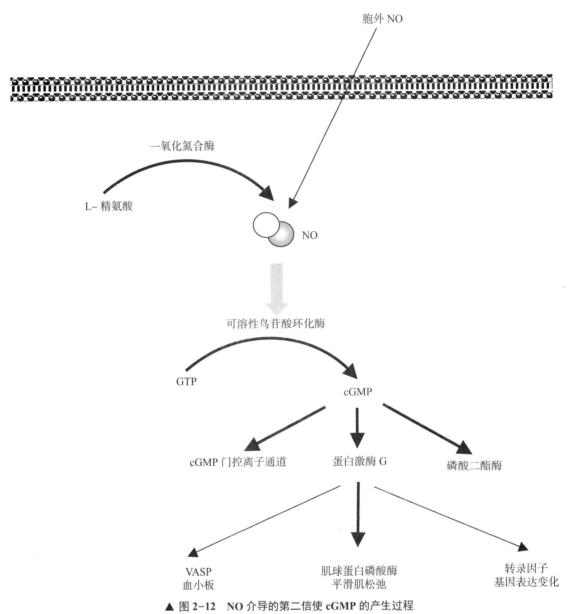

▲ 图 2-12 **NO 介导的第二信使 cGMP 的产生过程**
NO 与可溶性鸟苷酸环化酶（sGC）相互作用，刺激 cGMP 的产生。sGC 可以将 GTP 转换为 cGMP，进而通过激活蛋白激酶 G（PKG）发挥作用。在扩血管效应方面，受 cGMP 作用活化的 PKG 进一步激活肌球蛋白磷酸酶，促使钙离子从平滑肌细胞内的钙库中释放出来，最终导致平滑肌细胞的舒张

(1) 有氧环境下 NO 的放疗增敏机制：对于氧合较好的细胞，NO 的细胞毒性作用主要源于 NO 与超氧阴离子形成过氧亚硝酸盐阴离子（ONOO⁻）的反应（$O_2^- + \cdot NO \rightarrow ONOO^-$），NO 的半衰期短可能是很重要的原因之一。细胞受到照射后，胞内的活性氧簇（包括超氧阴离子）水平显著增加，有助于 NO 放疗增敏作用的发挥。生成的过氧亚硝酸盐通过多种途径导致 NAD^+ 耗竭和能量衰竭，进而诱导细胞凋亡或坏死。涉及的生物代谢途径包括蛋白质中酪氨酸残基的硝化反应、脂质过氧化、关键硫醇的氧化、DNA 链断裂，以及核酶多聚（ADP- 核糖）聚合酶的活化等。在生理性 pH 范围，过氧化物与 NO 结合生成二氧化氮和羟基自由基，然后氧化为通常被认为是惰性的

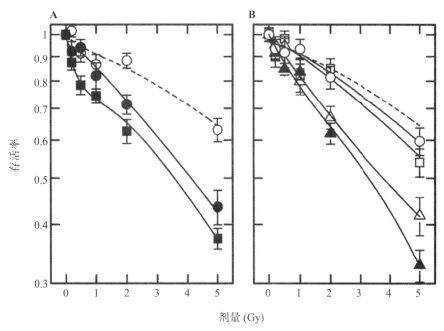

▲ 图 2-13　向培养液内持续气泡式输入饱和气体对受照射 V79 细胞克隆存活的影响

在较低剂量照射时，NO 对乏氧 V79 细胞的放疗增敏作用显著优于 O_2。A.（○）N_2；（●）N_2 中 NO• 浓度 40mg/L v/ v；（■）N_2 中 NO• 浓度 80mg/L；B.（○）N_2 中 O_2 浓度 50mg/L；（□）100mg/L O_2；（△）1000mg/L O_2；（▲）800mg/L O_2 + 80mg/L NO•；B 中虚线是 A 中的乏氧细胞曲线（经许可转载，引自 Wardman, P. et al., *Radiation Research* 167:475-484, 2007.）

硝酸盐和亚硝酸盐，但是在乏氧时 NO_2 可经由乏氧介导的还原反应重新生成 NO 和其他活性氮氧化物[53]。

(2) 乏氧细胞的放疗增敏：NO 替代 O_2。

NO 是一种对乏氧的哺乳动物细胞非常有效的放疗增敏药。体内研究显示，NO 能够影响肿瘤的脉管系统，进而有助于改善肿瘤细胞的氧合水平（见上文）；NO 也可以与辐射产生的自由基相互作用进而影响 DNA 的放射损伤，但是相关的研究报道较少。最近发表的一项研究认为，NO 对乏氧细胞的放疗增敏作用和增强细胞死亡的效果至少不亚于 O_2[54]。根据实验研究的结果推测，NO 通过形成难于修复的碱基损伤从而诱导细胞死亡，如果这些碱基损伤出现在电离辐射常引起的复杂簇状 DNA 损伤中，将可能导致复制诱导的 DNA 链断裂。上述推论也受到了其他多项研究的支持：指数生长期的细胞在 NO 条件下接受放疗，其放射敏感性是无 NO 的乏氧细胞的 2 倍；而且 NO 对生长密集的细胞的放疗增敏作用有限。由于 NO 的放疗增敏所致的 DNA 双链断裂的数量（γH2AX 染色）在指数生长的细胞中远高于密集生长的细胞。在 NO 的放疗增敏作用下，在 S 期和 G_2 期细胞中观察到更多的 DNA 损伤（53BP1 焦点检测）。在放疗后 24h，相比于乏氧的 V79-4 细胞，NO 存在的情况下接受照射的细胞中可以检测到更多的 RAD51 焦点。因此，NO 对乏氧细胞的放疗增敏作用一定程度上是由于形成了特定的难以修复的 DNA 损伤，这种损伤在处于分裂期的细胞中可能导致复制又停滞，以及复制诱导的 DNA 链断裂，从而导致细胞死亡。

来自相同研究组的另一项研究报道了 NO 能够与受照射的 DNA 碱基内或质粒 DNA 内的自由

基发生反应，从而导致特定的碱基改变[55]。低浓度的 NO 就能够对哺乳动物细胞发挥高效的放射敏感性，这可能与 NO 与嘌呤和嘧啶自由基的近扩散控制反应（通过脉冲辐射分解进行的观察）有关，NO 的反应速度是氧气的 2～3 倍[52]。

2. NO 的间接放疗增敏作用

NO 放疗增敏作用很大部分源于其对肿瘤和全身脉管系统的作用，进而提高肿瘤内的氧合水平。表 2-4 总结了与 NO 放疗增敏相关的效应[53]。

表 2-4　NO 放疗增敏作用机制

治　疗	全身效应	局部效应
NO 供体（取决于肿瘤的类型）	血管扩张和盗血效应，红细胞流变性改变	改善氧合，乏氧条件下红细胞释放 NO，通过 NO 介导的线粒体效应降低局部氧消耗
TSP-1/CD47 调控	TSP 升高抑制 NO 生成，从而导致血管收缩	通过抗盗血作用提高血流量
胰岛素和电刺激	提高 iNOS 活性和 NO 含量	提高肿瘤内的血流量
低剂量聚焦照射	无	上调 eNOS 增加肿瘤内源性 NO 产生
缺氧激活的 NO 供体	无	提高局部 NO 浓度，调节肿瘤内的血流

(1) 血管扩张和盗血效应（steal effect）：很难简单地描述使用 NO 供体控制肿瘤血流的效果。部分研究的结果显示，NO 通过增加肿瘤血流量改善肿瘤氧合，从而发挥放疗增敏作用。而另外的研究显示了截然不同的结果，NO 能够促进肿瘤生长，减少肿瘤灌注。这些明显矛盾的结果可能与肿瘤微环境的特殊性有关，由于 NO 引起的盗血或抗盗血效应，导致肿瘤内的血液发生重分布。"盗血效应"是指由于 NO 引起的全身性血压降低导致肿瘤内供血减少，内部更加缺氧。由于在 NO 作用下肿瘤血管和全身血管均扩张，因此血液更容易从肿瘤内移出而在全身血管内重新分布。而抗盗血效应（anti-steal effect）则通过优先扩张肿瘤血管和（或）收缩全身性血管而增加肿瘤的血流供应和氧合水平[56]。

(2) 红细胞流变效应：缺氧和酸中毒能够改变红细胞的流变学特性，导致细胞发生皱褶。研究发现，利用外源 NO 供体对存储血液进行再硝化后可以逆转红细胞的流变学改变，从而利用输血可以改善组织的灌注和氧合状态。以此类推，在体内情况下，NO 或许能够在相对乏氧、畸形和扭曲的肿瘤微血管中恢复正常的红细胞形状及血液的黏度，进而增加肿瘤的血流量。这些血流动力学变化有助于提高氧输送、减轻缺氧，进而产生放疗增敏作用。

(3) 乏氧和乏氧血管舒张：乏氧微环境能够影响肿瘤对 NO 血管舒张作用的敏感性，而且对于不同形式乏氧（急性乏氧或慢性乏氧）的反应也不同。慢性乏氧或弥散受限性乏氧与肿瘤组织中氧气的最大分布距离有关，随着与血管距离的增加，氧气张力呈梯度下降。急性或暂时性缺氧与肿瘤内局部血管的暂时性收缩或阻塞导致的局部缺血有关。

研究表明，暂时性血流淤滞的缓解和血流恢复能够降低局部 NO 的水平，而急性乏氧性肿瘤的脉管系统可能更容易受到与 NO 下降相关的血管活性和流变学变化的影响。NO 能够与血红蛋白 β 链 93 位点的高度保守的还原半胱氨酸发生反应生成 S- 亚硝基硫醇（SNO）。在常氧条件下，NO 与脱氧血红蛋白上的半胱氨酸残基结合形成 S- 亚硝基血红蛋白（SNOHb）；而在乏氧条件下，S- 亚硝基血红蛋白发生变构，从 R 构象（氧化）转变为 T 构象（脱氧），从而将 NO 转移到红细胞膜中的半胱氨酸。因此，可以将红细胞视为 NO 的看门员，在常氧时隔离 NO 及其等效物，而在乏氧时对它们重新分配[57]。这种效应可以造成在发生急性缺氧时选择性舒张血管，通过增加氧合而产生放疗增敏作用。

还有推测认为，在血液循环中负责保持 NO 生物活性的是亚硝酸盐，而不是 SNOHb。无论载体是亚硝酸盐还是 SNOHb，都可以将 NO 的生物活性选择性地输送到肿瘤的乏氧区域，扩张成熟的血管，从而提高 O_2 的输送。

(4) 节约氧气的消耗：通过降低细胞代谢过程中的氧消耗也可以间接改善肿瘤的氧合或减慢肿瘤内乏氧的过程。研究显示，NO 及其氧化产物亚硝酸盐能够可逆性地与线粒体呼吸链复合物 Ⅳ 中的细胞色素 c 氧化酶结合，进而抑制线粒体呼吸，因此氧分子从电子传递链中重新分布到非呼吸性氧依赖性靶点（如 HIF-1，见第 12 章），从而增加了肿瘤的氧合水平。HIF-1 由 2 个亚基 HIF-1α 和 HIF-1β 组成，是乏氧应激的主要调节因子。在充分氧合的条件下，HIF-1α 水平非常稳定，通过连续合成和降解维持平衡。在低氧环境下，HIF-1α 降解下降、浓度增加，与 HIF-1β 形成异二聚体，激活 HIF 依赖性靶基因（如 VEGF 等）的表达，从而增强了细胞的放射抵抗性。对应地，NO 介导的肿瘤再氧合恢复了 HIF-1α 降解和水平稳定，有助于提高肿瘤的放射敏感性。在这些由 NO 引起的反应中同时可以产生过氧亚硝酸盐，其可以通过多种机制（包括 DNA 链交联等）诱导氧化应激和细胞凋亡[58]。

（三）基于 NO 的放疗增敏策略

如前述所讨论的，NO 供体对肿瘤血流和放疗增敏作用的影响可能存在不确定性或不可预测性。另外，潜在的剂量限制性低血压和血管盗血也影响了 NO 供体放疗增敏药的临床应用，无论是已经获批的 NO 供体（有机硝酸盐类药物，包括三硝酸甘油酯、一硝酸异山梨酯和二硝酸盐），还是直接的 NO 供体（如硝普钠和 SIN-1）。围绕优化与 NO 使用相关的活性和毒性进行了很多研究探索，包括乏氧激活的 NO 供体、血小板反应蛋白 1（TSP1）/CD47 调控及内源性 NOS 的间接激活等[53]。

1. 乏氧激活的 NO 供体

(1) S- 亚硝基 -N- 乙酰青霉胺（SNAP）和 S- 亚硝基谷胱甘肽（GSNO）：SNAP 和 GSNO 是亚硝酸离子（NO^+）供体，在缺氧条件下通过生物还原产生 NO，从而发挥放疗增敏作用[59]。涉及的机制包括通过多步骤转亚硝基反应输送和释放 NO。但是，这些 NO 供体也与 HIF-1α 的稳定性有关，诱导 HIF-1α 靶基因的表达和放射抵抗表型，从而限制了其临床应用。

(2) RRx-001：非爆炸性的过硝基化合物 RRx-001 是小分子 NO 供体，已经过 I 期临床试验测试。体内实验研究表明，无毒性剂量的 RRx-001 具有显著的放疗增敏作用，能够显著地提高肿瘤内的血流量长达 72h。而且，没有增加正常胃肠道黏膜上皮的放射反应，甚至可能一定程度上对黏膜有保护作用。

(3) 血小板反应蛋白 1/CD47 调节：与直接调节 NO 水平不同，TSP-1 与其受体 CD47 结合，发挥拮抗 NO 的作用。TSP-1 对 NO 信号的拮抗作用造成正常组织内血流灌注的急性抑制，但由于肿瘤血管能够对抗 NO 所引起的急性扩血管作用，因此提高 TSP 可能通过限制其他部位的血液循环而间接增加肿瘤的血流量。TSP-1 由基质细胞产生，许多肿瘤能够诱导 TSP-1 的全身性增加。而 TSP-1 的增加限制了正常组织中 NO 驱动的反应，从而通过降低健康组织内血流灌注和增加肿瘤内灌注的抗盗血效应发挥放疗增敏效应[60]。局部 NO 产生促进肿瘤血管生成，而全身性 NO 介导的血管舒张功能则产生类似盗血效应的结果，优先提高对正常组织的血流灌注，从而一定程度上降低了肿瘤内的血流供应。

2. 内源性 NOS 的间接激活

(1) 胰岛素和电刺激：Jordan 等的研究显示，输注胰岛素和电刺激宿主组织能够上调 eNOS 水平，提高 NO 的产生，进而实现对肿瘤的放疗增敏[61]。其机制可能是两种治疗方式抑制了线粒体呼吸，减少了氧的消耗，增加了血流灌注，从而促进了肿瘤的再氧合。在 eNOS 基因敲除小鼠中，肿瘤再氧合和放疗增敏作用均完全消失。

(2) 脂质 A 类似物 ONO-4007：ONO-4007 是革兰阴性细菌脂多糖的脂质 A 基团的合成类似物。动物实验数据显示，相对于脂多糖，该化合物的放疗增敏作用更强，毒性更低[62]。其作用机制可能与 γ 干扰素途径的激活和 NOS 诱导表达有关[52]。在一项临床 I 期试验中，使用最大耐受剂量，在研究期间（18 周）尽管未观察到肿瘤的客观缓解，但在 5 名患者中可见疾病稳定[63]。

三、总结

氧气是高效的放疗增敏药，能够将电离辐射的生物学效应提高 2～3 倍，而放射抵抗则与乏氧有关。氧固定假说 OFH 被认为是氧介导的放疗增敏效应的机制之一。根据此假说，放疗所致的 DNA 直接或间接损伤，在有氧条件下转化形成 DNA 过氧自由基，从而阻止 DNA 的修复。与乏氧相关的放射抵抗在癌症治疗中特别重要，因为许多实体瘤中都含有大量的乏氧细胞。

为了提高乏氧细胞的放射敏感性，已经探讨和研究了多种方法和策略，包括高压氧、提高氧输送、通过降低血红蛋白与氧的亲和力来增加分子氧的利用率等。在 20 世纪 60 年代后期发现某些亲电子化合物能够模拟氧气，从而增强放射损伤。基于这一发现，在临床前模型中对多种亲电子化合物进行了测试，其中最成功的是硝基咪唑类药物，其对单次高剂量放疗的增敏效果非常明显，但对分次放疗效果不佳。在 20 世纪 70 年代后期进行的多个临床试验都以 5- 硝基咪唑（米索硝唑）为主，尽管在某些试验的某些亚组患者中观察到了增敏作用，但大多数使用米索硝唑的临床试验均报道了阴性结果，联合药物使用并未能显著改善放疗的疗效。周围神经病变是使用米索硝唑的剂量限制性因素，且病变的严重程度与剂量有关。

为了克服米索硝唑的不足，开发测试了其他咪唑类药物。依他硝唑是其中代表性化合物，但仍然未显示出治疗获益，尽管后续的亚组分析报道了阳性结果。总之，尽管硝基咪唑类药物的临床疗效未达到最初预期，但它们在某些疾病和某些情况下的治疗中仍可能具有价值。

乏氧细胞毒素或生物还原药物能够在细胞内的低氧环境下经还原作用而形成有活性的细胞毒物质，选择性地杀死乏氧细胞。它们不是真正意义上的放疗增敏药，但在与放疗联合使用时，能够增强放疗的疗效。这些药物可分为 3 大类，即醌（如丝裂霉素）、硝基咪唑（如 RSU-1069）和 N- 氧化物。

目前为止，TPZ 是最成功的生物还原药物，属于杂芳族 N- 氧化物。体内实验显示，TPZ 与放疗之间存在积极的相互作用，特别是分次放疗。同样的情况也见于 TPZ 与多种化疗药物的联合，尽管对正常组织毒性有增加，但幅度非常小。大多数的临床试验中采用 TPZ 联合化疗的方案，特别是顺铂；而 TPZ 联合放疗的试验结果很不一致，可能是由于未能对患者加以筛选的缘故，应该选择那些肿瘤内含有较高比例乏氧细胞的患者作为治疗目标。

作为一种可扩散的多功能第二信使，NO 与哺乳动物的许多生理功能密切相关，从免疫反应到增强突触传递，从血管扩张到肌肉松弛等。哺乳动物中，内源性 NO 在 L- 精氨酸氧化为 L- 瓜氨酸的过程中产生。NO 是一种气态的短寿命自由基，不带电荷，可在组织和细胞膜上自由扩散。可溶性鸟苷酸环化酶是已知的最敏感的 NO 作用靶点，两者结合可以刺激产生 cGMP，继而由 cGMP 负责下游信号的转导。

NO 的放疗增敏作用取决于两个过程，但是这两个过程都非 NO 分子本身所独有，而是一定程度上依赖于氧效应。首先，NO 与超氧阴离子形成过氧亚硝酸盐阴离子，一种具有高度细胞毒性的物质。其次，NO 的生理作用涉及调节肿瘤内氧的消耗和输送。

NO 能够通过多种机制影响肿瘤的脉管系统和氧合水平：盗血效应与 NO 介导的全身血管扩张有关，导致血液从肿瘤内移出而在全身血管内重新分布；而抗盗血或反向盗血效应则由全身血管的收缩导致。NO 供体能够逆转由缺氧和酸中毒所引起的红细胞流变学改变（皱褶），从而改善氧气的输送；由于在乏氧和常氧条件下 NO 的结合性差异，导致在乏氧条件下 NO 能够选择性扩张血管，这是乏氧血管扩张的机制。此外，NO 及其氧化产物亚硝酸盐可抑制线粒体呼吸功能，节约氧耗，达到增加肿瘤细胞氧合水平的作用。

尽管许多研究已证明 NO 可以作为放疗增敏药，但也有报道称 NO 无效，甚至可能发挥放射防护的作用。对此可能的解释是，NO 所诱导的效应取决于局部 NO 浓度、生物环境，以及与氧的相互作用。在低浓度时，NO 能够促进肿瘤细胞存活和血管生成。而在较高浓度时，当稳态平衡受到打破后，NO 主要发挥抗肿瘤和放疗增敏的作用。基于 NO 的放疗增敏策略很多，包括乏氧激活 NO 供体和间接激活内源性 NOS 等。

参考文献

[1] Alexander, P., and Charlesby, A. Energy transfer in macromolecules exposed to ionizing radiations. *Nature* 1954; 173:578–579.

[2] Ewing, D. The oxygen fixation hypothesis: A reevaluation. *Am J Clin Oncol* 1998;21:355–361.

[3] Johansen, I., and Howard–Flanders, P. Macromolecular repair and free radical scavenging in the protection of bacteria against X–rays. *Radiat Res* 1965;24:184–200.

[4] Koch, C., Oprysko, P., Shuman, A., Jenkins, W., Brandt, G., and Evans, S. Radiosensitization of hypoxic tumor cells by dodecafluoropentane: A gas–phase perfluorochemical emulsion. *Cancer Res* 2002;62:3626–3629.

[5] Chang, T. Evolution of artificial cells using nanobiotechnology of hemoglobin based RBC blood substitute as an example. *Artif Cells Blood Substit Immobil Biotechnol* 2006;34:551–556.

[6] Rowinsky, E. Novel radiation sensitizers targeting tissue hypoxia. *Oncol Rep* 1999;13(Suppl. 5):61–70.

[7] Harrison, L., Chadha, M., Hill, R., Hu, K., and Shasha, D. Impact of tumor hypoxia and anemia on radiation therapy outcomes. *Oncologist* 2007;7: 492–508.

[8] Aapro, M., and Vaupel, P. Erythropoietin: Effects on life expectancy in patients with cancer–related anaemia. *Curr Med Res Opin* 2006;22(Suppl. 4):5–13.

[9] Calais, G., and Hirst, D.G. In situ tumour radiosensitization induced by clofibrate administration: Single dose and fractionated studies. *Radiother Oncol* 1991;22:99–103.

[10] Stea, B., Suh, J., Boyd, A., Cagnoni, P., Shaw, E., and Group, R. Whole brain radiotherapy with or without efaproxiral for the treatment of brain metastases: Determinants of response and its prognostic value for subsequent survival. *Int J Radiat Oncol Biol Phys* 2006;64:1023–1030.

[11] Collingridge, D., and Rockwell, S. Pentoxifylline improves the oxygenation and radiation response of BA1112 rat rhabdomyosarcomas and EMT6 mouse mammary carcinomas. *Int J Cancer* 2000;90:256–264.

[12] Kjellen, E., Joiner, M., Collier, J., Johns, H., and Rojas, A. Therapeutic benefit from combining normobaric carbogen or oxygen with nicotinamide in fractionated X-ray treatments. *Radiother Oncol* 1991;22:81–89.

[13] Kaanders, J., Bussink, J., and van der Kogel, A. Clinical studies of hypoxia modification in radiotherapy. *Semin Radiat Oncol* 2004;14:233–240.

[14] Janssens, G., Rademakers, S., Terhaard, C. et al. Accelerated radiotherapy with carbogen and nicotinamide for laryngeal cancer: Results of a phase III randomized trial. *J Clin Oncol* 2012;30:1777–1783.

[15] Hoskin, P., Rojas, A., Bentzen, S., and Saunders, M. Radiotherapy with concurrent carbogen and nicotinamide in bladder carcinoma. *J Clin Oncol* 2010;28:4912–4918.

[16] Adams, G., and Cooke, M. Electron-affinic sensitization. I. A structural basis for chemical radiosensitizers in bacteria. *Int J Radiat Biol* 1969;15:457–471.

[17] Brown, J. The hypoxic cell: A target for selective cancer therapy—Eighteenth Bruce F. Cain Memorial Award Lecture. *Cancer Res* 1999;59:5863–5870.

[18] Overgaard, J. Hypoxic radiosensitization. Adored and ignored. *J Clin Oncol* 2007;25:4066–4074.

[19] Bamatraf, M., O'Neill, P., and Rao, B. Redox dependence of the rate of interaction of hydroxyl radical adducts of DNA nucleobases with oxidants: Consequences for DNA strand breakage. *J Am Chem* Soc 1998;120:11852–11857.

[20] Wardman, P. Chemical radiosensitizers for use in radiotherapy. *Clin Oncol (R Coll Radiol)* 2007;19:397–417.

[21] Sheldon, P., and Fowler, J. Radiosensitization by misonidazole of fractionated X-rays in a murine tumor. *Br J Cancer* 1978;37(Suppl. III):243–245.

[22] Shenoy, M., Asquith, J., Adams, G., Michael, B., and Watts, M. Time-resolved oxygen effects in irradiated bacteria and mammalian cells: A rapid-mix study. *Radiat Res* 1975;62:498–512.

[23] Adams, G., Fowler, J., and Wardman, P., eds. Hypoxic cell sensitizers in radiobiology and radiotherapy. *Br J Cancer* 1978;37(Suppl. III).

[24] Adams, G.E., Flockhart, I.R., Smithen, C.E., Stratford, I.J., Wardman, P., and Watts, M.E. VII. A correlation between structures, one-electron reduction potentials and efficiencies of nitroimidazoles as hypoxic cell radiosensitizers. *Radiat Res* 1976;67:9–20.

[25] Adams, G. Hypoxia-mediated drugs for radiation and chemotherapy. *Cancer* 1981;48:696–707.

[26] Overgaard, J. Sensitization of hypoxic tumour cells—Clinical experience. *Int J Radiat Biol* 1989;56:801–811.

[27] Overgaard, J. Clinical evaluation of nitroimidazoles as modifiers of hypoxia in solid tumors. *Oncol Res* 1994;6:509–518.

[28] Overgaard, J., Hansen, H., Overgaard, M. et al. A randomized double-blind phase III study of nimorazole as a hypoxic radiosensitizer of primary radiotherapy in supraglottic larynx and pharynx carcinoma. Results of the Danish Head and Neck Cancer Study (DAHANCA) Protocol 5-85. *Radiother Oncol* 1998;46:135–146.

[29] Overgaard, J., and Horsman, M.R. Modification of hypoxia-induced radioresistance in tumors by the use of oxygen and sensitizers. *Semin Radiat Oncol* 1996;6:10–21.

[30] Dobrowsky, W., Huigol, N., Jayatilake, R. et al. AK-2123 (Sanazol) as a radiation sensitizer in the treatment of stage III cervical cancer: Results of an IAEA multicentre randomised trial. *Radiother Oncol* 2007;82:24–29.

[31] Murata, R., Tsujitani, M., and Horsman, M. Enhanced local tumour control after single or fractionated radiation treatment using the hypoxic cell radiosensitizer doranidazole. *Radiother Oncol* 2008;87:331–338.

[32] Karasawa, K., Sunamura, M., and Okamoto, A. Efficacy of novel hypoxic cell sensitiser doranidazole in the treatment of locally advanced pancreatic cancer: Long-term results of a placebo-controlled randomised study. *Radiother Oncol* 2008;87:326–330.

[33] Bischoff, P., Altmeyer, A., and Dumont, F. Radiosensitising agents for the radiotherapy of cancer: Advances in traditional and hypoxia targeted radiosensitisers. *Expert Opin Ther Pat* 2009;19(5):643–662.

[34] Emami, S., Kumar, P., Yang, J. et al. Synthesis, transportability and hypoxia selective binding of 1-beta-D-(5-deoxy-5-fluororibofuranosyl)-2-nitroimidazole (beta-5-FAZR), a configurational isomer of the clinical hypoxia marker, FAZA. *J Pharm Pharm Sci* 2007;10:237–245.

[35] Nakae, T., Uto, Y., Tanaka, M. et al. Design, synthesis, and radiosensitizing activities of sugar-hybrid hypoxic cell radiosensitizers. *Bioorg Med Chem Lett* 2008;16:675–682.

[36] Jaffar, M., Williams, K., and Stratford, I. Bioreductive and gene therapy approaches to hypoxic diseases. *Adv Drug Deliv Rev* 2001;53:217–228.

[37] Fracasso, P., and Sartorelli, A. Cytotoxicity and DNA lesions produced by mitomycin C and porfiromycin in hypoxic and aerobic EMT6 and Chinese hamster ovary cells. *Cancer Res* 1986;46:3939–3944.

[38] Saunders, M., Jaffar, M., Patterson, A. et al. The relative importance of NADPH: Cytochrome c (P450) reductase for determining the sensitivity of human tumour cells to the indolequinone EO9 and related analogues lacking functionality at the C-2 and C-3 positions. *Biochem Pharmacol* 2000;59:993–996.

[39] Stratford, I., Adams, G., Godden, J., and Howells, N. Induction of tumour hypoxia post-irradiation: A method for increasing the sensitizing efficiency of misonidazole and RSU 1069 *in vivo*. *Int J Radiat Biol* 1989;55:411–422.

[40] McKeown, S., Cowen, R., and Williams, J. Bioreductive drugs: From concept to clinic. *Clin Oncol* 2007;19:427–442.

[41] Papadopoulou, M., and Bloomer, W. NLCQ-1 (NSC 709257): Exploiting hypoxia with a weak DNA-intercalating bioreductive drug. *Clin Cancer Res* 2003;9:5714–5720.

[42] Wilson, W., Pullen, S., Degenkolbe, A. et al. Water-soluble dinitrobenzamide mustard phosphate pre-prodrugs as hypoxic cytotoxins. *Eur J Cancer* 2004;Suppl. 2:151.

[43] Patterson, L., and McKeown, S. AQ4N: A new approach to hypoxia-activated cancer chemotherapy. *Br J Cancer* 2000;83:1589–1593.

[44] Zeman, E.M., Brown, J.M., Lemmon, M.J., Hirst, V.K., and Lee, W.W. SR-4233: A new bioreductive agent with high selective toxicity for hypoxic mammalian cells. *Int J Radiat Oncol Biol Phys* 1986;12:1239–1242.

[45] Cowen, R., Williams, K., Chinje, E. et al. Hypoxia targeted gene therapy to increase the efficacy of tirapazamine as an adjuvant to radiotherapy: Reversing tumor radioresistance and effecting cure. *Cancer Res* 2004;64:1396–1402.

[46] Semenza, G., and Wang, G. A nuclear factor induced by hypoxia via de novo protein synthesis binds to the human erythropoietin gene enhancer at a site required for transcriptional activation. *Mol Cell Biol* 1992;12:5447–5454.

[47] McCarthy, H., Yakkundi, A., McErlane, V. et al. Bioreductive GDEPT using cytochrome P450 3A4 in combination with AQ4N. *Cancer Gene Ther* 2003;10:40–48.

[48] Rischin, D., Hicks, R.J, Fisher, R. et al. Prognostic significance of [18F]- misonidazole positron emission tomography-detected tumor hypoxia in patients with advanced head and neck cancer randomly assigned to chemoradiation with or without tirapazamine: A substudy of Trans-Tasman Radiation Oncology Group Study 98.02. *J Clin Oncol* 2006;24:2098–2104.

[49] Reddy, S., and Williamson, S. Tirapazamine: A novel agent targeting hypoxic tumor cells. *Expert Opin Investig Drugs* 2009;18(1):77–87.

[50] Peters, L., O´Sullivan, B., Giralt, J. et al. Tirapazamine, cisplatin, and radiation versus cisplatin and radiation for advanced squamous cell carcinoma of the head and neck (TROG 02.02, HeadSTART): A phase III trial of the Trans-Tasman Radiation Oncology Group. *J Clin Oncol* 2010;28(18):2996–3001.

[51] Ghatage, P., and Sabagh, H. Is there a role for tirapazamine in the treatment of cervical cancer? *Expert Opin Drug Metab Toxicol* 2012;8(12):1589–1597.

[52] Wardman, P., Rothkamm, K., Folkes, L., Woodcock, M., and Johnston, P. Radiosensitization by nitric oxide at low radiation doses. *Radiat Res* 2007;167: 475–484.

[53] Oronsky, B., Knox, S., and Scicinski, J. Is nitric oxide (NO) the last word in radiosensitization? A review. *Transl Oncol* 2012;5(2):66–71.

[54] Folkes, L., and O´Neill, P. Modification of DNA damage mechanisms by nitric oxide during ionizing radiation. *Free Radic Biol Med* 2013;58:14–25.

[55] Folkes, L., and O´Neill, P. DNA damage induced by nitric oxide during ionizing radiation is enhanced at replication. *Nitric Oxide* 2013;34:47–55.

[56] Trotter, M., Chaplin, D., and Olive, P. Effect of angiotensin II on intermittent tumour blood flow and acute hypoxia in the murine SCCVII carcinoma. *Eur J Cancer* 1991;27:887–893.

[57] Sonveaux, P., Lobysheva, I., Feron, O., and McMahon, T. Transport and peripheral bioactivities of nitrogen oxides carried by red blood cell hemoglobin: Role in oxygen delivery. *Physiology (Bethesda)* 2007;22:97–112.

[58] Brown, G. Nitric oxide and mitochondria. *Front Biosci* 2007;12:1024–1033.

[59] Janssens, M., Verovski, V., Van den Berge, D., Monsaert, C., and Storme, G. Radiosensitization of hypoxic tumour cells by S-nitroso-*N*-acetylpenicillamine implicates a bioreductive mechanism of nitric oxide generation. *Br J Cancer* 1999;79:1085–1089.

[60] Isenberg, J., Martin-Manso, G., Maxhimer, J., and Roberts, D. Regulation of nitric oxide signalling by thrombospondin 1: Implications for antiangiogenic therapies. *Nat Rev Cancer* 2009;9:182–194.

[61] Jordan, B., Sonveaux, P., Feron, O. et al. Nitric oxide as a radiosensitizer: Evidence for an intrinsic role in addition to its effect on oxygen delivery and consumption. *Int J Cancer* 2004;109:768–773.

[62] Ridder, M.D., Verellen, D., Verovski, V., and Storme, G. Hypoxic tumor cell radiosensitization through nitric oxide. *Nitric Oxide* 2008;19:164–169.

[63] deBono, J., Dalgleish, A., Carmichael, J. et al. Phase I study of ONO-4007, a synthetic analogue of the lipid A moiety of bacterial lipopolysaccharide. *Clin Cancer Res* 2000;6:397–405.

第 3 章 靶向细胞氧化还原途径和（或）结合高原子序数材料实现放疗增敏

Radioenhancement by Targeting Cellular Redox Pathways and/or by Incorporation of High-Z Materials into the Target

一、概述

本章所讨论的实现放疗剂量增强的物理或生物学方法看似毫不相干，其实当我们仔细研究相关主题后就会发现，某些化合物之所以能够发挥放疗增敏的作用正是基于物理或生物，或两者兼具的机制。

二、基于高原子序数化合物的放疗剂量增强

使用含金属化合物或复合物作为放疗增敏药的机制在于所引入的金属具有远高于软组织成分的质能吸收系数，因此可以显著增加射线在放疗靶区内的沉积，进而增加对靶区内细胞的杀伤效果。

（一）射线剂量的吸收机制

在软组织中，光子能量损失的主要机制是康普顿效应，高能光子被弱结合的电子散射，导致能量从光子转移到电子，之后电子脱离原子（图 3-1）。在这些碰撞之后，光子仍然保留了大部分能量。因此在软组织中，能量超过数千电子伏的光子衰减非常缓慢，路径很长，故而所导致的电离事件的分布非常稀疏。

光电效应现象主要见于较低能量的光子。在此过程中，结合电子吸收光子能量，然后脱离原子成为自由电子。康普顿效应中与光子作用的电子可以是自由电子或原子的外层电子，但光电效应过程仅发生于存在原子核的轨道电子，以保持动能守恒。因此光电效应的效应界面与原子序数（Z）相关，并且大致与 Z^4 成比例。光电效应依赖于入射光子的能量与原子内电子结合能之间的关系，当光子的能量恰好足以释放电子时，效应截面最大；随着光子能量的增加，效应截面迅速跌落（大约为 E^{-3}，其中 E 是光子能量）。这也意味着在较高的能量下，光电效应将优先释放具有较高结

合能的内壳电子。如图 3-2 所示，此过程明显表现为金的质能吸收曲线急剧跳跃，不同的峰代表了被光子所释放出的不同轨道电子，金的最内层电子结合能为 79keV，稍外层的电子结合能分别约为 13keV 和 3keV[1]。

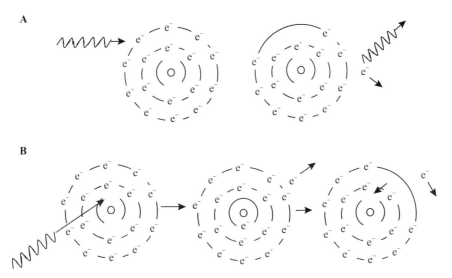

▲ 图 3-1　康普顿效应和光电效应的电离示意图

在康普顿效应(A)中，入射光子被电子散射而失去部分能量，吸收了光子能量的电子脱离原子成为自由电子。在光电效应(B)中，入射光子的能量被电子完全吸收后，电子从原子中射出成为自由电子。因为这种效应优先发生于内层轨道上，所以外层电子将内移填充内层空位，在此过程中又可产生更多的自由电子

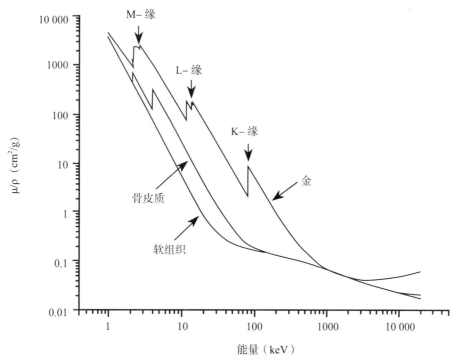

▲ 图 3-2　金、软组织和骨骼对 X 线的能量衰减关系图

金的吸收峰出现在 K（80.7keV），L（L_1 14.4keV；L_2 13.7keV；L_3 11.9keV）和 M（2.2～3.4keV）；K 峰表示入射光子能量恰好足以将 K 层中的电子弹出（经许可转载，引自 Hainfeld,J.et al., *J Pharm Pharmacol* 60:977–985,2008.）

软组织中各组成元素原子的内层电子结合能很低，在 1keV 左右，甚至更低。加之有机材料的平均原子序数都较小，因此在软组织中光电效应对于射线的吸收贡献很小，对于能量高达数百千电子伏特的射线，金所致的电离才是射线衰减的主要原因。综合考虑这些效应，高 Z 金属具有更高的光电效应截面，因而能够具有较软组织更高的单位质量能量吸收，因而即使在肿瘤组织内存在少量金属，也可以显著增加局部射线剂量的沉积 [2]。对于某些光子束，金属原子的存在可能还影响肿瘤内光子的效应截面，这在深部 X 线（140~250kVp）治疗中已经有所验证。应用这种低能射线（相对于常规放疗所使用的兆伏能量射线）时，在含有造影剂的肿瘤组织内光电吸收相互作用占优势。因为光电吸收的原子效应截面与 Z 的关系为 $Z^4 \sim Z^{4.8}$，所以相对于肿瘤周围组织，肿瘤内光子的吸收显著增加，放疗剂量得到增强。

（二）造影剂的放疗增敏作用

当靶区内存在高 Z 材料时，一定程度上能够提高局部的射线剂量沉积 [3]。临床上最早观察到高 Z 材料导致剂量增加的现象是在那些因下颌肿瘤和头颈部肿瘤而接受放疗的患者，这些患者恰好在其照射区内存在金属植入物 [4]。在高 Z 材料对剂量影响的研究基础上，进一步评估了临床中使用的影像造影剂对肿瘤组织光电吸收的影响。造影剂可以经过设计选择性地在肿瘤中浓聚，因此是一种有潜力的放疗增敏药。含碘（Z = 53）和钆（Z = 64）等高 Z 材料的造影剂已经广泛用于临床，以增强靶目标和周围正常组织之间的对比度 [5]。

1. 碘

含碘造影剂是最常用的 CT 成像造影剂，在部分肿瘤中存在特异性浓集的趋向，特别是中枢神经系统肿瘤、颅神经肿瘤和硬脑膜肿瘤，这些肿瘤血管丰富，而且由于侵袭性生长破坏了血脑屏障的完整性。

关于碘引起放疗增敏的报道很多，较早的一项研究发现接受碘血管造影患者的循环淋巴细胞中存在染色体损伤 [6]。许多基于啮齿动物肿瘤模型的研究进一步证实了碘的放疗增敏作用。

- 给予已接种放射抵抗肿瘤的小鼠直接注射碘造影剂，再对局部肿瘤施以 100kVp X 线放疗，在 80% 的肿瘤可观察到一定程度的退缩 [7]。

- 以 50keV 单能 X 线束立体定向照射大鼠 F98 脑胶质瘤。照射前，通过颈动脉向肿瘤内注射甘露醇和碘。碘在肿瘤内和周围组织内的浓度分别为 1.0% 和 0.3%。随后予以 15Gy 的单次照射，小鼠的寿命延长了 169%。然而，更高的单次剂量（25Gy）并未产生治疗获益，显然与正常组织过高的毒性有关 [8]。

- 使用改造的 CT 设备对犬自发性脑肿瘤进行断层扫描式 X 线深部放疗（140kVp），治疗前予以静脉注射碘造影剂，可将生存期延长 53% [9]。

- 使用同样改造的 CT 设备在脑肿瘤患者中开展了 I 期临床试验，患者在放疗前接受静脉注射碘造影剂 [10]。初步的试验证明了该方法的安全性和潜在的有效性，当然仍需进一步的工作以评估疗效在统计学上有无显著性意义。

2. 钆

钆基造影剂，或称钆（Ⅲ）卟啉 [Gd–Tx] 或莫特沙芬钆（MGd）（图 3–3），主要用于磁共振成像，可选择性地增强肿瘤组织与周围解剖结构的影像对比。一项理论研究探讨了利用直线加速器放疗时注射钆或碘造影剂的肿瘤剂量增强程度。使用蒙特卡罗模型模拟直线加速器和患者几何形状，探讨了平坦滤波器对不同能量线束的影响，以及由此形成的剂量增强效应。结果显示，在某些情况下钆可以显著提高兆伏 X 线的剂量沉积[11]。

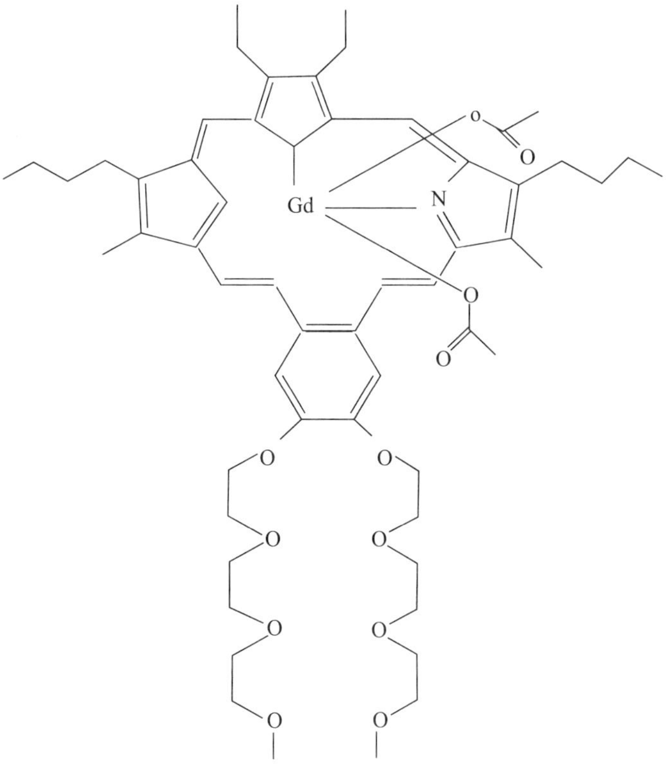

▲ 图 3–3　莫特沙芬钆（MGd）

事实上，研究已经发现 MGd 作为放疗增敏药的机制可能更多地依赖其氧化还原效应，而非其质能吸收系数，相关内容将在本章的后续部分进一步讨论。

3. 金

与早期使用造影剂（如碘）等进行的试验研究相比，金作为放疗增敏药的前景似乎更好，因其具有更高的质能吸收系数，原子序数更大，生物相容性也更好。

无论是理论计算还是实验研究，均显示高 Z 材料能够增加兆伏和千伏（深部）X 线的能量沉积，形成剂量增强效应。一项研究显示，对生长于金箔表面的细胞进行照射（40～120kVp），剂量增强因子（DEF）达到 100 以上，继发电子的传输距离超过 10μm[12]。在活体动物实验中，将粒径 1.5～3.0nm 的金颗粒直接注入肿瘤中，然后进行照射。结果发现切取的细胞增殖能力显著下降，组织学检查仅在注射部位发现金颗粒。金颗粒能否在肿瘤内有效扩散是这类治疗方式能否取得满意效果的主要制约因素[13]。

这些实验具有原理验证的意义：基于金和软组织的质能吸收系数差异，金具有作为放疗增敏药的可行性。但如何高效地将金输送至肿瘤靶区，这些实验并未提供具体且实用的方法。

(1) 金纳米颗粒：金纳米颗粒（GNP）满足了对较小颗粒的需求。GNP 的粒径使其能够穿透整个肿瘤组织，并且具有在肿瘤内靶向蓄积的特性。此外，研究也显示 GNP 具有高度的生物相容性。综合上述特征可以发现 GNP 是理想的高 Z 放疗增敏材料。

粒径在 100nm 以内的纳米颗粒可以穿过细胞膜，在细胞内特别是癌细胞中蓄积[14, 15]。此类纳米粒子（1～100nm）的尺寸小于肿瘤血管壁上筛孔的直径（通常可达 400nm），因此它们可以透过血管壁进入肿瘤内[16]。一项理论性研究的结果提示，过小（粒径 2～10nm）或过大（粒径在微米级）尺寸的 GNP 均不易被细胞摄取，此判断已在体外实验中得到证实。这表明纳米颗粒的细胞内摄取与它们的大小有关，粒径在约 50nm 颗粒具有最好的细胞吸收性[16-18]。

根据金和软组织的质能吸收系数之比可以简单地推测，按质量计算，肿瘤内只要增加 1% 的金，可使千伏 X 线在瘤组织内的能量沉积提高约 1 倍。这些推测也得到了一些理论计算报道的支持，这些报告研究了纳米粒子浓度、辐射源和目标几何形状的不同组合对 GNP 剂量调节特性的影响[11, 14, 15, 19]。

(2) GNP 放疗增敏作用的实验证据：GNP 具有放疗增敏效能的最早实验性证据是基于观察肿瘤对联合 GNP 的放射治疗的反应。研究显示，荷瘤动物的 1 年生存率在单纯放射治疗（使用 250kVp X 线）组仅为 20%，而在联合 GNP 的放疗组则达到了 86%（图 3-4）[20-22]。

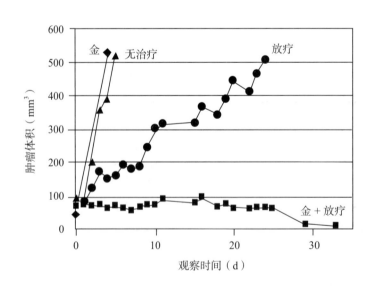

▲ 图 3-4　金纳米颗粒联合放疗对肿瘤平均体积的影响

金纳米颗粒联合放疗显著增强对肿瘤的抑制作用。无治疗组（▲，n = 12）；金对照组（◆，n = 4）；放疗组（30Gy，250kVp；●，n = 11）；联合治疗组：静脉滴注金（1.35g Au/kg），然后进行放疗（■，n = 10）（经许可转载，引自 Hainfeld, J.et al., *Phys Med Biol* 49:N309–N315, 2004.）

Butterworth 等将对 GNP 在放疗中的治疗效益的体外研究进行了总结 [22]。这些研究在实验条件方面存在很多差异，包括 GNP 的大小、合成方法和表面功能修饰及所使用的细胞模型、纳米材料的孵育时间和浓度等。此外，实验中所用的射线能量也不尽相同。尽管如此，全部纳入分析的 11 项研究虽然存在细胞系和纳米颗粒制备方面的差异，但结果都显示了纳米颗粒具有不同程度的放疗增敏作用。

从这些研究报道中可以发现在剂量效应的物理预测方面存在两个重要的偏差。首先，根据理论计算和预测，为了获得显著的剂量增强效应，较为合适的 GNP 浓度应为 0.1%～1%（按质量计算）。然而多个试验研究报道使用远低于此浓度范围的 GNP 也获得了显著放疗增敏效果。其次，剂量增强效应在千伏 X 线照射时普遍存在，而在使用兆伏 X 线或电子束的研究中，尽管可以观测到显著的放疗增敏现象，但总的射线剂量沉积几乎没有增加。

这些发现不可避免地引出了有关细胞放射生物学反应机制的问题，显然细胞所受总剂量的提高并非导致放射反应的主要原因。将各种 X 线剂量调整结果与根据金浓度和 X 线能量预测的剂量增强数据作图分析，可以发现实际观察到的剂量增强效果远高于预测的物理剂量增加幅度。事实上，剂量增加的预测值与实际观察到的放疗增敏效果之间的相关性很弱，而且物理剂量的变化远小于纳米颗粒制备过程和细胞系之间的差异。因此，可以认为 GNP 是一种可行有效的放疗增敏药，但它们的增敏效应不仅仅是由于更高射线剂量的沉积，生物学因素可能在其中发挥了更为重要的作用。

基于这些研究可以发现 GNP 可以作为有效的临床放疗增敏药与传统放疗联合使用，而且在临床上可以获得的 GNP 浓度范围内能够增强兆伏放射治疗的效果。

(3) GNP 的放疗增敏机制：物理方面已如前所述，许多理论方面的研究借引入 GNP 来探讨放射剂量的分布和受到的影响，以及如何优化放射源的能量以最大限度地发挥 GNP 的剂量调节作用。通常认为，当与千伏 X 线结合使用时，GNP 浓度只要在 0.1%～1% 的数量级范围内即可产生显著的剂量增加效应。但是，在兆伏射线下，软组织和金之间的质能吸收差异变得微乎其微，因此根据模型预测的放疗增敏效果非常微弱。

GNP 放疗增敏的体外实验结果显示，实际观测到的放疗增敏作用远大于由于 GNP 的存在所导致的剂量增加效应，即单纯的剂量增加不能完全解释最终的增敏效果 [2, 23, 24]。此外，在低至 0.05% 的浓度时仍可观测到增敏效果。与之相关的还有将 GNP 作为治疗药物使用的研究，部分研究报道了与临床兆伏 X 线共同使用时 GNP 具有放疗增敏作用。一篇新近发表的基于模型的研究对 GNP 的放疗增敏作用提供了另一种解释 [25]。在该研究中，作者不是简单地计算整个照射体积内沉积的平均剂量，而是评估每个纳米颗粒周边的纳米级范围内的能量沉积情况，结果显示 GNP 的存在导致了高度不均匀的剂量分布，因为金的电离通常会产生大量低能次级电子，这些低能次级电子密集地沉积在 GNP 周围。随后再借助局部效应模型（LEM）对这种不均匀的剂量分布加以分析来预测 GNP 的放疗增敏作用 [26]。虽然开发 LEM 的最初目的是用于描述带电粒子在放射治疗中发现的局部异常高剂量的现象，但其应该同样也适用于分析其他伴有非均匀剂量分布的放射源。

使用该方法分析和预测了浓度为 0.05%、粒径为 1.9nm 的 GNP 对接受 160kVp X 线照射的 MDA-MB-231 乳腺癌细胞的放疗增敏作用。预测的结果与实验观察数据非常吻合，显然该方法有助于更好地理解 GNP 的放疗增敏作用 [24, 25]。此外，该模型还扩展应用到了兆伏 X 线源的研究，以确定同样的亚细胞剂量分布变化是否可用于解释实验中观察到的 GNP 对兆伏放疗的放疗增敏效果。

(4) GNP 放疗增敏的生物学机制

①氧化应激：在没有外加辐射的情况下，金属纳米颗粒能够诱导产生活性氧（ROS），从而导致氧化应激 [18]。具体而言，在不影响细胞线粒体活性的浓度下，GNP 能够显著提高细胞内的 ROS 水平，进而造成 DNA 的氧化损伤。研究也表明，在经 1.9nm GNP 处理的细胞中，ROS 和 DNA 损伤的水平均有增加 [2]。

只有为数不多的实验显示，联合电离辐射能够提高 GNP 引起的氧化应激水平。在一项基于卵巢癌细胞的研究中，经千伏或兆伏 X 线和 14nm 颗粒处理后，细胞内可以检测到高水平的 ROS，以及由此导致的氧化应激反应和细胞凋亡 [27]。

②细胞周期效应：某些金属纳米材料通过影响细胞周期发挥放疗增敏作用，主要是 G_2/M 期阻滞 [28]。研究显示 GNP 也能够通过干扰细胞周期的分布来发挥作用。

- 使用葡萄糖修饰的粒径 10.8nm 的 GNP 处理细胞，随后予以 ^{137}Cs 照射，可以观察到 G_0/G_1 期加速现象和 G_2/M 期细胞聚集。与上述变化相伴的是 p53 和 cyclin A 表达减少，cyclin B1 和 cyclin E 表达增加 [29]。

- Geng 等也报道了类似的发现。接受粒径 14nm 葡萄糖修饰的 GNP 处理和 6MV X 线照射后，G_2/M 期的细胞比例显著增加 [27]。

- 具有细胞核靶向功能的 GNP 可将细胞阻滞于 G_1 期，阻断 G_1/S 期的过渡，进而诱导癌细胞凋亡 [30]。

这些研究表明，GNP 能够引起细胞周期动力学的变化，进而造成 G_1 期细胞亚群的增加或 G_2/M 期阻滞，这些机制单独或共同在 GNP 的放疗增敏中发挥作用。

三、靶向细胞氧化还原途径

（一）细胞抗氧化系统

电离辐射的生物学作用依赖于其诱导产生的高反应性的自由基物质。在正常的细胞过程中（如氧代谢、病原体的免疫反应及信号转导或者基因表达通路等）也会产生自由基和 ROS。细胞和组织可以通过多种方式保护自己免受自由基和 ROS 的损伤。但在某些情况下，这些保护机制由于不堪重负（自由基过多）或不能有效（效率降低）地处理自由基或 ROS，从而导致"氧化应激"（图 3-5）。

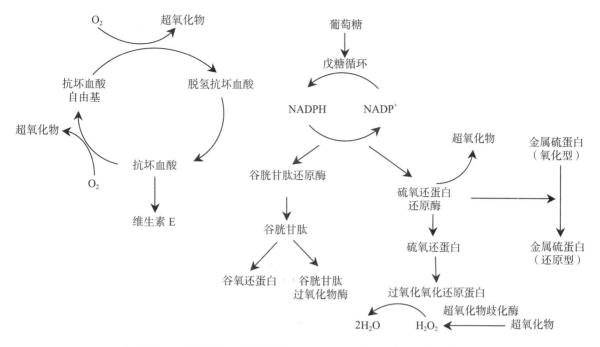

▲ 图 3-5 抗坏血酸、谷胱甘肽和 NADPH 在细胞抗氧化剂系统中的关系

细胞内针对 ROS 的首要防御机制包括超氧化物歧化酶、过氧化氢酶、谷胱甘肽（GSH）和相关的酶、蛋白质巯醇，以及多种细胞内氧化还原对。它们在细胞内共同构成了一个复杂的"氧化还原缓冲"分子网络，以维持细胞内略偏还原性的微环境。

细胞内主要的氧化还原对有 3 组，包括：① NAD(P)H/NAD(P)$^+$；② GSH/GSSG；③ Trx(SH)$_2$/TrxSS（硫氧还蛋白系统）。这些氧化还原对之间在动力学和热力学上存在相互关联性，对于大多数细胞而言，GSH/GSSG 是最主要的氧化还原缓冲对。硫氧还蛋白依赖性和谷胱甘肽依赖性系统均可将过氧化氢还原成 2 分子的水。谷胱甘肽过氧化物酶消耗 2 分子还原型谷胱甘肽（GSH）形成 1 分子的氧化型谷胱甘肽（GSSG），后者中的二硫键被谷胱甘肽还原酶还原，同时伴随 1 分子 NADPH 的氧化。在硫氧还蛋白系统中，过氧化氧化还原蛋白在与过氧化氢的反应中消耗，其补充则通过由 NADPH、硫氧还蛋白还原酶到硫氧还蛋白的逐步还原反应完成。这些反应中利用的 NADPH 引自参与葡萄糖代谢途径中氧化戊糖循环的 NADP$^+$。

细胞氧化还原缓冲反应涉及的另一大类分子是蛋白质巯基（PSH），其在细胞内的浓度远高于 GSH。PSH 可以多种形式存在，包括蛋白质巯醇、二硫化物或其混合物。此外，细胞内还有许多小分子抗氧化剂，包括谷胱甘肽、抗坏血酸和维生素 E 等。

当细胞内的促氧化过程超过细胞的抗氧化能力时，内部的氧化还原稳态将被打破，正如在接受电离辐射的细胞内所观察的情况，由此导致的氧化应激将威胁细胞的生存。在照射时通过调控抗氧化剂（如巯醇、超氧化物歧化酶、羟基自由基清除剂和氢过氧化物代谢酶系统）可以调节细胞对自由基和 ROS 的反应，从而改变辐射引起的氧化损伤，以及相关的放射生物学效应的发生。

（二）靶向硫氧还蛋白系统进行放疗增敏

硫氧还蛋白还原酶（TxnRd）是哺乳动物必需的含硒代半胱氨酸残基的黄素酶，它们以同型二聚体的形式参与催化 NADPH 依赖的硫氧还蛋白和小分子氧化剂（包括 ROS）的还原过程[31, 32]。TxnRd1 和 TxnRd2（分别对应为胞质/核形式和线粒体形式）是该酶家族中两个普遍表达的同工型。它们在维持受氧化还原调节的细胞功能中发挥关键作用，包括转录、DNA 损伤识别和修复、增殖和凋亡等[31]。在氧化应激发生时，TxnRd 维持调节基因转录的信号通路，从而保护细胞免受氧化损伤[33-35]。在人类恶性肿瘤中，胞质内 TxnRd1 的表达通常上调，与恶性肿瘤的浸润生长和预后不良有关。研究显示，TxnRd1 能够保护肿瘤细胞抵抗电离辐射的致死作用[33]，因此可以选择性地靶向阻断 TxnRd1，相关的药物在临床前研究和临床试验中无论是单用还是与放疗联合使用都显示出较好的结果[37, 38]。事实上，靶向硫氧还蛋白系统是多种放疗增敏药的共同机制，部分药物已在本书的其他章节内进行介绍（表 3-1）。

表 3-1　Trx 系统抑制药

药　物	药物类别	靶　标	临床应用	放疗增敏药
SAHA	HDAC 抑制药	Trx1	皮肤 T 细胞淋巴瘤，临床试验，其他癌症	见第 8 章
顺铂	含铂化合物	TrxR	FDA 批准（1978 年），通常与其他化疗药物联合使用	见第 6 章
MGd	5N 卟啉	TrxR	临床试验，多种癌症	见本章
姜黄素、类黄酮	多酚类	TrxR	临床试验，各种癌症	见第 13 章
金诺芬	含金化合物	TrxR	已批准为抗关节炎药	实验已经证明了金化合物的放疗增敏效果。详见本章
ATO Darinoparsin	含砷化合物	TrxR	ATO 已批准用于治疗急性粒细胞白血病	ATO 的作用已在临床前模型中证实。Darinoparsin 对实体瘤具有活性，具有放疗增敏作用，改善治疗效果。机制尚不清楚[36]

1. Trnx 系统抑制药

靶向 Trnx 系统将改变细胞内的氧化还原状态，进而影响许多胞内系统的功能。Trx 或 TrxR 均可被化学药物靶向阻断达到相同的生物学效果。无功能性 TrxR 将导致细胞内具有还原性的 Trx 水平降低，从而阻止 Trx 的氧化还原功能。靶向 TrxR 还具有其他的效果，因为 TrxR 有自己的底物系统，无须 Trx 的参与即可直接还原底物。此外，TrxR 还能被某些药物转化为 ROS 生成系统，这恰恰与其通常作为保护酶的功能相反。图 3-6 总结了 TrxR 抑制的作用机制和可能发生的生物学效应。

表 3-1 中所列的化合物中，其中的 4 种已经显示具有某种程度的放疗增敏作用。HDAC 抑制药（SAHA）和多酚（姜黄素）已在本书的其他章节内详细介绍。本章将重点讨论莫特沙芬 5N 卟啉和含金化合物。

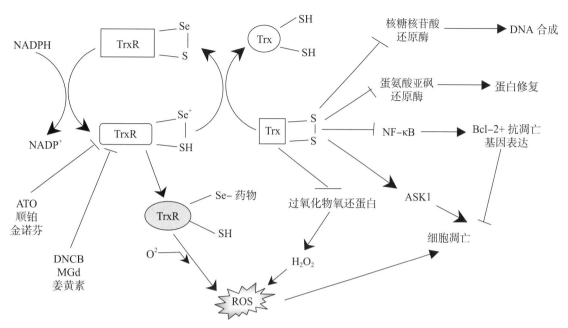

▲ 图 3-6　抑制 TrxR 的作用机制和可能的结果

抑制 TrxR 导致氧化型 Trx 水平升高，而还原型 Trx 水平降低。还原型 Trx 的缺乏将造成图内所列底物无法有效激活，进而导致下游细胞功能的抑制，包括 DNA 合成、蛋白质修复、转录因子活性和过氧化物酶功能等。随后形成过氧化氢和自由基的蓄积，造成氧化应激，促进细胞凋亡。另外的结果是氧化型 Trx 不能抑制 ASK1，从而启动凋亡过程。此外，某些 TrxR 抑制药能够修饰 TrxR，使其获得氧化酶的功能，从而造成 ROS 的积累

2. 莫特沙芬 5N 卟啉

钆是一种过渡金属，在特定情况下能够参与氧化还原过程。但是，在莫特沙芬 5N 卟啉（MGd）分子内，与 5N 卟啉配位结合的是无氧化还原活性的钆（Ⅲ）阳离子。MGd 内的芳香族 5N 卟啉环系统很容易被还原。在有氧的情况下，易导致氧化还原循环、氧化应激和细胞内氧化还原稳态的破坏。在 2000 年 5N 卟啉首次被发现具有放疗增敏作用，有望成为放疗增敏药[39]。5N 卟啉是席夫碱大环（Schiff base macrocycle），类似于卟啉和其他自然存在的四吡咯辅基，其中 MGd 属于原型复合物（图 3-3）。与卟啉相反，5N 卟啉的内核有 5 个而非 4 个配位氮原子。内核略大使其能够与一系列较大的金属阳离子形成稳定的不易分解的 1 : 1 复合物，从而导致配体氧化，难以解离。此外，与典型的金属卟啉相比，5N 卟啉复合物更容易被还原。5N 卟啉这些特征和其可能具有的与卟啉相似的肿瘤选择性是 MGd 作为放疗增敏药的基础。此外，MGd 还有一个优势，由于钆的存在，复合物可以应用于 MRI 成像，无创地评估其在组织内的定位和清除。

(1) MGd 的作用机制：还原代谢物通过戊糖氧化途径产生的还原当量而维持其还原状态，在此途径中形成还原性 NADPH。这些还原当量是多种氧化还原反应和维持细胞内氧化还原平衡所必需的。MGd 具有很高的电子亲和力，易于被还原，因此有氧的情况下代谢中间产物（如抗坏血酸盐、谷胱甘肽和 NADPH）会优先还原 MGd，从而产生超氧化物和 ROS[40,41]。实际上，如海绵一样，MGd 吸收由 X 线与水相互作用形成的电子，从而有效地耗尽能够用于修复辐射所导致的氧化损伤的底物池。这种机制被称为无效氧化还原循环，是 MGd 放疗增敏机制中涉及许多特定

过程的基础。

胞质 TrxR1 是 MGd 的靶标分子之一[42]。MGd 能够抑制 TrxR1 二硫化物还原酶的活性并诱导 TrxR1 中的 NADPH 氧化酶活性，从而产生 ROS（如超氧化物和过氧化氢）。通过调控 Trx 氧化还原系统，增加 ROS 的产生，可以在细胞中诱导促氧化状态，进而触发细胞损伤，诱导肿瘤细胞的凋亡。此过程中涉及多方面的机制。抑制核糖核苷酸还原酶可阻断 DNA 的合成、修复和细胞生长。MGd 氧化 Trx 的间接作用表现为诱导细胞的凋亡，其机制可能是通过 ASK 介导的细胞死亡途径[42]。

还有研究显示 MGd 参与了锌代谢。利用人癌细胞系（A549 肺癌细胞和 Ramos B 细胞淋巴瘤细胞系）进行的微阵列分析显示，MGd 治疗后与游离锌水平控制相关的基因表达出现上调[43]。细胞内游离锌水平的升高可能会对诸如 TrxR 或核糖核苷酸还原酶等酶的氧化还原活性 SH 基团产生不利影响。锌对 TrxR 活性的抑制作用已有报道[43]，这也是 MGd 对 TrxR 另一间接作用[41]。

(2) MGd 的放疗增敏和化疗增敏作用：MGd 可在针对氧化还原循环的多个方面发挥作用，在高氧化应激条件下尤其显著，如细胞受到电离辐射、低氧和炎症环境、肿瘤或细胞抗氧化系统受损时。如上所述，在癌细胞中，MGd 靶向氧化应激蛋白，如金属硫蛋白和硫氧还蛋白还原酶。通过靶向上述蛋白可以诱导氧化损伤，影响细胞内的新陈代谢和金属离子稳态，导致细胞更易发生凋亡。

(3) MGd 放疗增敏的体外实验：由于 5N 卟啉能够与细胞培养基中存在的还原性代谢产物发生反应，或受其他可能影响化合物作用或细胞氧化还原状态的因素影响，因此在体外对 MGd 进行研究非常复杂和困难。某些在体外细胞研究设计中不受重视的因素可能恰恰是 MGd 增敏活性的关键因素。一项研究显示，在正常氧合或乏氧条件下，照射 EMT6 细胞的同时予以 MGd，细胞的辐射剂量 – 反应曲线受到抗坏血酸的影响[44]，因为该研究所用的克隆形成分析实验中，MGd 放射增强作用的发挥需要培养液内有抗坏血酸。关于 MGd 放疗增敏的其他体外研究还包括以下几个方面。

- 用放射敏感型鼠 B 淋巴细胞 LYAS 和放射抵抗型 LYAR 细胞进行的克隆形成实验表明，MGd 能够增强 LYAS 细胞的放射敏感性，但对 LYAR 细胞的敏感性没有影响[45]。DNA 微阵列分析表明，LYAS 细胞高表达凋亡诱导相关基因，而多种与抗氧化相关的基因呈低表达状态。

- MGd 对人卵巢癌细胞 MES–SA 和肺癌细胞 A549 的增敏作用的发挥需要同步予以 BSO 治疗，BSO 可以将谷胱甘肽水平降低至对照组的 30% 左右[45]。

- CHO 细胞 E89 缺乏戊糖循环酶葡萄糖 –6– 磷酸脱氢酶，不能产生正常水平的 NADPH[46]。与野生型细胞 K1 相比，MGd 能够在该细胞内发挥更高的放疗增敏作用。E89 细胞内蛋白质和非蛋白质硫醇的测量结果证实，蛋白质和非蛋白质硫醇分别减少了 11% 和 31%，这可能是由于 MGd 氧化还原循环和过氧化氢的产生所导致的。

(4) MGd 对肿瘤的放疗增敏作用

- 以 15Gy 单次照射裸鼠的 A549 移植瘤，然后切除肿瘤进行克隆形成分析。在进行克隆形成实验时，如果铺板之前让受照射的细胞在固定相中孵育一段时间，能够提高克隆存活率。肿瘤细胞存活的改善或恢复与潜在致死性损伤的修复有关。如果用 MGd 处理小鼠，将抑制肿瘤细胞的恢复[43]。

- 肌内或皮下接种 EMT 6、SMT-F 和 MCa 肿瘤的小鼠经静脉注射 MGd 或其他金属硫卟啉，之后行单次或多次放射治疗。与单纯放疗（无论是单次还是多次放疗）相比，放疗联合 MGd 能够显著延缓肿瘤的生长[47]。只有 MGd 具有放射增强效应，而含有其他金属离子如镥、铕、钇或镉等配体的 5N 卟啉无此效应（图 3-7）。

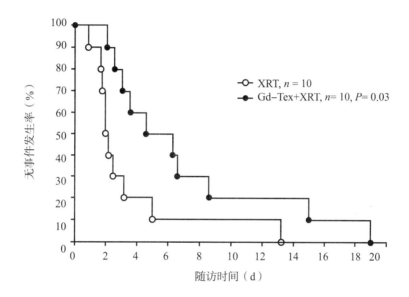

▲ 图 3-7　MCa 肿瘤模型中 Gd-Tex 放疗增强效应

● . Gd-Tex 组在接受 32Gy 照射之前 2h 予以 40μmol/kg 的 Gd-Tex。○ . 单纯放疗对照组，可见 Gd-Tex 具有放射增强效果（$P = 0.03$）[经许可转载，引自 Miller, R.et al., *Int J Radiat Oncol Biol Phys* 45(4):981–989, 1999.]

（5）MGd 的临床研究：一项纳入了 401 名不同组织来源的脑转移瘤患者的随机对照研究，比较了单独全脑放疗（WBRT）与 WBRT 联合莫特沙芬钆的肿瘤控制疗效，结果显示两个治疗组无论在中位生存期还是肿瘤反应方面均无显著差异[48]。但是，接受 MGd 联合治疗患者，神经症状的中位进展时间增加了 0.5 个月（$P = 0.018$）。按组织学来源（肺、乳腺或其他）对患者进行分层分析，肺癌患者的神经学进展时间在联合治疗组有显著优势（WBRT 联合 MGd 组中位时间为 5.5 个月，单纯 WBRT 组中位时间为 3.7 个月，$P = 0.025$）；在其他亚组分析中未发现差异。此外，关于神经认知功能的伴随研究表明，对于肺癌脑转移的患者，MGd 可能有助于保护患者的记忆和执行功能，延长出现神经认知损伤和神经系统症状进展的时间[49]。

在一项国际Ⅲ期临床试验中，非小细胞肺癌（NSCLC）脑转移患者随机分配至单纯 WBRT 治疗组或 WBRT 联合 MGd 治疗组。研究的主要观察终点是神经系统症状的进展时间。该试验在多个中心同时进行，脑转移确诊与开始 WBRT 治疗的时间间隔不尽相同。总共入组 554 名患者，其中 275 名接受单纯 WBRT 治疗，279 名分配至 WBRT + MGd 联合组。与单独使用 WBRT 相比，MGd 延长了发生神经系统进展和神经认知障碍的时间，但在统计学上差异不显著。对于脑转移确诊后尽快接受了治疗的患者，神经系统症状进展的时间间隔显著延长，从单纯 WBRT 组的 8.8 个月延长到联合治疗组的 24.2 个月。因此，MGd 在改善神经症状方面表现出较好的趋势，及时接受 WBRT 能够明显延长 NSCLC 脑转移患者发生神经症状进展的时间，而且毒性在可接受范围[50]。后续对两个大型临床试验的回顾性分析认为，MGd 不能改善脑转移瘤的治疗结果[51]。然而，已有的结果仍然令人鼓舞，值得开展进一步的临床研究。

许多涉及放疗和 MGd 的临床试验正在进行或刚刚结束。大多数是针对各种类型的脑瘤和中枢神经系统部位肿瘤的 I 期和 II 期试验（15 项中有 11 项）。可能还涉及化疗和靶向药物的使用，包括利妥昔单抗、阿糖胞苷、甲氨蝶呤、丙卡巴肼、长春新碱和替莫唑胺。目前有 1 项针对 NSCLC 脑转移的 III 期临床试验（化疗方案为卡铂和紫杉醇），1 项针对头颈部癌的 I 期临床试验（化疗方案为 5-FU 和顺铂），以及 1 项针对胆囊癌和胰腺癌的 I 期临床试验（www.clinicaltrials.gov）。

3. 含金化合物

多种金化合物是哺乳动物内 TrxR 的有效抑制药，其疗效已在癌症、类风湿关节炎和炎性疾病的治疗中得到证明。特别是膦金（I）复合物，如金诺芬 [Au(I)(PEt₃)]，即使在纳摩尔浓度下也能够抑制 TrxR[52]。

在研发 TrxR 抑制药的过程中，研究人员合成了一系列的金（I）复合物[53]。Au(SCN)(PEt₃) 是其中之一，能够有效地选择性抑制 TrxR，并以人源肺癌细胞为对象测试了其作为放疗增敏药的可行性。研究中，人源放射抵抗性肺癌细胞接受单次临床剂量的放射治疗和安全浓度的 Au(SCN)(PEt₃)。TrxR 抑制药和放疗的联合治疗降低了细胞的存活率，并使 U1810 细胞的再繁殖能力降低了约 50%。另外，抑制硫氧还蛋白还原酶可以引起细胞周期分布的变化，表明细胞的有丝分裂过程受到干扰。全基因表达分析显示与多个主要细胞通路相关的基因表达成簇地发生变化，包括细胞周期、细胞应激反应及 DNA 损伤等。比较金和 siRNA 处理组间的基因表达模式的相关性，进一步证实了特异性 TrxR 抑制是上述变化出现的主要原因。这些结果均表明 TrxR 是细胞放疗抵抗的重要因素，而且 Au(SCN)(PEt₃) 可以作为放疗增敏药。

四、靶向 GSH/GSSG 系统的放射致敏

细胞的氧化还原状态主要受 3 个系统的调节。其中的 2 个系统，即还原型谷胱甘肽（GSH）/氧化型谷胱甘肽（GSSG）系统和谷氧还蛋白（Grx）系统，均依赖于谷胱甘肽。GSH/GSSG 是主要的氧化还原缓冲对，细胞内氧化还原稳态的维持在很大程度上有赖于 GSH，以保护细胞免受氧化应激的损伤。在细胞质中，GSH 与 GSSG 的比例可能高达 100∶1，而在内质网中，该比例甚低，仅约为 3∶1。

（一）GSH 的功能

作为细胞内抵御 ROS 的第一道防线，GSH 与超氧化物歧化酶、过氧化氢酶和硫氧还蛋白还原

第3章 靶向细胞氧化还原途径和（或）结合高原子序数材料实现放疗增敏
Radioenhancement by Targeting Cellular Redox Pathways and/or by Incorporation of High-Z Materials into the Target

053

酶及多种细胞内氧化还原对协同发挥作用，清除 ROS，使细胞免受氧化损伤。通过形成混合二硫化物或氧化成 GSSG 的方式，GSH 可以直接清除在氧化应激过程中细胞内积累的自由基和过氧化物。此外，GSH 是多种酶的辅助因子或底物，与这些 GSH 相关的酶共同构成了抗氧化的第二道防线。参与氧化还原反应是 GSH 最重要的一个功能，该过程需要 GSH 过氧化物酶（GPx）和 GSSG 还原酶（GR）的催化。在还原反应中利用 GSH 作为电子供体，谷胱甘肽过氧化物酶（GPx）将氢过氧化物底物（如 H_2O_2 脂肪酸氢过氧化物和磷脂氢过氧化物）等解毒，与此同时 GSH 被氧化为 GSSG。研究显示，GSSG 能够与蛋白质硫醇进行硫醇交换反应，从而形成蛋白质 – 谷胱甘肽混合二硫化物（图 3-8）。

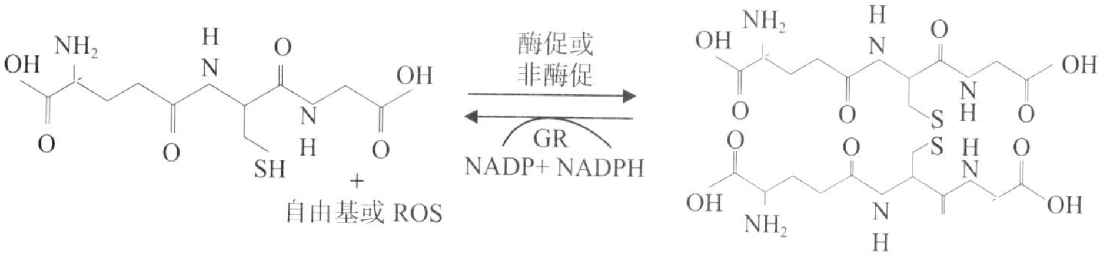

▲ 图 3-8　GSH 的氧化还原过程
在自由基或 ROS 的存在时 GSH 被氧化为 GSSG，后者再由 GR 还原成 GSH

维持细胞内 GSH/GSSG 的平衡对于细胞的存活至关重要。过高的氧化或亚硝化应激可以迅速消耗细胞内的 GSH，转化为 GSSG。为了维持细胞内 GSH 池的稳定，需要借助 NADPH 依赖性酶 GR 将 GSSG 催化还原为 GSH[54]。合成的 GSH 可以跨生物膜尤其是细胞膜转运，成为器官间转运网络的一部分[55]。

（二）GSH 生物合成 [56]

GSH 由两步 ATP 依赖性途径合成。首先，谷氨酸半胱氨酸连接酶（GCL，又称为 γ- 谷氨酰半胱氨酸合酶）催化 L– 谷氨酰胺和 L– 半胱氨酸形成 γ– 半胱氨酸。其后，在谷胱甘肽合酶（GS，也称为谷胱甘肽合成酶）的催化下，添加 L– 甘氨酸形成 GSH（图 3-9）。GSH 的从头合成过程至少受 3 个因素的影响：①细胞内 GCL 的水平；② L– 半胱氨酸的可及性；③ GSH 的反馈性竞争抑制作用。各种组织内均表达 GCL 和 GS，但其量可因组织不同而有差异，肝脏和肾脏是 GSH 的主要合成和输出器官。

（三）靶向 GSH 的治疗策略

作为细胞内最普遍存在的非蛋白质硫醇，GSH 直接或间接地在多个生物过程中发挥重要作用，包括蛋白质和 DNA 的合成、转运、酶活性、代谢和细胞保护等。40 多年前，已经观察到较低浓度的内源性 GSH 即可提高细菌和人细胞对低 LET 辐射的放射敏感性，随后利用细胞系对 GSH 的放射生物学效应进行了诸多研究。结果显示，在低氧条件下，GSH 是重要的细胞内放射保护剂。经

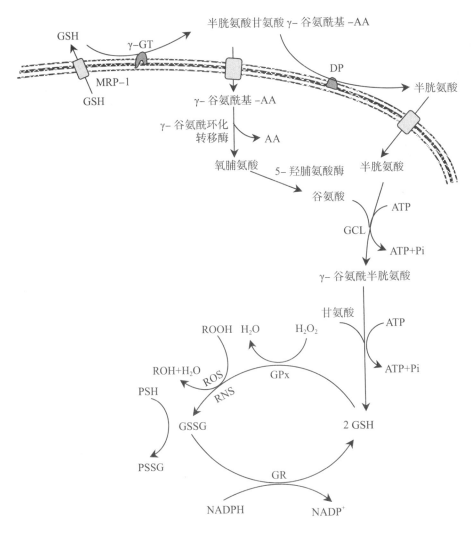

▲ 图 3-9 细胞外谷胱甘肽的生物合成和代谢

GSH 被 γ- 谷氨酰转肽酶（γ-GT）部分降解后产生 γ- 谷氨酰部分和半胱氨酰甘氨酸，前者与一个氨基酸（AA）偶联形成 γ- 谷氨酰基 -AA 复合物，后者则被二肽酶（DP）分解。AA 转运蛋白将 γ- 谷氨酰基 -AA 复合物转运回细胞质内，与 AA 解离后 γ- 谷氨酰基部分转化为谷氨酸。在细胞内部，谷氨酸和半胱氨酸通过谷氨酸 - 半胱氨酸连接酶（GCL）结合形成谷氨酸 - 半胱氨酸，然后通过谷胱甘肽合酶（GS）与甘氨酸结合形成 GSH，此过程消耗 2 分子 ATP。在谷胱甘肽过氧化物酶（GPx）与多种氢过氧化物（ROOH）形成相应的醇（ROH）和谷胱甘肽二硫化物（GSSG）的过程中，GSH 充当过氧化物酶反应的还原剂，被消耗的 GSH 可以通过谷胱甘肽还原酶（GR）借助 NADPH 将 GSSG 还原再生

巯基修饰后谷胱甘肽水平下降，细胞放射敏感性增强。目前已有多种策略可以有效地消耗 GSH。

1. GSH 氧化药或衍生药

重氮羧酸衍生物可以将 GSH 氧化为 GSSG。研究显示，四硫代硫酸钠能够在 2～5h 内将大鼠肾脏、肝脏和红细胞中的 GSH 储量减少 15%～60%[57]。然而，这些化合物具有肾毒性，阻碍了其临床应用。

2. 抑制 GSH 生物合成

提高 GSH 的利用或抑制其生物合成都能降低 GSH 的含量。研究人员为了寻找特异性 γ-GCLC 抑制药，先后合成了多种蛋氨酸亚砜胺类似物，并在体外和体内评估了它们的抑制效力。最具特异

性抑制能力的化合物是 L- 丁硫氨酸 -SR- 亚砜胺（L-SR-BSO），它是半胱氨酸的氨基酸类似物[58]。BSO 是 L,S- 和 L,R- 非对映异构体的混合物，但仅 R- 立体异构体是有效的 γ-GCL 特异性抑制药。

（1）BSO 放疗增敏的实验研究：利用 BSO 降低肿瘤内 GSH 浓度的实验结果很不一致。主要是因为这些研究大多未能考虑到 GSH 在不同肿瘤内的生物学半衰期，以及应用 BSO 后细胞内 GSH 水平的恢复时间。

以 D-54MG 人神经胶质瘤的无胸腺裸鼠颅内移植瘤模型进行的研究取得了相对的成功。该研究评估了 BSO 介导的肿瘤内 GSH 消耗的治疗疗效。予以 L-BSO [2.5mmol/kg，溶于酸性水溶液（pH 3.0），浓度为 20mmol/L，腹腔内注射 4 次] 可将肿瘤的谷胱甘肽水平降至 0.15μmol/g（仅为对照组的 7.9%）。L-BSO 处理后进行 ^{125}I 粒子颅内肿瘤间质内插植放疗，疗效得到了显著提高，中位生存期比单独使用 ^{125}I 延长了 13.4%。以上结果显示，BSO 具有增强间质内放疗疗效的潜在作用[36]。

（2）通过硫醇耗竭改善乏氧放疗增敏药的作用：硝基咪唑对乏氧细胞的放疗增敏作用将在下一章节介绍。根据部分临床前研究的结果，在使用硝基咪唑放疗增敏药之前可以利用 BSO 等药物消耗组织内的 GSH。一项研究显示 BSO 可以有效地降低肿瘤内 GSH 浓度，从而增强 SR-2508 的放疗增敏效果，而且在临床照射剂量范围下（2.5～3.0Gy）这种增敏效果仍然存在。该研究中所使用的 BSO 给药方案将肿瘤内的 GSH 降低了 80%～95%。后续的研究表明，通过延长 BSO 的使用，可以将肿瘤内 GSH 的水平控制在正常值的 10%～15%，且维持数天之久。在这些条件下，对存在 GSH 慢性消耗的 RIF 和 MMCa 肿瘤予以 SR-2508 联合分次放射治疗，SER 值分别为 1.4 和 1.6[59]。

3. 谷胱甘肽还原酶抑制药

很多研究显示通过消耗还原型谷胱甘肽（GSH）可以对肿瘤放射治疗产生增敏作用。氧化型谷胱甘肽（GSSG）的增加会导致硫醇氧化应激，后者如何影响细胞的放射敏感性目前尚研究不多。有一个研究对该问题进行了探讨。研究者使用谷胱甘肽还原酶（GR）的不可逆抑制药 2-AAPA 有效地提高了 GSSG 的水平，利用 4 种人源肿瘤细胞系（A431、MCF-7、NCI-H226 和 OVCAR-3）进行的试验显示，GSSG 水平升高显著增强了 4 种细胞对 X 线的敏感性。在 X 线照射前用 2-AAPA 预处理细胞，IC$_{50}$ 值均降低。X 线联合 2-AAPA 所产生的协同效应与联合 BSO 所产生协同效应相当。协同效应的发生与细胞硫醇氧化应激的增加有关，研究中 GSSG 增加了 5～6 倍，总二硫化物增加了 25%。由于 GR 抑制，GSH 或总硫醇的水平无明显变化[60]。

还有其他靶向 GSH 代谢的方法，但迄今为止就调节放射反应而言，抑制 γ-GCL（利用 BSO）和抑制 GR（利用 2-AAPA）仍是最为有效的方法。某些方法在临床上可以作为化疗使用，但与放疗联合的效果还不理想。

表 3-2 汇总了相关的方法及其作用机制。

表 3-2　基于 GSH 的化疗增敏和放疗增敏方法

作用模式	药　物	放疗增敏 / 化疗增敏
靶向 GCL 以消耗 GSH	BSO 和类似物、GCL 反义核酸、c-Jun 反义核酸	放疗增敏药
靶向 GST	TLK 286（牛磺酰胺）	GSTP1 特异的 GSH 类似物，与细胞毒性化学增敏药偶联；Ⅰ、Ⅱ期临床试验[59, 61]
	乙炔酸	前药、生物活化为 TLK1 17、与 GSTP1 结合、激活 JNK，从而导致正常细胞的生长和分化及癌细胞的凋亡[36]。化学增敏药
	硫唑烷（TLK 199）	
氧化谷胱甘肽	伊美生；双硫仑	
抑制 S- 谷氨硫醇化	NOV-002	含有氧化型 GSH，通过提高 GSSG 水平改变 GSH/GSSG 比值，诱导 5- 谷胱甘肽化；抑制肿瘤的侵袭、增殖和存活。Ⅱ期试验[60]
增加谷胱甘肽二硫化物（GSSG）	2-AAPA	放射敏感性增加

五、总结

含有高原子序数元素的化合物或复合物能够增加射线剂量在靶区内的沉积，因此可以作为放疗增敏药，原因在于相对于软组织，它们具有更高的质能吸收系数。鉴于高 Z 材料对剂量的影响，需要重新评估造影剂的临床应用，重新优化造影剂使其选择性地在肿瘤内沉积，进而利用增强的光电吸收作用发挥放疗增敏作用。大量基于鼠肿瘤模型的实验研究显示，给动物注射碘对比剂能够增强深部 X 线照射对肿瘤的控制疗效，具有放疗增敏效果。这种结果某种程度上已经达到了开展Ⅰ期临床试验的要求。

对基于钆的 MRI 成像对比剂的放疗增敏作用也进行了研究。理论剂量模型表明，就剂量增加而言，钆（Z = 64）造影剂的效果至少不差于碘（Z = 53）对比剂。然而，研究显示 MGd 的放疗增敏机制可能与其质能吸收系数关系较小，更多地取决于其自身的氧化还原活性。

目前，对于高能吸收系数放疗增敏药的研究兴趣主要集中在元素金方面。金具有许多优点，包括原子序数高于碘和生物相容性好。数个实验研究了金和软组织的质能吸收系数差异，为将金用作放疗增敏药提供了原理支持。GNP 提供了一种有效且实用的向肿瘤靶向递送药物的方法，不但颗粒足够小可以穿透肿瘤，而且生物相容性高，在肿瘤内选择性积聚。大量证据表明 GNP 是有效的放疗增敏药，但实验结果与基于物理预测的放射剂量效应有所不同。使用远低于预测浓度的 GNP 即可获得显著的放疗增敏效果；与预测一致的是，GNP 对千伏 X 线放疗有增敏作用；与预测不一致的是，增敏作用同样见于兆伏 X 线或电子线照射，而根据预测在高能照射条件下 GNP 对剂量的沉积几乎无影响，因此增敏作用应不显著或无增敏作用。通过在亚细胞水平上对剂量进行建模的方法，已经初步了解了 GNP 增敏兆伏放疗的机制。金属纳米颗粒诱导产生 ROS 进而导致氧化应激可

第3章　靶向细胞氧化还原途径和（或）结合高原子序数材料实现放疗增敏
Radioenhancement by Targeting Cellular Redox Pathways and/or by Incorporation of High-Z Materials into the Target

057

能是其中因素之一。

细胞和组织内存在一系列的保护机制，防止细胞受到新陈代谢过程中及特殊情况（如电离辐射）下产生的自由基和 ROS 的损害。硫氧还蛋白系统是细胞抵抗氧化应激防御系统的一部分。靶向硫氧还蛋白还原酶是多种放疗增敏药（包括硫氧还蛋白、姜黄素、MGd 和金化合物）共同的机制之一。

MGd 是一个扩大的卟啉结构，在其大环中心腔内包含 Gd^{3+}。MGd 具有很强的电子亲和力，而且研究也显示其能够选择性地在肿瘤细胞内浓聚，发挥放疗增敏的效果。MGd 能够和 X 线与水相互作用形成的电子发生反应，有效地清除用于修复辐射诱导氧化损伤的底物。无效氧化还原循环机制也是 MGd 放疗增敏所涉及诸多过程的基础机制之一。体外研究表明，MGd 能够增强放疗和某些化疗药物的细胞毒性。调控 Trx 氧化还原系统联合 ROS 水平的增加能够在细胞内诱导促氧化状态，然后通过多种机制造成一系列的细胞损伤和细胞凋亡。

对两个大型临床试验的回顾性分析认为，MGd 不能改善脑转移瘤的治疗结果。然而，已有的结果仍然令人鼓舞，值得开展进一步的临床研究。许多涉及放疗和 MGd 的临床试验正在进行，或者刚刚结束。大多数是针对各种类型的脑瘤和中枢神经系统部位肿瘤的 I 期和 II 期试验。

除了 Trxn 之外，细胞内的氧化还原状态还受另外两个系统的调节，即还原型谷胱甘肽（GSH）/氧化型谷胱甘肽（GSSG）系统和谷氧还蛋白（Grx）系统，均依赖于谷胱甘肽。GSH/GSSG 是主要的氧化还原缓冲对，细胞内氧化还原稳态的维持在很大程度上有赖于 GSH，以保护细胞免受氧化应激的损伤。作为细胞内最普遍存在的非蛋白质硫醇，GSH 直接或间接地在多个生物过程中发挥重要作用，包括蛋白质和 DNA 的合成、转运、酶活性、代谢和细胞保护等。在低氧条件下，GSH 是重要的细胞内放射保护剂；巯基修饰可以导致谷胱甘肽水平下降，进而增强细胞的放射敏感性。现有多种策略可以降低或清除 GSH，包括抑制其生物合成。L- 丁硫氨酸 –SR– 亚砜胺（L–SR–BSO）是目前发现的最具特异性的 γ–GCLC 抑制药，它是半胱氨酸的氨基酸类似物。在 GSH 充分耗竭时，可以观察到显著的放射反应变化，包括增强乏氧放疗增敏药的作用等。

参考文献

[1] Hainfeld, J., Slatkin, D., Dilmanian, F., and Smilowitz, H. Radiotherapy enhancement with gold nanoparticles. *J Pharm Pharmacol* 2008;60:977–985.

[2] Butterworth, K., Coulter, J.A., Jain, S. et al. Evaluation of cytotoxicity and radiation enhancement using 1.9nm gold particles: Potential application for cancer therapy. *Nanotechnology* 2010;21:295101.

[3] Spiers, F. The influence of energy absorption and electron range on dosage in irradiated bone. *Br J Radiol* 1949;22:521–533.

[4] Niroomand–Rad, A., Razavi, R., obejane, S., and Harter, K.W. Radiation dose perturbation at tissue–titanium dental

interfaces in head and neck cancer patients. *Int J Radiat Oncol Biol Phys* 1996;34:475–480.

[5] Mesa, A.V., Norman, A., Solberg, T., Demarco, J., and Smathers, J. Dose distributions using kilovoltage X–rays and dose enhancement from iodine contrast agents. *Phys Med Biol* 1999;44:1955–1968.

[6] Callisen, H., Norman, A., and Adams, F. Absorbed dose in the presence of contrast agents during pediatric cardiac catheterization. *Med Phys* 1979;6(6):504–509.

[7] Santos Mello, R., Callisen, H., Winter, J., Kagan, A., and Norman, A. Radiation dose enhancement in tumors with iodine. *Med Phys* 1983;10(1):75–78.

[8] Adam, J., Joubert, A., Biston, M. et al. Prolonged survival of Fischer rats bearing F98 glioma after iodine–enhanced synchrotron stereotactic radiotherapy. *Int J Radiat Oncol Biol Phys* 2006;64(2):603–611.

[9] Norman, A., Ingram, M., Skillen, R., Freshwater, D., Iwamoto, K., and Solberg, T. X–ray phototherapy for canine brain masses. *Radiat Oncol Invest* 1997;5:8–14.

[10] Rose, J., Norman, A., and Ingram, M. First experience with radiation therapy of small brain tumors delivered by a computerized tomography scanner. *Int J Radiat Oncol Biol Phys* 1994;30:24–25.

[11] Robar, J. Generation and modelling of megavoltage photon beams for contrast- enhanced radiation therapy. *Phys Med Biol* 2006;51(21):5487–5504.

[12] Regulla, D., Hieber, L., and Seidenbusch, M. Physical and biological interface dose effects in tissue due to x-ray induced release of secondary radiation from metallic gold surfaces. *Radiat Res* 1998;150:92–100.

[13] Herold, D., Das, I., Stobbe, C., Iyer, R., and Chapman, J. Gold microspheres: A selective technique for producing biologically effective dose enhancement. *Int J Radiat Biol* 2000;76(10):1357–1364.

[14] Cho, S. Estimation of tumour dose enhancement due to gold nanoparticles during typical radiation treatments: A preliminary Monte Carlo study. *Phys Med Biol* 2005;50: N163–N173.

[15] Robar, J., Riccio, S., and Martin, M. Tumour dose enhancement using modified megavoltage photon beams and contrast media. *Phys Med Biol* 2002;47:2433–2449.

[16] Wallach-Dayan, S., Izbicki, G., Cohen, P., Gerstl-Golan, R., Fine, A., and Breuer, R. Bleomycin initiates apoptosis of lung epithelial cells by ROS but not by Fas/FasL pathway. *Am J Physiol Lung Cell Mol Physiol* 2006;290(4):L790–L796.

[17] Ott, M., Gogvadze, V., Orrenius, S., and Zhivotovsky, B. Mitochondria, oxidative stress and cell death. *Apoptosis* 2007;12:913–922.

[18] Jia, H., Liu, Y., Zhang, X. et al. Potential oxidative stress of gold nanoparticles by induced-NO releasing in serum. *J Am Chem Soc* 2009;131(1):40–41.

[19] McMahon, S., Mendenhall, M., Jain, S., and Currell, F. Radiotherapy in the presence of contrast agents: A general figure of merit and its application to gold nanoparticles. *Phys Med Biol* 2008;53(20):5635–5651.

[20] Hainfeld, J., Slatkin, D., and Smilowitz, H. The use of gold nanoparticles to enhance radiotherapy in mice. *Phys Med Biol* 2004;49:N309–N315.

[21] Hainfeld, J., Dilmanian, F., Zhong, Z., Slatkin, D., Kalef-Ezra, J., and Smilowitz, H. Gold nanoparticles enhance the radiation therapy of a murine squamous cell carcinoma. *Phys Med Biol* 2010;55:3045–3059.

[22] Butterworth, K., McMahon, S., Currell, F., and Prise, K. Physical basis and biological mechanisms of gold nanoparticle radiosensitization. *Nanoscale* 2012;4:4830.

[23] Liu, C.-J., Wang, C.-H., Chien, C.-C. et al. Enhanced X-ray irradiation-induced cancer cell damage by gold nanoparticles treated by a new synthesis method of polyethylene glycol modification. *Nanotechnology* 2008;9:295104.

[24] Jain, S., Coulter, J., Hounsell, A. et al. Cell-specific radiosensitization by gold nanoparticles at megavoltage radiation energies. *Int J Radiat Oncol Biol Phys* 2011;79 (2): 531–539.

[25] McMahon, S., Hyland, W., Muir, M. et al. Biological consequences of nanoscale energy deposition near irradiated heavy atom nanoparticles. *Sci Rep* 2011;1:18.

[26] Elsässer, T., and Scholz, M. Cluster effects within the local effect model. *Radiat Res* 2007;167:319–329.

[27] Geng, F., Song, K., Xing, J. et al. io-glucose bound gold nanoparticles enhance radio-cytotoxic targeting of ovarian cancer. *Nanotechnology* 2011;22:28.

[28] Turner, J., Koumenis, C., Kute, T. et al. Tachpyridine, a metal chelator, induces G2 cell-cycle arrest, activates checkpoint kinases, and sensitizes cells to ionizing radiation. *Blood* 2005;106(9):3191–3199.

[29] Roa, W., Zhang, X., Guo, L. et al. Gold nanoparticle sensitize radiotherapy of prostate cancer cells by regulation of the cell cycle. *Nanotechnology* 2009;20:37.

[30] Kang, B., Mackey, M., and El-Sayed, M. Nuclear targeting of gold nanoparticles in cancer cells induces DNA damage, causing cytokinesis arrest and apoptosis. *J Am Chem Soc* 2010;132(5):1517–1519.

[31] Tanaka, H., Arakawa, H., Yamaguchi, T. et al. A ribonucleotide reductase gene involved in a p53-dependent cell-cycle checkpoint for DNA damage. *Nature* 2000;404 (6773):42–49.

[32] Kaufmann, S., and Vaux, D. Alterations in the apoptotic machinery and their potential role in anticancer drug resistance. *Oncogene* 2003;22:7414–7430.

[33] Marcu, M., Jung, Y., Lee, S. et al. Curcumin is an inhibitor of p300 histone acetylatransferase. *Med Chem* 2006;2:169–174.

[34] Ghosh, S., and Hayden, M. New regulators of NF-κB in inflammation. *Nat Rev Immunol* 2008;8:837–848.

[35] Sandur, S., Deorukhkar, A., Pandey, M. et al. Curcumin modulates the radiosensitivity of colorectal cancer cells by suppressing constitutive and inducible NF-κB activity. *Int J Radiat Oncol Biol Phys* 2009;75:534–542.

[36] Lippitz, B., Halperin, E., Griffith, O. et al. L-buthionine-sulfoximine-mediated radiosensitization in experimental interstitial radiotherapy of intracerebral D-54 MG glioma xenografts in athymic mice. *Neurosurgery* 1990;26(2):255–260.

[37] Mendonca, M., Chin-Sinex, H., Gomez-Millan, J. et al. Parthenolide sensitizes cells to X-ray-induced cell killing through inhibition of NF-kappaB and split-dose repair. *Radiat Res* 2007;168:689–697.

[38] Cheng, J., Chou, C., Kuo, M., and Hsieh, C. Radiation-enhanced hepatocellular carcinoma cell invasion with MMP-9 expression through PI₃K/Akt/NF-κB signal transduction pathway. *Oncogene* 2006;25:7009–7018.

[39] Sessler, J., and Miller, R. Texaphyrins: New drugs with diverse clinical applications in radiation and photodynamic therapy. *Biochem Pharmacol* 2000;59(7):733–739.

[40] Khuntia, D., and Mehta, M. Motexafin gadolinium: A clinical review of a novel radioenhancer for brain tumors. *Expert Rev Anticancer Ther* 2004;4(6):981–989.

[41] Magda, D., and Miller, R. Motexafin gadolinium: A novel redox active drug for cancer therapy. *Semin Cancer Biol* 2006;16:466–476.

[42] Hashemy, S., Ungerstedt, J., Avval, A.Z., and Holmgren,

第3章　靶向细胞氧化还原途径和（或）结合高原子序数材料实现放疗增敏
Radioenhancement by Targeting Cellular Redox Pathways and/or by Incorporation of High-Z Materials into the Target

059

A. Motexafin gadolinium, a tumor-selective drug targeting thioredoxin reductase and ribonucleotide reductase. *J Biol Chem* 2006;281:10691–10697.

[43] Magda, D., Lecane, P., Miller, R. et al. Motexafin gadolinium disrupts zinc metabolism in human cancer cell lines. *Cancer Res* 2005;65(9):3837–3845.

[44] Rockwell, S., Donnelly, E., Liu, Y., and Tang, L. Preliminary studies of the effects of gadolinium texaphyrin on the growth and radiosensitivity of EMT6 cells *in vitro. Int J Radiat Oncol Biol Phys* 2002;54(2):536–541.

[45] Magda, D., Lepp, C., Gerasimchuk, N. et al. Redox cycling by motexafin gadolinium enhances cellular response to ionizing radiation by forming reactive oxygen species. *Int J Radiat Oncol Biol Phys* 2001;51(4):1025–1036.

[46] Biaglow, J., Ayene, I., Koch, C., Donahue, J., Stamato, T., and Tuttle, S. G6PD decient cells and the bioreduction of disulfides: Effects of DHEA, GSH depletion and phenylarsine oxide. *Biochem Biophys Res Commun* 2000; 273 (3): 846–852.

[47] Miller, R., Woodburn, K., Fan, Q., Renschler, M., Sessler, J., and Koutcher, J. *In vivo* animal studies with gadolinium (III) texaphyrin as a radiation enhancer. *Int J Radiat Oncol Biol Phys* 1999;45(4):981–989.

[48] Mehta, M., Rodrigus, P., Terhaard, C. et al. Survival and neurologic outcomes in a randomized trial of motexan gadolinium and whole-brain radiation therapy in brain metastases. *J Clin Oncol* 2003;21(13):2529–2536.

[49] Meyers, C., Smith, J., Bezjak, A. et al. Neurocognitive function and progression in patients with brain metastases treated with whole-brain radiation and motexafin gadolinium: Results of a randomized phase III trial. *J Clin Oncol* 2004; 22(1):157–165.

[50] Mehta, M., Shapiro, W., Phan, S. et al. Motexafin gadolinium combined with prompt whole brain radiotherapy prolongs time to neurologic progression in non-small-cell lung cancer patients with brain metastases: Results of a phase III trial. *Int J Radiat Oncol Biol Phys* 2009;73(4):1069–1076.

[51] Olson, J., Paleologos, N., Gaspar, L. et al. The role of emerging and investigational therapies for metastatic brain tumors: A systematic review and evidence-based clinical practice guideline of selected topics. *J Neurooncol* 2010; 96: 115–142.

[52] Marzano, C., Gandin, V., Folda, A., Scutari, G., Bindoli, A., and Rigobello, M.P. Inhibition of thioredoxin reductase by auranofin induces apoptosis in cisplatin-resistant human ovarian cancer cells. *Free Radic Biol Med* 2007;42:872–881.

[53] Gandin, V., Fernandes, A., Rigobello, M. et al. Cancer cell death induced by phosphine gold(I) compounds targeting thioredoxin reductase. *Biochem Pharmacol* 2008;79:90–101.

[54] Anderson, M. Glulathione: An overview of biosynthesis and modulation. *Chem Biol Interact* 1998;111–112:1–14.

[55] Dalle-Donne, I., Rossi, R., Colombo, G., Giustarini, D., and Milzani, A. Protein 5-glutathionylation: A regulatory device from bacteria to humans. *Trends Biochem Sci* 2009;34:85–96.

[56] Singh, S., Khan, A., and Gupta, A. Role of glutathione in cancer pathophysiology and therapeutic interventions. *J Exp Therapeut Oncol* 2012;9:303–316.

[57] Richardson, R., and Murphy, S. Effect of glutathione depletion on tissue deposition of methylmercury in rats. *Toxicol Appl Pharmacol* 1975;31:505–519.

[58] Griffith, O. Mechanism of action, metabolism, and toxicity of buthionine sulfoximine and its higher homologs, potent inhibitors of glutathione synthesis. *J Biol Chem* 1982;257:13704–13712.

[59] Kramer, R., Soble, M., Howes, A., and Montoya, V. The effect of glutathione GSH depletion *in vivo* by buthione sulfoxomide (BSO) on the radiosensitization of SR2508. *Int J Radiat Oncol Biol Phys* 1989;16(5):1325–1329.

[60] Zhao, Y., Seefeldt, T., Chen, W. et al. Increase in thiol oxidative stress via glutathione reductase inhibition as a novel approach to enhance cancer sensitivity to X-ray irradiation. *Free Radic Biol Med* 2009;47:176–183.

[61] Dote, H., Burgan, W., Camphausen, K., and Tofilon, P. Inhibition of Hsp90 compromises the DNA damage response to radiation. *Cancer Res* 2006;66:9211–9220.

第4章 卤代嘧啶类药物的放疗增敏作用

Radiosensitization by Halogenated Pyrimidines

一、卤代嘧啶类药物

卤代胸腺嘧啶（TdR）类似物、溴脱氧尿嘧啶（BrdUrd）和碘脱氧尿嘧啶（IdUrd）属于嘧啶类似物（图 4-1）。自 20 世纪 60 年代初以来，它们就被认为是潜在的放疗增敏药，对其作用方式的研究也开展了很多。但在近些年对其临床应用的研究兴趣有所减弱，然而对新型类似物和药物递送系统的多项研究仍在进行。

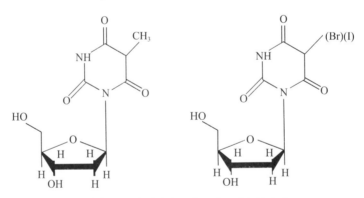

▲ 图 4-1　胸腺嘧啶和溴（碘）脱氧尿嘧啶

卤素（氯、溴或碘）原子与甲基（CH₃）基团的大小非常接近，使卤代胸腺嘧啶可以用与 TdR 非常接近的、相同的方式代谢，从而取代 TdR 掺入 DNA。这种取代使多核苷酸链对电离和紫外线辐射造成的损害更加敏感，其原因将在以下各节中讨论。卤代嘧啶对细胞的增敏效果取决于所掺入的类似物的量（图 4-2），肿瘤与正常组织之间的敏感性差异则是由于肿瘤细胞通常比正常组织细胞增殖更快造成的。

药理学

细胞的吸收和代谢取决于 TdR 的拯救途径。在该途径中，它们会通过限速酶胸苷激酶（图 4-3）

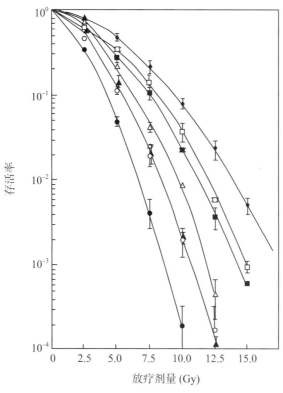

▲ 图 4-2 BrdUrd 的放疗增敏作用

在不同浓度和给药时间的条件下 BrdUrd 均具有辐射增敏作用。结果以 2 个或 3 个实验的平均值 ± SD 表示。BrdUrd 的浓度和暴露时间：（◆）对照；（○）10^{-5}mol/L，12h；（●）10^{-5}mol/L，24h；（△）5×10^{-6}mol/L，12h；（▲）5×10^{-6}mol/L，24h；（□）10^{-6}mol/L，12h；（■）10^{-6}mol/L，24h（经许可转载，引自 Ling, L., and Ward, J., *Radiation Research* 121:76–83, 1990.）

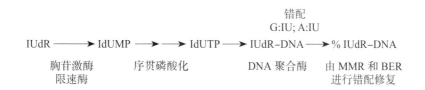

▲ 图 4-3 卤代 TdR 类似物的细胞内加工

进行初始的细胞内磷酸化反应，生成单磷酸衍生物（BdUMP 或 IdUMP）。经过磷酸化成为三磷酸（BdUTP 或 IdUTP），修饰后的类似物在 DNA 聚合酶的作用下参与到正常 S 期 DNA 合成和其他原因导致的 DNA 合成过程中，与脱氧胸苷三磷酸（dTTP）形成竞争。DNA 掺入是核苷类似物在肿瘤及正常细胞中产生放疗增敏的先决条件，并且增敏的程度与 DNA 中 TdR 置换的百分比直接相关[1]。

尽管就放疗增敏的效果而言，溴类似物和碘类似物之间几乎没有太大差异。但 BrdUrd 是一种更有效的荧光型增敏药，限制了其在临床中的应用，因为 BUdR 的不良反应之一是光毒性引起的皮疹。相对的，IdUrd 没有光毒性反应，因此其可以作为临床应用的更好选择。需要指出的是，目前的许多实验研究都是基于 BrdUrd。

二、放疗增敏作用的机制

BrdUrd 的掺入会增加电离辐射（IR）引起的 DNA 损伤，特别是单链和双链断裂[2]，并可能影响亚致死性损伤或潜在致死性损伤的 DNA 修复速度[3]。溴尿嘧啶引起 DNA 链断裂的一种可能机制是由于水辐射电离产生的水合电子（e_{aq}^{-}），其可与嘧啶和卤代碱基发生相互作用[4, 5]。嘧啶和胸腺嘧啶，特别是胞嘧啶可与 e_{aq}^{-} 反应形成热稳定的阴离子基团，后续或转化回初始碱基，或在与互补碱基相互作用过程中通过氢转移达到稳定[5]。此外，解离的热电子或溶剂电子可对卤代嘧啶 (I)BrdUrd 造成不可逆转的破坏，产生具有反应活性的尿嘧啶自由基[6]。研究发现，在双链 DNA 中，碱基配对可以稳定溴尿嘧啶中的溴原子，从而抑制了 DNA 放疗增敏过程中的关键性步骤。一些理论研究也表明，与单链 DNA 断裂相比，在双链 DNA 中溴丢失的活化阈值更高，这可能也是不易形成双链断裂（断裂抵抗）的原因[7]。

（一）DNA 修复途径的作用

错配修复（MMR）和碱基切除修复（BER）是某些癌症治疗（包括烷化剂、抗代谢类化疗药物和电离辐射）造成 DNA 损伤后的主要修复通路。卤代类似物替代 DNA 中的胸苷（TdR）可导致 DNA 错配，而且研究显示 MMR 和 BER 均可识别特定的 DNA 错配（特别是 G∶IU 错配）[8, 9]。因此，这两种 DNA 修复通路在肿瘤细胞中的状态会影响 (I)BrdUrd 在 DNA 内掺入的程度，进而影响 TdR 类似物介导的放疗增敏强度。针对存在 MMR 缺陷（即微卫星高度不稳定，MSI-H）或 BER 缺陷的肿瘤，可利用卤代 TdR 类似物进行有针对性的放疗增敏。

MMR 和 BER 在治疗上有重要的区别。MMR 对于 MMR 药物发挥细胞毒性是必需的，而 BER 则可能降低相关药物的细胞毒性。与 MMR 和 BER 在放射损伤处理方面的差异性相参照的是非同源末端连接和同源重组，后两者是 DNA 双链断裂的主要修复通路。

1. 碱基切除修复

DNA 单链断裂（DNA-SSB）是细胞 DNA 中最常见的辐射损伤，可自发产生，亦可在 BER 过程中作为酶促修复碱基损伤的中间产物。在此修复途径中，在 DNA 糖基化酶去除受损碱基后形成一个无嘌呤或无嘧啶位点（AP 位点），在 AP 核酸内切酶作用下，形成 5′-脱氧核糖磷酸末端，或在 AP 裂解酶作用下，形成 3′-β 消去反应产物。随后通过 DNA 聚合酶 β（Polβ）或增殖细胞核抗原（PCNA）依赖性聚合酶移除 AP 位点，以便于进行合成修复单个核苷酸（Polβ）或修复更长的片段（Polδ/ε），最后重新连接 DNA 链。尽管这两种途径使用不同亚型的酶，但在短补丁和长补丁修复途径之间存在相互的合作和补偿。目前认为，在接受化疗或放疗后，大部分的 BER 活性用于短补丁修复[8]。

2. BER 在 TdR 类似物放疗增敏中的作用

Dillehay 等首先提出 BER 可能在卤代 TdR 类似物所致细胞毒性中发挥作用[10]。最近，为了更好理解 BER 在处理烷化剂和抗代谢化疗药物损伤及电离辐射损伤中的作用，也引入了计算与数学建模的方法[11]。基于数据所构建的模型显示，BER 相关蛋白水平取决于 DNA 损伤的类型和程度。在完成修复后，如果 BER 蛋白水平超过 DNA 损伤水平，主要的 BER 蛋白则通过蛋白酶体依赖性途径予以回收或降解。与 MMR 处理这些类型的 DNA 损伤不同的是，BER 处理途径可能会导致对化疗和电离辐射的抵抗。BER 能够移除多种 DNA 加合物，如由烷化剂引起的（特别是 N_7- 甲基鸟嘌呤和 N_3- 甲基腺嘌呤）及由电离辐射和类辐射药物（如博来霉素，尤其是 8- 氧鸟嘌呤）引起的加合物。其他的 BER 糖基化酶，如胸腺嘧啶 DNA 糖基化酶、尿嘧啶 DNA 糖基化酶和甲基结合域蛋白 4（MBD4，也称为 MED1）也可以有效处理抗代谢药物引起的 DNA 碱基损伤，从而导致对抗代谢药物的耐药[1]。

许多实验已经证明了 BER 在 TdR 类似物的放疗增敏作用中发挥作用。

- 源自 AA8 CHO 细胞系的 EM9 细胞对于诱导 DNA 碱基损伤的药物特别敏感，特别是包括甲基磺酸甲酯和乙基磺酸酯在内的烷化剂。EM9 细胞发生自发性姐妹染色单体交换的频率很高（约 10 倍于正常细胞），而且缺乏对受烷化剂和电离辐射所导致的 DNA-SSB 进行重新结合的能力。修复缺陷是在内源 XRCC1 基因上发生的移码突变，导致合成的多肽缺少近 2/3 的基因序列[12]。EM9 细胞的修复缺陷可通过人的 XRCC1 基因加以完全纠正。最近的研究表明，XRCC1 蛋白的作用在于作为"支架"蛋白，与在 BER 和 DNA-SSB 修复过程中涉及的至少 3 个成分紧密结合：DNA 连接酶Ⅲ、DNA 聚合酶 β 和 PARP[13]。此外，还有证据显示，人多核苷酸激酶也可与 XRCC1 结合；在体外实验中可以观察到这种相互作用能够诱发 SSB 的修复反应[14]。与亲代 AA8 细胞相比，EM9 细胞对 IdUrd 单药和对 IdUrd 联合放疗的敏感性都更高。通过脉冲场凝胶电泳和单细胞凝胶电泳（彗星实验）实验分析，在 IdUrd 处理后的 EM9 细胞内，DNA 损伤增加；而通过携带人 XRCC1 基因的黏粒载体稳定转染的具有 BER 功能的 EM9 细胞具有与 AA8 细胞相似的 IdUrd 敏感性。DNA 内掺入了 IdUrd 的 XRCC1 突变型细胞与野生型 CHO 细胞的实验结果相似。这也表明，这些细胞经 IdUrd 处理后所表现出的明显细胞毒性和 DNA 损伤差异与 DNA 修复缺陷有关，而非因 IdUrd 在 DNA 中的差异性插入所导致。

- 另有研究使用了甲氧胺（MX）。这是一种烷氧基胺衍生物，通过与 AP 位点的醛糖基反应而干扰短补丁 BER，从而形成甲氧基胺-AP 稳定的中间体加合物[15]。该加合物进而阻断了 AP 核酸内切酶 1 的核酸内切酶活性。在对人结直肠癌 RKO 细胞予以 5Gy 照射之前，使用 IdUrd 或甲氧胺（或两者联合）对细胞预处理 48h，能够影响细胞周期动力学，特别是在 G_1/S 过渡期，导致 G_1 细胞周期阻滞延长。该治疗方式减少了放疗诱导的细胞凋亡，促进了应激诱导的过早衰老。总之，IdUrd / 甲氧基胺预处理能够增强放疗的效果。

- 也有研究使用有 MMR 功能或无 MMR 功能的人结直肠癌细胞 HCT116 进行甲氧胺作用研究。HCT116/3-6 细胞（MMR⁻）3 号染色体上的 MMR hMLH1 基因存在半合子无义突变，导致

MMR 功能缺失缺乏 hMLH1 蛋白表达。

在 HCT116 细胞中，甲氧胺不仅增加 IdUrd 的细胞毒性，而且通过提高 IdUrd 向 DNA 的掺入，产生更强的放疗增敏作用。MX 加合形成的 AP 位点对单核苷酸 BER 途径不敏感，但仍可以通过长补丁 BER 途径进行处理，据此可以推断 IdUrd 与 DNA 的结合增加。因此，与长补丁 BER 相关的 DNA 合成引起 IdUrd 在 DNA 内持续积累，导致细胞进入由碱基切除和 IdUrd 掺入构成的"自杀"循环，以及细胞毒性的增加和更强的放疗增敏作用。还有证据表明，在缺乏功能性单核苷酸 BER 的细胞中 IdUrd 细胞毒性也显著增高，这可能与去除 IdUrd 后未修复的 DNA 断裂数目增多有关。通过线性二次模型对放疗增敏数据的分析显示，无论在 HCT116 细胞还是在 HCT116/3-6 细胞中，IdUrd 和 MX 联合治疗所诱导的细胞死亡数超过两种治疗方式的单纯相加作用[8]。

综上所述，具有 BER 能力的细胞在一定程度上能够抵抗 IdUrd 介导的放射损伤。与 XRCC1 多态性相关的 DNA 修复缺陷或可用于预测使用卤代嘧啶联合放疗的抗肿瘤治疗疗效，两者呈正相关性。

3. 错配修复

DNA 错配修复（图 4-4）有助于保护基因组的完整性和稳定性，及时修复在正常细胞过程（包

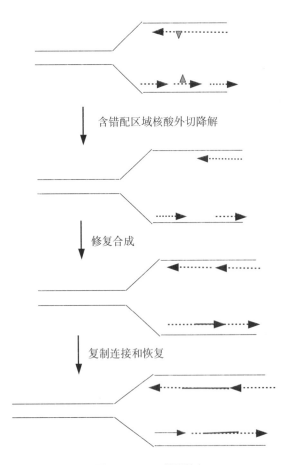

含错配区域核酸外切降解

修复合成

复制连接和恢复

▲ 图 4-4 DNA 错配修复

在哺乳动物细胞中，含错配的前导链（虚线）的降解可能始于引物链的 3' 末端。错配移除后，聚合酶重新合成降解的区域。在滞后链中，错配修复（MMR）可能会移除一个完整的冈崎片段，降解可从任一端开始，由最接近复制叉的片段扩展替换降解区。去除冈崎片段的 RNA 末端，然后再进行连接，最终合成连续且无错的滞后链

括 DNA 修复）中可能出现的错误，以及化学药物诱导形成的 DNA 损伤。MMR 可以修复在碱基配对过程中自然发生的错误，防止出现点突变、颠换突变，以及整个基因组内微卫星序列的不稳定性。MMR 对于纠正 DNA 复制过程中发生的单个碱基对错配至关重要，因为这种错配既无法通过DNA 聚合酶的校读活性得到纠正，也无法由重组或 DNA 中的 5- 甲基胞嘧啶脱氨或 DNA 聚合酶滑移形成的插入 / 缺失环（IDL）产生的错配进行纠正 [16, 17]。

实现 MMR 的主要功能至少需要 6 种 MMR 蛋白的参与（表 4-1）。为了识别错配，MSH2 蛋白需与 MSH6 或 MSH3 形成异二聚体，MSH6 或 MSH3 的选择则取决于需要修复的病变类型（单碱基错配的修复需要 MSH6，而 MSH3 和 MSH6 都有助于插入 / 缺失环的纠正）。 由 MLH1 和 PMS2 形成的异二聚体可以协调错配识别复合物与其他 MMR 必需蛋白之间的相互作用，这些蛋白包括至少一种核酸酶、核酸外切酶 1（EXO1）、PCNA、单链 DNA 结合蛋白（RPA）及 DNA 聚合酶 δ 和 ε。除 PMS2 外，MLH1 还可与另外两种蛋白 MLH3 和 PMS1 形成异二聚体。最近的研究表明，PMS2是纠正单碱基错配所必需的，而 PMS2 和 MLH3 则都有助于纠正插入 / 缺失环 [8, 18]。

表 4-1　涉及错配修复的人 MutS 和 MutL 同源复合体

复合物	组　成	功　能
MutSα	MSH2、MSH6	识别碱基错配和小 IDL
MutSβ	MSH2、MSH3	识别 IDL
MutLα	MLH1、PMS2	与错配 DNA 和 MutSα 形成三元复合物，有助于增强对异源双链和同源双链的区分，在减数分裂重组中也具有作用
MutLβ	MLH1、PMS1	
MutLγ	MLH1、MLH3	首要功能在于减数分裂重组；其他功能包括在修复碱基错配和小 IDL 过程中作为 MutLα 的备用复合物

在真核生物中，MutS 同源物 MSH2-MSH6（MutSα）或 MSH2-MSH3（MutSβ）复合物与错配结合后，启动 MMR。MutSα 主要负责修复单个碱基错配与 IDL 错配，而 MutSβ 主要负责修复在单链内含有不超过 16 个额外核苷酸的 IDL 错配。这两个复合体可以共同负责修复某些类型的 IDL错配，尤其是仅有一个额外碱基的错配。在 MMR 的多个步骤中，MutSα 和 MutSβ 复合物与 PCNA相互作用。真核生物还编码多个 MutL 同源物，后者间形成异二聚体。MutLα（MLH1-PMS2）也参与多种错配的修复。MMR 过程中涉及多种真核外切核酸酶及其他的蛋白。DNA 的重新合成由对阿非迪霉素敏感的聚合酶催化进行，最可能的聚合酶是 DNA 聚合酶 δ。

通常认为复制后 MMR 过程与 DNA 复制过程相偶联，而且研究也显示 MMR 被定向到 DNA 的复制子链，以母链为模板，以确保基因组的完整性得到保护。在修复过程中，围绕错配或 IDL 的一段 DNA 链被移除，这个过程需要一个包含多个蛋白的复合物参与进行。在真核生物中，错配的特异性识别依赖两个二聚体。hMutSα 二聚体识别单个碱基对错配和较小的 IDL，而 hMutSβ 二聚体则特异性结合较大的 IDL。错配经其中任一个二聚体识别后，hMLH1/ hPMS2 二聚体 hMutSα 被招募到 DNA。后续步骤包括剪切新合成的链，双链解离，从剪切点起切除包含错配区和后面数个碱基的子链，然后再重新合成 DNA，最后完成连接。

在真核细胞中，目前认为 PCNA 负责 MMR 与 DNA 复制复合体的物理耦合，从而能够将 MMR 定向引导到子链。此过程还需其他蛋白的参与，包括负责修复过程中 DNA 重新合成的 DNA 聚合酶 δ 和 DNA 聚合酶 δ 和 ε 的校读核酸外切酶。

除了纠正单碱基错配和 IDL 外，MMR 在细胞周期阻滞和对许多化疗药物的细胞毒性反应中也发挥重要作用。在这类 MMR 过程中所涉及的蛋白与针对错配修复的蛋白似乎相同。研究已显示 MutSα 可以识别顺铂、6-TG 和 MNNG 所致的 DNA 加合物，MSH6 和 MLH1 在放射治疗诱导的细胞 G_2/M 期阻滞中有重要作用[19]。

4. MMR 在 TdR 类似物放疗增敏中的作用

大量的研究结果显示，MLH1 或 MSH2 基因发生突变的人类肿瘤和鼠类胚胎细胞对 TdR 类似物的放疗增敏效果显著高于同基因型但 MMR 功能正常的细胞[8, 18]。而且，与细胞内 MMR 状态一致的是 IdUrd 和 BrdUrd 在 DNA 内的量。在人源和鼠源的细胞中，相对于 MMR 正常的细胞，MMR 缺陷细胞摄取蓄积 BrdUrd 和 IdUrd 的能力更强，而且卤代 TdR 类似物的 DNA 水平与 MLH1 和 MSH2 的状态有关。亦有研究显示，不同卤代胸苷类似物间的细胞内代谢途径不存在显著差异。事实上，IdUrd 和 BrdUrd 的 DNA 水平与 MMR 状态较为一致，与内在的 dNTP 库或 TS 和 TK 的酶活性无关。

通常在短暂药物暴露（一个细胞周期）之后，即可在细胞内观察到 IUdR-DNA 的结合。药物去除后，在 MMR 缺陷的细胞中仍能观察到超过 MMR 正常细胞 2～3 倍的 IUdR-DNA 结合水平，这表明 MMR 正常细胞对 IdUrd-DNA 的修复（移除）效率更高。有观点认为复制完成后 MMR 移除存在于子链中的 IdUrd-DNA（特别是 IdUrd-G 错配），其方式类似于其他单碱基错配修复。如前描述，IdUrd 和 BrdUrd 通过掺入 DNA 形成的放疗增敏效果与 DNA 中结合的类似物的量直接相关，这也很好解释了在 MMR 缺陷的细胞中所观察到的现象，由于结合的类似物无法移除，从而在这些细胞内可以诱导更强的放疗增敏效果。许多实验也证实了上述判断。

- 使用带有 hMLH1 等位基因截短突变的人结肠癌细胞和以此为基础通过转移含野生型 hMLH1 人 3 号染色体纠正 MMR 缺陷后的衍生细胞系所进行的研究显示，在 MMR 功能完善的细胞中，IUdR 和 BUdR DNA 的量远远低于 MMR 缺陷细胞[20]。

- 同样的效应也见于 MLH1 基因敲除小鼠细胞和野生型小鼠细胞之间，以及由于启动子过度甲基化导致 hMLH1 表达缺乏的人结肠癌细胞（RKO）和经 5- 氮杂脱氧胞苷治疗的 RKO 细胞之间。5- 氮杂脱氧胞苷具有去甲基化功能，可以在 RKO 内恢复受抑制的 MLH1 基因的表达。这些研究均显示，MLH1 缺陷细胞 DNA 内 TdR 类似物的含量高于 MLH1 正常细胞 2～3 倍[18]。

- 研究结果还证实两种 MMR 蛋白参与了对 DNA 中 TdR 类似物含量的调节。在人子宫内膜癌细胞 HEC59 中，由于 hMSH2 的两个等位基因均发生突变，导致 MMR 缺陷，该细胞 DNA

结合的 IdUrd 和 BrdUrd 量比 MMR 正常的 HEC59/2-4 细胞高 2 倍。通过转移人类 2 号染色体，HEC59/2-4 细胞内含有野生型 hMSH2 基因。对来自 Msh2 基因敲除小鼠或野生型小鼠的 E1A 转化的胚胎干细胞数据的分析也显示出相同的趋势，即 Msh2$^{-/-}$ 细胞中 TdR 类似物的水平比 Msh2$^{+/+}$ 细胞中的更高[18]。

- 在细胞群倍增过程中，MMR 正常细胞和缺陷细胞之间的差异很明显，因为随着时间的延长，在 MMR 缺陷细胞中 TdR 类似物的结合持续增加，而在 MMR 正常细胞中类似物的含量始终维持在很低的水平。这与复制后的 MMR 过程一致，该过程可以从 DNA 中去除 TdR 类似物，类似于错配碱基通过 DNA 聚合酶的校读功能进行检查。

- 在 MMR$^+$ 与 MMR$^-$ 等基因细胞中，IdUrd 的细胞毒性差异非常小。然而，与 MMR$^+$（正常）的细胞相比，MMR$^-$ 人结直肠肿瘤细胞和子宫内膜肿瘤细胞或移植瘤在接受 IdUrd 治疗后，细胞内 IdUrd DNA 呈现持续的较高水平，这是因为 MMR$^+$ 细胞可以有效修复 G:IU 错配，而在 MMR$^-$ 细胞中这种错配无法修复[21]。

（二）TdR 类似物对细胞周期调控和死亡信号通路的影响

研究已经显示，缺乏 MutL 同源物 1（MLH1）表达的细胞在接受高剂量率放疗后，G_2 期阻滞减少且缩短，表明 MMR 系统参与了该细胞周期检查点，这也在使用人类细胞系进行的多项研究中得到了证实。无论是在 G_0/G_1 还是 S 期照射细胞，辐射诱导的 G_2 阻滞在 MMR 正常细胞和 MMR 缺陷细胞中都存在明显差异，这也再次表明 MMR 确实显著影响了 G_2/M 检查点的阻滞。但是，与 MMR 正常的细胞相比，在高剂量率照射后 MMR 缺陷细胞的克隆存活率并无显著差异。

其他的研究结果已经清楚地显示，TdR 类似物的放疗增敏作用涉及对细胞信号传导途径、细胞周期调控和细胞死亡方式的影响。从本章前面内容所述的试验结果也可明显看出，IdUrd（±MX）联合放疗减少了放疗诱导的细胞凋亡，但对放疗诱导的坏死或自噬作用没有影响，在人结直肠细胞中可以观察到放疗诱导的细胞老化现象显著增加。因此，在放疗前使用卤代 TdR 类似物治疗改变了细胞死亡的信号通路。

（三）DNA 结构是影响 ThdR 类似物放疗增敏的因素

BrdUrd 的放疗增敏特性主要来自溴的亲电性质，该性质使其成为一个良好的离去基团，在获得一个电子后不可逆地形成尿嘧啶基（dUrd·）或尿嘧啶阴离子（dUrd$^-$）。一项研究显示，由于辐射解离而导致的溴原子丢失在双链 DNA 中的发生率远小于单链 DNA，这一结论也得到了 DNA 模型系统实验结果的支持。

基于内含由 5 个错配碱基形成凸起结构的 DNA 模型进行的研究显示，在溴化链和非溴化链上单链断裂的发生与剂量存在线性关系，链间交联仅发生在错配区域。此外，该研究还报道了 γ 射线能够诱导链间发生交联，而且仅出现于双链寡核苷酸的错配单链溴化区域。据此结果，研究者认为链间交联可能有助于 BRdU 的放疗增敏作用，并且细胞经 γ 射线照射后，由 DNA 内存在 BRdU 所导致的 DNA 断裂和链间交联主要出现在接受照射时呈单链状态的 DNA 区域。在此基础上，可以推测 BrdUrd 在体内的放疗增敏作用可能仅限于单链区域，如转录泡、复制叉、错配 DNA 及端粒的环状区域 [22]。

DNA 构象也被认为是制约 5- 溴脱氧尿苷（BrdUrd）增敏效果的一个因素。研究发现，DNA 的构象在冻干 DNA 样品的缓慢水化过程中会发生改变，导致由构象 A 到构象 B 的转变。在其他的一些实验中，照射 DNA 溶液可以改变其构象，在受照的溶液中添加或不添加 80% 乙醇，可分别诱导出 A 或 B 构象。使用热哌啶可将存在于碱基和糖基的损伤转变成 DNA 链断裂，从而发现对碱不稳定的 DNA 损伤。DNA 链断裂特异发生于 B 型 DNA，而 A 型 DNA 仅形成对哌啶敏感的 DNA 损伤，链间交联仅见于半互补 B 型 DNA。

对于损伤位置与 DNA 结构间的关系也有研究。哌啶敏感性损伤仅见于被 BrdU 取代的位点处，而链断裂可发生于 DNA 链的任意区域，但更倾向于 BUdR 的 5′- 腺嘌呤位置。因此，通过影响损伤的数量和类型，杂交状态和 DNA 构象可以对 BUdR 的增敏效果施加影响 [23]。

（四）优化肿瘤细胞对 TdR 类似物放疗增敏药的利用

胸腺嘧啶类似物的放疗增敏作用取决于癌细胞的 DNA 是否能够结合足够的药物并且尽可能减少对无胸苷替代物的其他细胞的影响。这可通过多方面的干预方法予以实现，包括利用药理学策略使药物更接近肿瘤细胞，调控核苷酸代谢以促进类似物的 DNA 掺入，以及对药物分子加以修饰来改善药物的输送。

1. 药物输送的药理学策略

为了增强 TdR 类似物对放疗低敏感肿瘤的放疗增敏效果，提高治疗获益，在实验室和临床上已经研究和测试了多种药理学的方法。

(1) 动脉灌注：通过选择性动脉灌注来提高瘤床的药物浓度已经用于临床，主要针对原发性脑肿瘤和肝转移癌，取得了一定效果。这种方法的缺点是长时间大剂量地输注药物，尽管有助于达到最佳的增敏效果，但可能会导致无法耐受的全身毒性。即便不发生上述情况，肿瘤细胞动力学的变化也是 DNA 内 TdR 掺入的限制性因素。

(2) TdR 类似物的瘤内输送：另一种选择性提高肿瘤内 BrdUrd 浓度的方法是直接向病灶内输送，在增强对肿瘤细胞的毒性作用和致敏性的同时，降低对正常组织的不良反应。除了可生物降解的微球和类似装置外，还可利用植入式肿瘤内药物控释系统。在第 14 章中将更详细地讨论用于增敏药物递送的装置及载体。这里仅简要介绍与本章内容相关的部分结果。

- 一项研究报道了通过向肿瘤内植入缓释 BrdU 的多聚物对皮下 RIF-1 肿瘤进行放疗增敏的结果（图 4-5）[24]。
- 亦有研究使用 PCCP/SA 聚合物将 IdUrd 输送至人 U251 胶质母细胞瘤的异种移植瘤中 [25]。
- 还有研究报道了使用瘤内缓释装置同时递送 BUdR 和生物调节剂来优化颅内神经胶质瘤的放

疗增敏作用（图 4-6）[26]。

2. 通过调节核苷酸代谢促进 TdR 类似物的摄取

Br(I)dUrd 进入到靶细胞 DNA 中会产生很强的放疗增敏作用。增敏的程度取决于类似物对胸腺嘧啶核苷的替代程度及细胞数。快速且失控的增殖是癌细胞的标志性特征之一，因此诱导这些细胞摄取并结合高水平的 TdR 类似物似乎并不困难。然而无论是临床观察还是研究都表明实际情况远非如此。增殖的细胞无法有效摄取胸腺嘧啶核苷类似物（包括 BrdUrd）的原因可能是药物对肿瘤细胞的可及性过低，或者类似物经过稀释后浓度低于内源核苷酸前体导致利用度过低，以至于无法

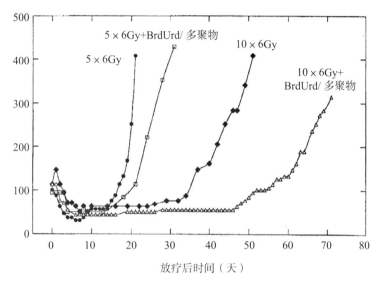

▲ 图 4-5　瘤内植入缓释 BrdUrd/ 多聚物对 RIF-1 肿瘤的放疗增敏作用

皮下 RIF-1 移植瘤植入缓释 BrdUrd/ 多聚物和分次放射治疗后肿瘤体积的变化情况。（ ● ）5×6Gy；（ □ ）5×6Gy + BrdUrd / 多聚物；（ ◆ ）10×6Gy；（ Δ ）10×6Gy+BrdUrd/ 多聚物。在首次放疗前 3 天植入多聚物。实验组由 5~8 只小鼠组成。每个时间间隔内测量的肿瘤平均体积的标准差（SD）不超过平均值的 10%（经许可转载，引自 Doiron, A.et al., *Cancer Research* 59:3677–3681, 1999. ）

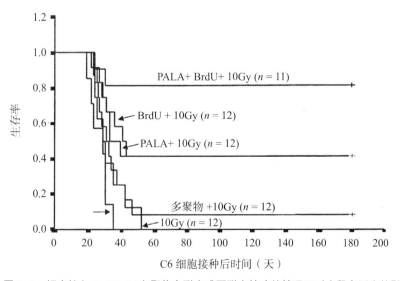

▲ 图 4-6　颅内植入 BrdUrd / 多聚物在联合或不联合放疗的情况下对大鼠存活率的影响

（经许可转载，引自 Li, Y.et al., *International Journal of Radiation Oncology – Biology – Physics* 58:519–527, 2004. ）

参与合成过程。后者由参与从头合成途径或者由参与嘧啶 / 嘌呤生物合成的替代途径（补救合成途径）中的酶活性决定（图 4-7）。在癌细胞的对数生长期中，两种酶的活性均显著增加。

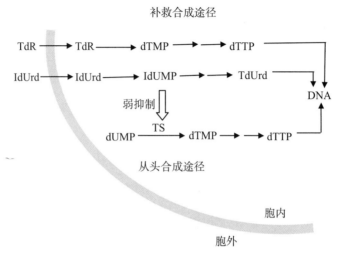

▲ 图 4-7　在胸苷补救合成途径中 IdUrd 的活化生化通路（通过 TK）
当 IdUMP 抑制了从头合成途径后，补救合成途径开始发挥主要作用

- 第一类被评估的抗代谢物有 5-FU、氟脱氧尿苷酸和亚叶酸（甲酰四氢叶酸），这些药物通过阻断胸苷酸合酶（TS）进而提高 TdR 类似物的掺入（图 4-8）。主要的评估指标是这些药物在多大程度上增强 TdR 类似物的放疗增敏效果。氟尿嘧啶（5-FU）被转化为氟代脱氧尿苷酸，并通过抑制胸苷酸合酶而减少胸苷酸池（见第 5 章）。另外，5-FU 通过诱导细胞周期重分布可增强放射敏感性，而且有研究显示在人膀胱细胞中 5-FU 能够提高 IdUrd 在 DNA 内的掺入。Ⅰ期临床试验显示，持续输注 IUdR 联合氟代脱氧尿苷酸或亚叶酸（甲酰四氢叶酸）能够显著提高治疗获益，而单独输注 IUdR 则无此效果[27]。

- 甲氨蝶呤：甲氨蝶呤（MTX）是一种叶酸拮抗药，能够阻止嘌呤合成所需的二氢叶酸的再生，抑制脱氧尿苷单磷酸酯向脱氧胸苷单磷酸酯的转化。二氢叶酸再生受抑将导致从头合成嘌呤途径中的两个特定位点被阻断。它同时也抑制了在嘧啶生物合成途径中的胸苷酸合成酶。因此，MTX 导致 3 个核苷酸库的耗竭，即鸟苷三磷酸、腺苷三磷酸和胸苷三磷酸。研究显示，MTX 还可调节肿瘤细胞和正常组织细胞 DNA 对 BrdUrd 的摄取与结合[28]。

- PALA：N-(膦酰基乙酰基)-L- 天冬氨酸（PALA）可实现相同的放疗增敏效果但机制不同。PALA 是一个稳定的 L- 天冬氨酸转氨甲酰酶抑制药[29]。通过与 L- 天冬氨酸转氨酶（嘧啶生物合成途径中的第二个酶）紧密结合，PALA 能够有效地抑制嘧啶生物合成，因而具有显著的细胞毒性。临床和实验研究均显示，短暂的 PALA 暴露可以增强卤代嘧啶在 DNA 内的掺入。

- 利用人卵巢癌的体外组织培养研究发现，经 25μmol/L 的 PALA 处理 72h，细胞内的尿苷三磷酸和胞苷三磷酸水平降低约 90%，而且在 PALA 处理的最后 24h 内向培养液内添加 BrdUrd，DNA 内 BrdUrd 的结合水平可提高 5 倍。此外，PALA 本身也具有细胞毒性，可作为放疗增

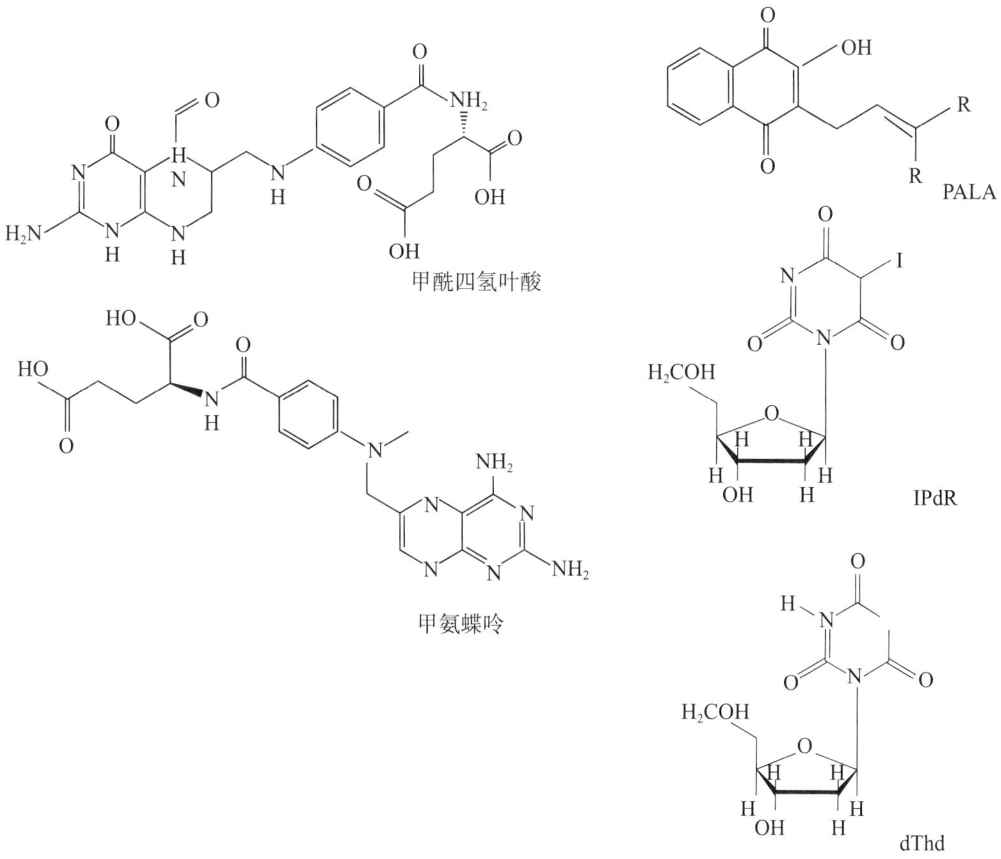

▲ 图 4-8 促进 BrdUrd 掺入 DNA 的化合物的化学结构

敏药，而且此作用与 BrdUrd 无关 [30]。

- 另外的一项研究使用了胶质瘤 C6 星形细胞瘤模型。体外研究证实该肿瘤对于 BrdUrd 的放疗增敏极为抵抗，而且即使联合 5-FU 或 MTX 也未明显改善这种情况。但加入 PALA 较为有效。联合 PALA 和 BUdR 治疗不但在体外研究中取得了一定程度的放疗增敏作用，而且这种效果在体内研究中更为显著 [26]。

3. IPdR，新型口服放疗增敏药

5- 碘 -2- 嘧啶酮 -2′- 脱氧核糖（IPdR）是一种口服的卤代胸苷（TdR）类似物（图 4-8）。作为一种前体药，IPdR 在体内可被肝醛氧化酶有效地转化为 5- 碘 -2′- 脱氧尿苷（IUdR），从而导致血浆内高浓度的 IPdR 和 IUdR，这已在临床前实验研究中得到证实。药物的转化主要发生在肝脏。使用 IPdR 进行的药理研究表明，口服 IPdR 后在肿瘤组织的 IUdR–DNA 水平显著高于经静脉注射 IdUrd。无胸腺的小鼠可耐受每天 3 次总剂量高达 1500mg/kg 的口服剂量，连续给药 6～14d，没有观察到明显的全身毒性。多项临床前研究结果表明，无论在安全性还是在有效性上，口服 IPdR 比连续静脉滴注 IdUrd 更优，不良反应更少，包括胃肠道和血液系统的不良反应 [31]。此外，毒理学的研究显示口服 IPdR 的最大耐受剂量（MTD）远低于 IdUrd。以上数据表明，IPdR 作为 IUdR 的前药可显著降低毒性，增加 IUdR–DNA，从而提高肿瘤的放射敏感性。

三、临床结果

自 20 世纪 60 年代初以来，卤代胸苷（TdR）类似物，如 5- 碘脱氧尿苷（IUdR）和 5- 溴脱氧尿苷（BUdR）作为潜在的放疗增敏药受到广泛关注和研究。TdR 放疗增敏最早的临床应用报道可以追溯到很早之前[32]。这些早期研究样本量少，并且其给药方式为颈动脉内或椎骨内动脉输注，在患者中引起严重致死性不良反应。

在近期的 I 期和 II 期临床试验中，已经开始探索在放疗前和放疗期间采取长疗程连续输注或间歇性静脉滴注 BrdUrd 或 IdUrd 的方案，主要研究对象为高级别脑肿瘤患者。在成人患者中，这类肿瘤对放疗的抵抗性强，增殖速度快（潜在肿瘤倍增时间为 5～15d），肿瘤周围是非增殖性的正常脑组织，因此正常脑组织 DNA 中很少或几乎没有 TdR 类似物的掺入。故而，高级别脑肿瘤是应用 TdR 类似物作为放疗增敏药的理想对象，因而取得了较为理想的临床试验结果。同样，IdUrd 和放疗联合在治疗高级别肉瘤（另一种临床上具有高度放射抵抗的恶性肿瘤）中似乎同样有效[33]。

然而，总体而言，在脑肿瘤中卤代嘧啶联合分次放疗的临床疗效结果不尽一致。1991 年，北加州肿瘤研究组发表的针对多形性胶质母细胞瘤和间变性星形细胞瘤患者的研究结果显示，与接受减量 BUdR 治疗的多形性胶质母细胞瘤患者相比，能够耐受较大剂量 BUdR（主要毒性为皮疹）的胶质瘤患者的无进展生存期得到了改善。此结果与实验研究结果一致，即胸苷替代物的增加能够提高放疗对细胞的杀伤作用[34]。在这项研究中，间变性星形细胞瘤患者接受了多药化疗、放疗和静脉内输注 BrdUrd 的联合治疗，4 年生存率约为 46%[35]。

一项回顾性研究分析了来自 4 个独立临床研究的数据，共包括近 2000 例接受 BUdR 治疗的患者。这 4 项研究的治疗情况存在相当大的异质性。分析结果表明，放疗期间给予 BrdUrd 是否能改善恶性胶质瘤患者的生存仍难以做出结论。尽管在胶质母细胞瘤组中似乎存在一定的疗效，但在分层分析中并不一致。作者的结论是，尽管这种方法已在临床应用，但前景并不乐观[36]。在间变性星形细胞瘤的治疗中，BUdR 的放疗增敏研究结果也令人失望。放疗联合 BUdR，续以丙卡巴肼、氯乙环己亚硝脲（CCNU 或洛莫司汀）和长春新碱，对比采用相同化疗方案的单纯放疗对照组，也未显示生存获益[37]。而在胃肠道和头颈部肿瘤的临床试验中，在肿瘤局控率方面的结果较好[33, 38]。这些研究表明，在适当的条件下，予以可耐受的药物剂量，能够获得显著的放疗增敏效果。

基于之前的 II / III 期临床试验结果，一项 2004 年发表的 III 期试验对使用 BrdUrd 放疗增敏能否改善间变性星形细胞瘤患者的生存进行了研究。结果显示，在这类患者中，将 BUdR 联合外照射放疗和 PCV 方案化疗（丙卡巴肼、氯乙环己亚硝脲和长春新碱）没有带来生存获益。根据中期分析结果和 RTOG 数据监测委员会的决定，该研究的患者入组被暂停，最终在预期入组样本量完成之前试验被终止[39]。

目前，未有正在进行的将 TdR 类似物作为放疗增敏药的注册临床试验。TdR 类似物的摄取是细胞增殖非常有效的标志，因此在临床研究中它们可能具有某些诊断或预测价值。

最近，在晚期恶性肿瘤的患者中进行了针对 IUdR 的口服前药 5- 碘 -2- 嘧啶酮 -20- 脱氧核糖（IPdR）的 0 期试验，目的是在开始大规模临床试验之前，评估口服途径是否可以替代连续静脉滴注。单次口服 IPdR 后，测量 IPdR、IUdR 和其他代谢产物的血浆浓度。研究中没有发现与药物有关的不良事件。随着 IPdR 剂量从 150mg 增加到 2400mg，IUdR 的血浆浓度随之增加。在 IPdR 使用后约 1.5h，在所有接受 2400mg 剂量的患者中均测得 IUdR 的峰值浓度。据此血药浓度，研究者认为有必要开展 IPdR 联合放疗的 I 期临床试验（Kummar），这可能标志着将开启 TdR 类似物作为放疗增敏药的历史新篇章。

四、总结

卤代胸腺嘧啶脱氧核苷（TdR）类似物、BrdUrd 和 IdUrd 作为潜在的放疗增敏药已经超过 40 年。TdR 类似物的结构使它可以经过代谢并掺入 DNA 中，从而使多核苷酸链对电离辐射和紫外线辐射造成的损害更敏感。卤代嘧啶对细胞的增敏效果取决于所掺入的类似物的量，肿瘤与正常组织之间的掺入或摄取差异通常是由于肿瘤细胞比正常组织细胞增殖更快造成的。

BrdUrd 的掺入会增加电离辐射引起的 DNA 损伤，特别是单链和双链断裂，并可能影响亚致死性损伤或潜在致死性损伤的 DNA 修复速度。卤代类似物替代 DNA 中的胸苷（TdR）可导致 DNA 错配，而且研究显示 MMR 和 BER 均可识别特定的 DNA 错配。因此，这两种 DNA 修复通路在肿瘤细胞中的状态会影响 TdR 类似物在 DNA 内掺入的程度，进而影响 TdR 类似物介导的放疗增敏强度。MMR 和 BER 在治疗上有重要的区别。MMR 对于 MMR 药物发挥细胞毒性是必需的，而 BER 则可能降低相关药物的细胞毒性。

DNA 的构象和结构也被认为是影响 TdR 类似物放疗增敏作用的因素。胸腺嘧啶类似物的放疗增敏作用取决于癌细胞的 DNA 是否能够结合足够的药物并且尽可能减少对无胸苷替代物的其他细胞的影响。如果 DNA 与类似物之间的结合无法得到优化，将导致较差的放疗增敏效果。为了便于药物的摄取和掺入，可以利用药理学的策略使药物更接近肿瘤细胞，包括选择性动脉灌注，肿瘤内植入药物释放装置，通过抑制胸苷酸合酶药物（5-FU、氟脱氧尿苷酸和亚叶酸）调节核苷酸代谢或其他药物（甲氨蝶呤、PALA）来促进 TdR 类似物的掺入，或对药物分子加以修饰来改善药物的输送。IPdR 作为一种前体药，可以有效地转化为 IdUrd，导致血浆中 IdUrd 含量增高。口服 IPdR 后在肿瘤组织的 IUdR-DNA 水平显著高于经静脉注射 IdUrd。

从 20 世纪 80 年代开始，已经陆续开展了多项针对 TdR 类似物作为放疗增敏药的临床研究。在 I 期和 II 期临床试验中，已经开始探索在放疗前和放疗期间采取长疗程连续滴注或间歇性静脉滴注 BrdUrd 或 IdUrd 的方案，主要治疗对象为高级别脑肿瘤的患者。在成人患者，这类肿瘤对放疗的抵抗性强，增殖速度快，肿瘤周围是非增殖性的正常脑组织，因此正常脑组织细胞 DNA 中很少或几乎没有 TdR 类似物的掺入。故而，高级别脑肿瘤是使用 TdR 类似物介导用于放疗增敏的理想目标。这些 Ⅰ / Ⅱ 期临床试验的结果总体上令人鼓舞。同样，IdUrd 和放疗联合在治疗高级别肉瘤（另一种临床上具有高度放射抵抗的恶性肿瘤）中似乎同样有效。随后进行的多个大样本的 Ⅱ 期和 Ⅲ 期临床试验的结果显示，将 BrdUrd 添加到放疗和化疗中并未带来生存获益，最终导致涉及 TdR 类似物的临床试验被提前终止。口服前体药 IPdR 所显示的较好临床结果可能会重新引发对此类药物的研究兴趣。

参考文献

[1] McGinn, C., Shewach, D., and Lawrence, T. Radiosensitizing nucleosides. *J Natl Cancer Inst* 1996;88:1193–1203.

[2] Ling, L., and Ward, J. Radiosensitization of Chinese hamster V79 cells by bromodeoxyuridine substitution of thymidine: Enhancement of radiation–induced toxicity and DNA strand break production by monolar and bifilar substitution. *Radiat Res* 1990;121:76–83.

[3] Iliakis, G., Pantelias, G., and Kurtzman, S. Mechanism of radiosensitization by halogenated pyrimidines: Effect of BrdUrd on cell killing and interphase chromosome breakage in radiation–sensitive cells. *Radiat Res* 1991;125:56–64.

[4] Gilbert, E., Volkert, O., and Schulte–Frohlinde, D. Radiochemistry of aqueous, oxygen–containing solutions of 5–bromouracil (I). Identification of the radiolysis products. *Z Naturforsch B* 1967;22:477–480.

[5] Steenken, S. Electron–transfer–induced acidity/basicity and reactivity changes of purine and pyrimidine bases. Consequences of redox processes for DNA base pairs. *Free Radic Res Commun* 1992;16:349–379.

[6] Neta, P. Electron spin resonance study of radicals produced in irradiated aqueous solutions of 5–halouracils. *J Phys Chem* 1972;76:2399–2402.

[7] Li, X., Sevilla, M., and Sanche, L. DFT investigation of dehalogenation of adenine–halouracil base pairs upon low energy electron attachment. *J Am Chem Soc* 2003;125:8916–8920.

[8] Taverna, P., Hwang, H.S., Schupp, J.E. et al. Inhibition of base excision repair potentiates iododeoxyuridine–induced cytotoxicity and radiosensitization. *Cancer Res* 2003;63:838–846.

[9] Seo, Y., Yan, T., Schupp, J., Colussi, V., Taylor, K., and Kinsella, T. Differential radiosensitization in DNA mismatch repair–proficient and –deficient human colon cancer xenografts with 5–iodo–2–pyrimidinone–2′–deoxyribose. *Clin Cancer Res* 2004;10:7520–7528.

[10] Dillehay, L., Thompson, L., and Carrano, A. DNA-strand breaks associated with halogenated pyrimidine incorporation. *Mutat Res* 1984;131:129–136.

[11] Hwang, H., Davis, T., Houghton, J., and Kinsella, T. Radiosensitivity of thymidylate synthase-deficient human tumor cells is affected by progression through the G1 restriction point into S-phase: Implications for fluoropyrimidine radiosensitization. *Cancer Res* 2000;60:92–100.

[12] Thompson, L., and West, M. XRCC1 keeps DNA from getting stranded. *Mutat Res* 2000;459:1–18.

[13] Caldecott, K., McKeown, C., Tucker, J., Ljungquist, S., and Thompson, L. An interaction between the mammalian DNA repair protein XRCC1 and DNA ligase III. *Mol Cell Biol* 1994;14:68–76.

[14] Whitehouse, C., Taylor, R., Thistlethwaite, A. et al. XRCC1 stimulates human polynucleotide kinase activity at damaged DNA termini and accelerates DNA single-strand break repair. *Cell* 2001;104:107–117.

[15] Liu, L., Taverna, P., Whitacre, C., Chatterjee, S., and Gerson, S.L. Pharmacologic disruption of base excision repair sensitizes mismatch repair-deficient and -proficient colon cancer cells to methylating agents. *Clin Cancer* Res 1999;5:2908–2917.

[16] Kunkel, T., and Erie, D. DNA mismatch repair. *Annu Rev Biochem* 2005;74:681–710.

[17] Jiricny, J. The multifaceted mismatch-repair system. *Nat Rev Mol Cell Biol* 2006;7(5):335–346.

[18] Berry, S., Davis, T., Schupp, J. et al. Selective radiosensitization of drug-resistant, MSII2 mismatch repair-deficient cells by halogenated thymidine (dThd) analogs; Msh2 mediates dThd analog DNA levels, and the differential cytotoxicity and cell cycle effects of the dThd analogs and 6-TG. *Cancer Res* 2000;60:5773–5780.

[19] O′Brien, V., and Brown, R. Signalling cell cycle arrest and cell death through the MMR system. *Carcinogenesis* 2006;27:682–692.

[20] Berry, S., Garces, C., Hwang, H. et al. The mismatch repair protein, hMLII1, mediates 5-substituted halogenated thymidine analogue cytotoxicity, DNA incorporation, and radiosensitization in human colon cancer cells. *Cancer Res* 1999;59:1840–1845.

[21] Berry, S., and Kinsella, T. Targeting DNA mismatch repair for radiosensitization. *Semin Radiat Oncol* 2001;11:300–315.

[22] Cecchini, S., Girouard, S., Huels, M., Sanche, L., and Hunting, D. Single-strand-specific radiosensitization of DNA by bromodeoxyuridine. *Radiat Res* 2004;162(6):604–615.

[23] Dextraze, M., Wagner, J., and Hunting, D. 5-bromodeoxyuridine radiosensitization: Conformation-dependent DNA damage. *Biochemistry* 2007;46: 9089–9097.

[24] Doiron, A., Yapp, D., Olivares, M., Zhu, J., and Lehnert, S. Tumor radiosensitization by sustained intratumoral release of bromodeoxyuridine. *Cancer Res* 1999;59:3677–3681.

[25] Williams, J.A., Yuan, X., Dillehay, L.E., Shastri, V., Brem, H., and Williams, J.R. Synthetic implantable polymers for

local delivery of IUDR to experimental malignant human glioma. *Int J Radiat Oncol Biol Phys* 1998;42:631–639.

[26] Li, Y., Owusu, A., and Lehnert, S. Treatment of intracranial rat glioma model with implant of radiosensitizer and biomodulator drug combined with external beam radiotherapy. *Int J Radiat Oncol Biol Phys* 2004;58:519–527.

[27] Speth, P., Kinsella, T., Belanger, K. et al. Fluorodeoxyuridine modulation of the incorporation of iododeoxyuridine into DNA of granulocytes: A phase I and clinical pharmacological study. *Cancer Res* 1988;48:2933–2937.

[28] Kassis, A., Kirichian, A., Wang, K., Semnani, E., and Adelstein, S. Therapeutic potential of 5-[125I]iodo-2'-deoxyuridine and methotrexate in the treatment of advance neoplastic meningitis. *Int J Radiat Biol* 2004;80:941–946.

[29] Collins, K., and Stark, G. Aspartate transcarbamylase. Interaction with the transition state analogue *N*- (phospho-nacetyl)-L-aspartate. *J Biol Chem* 1971;246:6599–6605.

[30] Yang, J., Fernandes, D., and Wheeler, K. PALA enhancement of bromodeoxyuridine incorporation into DNA increases radiation cytotoxicity to human ovarian adenocarcinoma cells. *Int J Radiat Oncol Biol Phys* 1996;34:1073–1079.

[31] Saif, M., Berk, G., Cheng, Y., and Kinsella, T. IPdR: A novel oral radiosensitizer. *Expert Opin Investig Drugs* 2007;16(9):1415–1424.

[32] Phuphanich, S., Levin, E., and Levin, V. A phase-1 study of intravenous bromodeoxyuridine used concomitantly with radiation therapy in patients with primary malignant brain tumors. *Int J Radiat Oncol Biol Phys* 1984;10:1769–1772.

[33] Robertson, J., Sondak, V., Weiss, S., Sussman, J., Chang, A., and Lawrence, T.S. Pre-operative radiation therapy and iododeoxyuridine for large retroperitoneal sarcomas. *Int J Radiat Oncol Biol Phys* 1995;31:87–92.

[34] Phillips, T., Levin, V., Ahn, D. et al. Evaluation of bromodeoxyuridine in glioblastoma multiforme: A Northern California Cancer Center phase II study. *Int J Radiat Oncol Biol Phys* 1991;21:709–714.

[35] Levin, V., Prados, M., Wara, W. et al. Radiation therapy and bromodeoxyuridine chemotherapy followed by procarbazine, lomustine and vincristine for the treatment of anaplastic gliomas. *Int J Radiat Oncol Biol Phys* 1995;32:75–83.

[36] Kassis, A., Dahman, B., and Adelstein, S. *In vivo* therapy of neoplastic meningitis with methotrexate and 5-[125I]iodo-2-deoxyuridine. *Acta Oncol* 2000;39:731–737.

[37] Prados, M., Scott, C., Sandler, H. et al. A phase Ⅲ randomized study of radiotherapy plus procarbazine, CCNU and vincristine (PCV) with or without BUdR for the treatment of anaplastic astrocytoma: A preliminary report of RTOG 9404. *Int J Radiat Oncol Biol Phys* 1999;45:1109–1115.

[38] Cook, J., Glass, J., Lebovics, R. et al. Measurement of thymidine replacement in patients with high-grade gliomas, head and neck tumors, and high-grade sarcomas after continuous intravenous of 5-iododeoxyuridine. *Cancer Res* 1992;52:719–725.

[39] Prados, M., Seiferheld, W., Sandler, H.M. et al. Phase Ⅲ randomized study of radiotherapy plus procarbazine, lomustine, and vincristine with or without BUdR for treatment of anaplastic astrocytoma: Final report of RTOG 9404. *Int J Radiat Oncol Biol Phys* 2004;58(4):1147–1152.

第 5 章　抗代谢物的放疗增敏作用

Radiosensitization by Antimetabolites

一、抗代谢药物

早在 1950 年左右，研究人员已在实验中观察到大鼠的肝细胞瘤比正常组织能够更快地利用尿嘧啶，提示尿嘧啶代谢可以作为抗代谢化疗药物的靶点。氟尿嘧啶（FU）是首个利用肿瘤代谢特征的此类药物，其合成于 1957 年公开报道。鉴于肿瘤细胞能够优先摄取利用尿嘧啶，尿嘧啶的氟化类似物能够选择性改变肿瘤细胞的代谢，因此氟尿嘧啶被视为第一代选择性靶向肿瘤细胞的药物。自 60 年代以来，含有氟尿嘧啶的放化联合治疗已成为很多恶性肿瘤的根治性和（或）辅助治疗方案。迄今为止，全世界已经有数以百万的患者接受了 FU 的治疗，其中很大一部分是以 FU 为基础的放化疗联合方案。

除 FU 外，还有数种基于尿嘧啶的抗代谢类似物，在体外实验证实具有放疗增敏作用，在临床上也有一定范围的应用，包括 5- 氟 -2′- 脱氧尿苷（FdUrd）和羟基脲（HU）。第一代能够特异性增强电离辐射所致细胞杀伤作用的抗代谢药物有卤代胸苷类似物，如 5- 溴 -2′- 脱氧尿苷（BrdUrd）和 5- 碘 -2′- 脱氧尿苷（IdUrd）。这些 TdR 类似物已在本书第 4 章中进行了详细讨论。

二、抗代谢药物的作用方式

抑制 DNA 复制的脱氧核糖核酸合成的抗代谢药物根据作用方式不同可分为 3 类：①胸苷酸合成酶（TS）抑制药，如 FU；②核糖核苷酸还原酶抑制药，如 HU；③可作为 DNA 聚合酶的假性底物的药物，包括核苷或核碱基类似物，如吉西他滨（图 5-1）。部分抗代谢类放疗增敏药可能同时具有多种生物效应，通常难以确定究竟是哪种或哪些效应在增敏中发挥了主要作用。而且，药物的细胞毒性可能也不是放疗增敏的主要机制（表 5-1）。

三、胸苷酸合成酶抑制药（5-FU 和 FDURD）[1-3]

5-FU 是尿嘧啶类似物，由尿嘧啶分子式中 C5 位置处的一个氢原子被氟原子替代而成，相应的

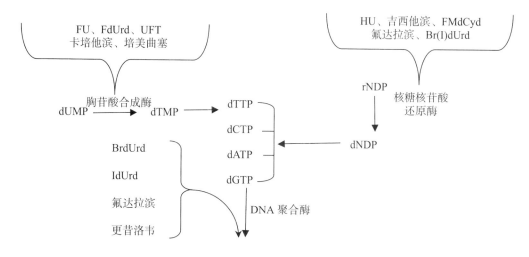

▲ 图 5-1 抗代谢放疗增敏药的作用靶点

根据放疗增敏的作用机制对抗代谢药物予以分组。BrdUrd. 5- 溴 -2′- 脱氧尿苷；dATP. 三磷酸脱氧腺苷；dCTP. 脱氧胞苷三磷酸；dGTP. 脱氧鸟苷三磷酸；dNDP. 脱氧核糖核苷二磷酸；dTMP. 脱氧胸苷一磷酸；dTTP. 脱氧胸苷三磷酸；dUMP. 脱氧尿苷单磷酸；dUrd. 2′- 脱氧吡啶；FdUrd. 5- 氟 -2′- 脱氧尿苷；FMdCyd. 2′- 氟亚甲基 -2′- 脱氧胞苷；FU. 氟尿嘧啶；HU. 羟基脲；IdUrd. 5- 碘 -2′- 脱氧尿苷；rNDP. 核糖核苷二磷酸；UFT. 尿嘧啶 / 替加氟

表 5-1 抗代谢物的细胞毒性和放疗增敏作用机制

药 物	细胞毒性				放疗增敏作用	
	抑制 TS	抑制 RR	掺入 DNA	其他效应	增加 DNA-DSB	降低 DNA 修复
FU	+	-	+	干扰 RNA 合成	-	+
FdUrd	+	-	+	提高 dUTP	-	+
HU	-	+	-		-	+
吉西他滨	-	+	-	抑制 dCMP 脱氨酶	-	+，HRR/MRR 缺陷
培美曲塞	+	-	-		未知	
更昔洛韦	-	-	+	抑制 DHFR、GARFT、AICARFT	未知	

AICARFT. 氨基咪唑羧酰胺核糖核苷酸甲酰基转移酶；dCMP. 脱氧胞苷一磷酸；DHFR. 二氢叶酸还原酶；dUTP. 脱氧尿苷三磷酸；FdUrd. 5- 氟 -2′- 脱氧尿苷；FU. 氟尿嘧啶；GARFT. 甘氨酰胺核糖核苷酸甲酰基转移酶；HU. 羟基脲

核苷为 FdUrd（图 5-2）。FU 和 FdUrd 能够通过与内源性化合物尿嘧啶和脱氧尿苷相同的分子路径受到活化。FU 使用与尿嘧啶相同的促转运机制迅速进入细胞，并在细胞内转化为数种活性代谢物，如氟脱氧尿苷单磷酸（FdUMP）、氟脱氧尿苷三磷酸（FdUTP）和氟尿苷三磷酸（FUTP）（图 5-3）。

　　5-FU 的代谢产物 FdUMP 是 TS 的有效抑制药，是 5-FU 细胞毒性和放疗增敏效果的主要活性形式。二氢嘧啶脱氢酶（DPD）是 5-FU 分解代谢过程的限速酶，它将 5-FU 转化为二氢氟尿嘧啶（DHFU）。通常情况下，超过 80% 的 5-FU 在肝脏中发生分解代谢，因而 DPD 在肝脏中表达水平很高。5-FU 转化为活性代谢产物 FdUMP 的过程需要通过乳清酸磷酸核糖基转移酶进行磷酸核糖基

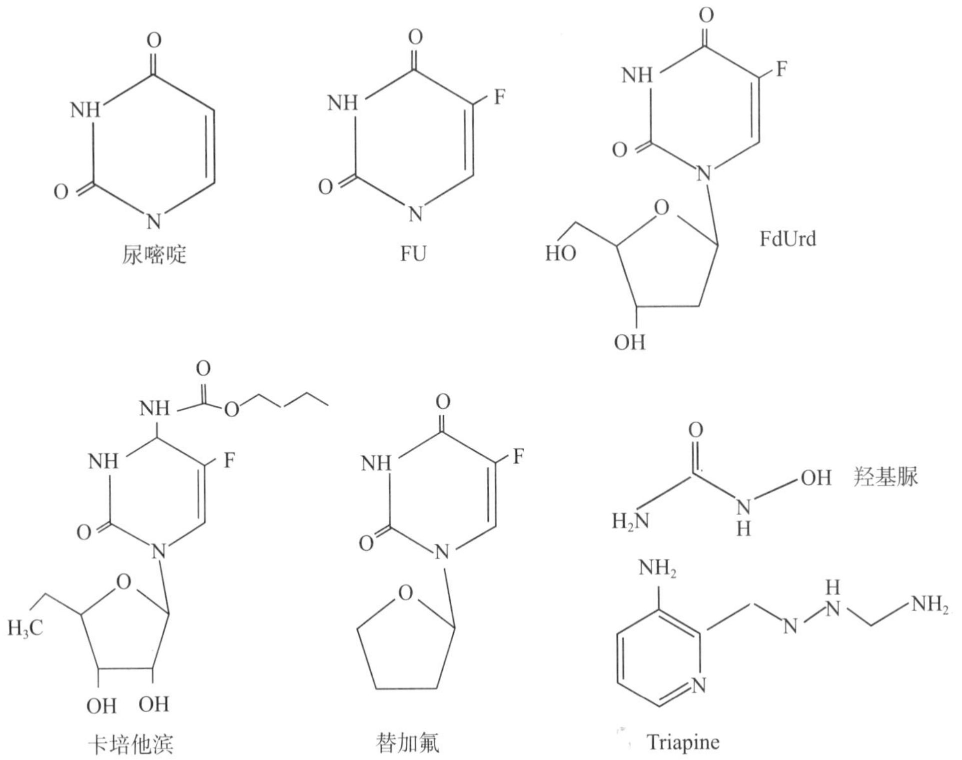

▲ 图 5-2　TS 抑制药和 RR 抑制药的化学结构

TS 抑制药 FU、FdUrd、卡培他滨、替加氟（UFT）和核糖核苷酸还原酶（RR）抑制药羟基脲和 Triapine 的化学结构式

化修饰，然后由核糖核苷酸还原酶还原为二磷酸形式。FUDR 被内源性胸苷激酶磷酸化为 FdUMP（图 5-3）。

（一）TS 抑制引起的细胞毒性

由还原型叶酸 5,10- 亚甲基四氢叶酸（CH_2THF）提供甲基，TS 催化还原甲基化反应，将脱氧尿苷单磷酸（dUMP）转化为脱氧胸苷单磷酸（dTMP）。这是胸腺嘧啶唯一的从头合成反应，而胸腺嘧啶是 DNA 复制和修复所必需的成分。TS 蛋白是一个二聚体，分子量 36kDa，每个亚基上均有一个核苷酸结合位点和一个 CH_2THF 结合位点。5-FU 的代谢物 FdUMP 与 TS 的核苷酸结合位点结合，再与酶、CH_2THF 一起形成稳定的三元结构，阻断对正常底物 dUMP 的结合，从而抑制 dTMP 的合成。

dTMP 耗竭将导致三磷酸脱氧胸苷（dTTP）也随之耗尽。此后，在多种反馈机制的作用下，引起其他脱氧核苷酸（dATP、dGTP 和 dCTP）水平的波动。脱氧核苷酸库的失衡（特别是 dATP/dTTP 比率）将严重地影响 DNA 的合成和修复，形成 DNA 致死性损伤。此外，TS 受到抑制后，将导致 dUMP 积聚和三磷酸脱氧尿苷（dUTP）水平的增加，可能的结果是 dUTP 和 5-FU 代谢产物 FdUTP 被错配进合成的 DNA 分子中（图 5-4）。

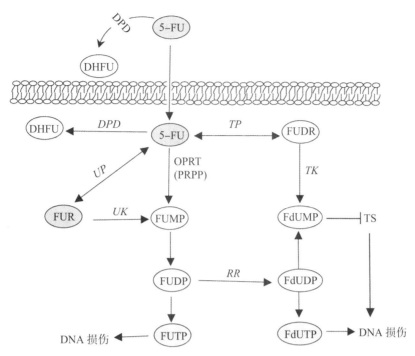

▲ 图 5-3　5-FU 转化为活性代谢产物 FUMP 和 FdUMP 的过程

转化为氟尿苷单磷酸酯（FUMP）是 5-FU 活化的主要机制。可通过乳清酸盐磷酸核糖基转移酶（OPRT）与辅因子磷酸核糖基焦磷酸酯（PRPP）的直接作用生成，也可间接在尿苷磷酸化酶（UP）和尿苷激酶（UK）先后作用下经由氟尿苷（FUR）形成。FUMP 被磷酸化形成氟尿苷二磷酸（FUDP），后者可以进一步被磷酸化成为活性代谢物氟尿苷三磷酸（FUTP），或是通过核糖核苷酸还原酶（RR）转化成为氟脱氧尿苷二磷酸（FdUDP）。然后，FdUDP 可以发生磷酸化或去磷酸化，进而形成活性代谢物 FdUTP 和 FdUMP。另一个激活途径是 5-FU 在胸苷磷酸化酶催化作用下，转化为氟脱氧尿苷（FUDR），然后再被胸苷激酶（TK）磷酸化为 FdUMP。5-FU 向二氢氟尿嘧啶（DHFU）的转化过程由二氢嘧啶脱氢酶（DPD）介导，这是细胞中 5-FU 分解代谢的限速步骤，高达 80% 的 5-FU 在肝脏经由 DPD 分解

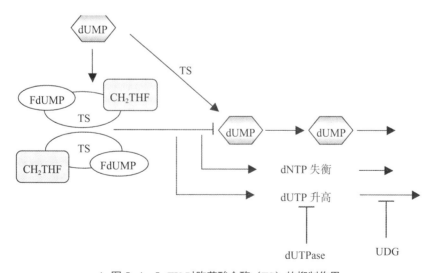

▲ 图 5-4　5-FU 对胸苷酸合酶（TS）的抑制作用

由 5,10- 亚甲基四氢叶酸（CH$_2$THF）提供甲基，TS 催化脱氧尿苷单磷酸酯（dUMP）转化为脱氧胸苷单磷酸酯（dTMP）。氟代脱氧尿苷单磷酸酯（FdUMP）是 5-FU 的代谢物，与 TS 的核苷酸结合位点结合，并与 TS 和 CH$_2$THF 一起形成稳定的三元复合物，阻止正常底物 dUMP 与核苷酸结合位点的结合，从而抑制 dTMP 合成，导致脱氧核苷酸（dNTP）库失衡，脱氧尿苷三磷酸（dUTP）水平增加，两者均会引起 DNA 的损伤。dUTP 引起的 DNA 损伤程度取决于 dUTP 焦磷酸酶（dUTPase）和尿嘧啶 DNA 糖基化酶（UDG）的水平。dTMP 可在胸苷激酶（TK）作用下由胸苷补救合成

　　研究显示多个 DNA 修复通路参与了对 FU 诱导 DNA 损伤的修复过程。碱基切除修复（BER）可以识别和切除 DNA 中的尿嘧啶和氟尿嘧啶碱基，以降低其对细胞的毒性。然而，如果（F）dUTP/dTTP 比例过高，BER 酶尿嘧啶 –DNA– 糖基化酶（UDG）将很难修复含尿嘧啶和 5-FU 的 DNA，反而导致更为严重的核苷误掺入。如果错误掺入和切除修复失败反复发生，最终将导致 DNA 链断裂和细胞死亡。dUTP 掺入错误所造成的 DNA 损伤的严重程度取决于 dUTP 焦磷酸酶（dUTPase）的水平，此酶能够限制细胞内 dUTP 的水平。

　　研究发现，存在 DNA 错配修复（MMR）缺陷的细胞缺少 MLH1 或 MSH2，从而对 FU 或 FdUrd 介导的细胞杀伤作用敏感性显著降低。基于这样的研究结果，推测 DNA 错配修复（MMR）在 FU 或 FdUrd 的细胞毒性中发挥某种作用。同样接受 FdUrd 处理，相比 MMR 功能完备的细胞，MMR 缺陷细胞的 DNA 内含有更多的氟嘧啶，且不存在 G_2 阻滞现象，因此可以推断由于缺乏 MMR，细胞难以从 DNA 中切除误掺入的 FdUTP。在此基础上，可以建立如下模型，细胞通过 MMR 和 BER 切除 DNA 分子中的氟化嘧啶，导致 DNA 双链断裂，引起细胞死亡[2]。

　　在胸苷激酶的作用下，胸腺嘧啶可由胸苷进行补救合成，从而一定程度上缓解了 TS 缺乏所造成的影响。这种补救合成途径是细胞对 5-FU 耐药的潜在机制。

（二）TS 抑制引起的放疗增敏

　　如上所述，经 FU 或 FdUrd 处理过的细胞，由于 TS 受抑导致三磷酸脱氧胸苷（dTTP）减少，以及三磷酸脱氧腺苷增加（dATP），造成在 S 期早期的 DNA 合成和储存下降。大量的实验研究结果表明，这种细胞周期作用在放疗增敏效应中发挥关键作用，而且受 5-FU 放疗增敏的细胞主要是那些在药物作用下发生 DNA 分子异常但仍能通过 S 期的细胞（如 S 期检查点功能异常）。这种推论也得到了如下研究的支持。

- 在 HT29 人结肠癌细胞实验中，可观察到氟脱氧尿苷（FdUrd）引起的放疗增敏作用。细胞在经过药物处理后，表达活化的 G_1/S 细胞周期蛋白。然而，在同样的药物处理条件下，SW620 人结肠癌细胞则不表达该蛋白[4]。

- 通过诱导 G_1 期阻滞[5]，或者利用 DNA α– 聚合酶阿非迪霉素，阻断细胞进入 S 期，能够抑制放疗增敏效应。

- SW620 细胞若被阻滞于 G_1/S 期，能够抵抗由 FdUrd 介导的放疗增敏效应。将病毒蛋白 HPV E6 转导给 SW620，可以恢复细胞对 FdUrd 的放射敏感性[6]。HPV E6 使视网膜母细胞瘤蛋白失活，并释放 E2F 和其他 S 期转录因子，驱动细胞通过 S 期。致敏作用可能发生于细胞周期中 G_1 检查点之后，这与观察到的 p53 非依赖性结果相一致（图 5-5）[7]。

（三）FU 作为放疗增敏药的临床应用

　　表 5-2 列出了临床上最常使用 FU 联合放射治疗的恶性肿瘤类型和疗效[8]。尤其值得注意的是，

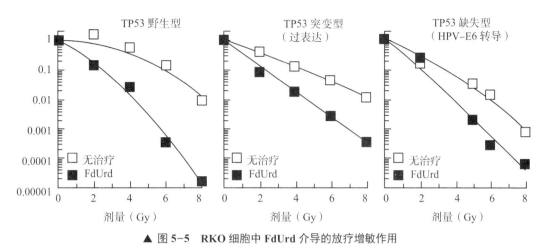

▲ 图 5-5 RKO 细胞中 FdUrd 介导的放疗增敏作用

细胞暴露于 100nmol/L FdUrd 14h 接受照射，分析克隆形成情况。实验重复 3 次，这是其中一次的结果。数据用平均值 ±SEM 表示（经许可转载，引自 Lawrence, T.et al., *Radiat Res* 2000;154:140–144.）

表 5-2 放疗与 5-FU 联合应用的恶性肿瘤

肿 瘤	适应证与治疗	常用药物	获 益
头颈部肿瘤	局部晚期 HNC，主要或辅助治疗	顺铂、5-FU FHX、西妥昔单抗	与单纯放疗相比，改善了器官的保留率和患者生存
食道癌	局部晚期肿瘤	顺铂 /5-FU	患者生存优势，提高治愈率
肛管癌	根治性治疗	5-FU	有助于保留括约肌的功能，降低局部复发和远处转移
胃癌	辅助治疗	5-FU、顺铂	部分数据显示有生存获益
胰腺癌	辅助治疗，不可切除的局部晚期肿瘤	5-FU	改善局部区域控制，可能有生存获益
胆管癌	辅助治疗，不可切除的局部晚期肿瘤	5-FU	部分数据显示有生存获益
宫颈癌	主要治疗方式	顺铂、5-FU、羟基脲	改善局部和远处控制，器官保留

引自 Seiwert, T.et al., *Nat Clin Pract Oncol* 2007;4(2):86–100.

FU 和放疗的联合应用已成为胃肠道肿瘤治疗的主要手段之一，其在改善局控率和提高生存率方面的疗效已获肯定 [1, 3, 9]。

5-FU 用于肿瘤治疗已有近 60 年历史。对于某些类型的肿瘤，它已成为规范治疗方案中必不可少的组成部分。但是，仍需要对这个看似简单的化学分子进行深入研究，包括其生化性质和最佳的临床适应证等。目前正在进行临床注册及新近结束的包含 5-FU（联合其他药物和同步放疗）的临床试验多达 164 项（www.clinicaltrials.gov）。

优化化疗药物给药与放疗的时序配合对于放疗增敏的效果至关重要。当 5-FU 用作放疗增敏药时，由于其血浆半衰期短，通常需通过连续静脉滴注而非推注的方法给药。但长时间静脉滴注的实用性较差，口服形式的 FU 药物（包括替加氟和卡培他滨）很好地解决了这个问题。

• 卡培他滨（希罗达）是一种口服的氟嘧啶药物，在肿瘤组织中通过三步酶促反应优先被转化为 5-FU[10]，该酶促反应中涉及两种中间代谢物 5′-脱氧-5-氟胞苷（5′-DFCR）和 5′-脱氧-5-氟尿嘧啶（5′-DFUR）。卡培他滨作为 5-FU 的替代药物现已广泛用于临床胃肠道肿瘤的治疗。随机临床试验研究显示，在转移性结直肠癌的治疗和结肠癌的辅助治疗中，卡培他滨的疗效不亚于 5-FU 联合亚叶酸[11]。

与 5-FU 一样，也在积极开展卡培他滨的临床应用优化研究。目前有 69 项涉及卡培他滨同步放疗的临床试验正在进行或刚刚结束（www.clinicaltrials.gov）。

四、核糖核苷还原酶抑制药

核糖核苷还原酶（RR）负责将核糖核苷转化为 DNA 合成和修复所必需的脱氧核糖核苷。这是一个由 RR 催化的多步骤化学过程，在酶促的作用下由自由基诱导还原核糖核苷。

核糖核苷还原酶内含有一个构成性表达的亚基和一个负责催化功能的非血红素含铁亚基（R_2）。前者包含调节位点和底物结合位点（R_1）；后者 R_2 仅在细胞 S 周期内表达[12]。针对核糖核苷还原酶的药物能抑制脱氧核糖核苷的生物合成，但其作用机制与 TS 抑制药（如 FU）不同。

（一）细胞毒性作用机制

自由基清除剂羟基脲（图 5-2）通过靶向酪氨酸自由基发挥抑制 RR 的作用，而酪氨酸自由基是启动与 RR 催化位点结合的核糖核苷发生还原反应的必要条件。RR 抑制导致细胞中脱氧核苷三磷酸减少，继而抑制了 DNA 的合成。

其他的 RR 抑制药，包括硫半脲三氮平和核苷类似物 2-氟亚甲基-2-脱氧胞苷，在临床前的研究中均显示出增加细胞放射敏感性的作用[13]。核苷类似物放疗增敏药如溴-脱氧尿苷等也能够抑制 RR，这可能也是这些药物放疗增敏的机制之一。

（二）放化疗联合 RR 抑制药

羟基脲（HU）属于首批确认的放疗增敏药，基于其在临床上的成功应用，越来越多的研究开始评估其他 RR 抑制药的放疗增敏效果。早期的研究显示，给予细胞毒性浓度的 HU，能够抑制对电离辐射所致 DNA 链断裂的修复[14]，增加核苷类似物掺入 DNA 的数量，进而提高核苷类似物的放疗增敏作用。在临床上，HU 的放疗增敏作用在宫颈癌或头颈部肿瘤中表现最为突出，能够有效改善肿瘤的局部控制效果[15]。在最新的部分研究中，已经开始尝试在 HU 和放疗联合的同时，加用其他具有放疗增敏功能的药物，如 FU 和紫杉醇[16]。尽管局控效果进一步得到了改善，但同样也增加了毒性反应，尤其是在头颈部肿瘤患者中白细胞减少和黏膜炎的发生率和严重程度升高。目前有 16 项 HU 联合其他药物同步放化疗的临床试验正在进行之中或即将完成（www.clinicaltrials.gov）。

五、DNA 聚合酶抑制药 / 底物

核苷酸 / 核苷类似物属于 DNA 聚合酶抑制药，它们能够掺入到合成的 DNA 分子中。DNA 聚合酶抑制药包含很多化合物，但并非所有的化合物都有放疗增敏作用。本节将重点讨论氟达拉滨和吉西他滨的作用（图 5-6）。

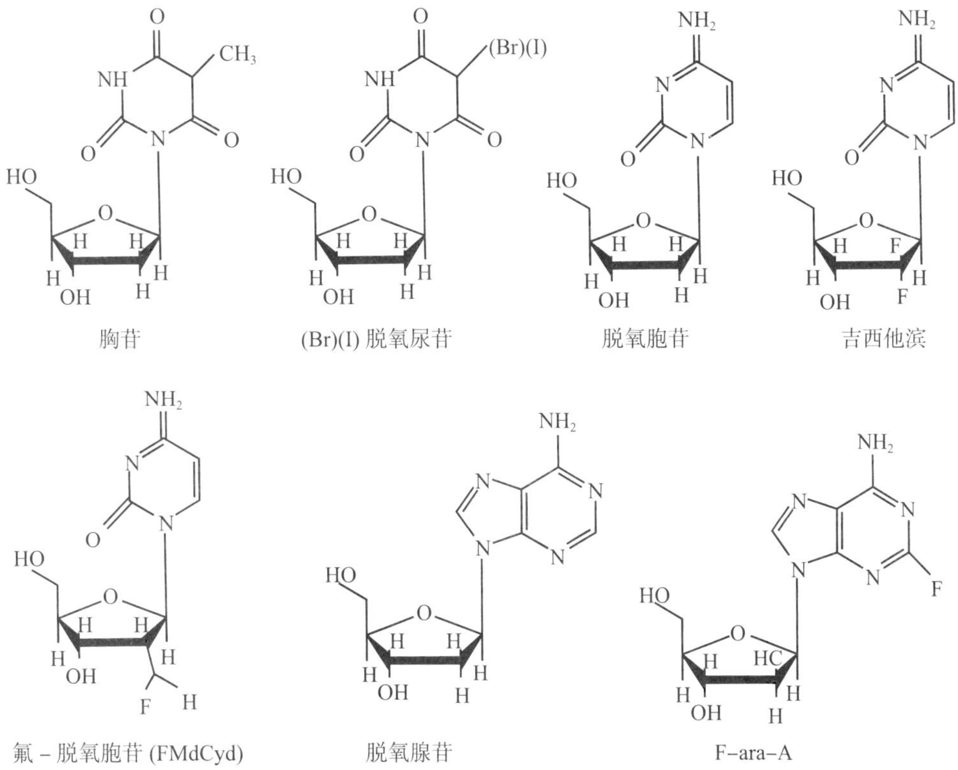

胸苷　　　　(Br)(I) 脱氧尿苷　　　脱氧胞苷　　　　吉西他滨

氟 – 脱氧胞苷 (FMdCyd)　　　　脱氧腺苷　　　　　F–ara–A

▲ 图 5-6　核苷类似物的结构

胸苷类似物、胸苷和 (Br)(I) 脱氧尿苷；脱氧胞苷类似物，脱氧胞苷、吉西他滨和氟亚甲基 – 脱氧胞苷（FMdCyd）；脱氧腺苷类似物，脱氧腺苷、F–ara–A 和氟达拉滨。

（一）氟达拉滨

氟达拉滨或磷酸氟达拉滨是一种单磷酸化和氟化的腺嘌呤核苷衍生物（9–β–D– 阿拉伯呋喃糖基 –2– 氟腺嘌呤 –50– 单磷酸），可用于治疗慢性淋巴细胞白血病。

1. 细胞毒性

氟达拉滨是一种前体药，在体内迅速去磷酸化后成为 2–F–ara–A，然后通过主动转运途径进入细胞内。进入细胞后，2–F–ara–A 经过三个连续的磷酸化步骤，成为药物的活性形式氟达拉滨三磷酸（2–F–ara–ATP）。氟达拉滨三磷酸能够抑制参与 DNA 合成和修复相关的酶，包括 DNA 聚合酶 α 和 ε、DNA 引物酶和连接酶及核糖核苷还原酶。如果其掺入 DNA 分子中，将导致 DNA 链延长过程的终止。

2. 放疗增敏作用

如同其他许多抑制 DNA 修复的药物，氟达拉滨能够增强放疗产生的细胞毒性效应[17]。在不同细胞类型肿瘤中进行的临床前研究表明，氟达拉滨的高浓度持续暴露对急性白血病和非霍奇金淋巴瘤细胞产生显著的细胞毒性，但对大多数实体瘤细胞系无明显效果。有体外研究报道，氟达拉滨能够增强放疗诱导的小鼠肉瘤细胞的克隆性细胞死亡，其程度超过了根据简单相加效应的预期[18]。动物实验结果也证实了氟达拉滨具有放疗增敏的潜力基于多种小鼠肿瘤模型的实验显示，氟达拉滨可以作为单次放疗或分次放疗时放疗增敏药[19, 20]。

3. 临床应用

多个临床 Ⅱ 期试验评估了氟达拉滨在主要类型肿瘤中的抗肿瘤效果。总体结果令人失望，仅在小部分头颈部肿瘤和乳腺癌患者中观察到客观缓解[21, 22]。尽管氟达拉滨联合放疗在实体瘤细胞中的有效性仍然有待证实，但 Ⅰ 期研究已经显示氟达拉滨与放疗同时使用是安全的[21]。

尽管观察到了一些阳性的临床前结果，但在临床实体瘤治疗中，将氟达拉滨作为化疗或放化疗方案组成成分的应用前景仍然不明朗。目前，氟达拉滨可与其他化疗药物联合用于治疗慢性淋巴细胞白血病、惰性非霍奇金淋巴瘤和急性髓性白血病。

（二）吉西他滨

二氟 -2- 脱氧胞苷（吉西他滨）是与阿糖胞苷结构相似的脱氧胞苷类似物。吉西他滨转运进细胞后，经过一系列的磷酸化过程，才产生抗肿瘤活性。核苷类似物需要经过三个连续的磷酸化过程，成为 5- 三磷酸底物后才能被合成进 DNA 分子内。该过程中的限速阶段是由脱氧胞苷激酶催化的核苷 2′, 2′- 二氟 -2′- 脱氧胞苷的初始磷酸化，由此将吉西他滨转化为单磷酸吉西他滨(dFdCMP)。后续的连续磷酸化生成具有抗肿瘤活性的代谢物——二磷酸吉西他滨（dFdCDP）和三磷酸吉西他滨（dFdCTP）。

1. 细胞毒性

吉西他滨的磷酸化产物具有细胞毒性，可能的原因有两方面。首先，假核苷能够抑制 DNA 聚合酶，进而干扰 DNA 的合成。以 dFdCTP 为例，它与内源性脱氧胞苷三磷酸（dCTP）在 DNA 的合成过程中形成竞争性关系。DNA 合成中的误掺入可能是吉西他滨细胞毒性的首要原因。

其次，除了它们具有整合入 DNA 分子中的能力外，所有这些类似物都可抑制合成 DNA 所需的脱氧核苷的产生。5′- 二磷酸吉西他滨是 RR 的抑制药，能够降低实体肿瘤细胞中的 dATP 和三磷酸脱氧鸟苷（dGTP），在白血病细胞中则导致 dCTP 和 dTTP 含量的降低[23]。

2. 放疗增敏作用

在体外和体内实验中，吉西他滨均显示了较强的放疗增敏作用。放疗增敏与对 RR 的抑制有关，低浓度的吉西他滨可以导致 dATP 的耗竭，而吉西他滨掺入 DNA 分子似乎并不影响其增敏作用。在各种实验中，分析了不同剂量吉西他滨的加入对总体放疗增敏作用的影响。对不同浓度吉西他滨放疗增敏效果的实验研究显示，核糖核苷还原酶活性亚基转导的细胞对吉西他滨介导的放疗增敏表现出一定的抵抗性[24]，而且细胞内 dFdCTP 的浓度与放疗增敏作用无关[25]，这表明 dATP 池的消耗和无 dFdCMP 掺入 DNA 是放疗增敏作用的基础。吉西他滨联合放疗在头颈部肿瘤临床试验的结果也支持这种推断，该研究发现肿瘤活检标本中测得的磷酸化吉西他滨浓度足以抑制 RR。

尽管吉西他滨诱导的 dATP 库消耗是产生增敏的必要条件，但仍不足以诱导完全的放疗增敏效应，吉西他滨引起细胞周期重分布到 S 期也是增敏效应所必需的[26]。虽然高浓度的吉西他滨在短短数小时内就能使 dATP 库几乎完全耗尽，但此时细胞所受到的增敏作用非常低。最大化增敏效应需要 dATP 库的耗尽和足够的作用时间以允许细胞重新分布到细胞周期的 S 期早期[27]。与推注给药相比，吉西他滨的持续固定剂量给药可在体内获得最大限度的敏化效果[28]，这可能是由于持续高浓度暴露促进了更多细胞内代谢物的产生。

吉西他滨 S 期特异性放疗增敏与对发生于 S 和 G_2 期间的同源重组修复的依赖性相一致，而与主要发生于 G_1 期的非同源末端连接关系不大。尽管在吉西他滨的放疗增敏机制中 MMR 缺乏不是必需的，但是在 MMR 通路缺陷的情况下，放疗增敏效果会得到增强[29]。已有的研究表明，dATP 耗竭会导致 DNA 错配，如果在放疗前错配未得到修复，电离辐射对细胞的杀伤力会加强。大多数受吉西他滨增敏的肿瘤细胞都能够执行一定程度的错配修复，但如果吉西他滨浓度过高，将诱导 DNA 发生突变，部分突变可能在放疗后持续存在[30]。

3. 吉西他滨用于临床放化疗的效果

吉西他滨联合放疗的临床疗效值得期待。然而在头颈部肿瘤或非小细胞肺癌患者的治疗中，吉西他滨表现出较为明显的毒性反应。Pauwels 等对 Ⅰ、Ⅱ 期共 18 项临床试验进行了汇总分析[31]，主要涉及胰腺癌（10 项）、非小细胞肺癌（3 项）、头颈部肿瘤（2 项）、胃肠道肿瘤（1 项）、胶质母细胞瘤（1 项）和宫颈癌（1 项）。在稍后的另一项对吉西他滨联合放疗的临床试验综述中，主要病种为胰腺癌，其他还有头颈部肿瘤、乳腺癌、膀胱癌和肺癌[9]。

胰腺癌的早期临床试验探索了在局部晚期患者中使用低剂量吉西他滨联合常规放疗（1.8Gy/ 次，总剂量 50.4Gy）的方案，确定了吉西他滨的最大耐受剂量为 $40mg/m^2$，每周 2 次。在后续的试验中，提高吉西他滨的周剂量和放疗的单次照射剂量（3Gy/ 次，总剂量 30～33Gy），患者出现了严重的毒性反应[32]。此外，相对较大范围的照射野（包含临床上未受累淋巴结区域）也增加了联合治疗的毒性反应发生概率。

来自另一项临床试验的结果也支持上述研究的结论。在此项研究设计中，使用标准剂量的吉西他滨（$1000mg/m^2$）以获得最大限度全身性疾病控制。对局部肿瘤病灶予以三维适形放疗，采用照射剂量爬坡的方式，不将临床未受累区域淋巴结纳入照射范围[33]。治疗结果显示，该方案的耐受性良好，在近 1/3 患者中可观察到较好的客观缓解率（10/33）。在随后的临床前研究和临床试验中，将顺铂或奥沙利铂加入化疗方案，形成与吉西他滨联合的双药化疗。与单独使用吉西他滨治疗转移性肿瘤相比，双药方案并未能显著延长患者的生存[34]。在局部晚期、非转移肿瘤患者中，双药方案仅轻微地改善了治疗疗效。此外，2 项临床试验评估了卡培他滨联合吉西他滨的双药方案，其中一项研究显示卡培他滨 / 吉西他滨双药方案能够略微延长转移肿瘤患者的生存，而另一项研究则没有显示出类似疗效 [35, 36]。

从早期的临床试验中可以看出，吉西他滨联合放疗诱发急性毒性反应的概率较高，其严重程度与吉西他滨的给药剂量和频次，以及照射野的大小密切相关。尽管临床结果喜忧参半，但如果通过采取一系列的措施降低急性严重不良反应的发生率，特别是改进放射治疗技术来减少对正常组织的放射性损伤，同时提高对肿瘤的照射剂量，那么吉西他滨参与的放化疗仍然是一个很有前景的肿瘤治疗方案。过去几年中进行的临床试验已在一定程度上接近了上述目标，主要的研究热点仍集中在胰腺癌。

- 一项 II 期临床试验评估了吉西他滨在初治多形性胶质母细胞瘤中作为放疗增敏药的有效性。患者接受标准的脑部照射，同步使用吉西他滨，静脉给药，连续 6 周。放化疗后，无论肿瘤对同步治疗的反应如何，患者继续口服替莫唑胺治疗。4 例患者对治疗有反应（17.5%），14 例患者(61%)病情稳定，总体疾病控制率为 78.5%。中位无进展生存期和总生存期分别为 6.8 个月和 10.1 个月。治疗耐受性好，严重不良事件少。由此可见，放疗联合吉西他滨对初治的胶质母细胞瘤患者有效且耐受性良好 [36]。

- 在一项胰腺癌的 I 期剂量递增临床试验中，患者首先接受 2 个周期的联合化疗（全剂量吉西他滨，递增剂量的奥沙利铂，每 28 天为一周期），在第 1 个周期同步予以 27Gy 的联合放疗。之后，对于病灶不可切除或存在低体积 / 低负荷转移病灶患者，继续予以放化疗至总放疗剂量 54Gy，共予以化疗 4 个周期。后续的 2 个化疗周期使用全剂量吉西他滨和奥沙利铂。该方案耐受性较好，局部肿瘤治疗的有效性和 1 年无局部进展率均相对较高，不良反应发生率较低 [37]。

- 一项纳入了 50 例不能切除胰腺癌患者的 I / II 期临床试验，在使用固定剂量率吉西他滨的情况下，研究调强放疗（IMRT）的最大耐受剂量。结果显示，患者对 55Gy/25 次的放疗模式具有良好的耐受性。2 年无局部进展率（FFLP）和总生存率（OS）分别为 59% 和 30%。接受了切除手术的 12 名患者的中位生存期为 32 个月。该临床试验表明，在采取有效呼吸控制措施的条件下，使用 IMRT 技术的高剂量放疗联合全剂量、固定剂量率吉西他滨（FDR-G）的治疗方案是安全的。以同等不良反应发生率为标准，相对于之前的传统方案，该方案可将生物学有效剂量提高约 60%。

- 非转移性不可切除胰腺癌患者随机接受吉西他滨单药治疗（每周 1000mg/m²，连续 6 周，休息 1 周；随后再进行另外 5 个周期化疗，每周 1000mg / m²，连续 3 周，休 1 周）或吉西他滨（每周 600mg/m²）同步放疗（50.4Gy/28 次）后，吉西他滨维持治疗（每周 1000mg/m²，连续 3 周，休 1 周，共 5 个周期）。由于入组情况不佳，该研究提前结束。但是，在已经入组的 74 名患者中，联合治疗将中位生存期从 9.2 个月提高到 11.1 个月（P = 0.017）。毒性反应方面，联合治疗组的 4 级毒性反应发生率增加，但两组的合并 3～4 级毒性发生率相同 [38]。

在最后一项试验研究的讨论部分，Ben-Josef 和 Lawrence [39] 认为，由于很大比例的胰腺癌患者死于肿瘤快速生长引起的并发症，而高剂量放疗联合吉西他滨能够改善肿瘤的局部控制和患者的生存，因此该方案可以作为这些患者的标准治疗方案之一。

4. 吉西他滨联合分子靶向放疗增敏药物

大量的研究都致力于通过联合多种疗法来改善胰腺癌的治疗疗效，包括吉西他滨联合顺铂或奥沙利铂同步放射治疗等，但使用多种细胞毒性药物必然会增加不良反应。将分子靶向治疗与标准放化疗联合或许是胰腺癌治疗的另一种策略。Morgan 等对这种治疗策略进行了总结，表皮生长因子受体（EGFR）和检查点激酶 1（CHK1）可能是较具临床应用前景的分子靶标 [23]。EGFR 抗体和小分子抑制药已经应用于临床肿瘤治疗，也有研究对它们与吉西他滨和放疗联合使用的疗效进行了评估。

(1) 靶向 EGFR：EGFR 是一种跨膜受体酪氨酸激酶，可通过与配体（如 EGF、TGF-α 或双调蛋白等）的结合而被激活。配体与受体结合后导致受体二聚体化，激活许多其他下游通路（如 STAT、AKT、细胞外信号调节激酶和蛋白激酶 C 等），从而促进细胞生存、血管生成、细胞周期进程及转化。受其他细胞毒药物的影响，EGFR 也可发生磷酸化（见第 10 章），进而通过刺激应激 / 生存反应途径促进细胞的生存。研究已经显示，吉西他滨可以刺激头颈部肿瘤和胰腺癌细胞中的 EGFR 发生磷酸化 [23]，这为靶向 EGFR 与吉西他滨放化疗的联合提供了理论基础。

EGFR 抑制药包括小分子酪氨酸激酶抑制药（如厄洛替尼和吉非替尼）及抗 EGFR 抗体（如西妥昔单抗）。已有研究报道了这些药物与吉西他滨同步放疗的联合应用。基于头颈部肿瘤异种移植瘤的研究显示，吉非替尼能够阻断吉西他滨介导的 EGFR 磷酸化，从而强化吉西他滨抑制肿瘤生长的效果 [40]。临床研究表明，无论是西妥昔单抗还是厄洛替尼，与吉西他滨同步放化疗联合使用，均能增强单纯放化疗对胰腺肿瘤生长的抑制 [41]。

如前所述，吉西他滨的细胞毒性和放疗增敏作用涉及多个过程，与分子靶向增敏药间的相互作用同样非常复杂，可能影响到细胞周期、DNA 修复和细胞存活机制等。首先，EGFR 抑制药对吉西他滨的增敏作用具有时序依赖性。这种时序依赖性细胞杀伤作用可能与 EGFR 抑制药的细胞周期效应有关，EGFR 抑制药能够上调细胞周期蛋白依赖性激酶抑制药 p27 [40, 42] 和 p21 [43]，导致细胞周期 G_1 期阻滞。其次，EGFR 在电离辐射和化疗引起的 DNA 损伤修复中发挥一定作用。细胞受照射后，EGFR 移位至细胞核，导致 DNA 依赖性蛋白激酶活性增加。西妥昔单抗能够抑制 EGFR 的活化，阻断 EGFR 向细胞核内转移和继发的 DNA 依赖性蛋白激酶活化，从而抑制辐射诱导的 DNA 损伤修复，最终形成放疗增敏效应。此外，吉西他滨引起的 EGFR 激活还可活化 AKT 介导的抗凋亡生存信号通路 [40]。

(2) 吉西他滨联合靶向增敏药的临床应用：多项使用吉西他滨联合厄洛替尼或西妥昔单抗治疗胰腺癌临床试验的结果很不一致，从无治疗获益到统计学上显著但在临床上仅有微弱生存改善，都有报道[44]。放疗联合吉西他滨和 EGFR 抑制药（西妥昔单抗、厄洛替尼）的临床应用仍值得继续探索，目前相关的正在进行或即将结束的 I / II 期临床试验有 7 项（www.clinicaltrials.gov）。

六、新一代抗代谢药物

最近研发的抗代谢类放疗增敏药包括培美曲塞（一种多靶点叶酸类似物）和更昔洛韦（一种脱氧鸟苷类似物）（图 5-7）。

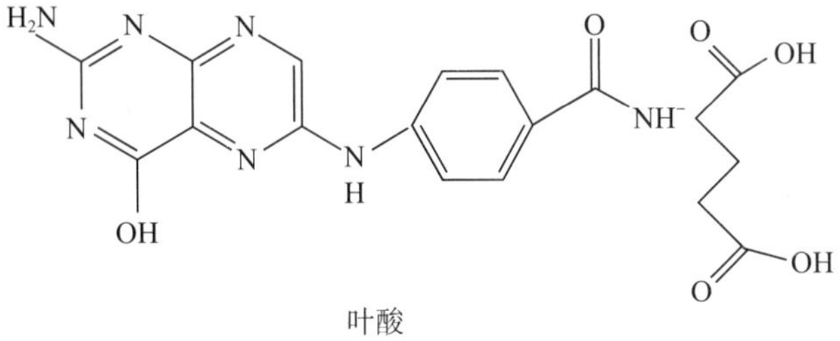

叶酸

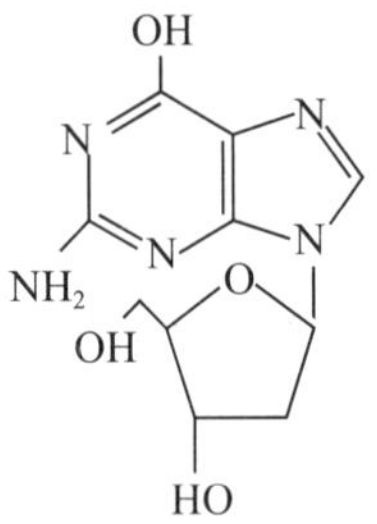

脱氧鸟苷

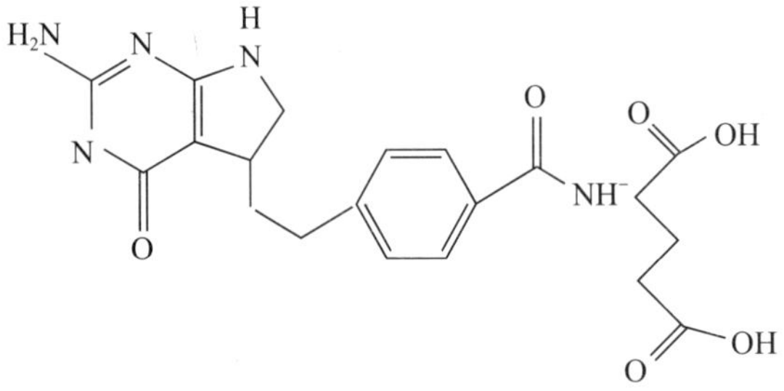

培美曲塞

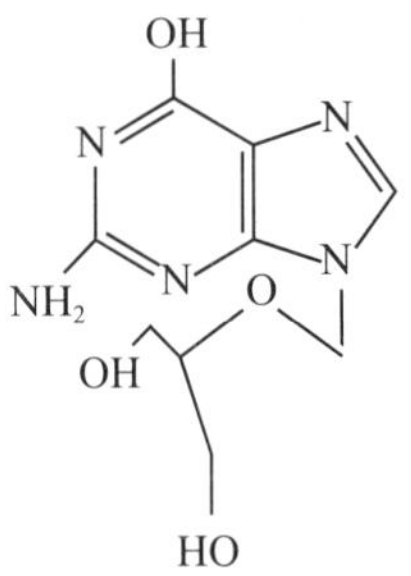

更昔洛韦

▲ 图 5-7　抗代谢类放疗增敏药培美曲塞和更昔洛韦的化学结构

（一）培美曲塞

培美曲塞是一种针对叶酸的抗代谢类药物，具有较为广谱的抗肿瘤活性，对多种恶性肿瘤都有作用[45]。培美曲塞具有多靶点的抗叶酸作用，其机制是通过抑制嘧啶和嘌呤合成过程中的多种关键酶，主要的酶靶标为 TS、二氢叶酸还原酶和甘氨酰胺核糖核苷甲醛转移酶（GARFT）。培美曲塞主要通过还原性叶酸转运系统进入细胞。一旦进入细胞内，培美曲塞是叶酸聚谷氨酸合酶（FPGS）的极佳底物，在其作用下迅速转化为具有活性的聚谷氨酸衍生物，后者能高效地抑制 TS 和 GARFT。研究表明，培美曲塞的聚谷氨酸化对于其选择性和抗肿瘤活性均至关重要。培美曲塞能够消耗细胞内的核苷库，调节细胞周期并诱导凋亡，因此作为一种细胞毒性药物，其与放疗联合具有合理性和应用前景。在以人结肠癌、乳腺癌、宫颈癌和肺癌细胞为对象进行的临床前研究中，均观察到了培美曲塞的放疗增敏作用[46]。在体内实验中，联合使用培美曲塞与分次放疗治疗鼠源和人源的异种移植瘤。结果显示，联合治疗的疗效超出了两种治疗方式单独使用后疗效的简单相加[47]。

培美曲塞的临床应用

培美曲塞已获美国 FDA 批准作为一线治疗联合顺铂用于无法手术的恶性间皮瘤和初治的 NSCLC，作为二线治疗用于既往接受过化疗的进展期 NSCLC，以及作为维持治疗用于已接受一线含铂药物化疗 4 个周期后并且病情未进展的局部晚期或转移性非鳞 NSCLC 患者[45]。多个培美曲塞同步放疗临床试验的结果已经公布，另有多个临床试验尚在进行之中。一项 I 期试验评估了胸部恶性肿瘤患者接受放疗联合培美曲塞单药或联合培美曲塞和卡铂双药的安全性。结果表明，全剂量（500mg/m^2）培美曲塞能够安全地与卡铂和放疗联合使用[48]。

另一项 I 期试验研究了西妥昔单抗和放疗联合培美曲塞治疗预后不良的头颈部肿瘤。结果显示，对于无既往放疗史的患者，在西妥昔单抗和放疗的基础上加用培美曲塞（500mg/m^2）的治疗方案值得进一步研究[49]。

目前正在进行或接近完成的涉及培美曲塞同步放疗的临床试验（I～Ⅲ期）有 20 余项（www.clinicaltrials.gov）。非小细胞肺癌是研究最多的癌种（14 项）；其他肿瘤包括小细胞肺癌（2 项）、非小细胞肺癌脑转移（1 项）、头颈部肿瘤（2 项）和胰腺癌（1 项）。在 4 项试验中采用培美曲塞单药联合放疗的方案；部分研究加用了一个化疗药物，包括顺铂（4 项）、卡铂（3 项）、西妥昔单抗（2 项）和厄洛替尼（1 项）；在其余的实验中，增加了两种或两种以上的化疗药物，如卡铂联合阿法替尼或紫杉醇，顺铂联合多西他赛或依托泊苷和大豆异黄酮，以及依托泊苷和长春瑞滨等。

（二）更昔洛韦

自杀性基因治疗将来自非哺乳动物的编码特定酶的基因转移给肿瘤细胞，并使其在细胞内进行表达。受转移的基因产物——酶能够将无毒的前药转化为有毒的抗代谢物。抗病毒药物更昔洛韦可用于自杀基因治疗（图 5-7）。向肿瘤细胞内引入活化的单纯疱疹病毒胸苷激酶，可以敏化肿瘤细胞对更昔洛韦的细胞毒作用。体外和体内的研究数据均显示，如果细胞可以将更昔洛韦激活至其 5′- 三磷酸形式，进而整合到 DNA 分子中，那么这些细胞将具有更强的放射敏感性[50]。

该方法也可与另一种自杀基因治疗方案（胞嘧啶脱胺酶）联合使用，将抗真菌药 5- 氟胞嘧啶活化为放疗增敏药 FU。已有研究对更昔洛韦和 5- 氟胞嘧啶或 FU 联合放疗的作用进行了评估[51]。无论是体内还是体外的实验研究均显示在放疗前使用更昔洛韦和氟尿嘧啶能够提高细胞的放射敏感性，这为后续临床试验的开展提供了数据基础。在胶质母细胞瘤患者中，使用单药更昔洛韦基因疗法联合放疗未改善治疗疗效[52]；但在针对前列腺癌的 Ⅱ 期临床试验中，使用两种自杀基因治疗方案（同时激活更昔洛韦和 5- 氟胞嘧啶）显示出了抗肿瘤活性[53]。

七、总结

氟尿嘧啶（5-FU）广泛应用于实体瘤的治疗，属于抗代谢类抗肿瘤药物。它是尿嘧啶的类似物，由尿嘧啶 C5 位上的氢原子被氟原子代替而成。5-FU 的细胞毒性机制是基于氟核苷误掺入 RNA 和 DNA 中，以及对核苷酸合成酶 TS 的抑制。5-FU 使用与尿嘧啶相同的促转运机制迅速进入细胞，并在细胞内转化为能够破坏 RNA 合成和干扰 TS 作用的多种活性代谢产物。TS 是将 dUMP 转化为胸苷的前体 dTMP 的关键酶，在 DNA 的复制和修复过程中必不可少。5-FU 代谢物单磷酸氟脱氧尿苷能竞争性抑制 dUMP 与 TS 的结合，从而阻止 dTMP 合成。5-FU 的另一种代谢物——氟尿苷三磷酸（FUTP），能够大量的掺入到 RNA 合成中，破坏正常的 RNA 处理程序和功能。除了对 RNA 的影响外，5-FU 还可通过活性代谢产物三磷酸氟脱氧尿苷（FdUTP）掺入细胞的 DNA 中，因此 5-FU 对于 S 期细胞活性更显著，通过诱导单链和双链 DNA 断裂，发挥杀伤肿瘤细胞和抑制肿瘤的效果。5-FU 通过多种机制提高细胞的放射敏感性，而 5-FU 的细胞毒性似乎具有 S 期特异性。放疗增敏主要见于那些在药物存在时仍能以非常规形式通过 S 期的细胞，这也说明这些细胞内存在异常的 S 期检查点途径。

实验研究表明，在进行分次放疗时，持续静脉滴注 5-FU 有助于获得最佳放疗增敏效果，其机制在于增敏作用源于 5-FU 对 TS 的抑制，但 5-FU 及其代谢物在体内的半衰期较短，因而必须通过延长输注时间以维持血药浓度。在多种肿瘤的治疗中，持续静脉滴注 5-FU 都是标准疗法。口服 5-FU（前药卡培他滨）的出现使得这种治疗更加便利。实验研究和临床数据都显示，胞苷类似物吉西他滨是有效的放疗增敏药，同时也具有抗多种肿瘤的活性。吉西他滨能够消耗 dATP 库，并且在用药 24h 后能将细胞阻滞于 S 期早期。当然，吉西他滨的放疗增敏作用还取决于完整的同源重组和错配修复过程。由于吉西他滨的细胞作用（dATP 消耗和细胞周期阻滞）不会在用药后即刻形成，因此如果在给药后 24h 内进行放疗，则两种治疗间几乎观测不到协同作用。根据早期试验的结果，吉西他滨和放疗的联合使用可能增加急性毒性反应的发生率，其严重程度与吉西他滨的给药剂量、频度及放疗照射野的大小密切相关。得益于放疗技术等的进步，近期报道的较为积极的临床试验结果已经从一定程度地改变了上述的负面印象，因此放化疗联合治疗已经成为目前胰腺癌治疗中较受关注的研究重点之一。

参考文献

[1] Rich, T., Shepard, R., and Mosley, S. Four decades of continuing innovation with fluorouracil: Current and future approaches to fluorouracil chemoradiation therapy. *J Clin Oncol* 2004;22:2214–2232.

[2] Longley, D., Harkin, D., and Johnston, P. 5-fluorouracil: Mechanisms of action and clinical strategies. *Nat Rev Cancer* 2003;3:330–338.

[3] Shewach, D., and Lawrence, T. Antimetabolite radiosensitizers. *J Clin Oncol* 2007;25:4043–4050.

[4] Malet–Martino, M., and Martino, R. Clinical studies of three oral prodrugs of 5-fluorouracil (capecitabine, UFT, S–1): A review. *Oncologist* 2002;7:288–323.

[5] Lamont, E., and Schilsky, R. The oral fluoropyrimidines in cancer chemotherapy. *Clin Cancer Res* 1999;5:2289–2296.

[6] Miwa, M., Ura, M., Nishida, M. et al. Design of a novel oral fluoropyrimidine carbamate, capecitabine, which generates 5–fluorouracil selectively in tumours by enzymes concentrated in human liver and cancer tissue. *Eur J Cancer* 1998;34:(8)1274–1281.

[7] Lawrence, T., Burke, R., Davis, M., and Wygoda, M. Lack of effect of TP53 status on fluorodeoxyuridine–mediated radiosensitization. *Radiat Res* 2000; 154:140–144.

[8] Seiwert, T., Salama, J., and Vokes, E. The concurrent chemoradiation paradigm—General principles. *Nat Clin Pract Oncol* 2007;4(2):86–100.

[9] Spalding, A., and Lawrence, T. New and emerging radiosensitizers and radioprotectors. *Cancer Invest* 2006;24:444–456.

[10] Miwa, M., Ura, M., Nishida, M. et al. Design of a novel oral fluoropyrimidine carbamate, capecitabine, which generates 5-fluorouracil selectively in human liver and cancer tissue. *Eur J Cancer* 1998;34(8):1274–1281.

[11] Das, P., Wolff, R., Abbruzzese, J. et al. Concurrent capecitabine and upper abdominal radiation therapy is well tolerated. *Radiat Oncol* 2006;1:41–44.

[12] Nordlund, P., and Reichard, P. Ribonucleotide reductases. *Annu Rev Biochem* 2006;75:681–706.

[13] Ostruszka, L., and Shewach, D. The role of DNA synthesis inhibition in the cytotoxicity of 2,2-difluoro-2-deoxycytidine. *Cancer Chemother Pharmacol* 2003;52:325–332.

[14] Sinclair, W. The combined effect of hydroxyurea and x-rays on Chinese hamster cells *in vitro*. *Cancer Res* 1968;28:198–206.

[15] Beitler, J., Anderson, P., Haynes, H. et al. Phase I clinical trial of parenteral hydroxyurea in combination with pelvic and para-aortic external radiation and brachytherapy for patients with advanced squamous cell cancer of the uterine cervix. *Int J Radiat Oncol Biol Phys* 2002;52:637–642.

[16] Rosen, F., Haraf, D.J., Kies, M. et al. Multicenter randomized phase II study of paclitaxel (1-hour infusion), fluorouracil, hydroxyurea, and concomitant twice daily radiation with or without erythropoietin for advanced head and neck cancer. *Clin Cancer Res* 2003;9:1689–1697.

[17] Dahlberg, W., and Little, J. Differential sensitization of human tumor cells by Ara-A to X-irradiation and its relationship to inherent radioresponse. *Radiat Res* 1992; 130: 303–308.

[18] Grégoire, V., Ruifrok, A., Price, R. et al. Effect of intra-peritoneal fludarabine on rat spinal cord tolerance to fractionated irradiation. *Radiother Oncol* 1995;36:50–55.

[19] Milas, L., Fuji, T., Hunter, N. et al. Enhancement of tumor radioresponse *in vivo* by gemcitabine. *Cancer Res* 1999;59:107–114.

[20] Grégoire, V., Hittelmann, W., Rosier, J., and Milas, L. Chemo-radiotherapy: Radiosensitizing nucleoside analogues (Review). *Oncol Rep* 1999;6:949–957.

[21] Grégoire, V., Ang, K., Rosier, J. et al. A phase I study of fludarabine combined with radiotherapy in patients with intermediate to locally advanced head and neck squamos cell carcinoma. *Radiother Oncol* 2002;63(2):187–193.

[22] Mittelmann, A., Ashikari, R., Ahmed, T., Savona, S., Arnold,

P., and Arlin, Z. Phase II trial of fludarabine phosphate (f-ara-AMP) in patients with advanced breast cancer. *Cancer Chemother Pharmacol* 1988;22:63–64.

[23] Morgan, M., Parsels, L., Maybaum, J., and Lawrence, T. Improving gemcitabine-mediated radiosensitization using molecularly targeted therapy: A review. *Clin Cancer Res* 2008;14(21):6744–6750.

[24] Lawrence, T., Blackstock, A., and McGinn, C. The mechanism of action of radiosensitization of conventional chemotherapeutic agents. *Semin Radiat Oncol* 2003; 13(1): 13–21.

[25] Robinson, B., Im, M., Ljungman, M., Praz, F., and Shewach, D. Enhanced radiosensitization with gemcitabine in mismatch repair-deficient HCT116 cells. *Cancer Res* 2003;63: 6935–6941.

[26] Pauwels, B., Korst, A., Pattyn, G. et al. Cell cycle effect of gemcitabine and its role in the radiosensitizing mechanism *in vitro*. *Int J Radiat Oncol Biol Phys* 2003;57:1075–1083.

[27] Ostruszka, L., and Shewach, D. The role of cell cycleprogression in radiosensitization by 2′,2′-difluoro-2′-deoxycytidine. *Cancer Res* 2000;60:6080–6088.

[28] Morgan, M., Shaikh, M.E., Abu-Isa, E., Davis, M., and Lawrence, T. Radiosensitization by gemcitabine fixed-dose-rate infusion versus bolus injection in a pancreatic cancer model. *Transl Oncol* 2008;1:44–49.

[29] van Bree, C., Rodermond, H., deVos, J. et al. Mismatch repair proficiency is not required for radioenhancement by gemcitabine. *Int J Radiat Oncol Biol Phys* 2005;62:1504–1509.

[30] Flanagan, S., Robinson, B., Krokosky, C., and Shewach, D. Mismatched nucleotides as the lesions responsible for radiosensitization with gemcitabine: A new paradigm for antimetabolite radiosensitizers. *Mol Cancer Ther* 2007;6:1858–1868.

[31] Pauwels, B., Korst, A., Lardon, F., and Vermorken, J. Combined modality therapy of gemcitabine and radiation. *Oncologist* 2005;10:34–51.

[32] Wol, R., Evans, D., Gravel, D. et al. Phase I trial of gemcitabine combined with radiation for the treatment of locally advanced pancreatic adenocarcinoma. *Clin Cancer Res* 2001;7:2246–2253.

[33] McGinn, C., Zalupski, M., Shureiqi, I. et al. Phase I trial of radiation dose escalation with concurrent weekly full-dose gemcitabine in patients with advanced pancreatic cancer. *J Clin Oncol* 2001;19:4202–4208.

[34] Heinemann, V., Quietzsch, D., Gieseler, F. et al. Randomized phase III trial of gemcitabine plus cisplatin compared with gemcitabine alone in advanced pancreatic cancer. *J Clin Oncol* 2006;24:3946–3952.

[35] Cunningham, D., Chau, I., Stocken, D. et al. Phase III randomised comparison of gemcitabine (GEM) versus gemcitabine plus capecitabine (GEM-CAP) in patients with advanced pancreatic cancer. *Eur J Cancer* 2005;3.

[36] Metro, G., Fabi, A., Mirri, M. et al. Phase II study of Wxed dose rate gemcitabine as radiosensitizer for newly diagnosed glioblastoma multiforme. *Cancer Chemother Pharmacol* 2010;65:391–397.

[37] Hunter, K., Feng, F., Griffith, K. et al. Radiation therapy with full-dose gemcitabine and oxaliplatin for unresectable pancreatic cancer. *Int J Radiat Oncol Biol Phys* 2012; 83(3):

921–926.

[38] Loehrer, P., Feng, Y., Cardenes, H. et al. Gemcitabine alone versus gemcitabine plus radiotherapy in patients with locally advanced pancreatic cancer: An Eastern Cooperative Oncology Group trial. *J Clin Oncol* 2011;29:4105–4112.

[39] Ben-Josef, E., and Lawrence, T. The importance of local control in pancreatic cancer. *Nat Rev Clin Oncol* 2012;9:9–10.

[40] Chun, P., Feng, F., Scheurer, A., Davis, M., Lawrence, T., and Nyati, M. Synergistic effects of gemcitabine and gefitinib in the treatment of head and neck carcinoma. *Cancer Res* 2006;66:1–8.

[41] Buchsbaum, D., Bonner, J., Grizzle, W. et al. Treatment of pancreatic cancer xenografts with Erbitux (IMC-C225) anti-EGFR antibody, gemcitabine, and radiation. *Int J Radiat Oncol Biol Phys* 2002;54:1180–1193.

[42] Ling, Y., Li, T., Yuan, Z., Haigentz, M., Weber, T., and Perez-Soler, R. Erlotinib, an effective epidermal growth factor receptor tyrosine kinase inhibitor, induces p27KIP1 up-regulation and nuclear translocation in association with cell growth inhibition and G1/S phase arrest in human non-small-cell lung cancer cell lines. *Mol Pharmacol* 2007;72:248–258.

[43] DiGennaro, E., Barbarino, M., Bruzzese, F. et al. Critical role of both p27KIP1 and p21CIP1/WAF1 in the antiproliferative effect of ZD1839 ('Iressa'), an epidermal growth factor receptor tyrosine kinase inhibitor, in head and neck squamous carcinoma cells. *J Cell Physiol* 2003;195(1):139–150.

[44] Chakravarthy, A., Tsai, C., O'Brien, N. et al. A phase I study of cetuximab in combination with gemcitabine and radiation for locally advanced pancreatic cancer. *Gastrointest Cancer Res* 2012;5(4):112–118.

[45] Wouters, A., Pauwels, B., Lardon, F. et al. *In vitro* study on the schedule-dependency of the interaction between pemetrexed, gemcitabine and irradiation in non-small cell lung cancer and head and neck cancer cells. *BMC Cancer* 2010;10:441.

[46] Bischof, M., Weber, K., Blatter, J., Wannenmacher, M., and Latz, D. Interaction of pemetrexed disodium (Alimta, multitargeted antifolate) and irradiation *in vitro*. *Int J Radiat Oncol Biol Phys* 2002;52:1381–1388.

[47] Teicher, B., Chen, V., Shih, C. et al. Treatment regimens including the multitargeted antifolate LY231514 in human tumor xenografts. *Clin Cancer Res* 2000;6:1016–1023.

[48] Seiwert, T., Connell, P., Mauer, A. et al. A phase I study of pemetrexed, carboplatin, and concurrent radiotherapy in patients with locally advanced or metastatic non-small cell lung or esophageal cancer. *Clin Cancer Res* 2007;13:515–522.

[49] Argiris, A., Karamouzis, M., Smith, R. et al. Phase I trial of pemetrexed in combination with cetuximab and concurrent radiotherapy in patients with head and neck cancer. *Ann Oncol* 2011;22:2482–2488.

[50] Desaknai, S., Lumniczky, K., Esik, O., Hamada, H., and Safrany, G. Local tumour irradiation enhances the anti-tumour effect of a double-suicide gene therapy system in a murine glioma model. *J Gene Med* 2003;5:377–385.

[51] Wu, D., Liu, L., and Chen, L. Antitumor effects and radiosensitization of cytosine deaminase and thymidine kinase fusion suicide gene on colorectal carcinoma cells. *World J Gastroenterol* 2005;11:3051–3055.

[52] Rainov, N. A phase III clinical evaluation of herpes simplex virus type 1 thymidine kinase and ganciclovir gene therapy as an adjuvant to surgical resection and radiation in adults with previously untreated glioblastoma multiforme. *Hum Gene Ther* 2000;11:2389–2401.

[53] Freytag, S., Stricker, H., and Pegg, J. Phase I study of replication-competent adenovirus mediated double-suicide gene therapy in combination with conventional-dose three-dimensional conformal radiation therapy for the treatment of newly diagnosed, intermediate- to high-risk prostate cancer. *Cancer Res* 2003;63:7497–7506.

第6章　铂类药物与烷化剂的放疗增敏作用

Radiosensitization by Platinum Drugs and Alkylating Agents

一、铂类药物

顺铂的抗肿瘤作用属于偶然性发现。20 世纪 70 年代开始进入临床应用，在 80 年代，第二代铂类药物——卡铂问世，其具有与顺铂相似的抗癌谱，但安全性更好。目前，包括顺铂（Cisplatin）、卡铂（Carboplatin）和奥沙利铂（Oxaliplatin）在内的铂类药物是临床肿瘤化疗中使用最为广泛的药物。

（一）顺铂的细胞毒性

顺铂是一种中性水溶的无机共面复合物（图 6-1）。部分药物可通过扩散作用进入细胞，经水合反应（其氯离子被水或羟基取代）转变为具有药物活性的单水合顺铂。这种单水合顺铂能够与细胞 DNA 反应形成链间和链内的交联，从而扭曲 DNA 结构，阻断核苷酸的复制和转录，最终导致 DNA 断裂和（或）编码错误（图 6-2）。这些 DNA 损伤如果不能得到修复，将导致突变或致死性的结果。此外，损伤还会激活一系列不可逆的反应，诱导细胞凋亡。但是，铂类活性物质易受到细胞内源性的亲核物质如谷胱甘肽、蛋氨酸和金属硫蛋白等的影响而发生失活。

顺铂的细胞毒性作用机制在于它能够与 DNA 中嘌呤碱基的亲核性 N_7 位点相互作用[1]，形成 DNA- 蛋白质及 DNA-DNA 的链间和链内交联（图 6-2）。在 DNA 结构损伤中，链内顺式 -Pt(NH$_3$)$_2$-d(GpG) 和顺式 -Pt(NH$_3$)$_2$-d(ApG) 交联分别占 65% 和 25%。而链间交联则远不及链内交联普遍，但也与顺铂的细胞毒性有关[2]。

顺铂-DNA 损伤结构会阻断复制和转录，造成 DNA 双链断裂，进而触发细胞凋亡。该凋亡途径包括死亡受体介导的外源性途径和位于线粒体内的内源性途径。

在外源性途径中，顺铂诱导的 DNA 损伤激活应激活化蛋白激酶（SAPK），这种酶也称为 c-Jun N 端激酶（JNK）和 p38 激酶。JNK 和 p38 激酶在 DNA 损伤后迅速激活，活性可持续数天。由顺铂诱导的 JNK 和 p38 激酶持续激活的同时，伴有转录因子 AP-1（激活蛋白 -1）的持续上调。

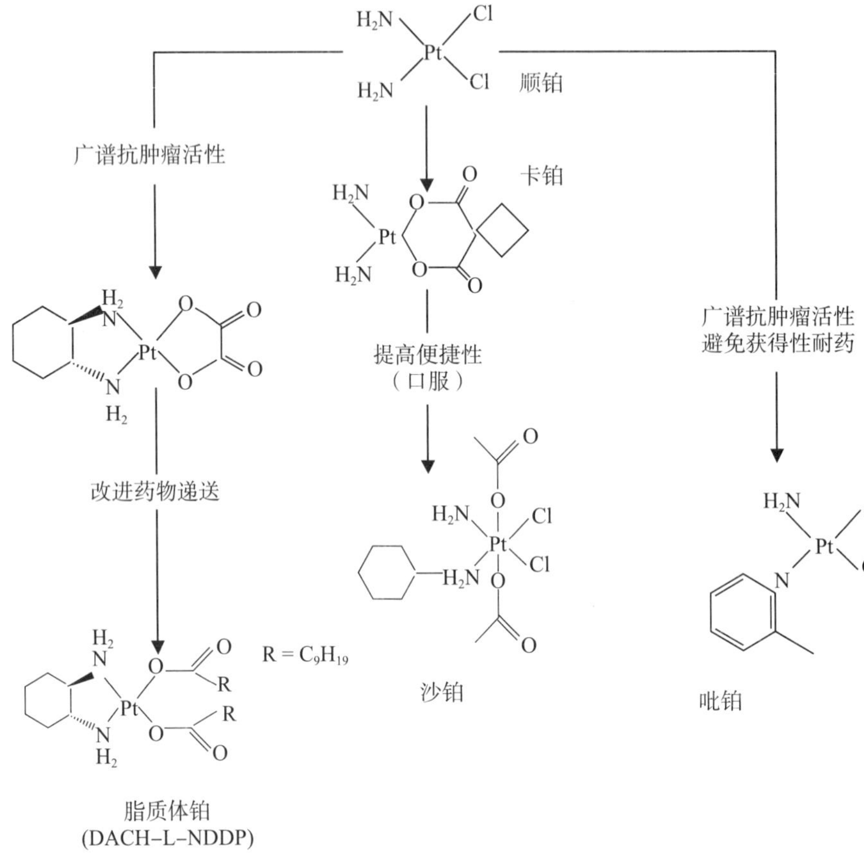

▲ 图 6-1 临床使用的铂类药物及其衍生物

AP-1 转录死亡受体配体 FAS-L，进而导致低水平死亡受体的持续激活和活化 caspase-8 的浓聚，最终触发细胞凋亡过程（图 6-3）。

在内源性途径中，细胞应激导致促凋亡 Bcl-2 家族 Bax/Bak 蛋白激活，引起线粒体外膜的穿孔，从而导致线粒体内的细胞凋亡因子，包括细胞色素 C 和 AIF（凋亡诱导因子）大量释放。细胞色素 C 进入胞质后与衔接蛋白 Apaf-1 结合并诱导其构象变化，导致 caspase-9 的募集和激活，进而在蛋白水解加工后激活下游 caspase，触发 caspase 依赖的细胞凋亡。相反，AIF 释放进入胞质后向细胞核内集聚，诱导 caspase 非依赖的凋亡过程。p53 非依赖性的 DNA 损伤诱导的细胞凋亡也可以由 p53 同源物 p63 和 p73 介导。DNA 损伤激活 ATM 和（或）ATR 信号通路，启动一系列事件，进而刺激 p73 的转录和 p73 蛋白表达的上调。在缺乏 p53 介导的 Bax 线粒体易位和细胞色素 C 释放的情况下，p73 发挥诱导细胞凋亡的作用[3, 4]。

（二）顺铂耐药

在首个顺铂和后来联合卡铂治疗的临床试验结果均显示了其较具前景的抗癌疗效[5-7]，然而很快发现某些肿瘤明显对顺铂存在固有的耐药性，另一些肿瘤则在治疗过程中获得了耐药性。针对顺铂和卡铂耐药性的细胞实验提示可能存在两种机制介导了耐药性，一是进入细胞核诱导 DNA 损伤

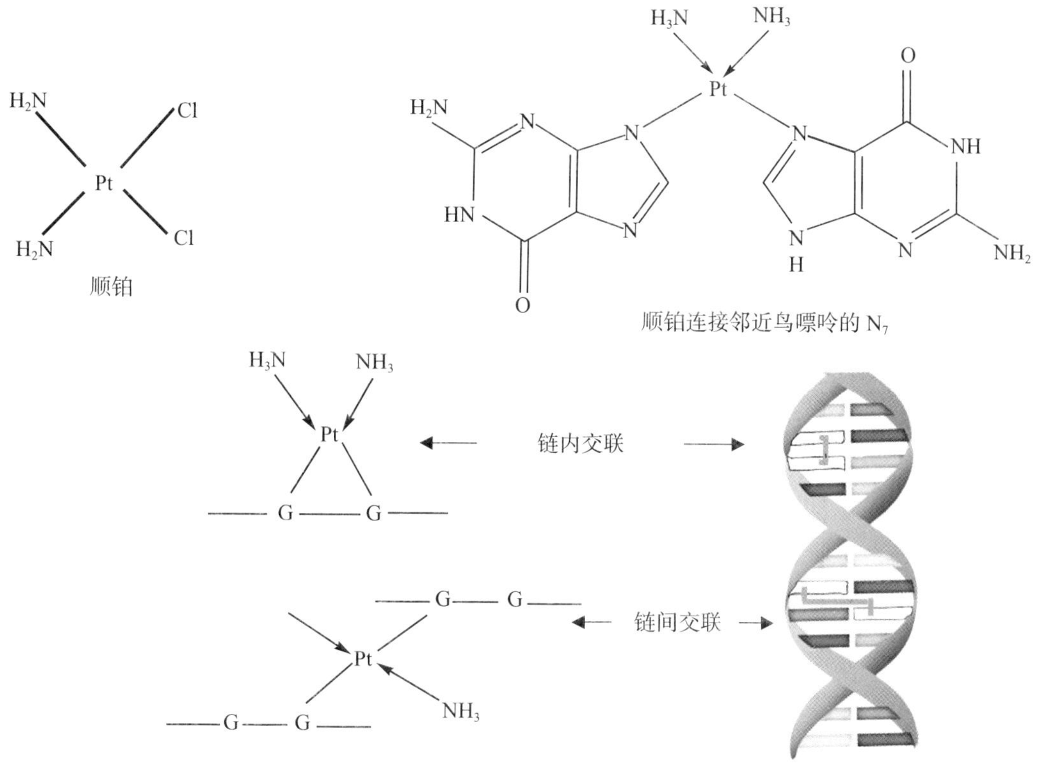

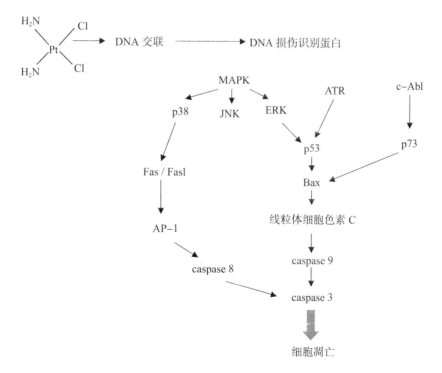

顺铂

顺铂连接邻近鸟嘌呤的 N$_7$

链内交联

链间交联

▲ 图 6-2　顺铂的细胞毒性作用机制

顺铂或卡铂的活化水合铂类物质进入细胞核，优先与鸟嘌呤 7 位的氮原子共价结合形成共价双加合物。它们大部分会连接同一条 DNA 链内相邻的鸟嘌呤（链内交联），少量会结合两条配对 DNA 链上的鸟嘌呤，形成链间交联

DNA 交联　⟶　DNA 损伤识别蛋白

MAPK

p38　JNK　ERK　ATR　c-Abl

p53　p73

Fas / Fasl

Bax

AP-1

线粒体细胞色素 C

caspase 8　caspase 9

caspase 3

细胞凋亡

▲ 图 6-3　顺铂诱导的细胞凋亡

顺铂-DNA 损伤结构阻断复制和转录，造成 DNA 双链断裂，触发细胞凋亡。该凋亡途径包括死亡受体介导的外源性途径和线粒体内的内源性途径

的铂类药物浓度不够；二是由于铂-DNA加合物形成后未能导致细胞死亡。实际上，耐药细胞会表现出多样性的耐药表型，包括药物吸收、DNA损伤识别和修复及细胞凋亡等。对顺铂的固有或获得性耐药削弱了顺铂与放疗的协同作用，因此临床上需要使用其他替代性药物。

1. 顺铂与 DNA 结合浓度不足引起的耐药

与其他的小分子抗癌药物相比，顺铂具有更高的极性，进入细胞的速度相对较慢。细胞对顺铂的摄取受钠和钾离子浓度、pH和还原剂等因素的影响，还有除了被动扩散外，存在通过转运蛋白或门控通道进入胞内的假说。研究发现铜稳态中的主要质膜转运蛋白-铜转运蛋白1（CTR1）在顺铂的细胞内流中发挥重要作用。在铂类药物耐药的发生过程中，通常细胞对药物摄取减少的影响远超过细胞对药物的外排因素。

顺铂与DNA结合浓度不足的第2个原因与细胞质内的含硫醇物质（如三肽谷胱甘肽和金属硫蛋白）水平升高有关。这些物质含有丰富的含硫氨基酸，如半胱氨酸和蛋氨酸，而铂会与硫密切结合，从而降低药物毒性。此外，谷胱甘肽S-转移酶（GST）可以催化顺铂与谷胱甘肽的结合，使顺铂阴离子化，使其更容易被ATP依赖性谷胱甘肽S-结合型排出泵（GS-X）从细胞内排出。

2. 顺铂与 DNA 结合后的耐药机制

当铂-DNA加合物形成后，细胞可以通过DNA修复、去除加合物或其他耐受机制来维持存活。与对顺铂敏感的肿瘤细胞系相比，对顺铂耐药的肿瘤细胞系通常具有更强的DNA修复能力。细胞DNA的修复主要通过4种方式进行，包括核苷酸切除修复（NER）、碱基切除修复（BER）、错配修复（MMR）和双链断裂（DSB）修复，其中NER是细胞修复顺铂-DNA损伤的主要途径。在细胞和临床活检标本中，NER过程中的核酸内切酶蛋白ERCC1（excision repair cross complementing-1）与细胞对铂类药物耐药之间存在着某种关联性。ERCC1与F组着色性干皮病偶联因子（XPF）形成异源二聚体，在铂-DNA位点附近的DNA链上产生一个5′切口。在体外组织培养实验研究显示，对顺铂耐药的卵巢癌细胞中NER的活跃与ERCC1和XPF（主要是ERCC1）的表达升高有关，通过小干扰RNA敲低ERCC1的表达可以抑制顺铂-DNA损伤诱导的核苷酸切除修复（NER），增强细胞对顺铂的敏感性。在卵巢癌患者的临床研究中也发现ERCC1 mRNA水平升高与铂类药物的耐药性呈正相关性。

MMR功能的丧失也可以导致细胞对铂类药物耐药性的增强，其中对顺铂和卡铂会产生低水平的耐药，但对奥沙利铂则影响不大。在MMR过程中，顺铂-DNA加合物被MMR蛋白MSH2、MSH3和MSH6识别，之后细胞经历几次失败的修复周期，最终触发凋亡。因此，对顺铂-DNA加合物来说，MMR监测功能的丧失将导致凋亡减少和更强的耐药性。目前已经在卵巢癌患者中研究了MMR丧失与铂类药物耐药性的相关性。尽管有一些数据表明了MMR的丧失在获得性耐药中起作用，但其在固有耐药中的作用却未被证实。

细胞对顺铂-DNA加合物的最终耐受机制是通过增强的复制旁路，其中DNA聚合酶β和η可以利用跨损伤DNA复制绕过顺铂-DNA加合物而避免触发下游通路。在细胞水平的实验已经证实

了聚合酶 η 在顺铂和卡铂细胞耐药中的作用。

顺铂的细胞毒性基础是其通过顺铂-DNA 加合物诱导激活 DNA 损伤反应，从而导致内源性的凋亡。对于顺铂结合 DNA 后产生的耐受性可能是由于细胞凋亡通路受到干扰引起的，这些干扰包括凋亡触发信号转导通路的缺陷，或者细胞死亡触发机制本身的缺陷。

目前有证据显示，细胞可以通过改变信号传导通路以抵消（或干扰）顺铂诱导的致死信号来维持顺铂耐药的表型，通常顺铂并不直接参与这种信号传导通路。这些通路包括 ERBB2（HER-2）原癌基因、PI₃-Akt1 和 Ras 信号通路的抑制及 PTEN 的激活通路。此外，可能还涉及到自噬和热休克蛋白（HSP）方面的抑制。

（三）铂类药物效用的改进策略

铂类药物的使用不仅受限于细胞固有或获得性耐药机制，而且还受限于严重的剂量限制性不良反应。目前临床上已经采取了多种策略来降低肿瘤患者的铂类药物耐药性。最重要的策略包括开发新型、改进型铂类药物、提高药物递送效率，以及将铂类药物与分子靶向药物相结合。

1. 改进型铂类药物

在过去的 30 年中，有 20 多种铂类药物进入了临床试验，其中只有卡铂和奥沙利铂在国际上获批，而奈达铂 (nedaplatin)、洛铂（lobaplatin）和依铂（heptaplatin）仅在某些地区受批进入临床应用[8]。其余铂类药物的开发均终止于临床试验阶段。

- 奥沙利铂 即顺式-[(1R, 2R)-1, 2- 环己二胺 -N, N'][草酸 (2-)-O, O'] 铂，是具有 1, 2- 二氨基环己烷载体配体的第三代铂类化合物，不仅在体外试验中显示出广谱的抗癌活性，在临床前研究和临床使用中也对多种肿瘤有效。2002 年它成为美国食品和药物管理局批准的第 3 种铂类药物。该药在获得性顺铂耐药的细胞系和顺铂耐药的人类肿瘤的治疗中均显示出抗肿瘤活性。出乎意料的是，在等摩尔或等有效浓度下，奥沙利铂与 DNA 形成的加合物少于顺铂。质粒抽提研究表明，DNA 修复切除系统对顺铂或奥沙利铂所造成的 DNA 损伤的修复效率无显著差异；而这两种铂类药物的差别可能部分源于 MMR 系统的导入性差异。顺铂-DNA 加合物由 MMR 复合物识别，而且 MMR 蛋白 hMLH1 和 hMSH2 的表达缺失与顺铂耐药有关。相比之下，MMR 系统似乎无法有效识别奥沙利铂-DNA 加合物。这些数据表明，MMR 的缺陷将导致顺铂加合物的净复制旁路增强，从而通过阻止无效循环的跨病变合成和错配校正而增强耐药性。

- 其他具有临床价值的铂类药物 在目前进入临床试验的铂类药物中，沙铂（satraplatin）（18 项试验）和吡铂（picoplatin）（8 项试验）引起了广泛关注。自 1999 年以来，还没有新的小分子铂类药物进入临床试验，所以该趋势可能表明未来的重点开始由药物设计向药物靶向递送方面转移。目前已经制备出了顺铂样分子的脂质体制剂，其中一种 SPI-77 已经在临床上进行了试验[9, 10]。当前的铅铂脂质体药物是基于奥沙利铂的一种 DACH 稳定配体(DACH-L-

NDDP, Aroplatin, 图6-1）制成的。而这类药物的临床应用也引起了一定的关注（目前有6项临床试验正在研究 Aroplatin，1 项试验正在研究另一种铂类脂质体药物 Lipoplatin）。

2. 与分子靶向药物的联合治疗

现代抗癌药物的研发都不同程度涉及靶向肿瘤特异性的异常分子。这种策略已经获得了很大成功，如格列卫、曲妥珠单抗、贝伐单抗等（见第 8~12 章阐述分子靶向药物的放疗增敏作用）。临床评估结果显示，在某些情况下这些药物单独使用时并没有显著的效果，但是和细胞毒性药物包括铂类药物联合使用时却能发挥较好的治疗效果。因此联合使用既能改进药物的靶向性，同时又可以避免顺铂耐药的产生。本章后续也将介绍联合铂类药物和分子靶向药物的放化疗方案。

（四）顺铂的放疗增敏性

在顺铂作为临床药物的早期开发阶段，研究者发现其具有放疗增敏的特性。

1. 临床前研究

在过去的数年中，多项在体和离体的临床前抗肿瘤实验表明，与放疗联合使用时，顺铂（和其他铂类似物）可以引起协同杀伤作用[10, 11]。

动物肿瘤模型中已证实了顺铂的放疗增敏作用。研究显示单次顺铂联合放疗治疗小鼠肿瘤时，增强比（ER）为 1.7（以肿瘤治愈为终点），而多次顺铂与放疗联合可进一步增强抑瘤效果。这些研究表明放疗同步顺铂化疗具有显著的治疗优势[11]。在一项研究中，顺铂通过可生物降解的聚合物载药系统植入肿瘤后，均增强单次剂量照射和分次照射的抗肿瘤效果。而且，在分次放疗中，即使增加分次数和延长治疗时间，增敏效果仍然稳定[12]（图6-4）。

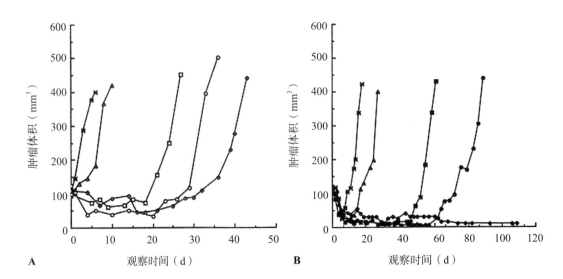

▲ 图6-4 顺铂（利用可生物降解的多聚体载药系统植入肿瘤内）联合放射治疗的肿瘤生长曲线

A. 单纯放疗组。×—×. 对照组；△—△. 单次10Gy；□—□. 5×9Gy；○—○. 8×9Gy；◇—◇. 12×9Gy；B. 联合顺铂（多聚材料植入物）治疗组。×—×. 顺铂单药组；▲—▲. 顺铂 +10Gy；■—■. 顺铂 +5×9Gy；●—●. 顺铂 +8×9Gy；◆—◆. 顺铂 +12×9Gy（经许可转载，引自 Yapp, D.et al., *International Journal of Radiation Oncology - Biology -Physics* 39:497–504, 1997.）

2. 顺铂的放疗增敏机制

顺铂的放疗增敏机制主要有以下几种。

- 药物与辐射诱导形成的自由基相结合形成有毒的铂中间体，增加了对细胞的杀伤作用。
- 电离辐射可提高细胞对铂的吸收。
- 正常情况下由电离辐射造成的 DNA 损伤可以得到修复，但顺铂的自由电子俘获能力阻碍了损伤的修复，使损伤固化导致细胞死亡。
- 放疗后抑制 DNA 修复增加了细胞周期停滞和细胞凋亡的发生率[13]。

顺铂与辐射诱发的病变之间是否存在直接的相互作用尚有争议。体外研究的结果表明可能不存在直接相互作用，或者说如果存在的话也不影响放疗增敏作用。该研究发现在较低的照射剂量和药物浓度的条件下，放疗和顺铂可以形成最佳的协同作用，而高浓度顺铂或者高剂量放疗却不能带来更好的放疗增敏效果。

- 小鼠胚胎成纤维细胞（MEF）经 1μg/ml 的顺铂处理后可观察到放疗增敏效果，但是过高顺铂的浓度并未带来放疗增敏作用的进一步提高，反而增加了放射耐受性，可能的原因是高浓度的顺铂杀灭了对药物和放疗敏感的细胞，而保留了抵抗性强的细胞[14]。
- 对 OV-1063 和 EMT-6 细胞予以 2Gy 的照射后再使用顺铂，可以观察到明显的增敏效果。但是在给予更高剂量照射（6Gy）的研究组，放疗增敏作用几乎消失了[10]。

既往的简单模型认为，如果两种治疗方式引起的损伤在空间位置上非常接近，将导致物理上的相互作用。上述研究结果显然与此模型存在相悖之处。一种解释认为顺铂抑制了辐射诱导的 DNA 损伤的修复从而产生协同作用。对顺铂给药最佳时间的研究支持此观点。以下的实验结果也再次证明了这一点。

- 在鼠乳腺癌细胞（EMT-6）和人卵巢癌细胞（OV-1063）实验研究中，放疗后 2h 行顺铂给药可以产生强效的加成作用，而放疗前 24h 或放疗后延时给药，加成作用轻微或仅有次加成效应[10]。
- 在肿瘤模型研究中，顺铂给药后立即进行每次放疗，可以观察到最显著的剂量增强效应[15]。

早期的研究结果表明放疗联合顺铂化疗能够抑制亚致死损伤的修复过程。亚致死损伤修复或恢复（SLDR）最初用以解释将单次照射剂量改成间隔数小时的两分割照射后辐射效应减弱的现象。SLDR 的机制很复杂，其中涉及不同 DNA 修复模式，而且同源重组和非同源末端连接（NHEJ）的调控也与辐射和顺铂之间的协同作用有关。

(1) 非同源末端连接：许多实验研究结果显示顺铂和辐射的相互作用机制涉及 NHEJ。

- 一项研究表明，细胞对电离辐射和顺铂的交叉耐受性与 Ku80 活性增强有关[16]。
- 后续的体外细胞实验显示，顺铂诱导的 DNA 损伤降低了 DNA 依赖性蛋白激酶（DNA-PK）与双链 DNA 分子相互作用的能力[17]。在这种情况下，DNA-PK 的 Ku-DNA 结合亚基转移到包含顺铂–DNA 加合物的双链 DNA 上的能力降低，导致 DNA-PK 的 p460 催化亚基与

Ku-DNA 复合物的结合减少。另外,与在正常 DNA 上组装形成的异三聚体 DNA-PK 相比,在含顺铂-DNA 加合物的 DNA 末端与 Ku 结合的 DNA-PK 催化亚基的催化速率降低。病变位置与末端的空间距离也影响激酶的激活,当病变靠近末端时会产生最大的抑制作用。这些发现表明,顺铂加合物的存在降低了 Ku 从末端转移的能力,从而诱导了无活性激酶复合物的形成,最终影响了 DNA 的损伤修复能力。

- 进一步的研究显示,与野生型细胞相比,顺铂对 Ku80 缺陷型细胞的放疗增敏作用不明显[14],而分割剂量实验表明 NHEJ 在 SLDR 中发挥了重要作用。

(2) 同源重组:利用修复能力完整的野生型酵母菌和修复缺陷型(RAD52)重组酵母菌进行的实验研究表明,同源重组的确参与了顺铂的增敏作用机制[18]。对具有完整重组修复能力的野生型酵母细胞,顺铂可以有效提高其放疗敏感性;但对缺乏重组能力的细胞,顺铂的增敏作用不明显,这表明顺铂的放疗增敏机制与涉及 RAD52 依赖的无误重组修复的 DNA 损伤修复过程受到抑制有关。此外,在野生型酵母细胞中,辐照期间有氧或无氧状态对顺铂的放疗增敏作用没有影响。这项研究还表明增敏机制未涉及切除修复,因为在 RAD3-2 的纯合菌株内也观察到了辐射与顺铂的协同作用。

(五)基于铂类药物的放化疗

1. 顺铂

顺铂 [顺式 – 二甲基二氯铂 (Ⅱ)] 是同步放化疗中最常用的药物之一。针对含铂类药物放化疗临床方案的早期综述文献中包含了一项利用顺铂和超分割放疗治疗高级别神经胶质瘤的研究。此研究的结果表明放化疗方案能够缓解重症患者的临床症状,改善功能状态[19]。临床前研究表明,放疗期间确保肿瘤区内存在足够浓度的顺铂对于最大限度地发挥协同作用非常重要[20]。该结论也得到了临床试验结果的支持。在此项临床试验中,应用放疗联合顺铂同步给药治疗头颈部鳞状细胞癌,显著提高了患者的存活率[21]。表 6-1 简要总结了含顺铂放化疗方案用于不同肿瘤的治疗情况。

2. 卡铂

卡铂单药使用的临床数据非常有限,尚无充分证据支持其具有放疗增敏作用。对照研究表明,在生存获益方面卡铂与顺铂无明显差异,但卡铂联合放疗的疗效好于单纯放疗[22]。

3. 奥沙利铂

奥沙利铂广泛应用于结直肠癌的辅助化疗,同时也与 5-FU 和亚叶酸联合使用治疗转移性结直肠癌[23]。基于奥沙利铂的放化疗也应用于转移性结直肠癌的治疗。在结肠癌患者中,与单纯 5-FU 联合放疗相比,5-FU 和奥沙利铂双药联合放疗显著提高了患者的无病生存期和总体生存期。一项 Ⅱ 期临床研究评估了奥沙利铂、氟尿嘧啶和放疗三者联合在直肠癌治疗中的效果,结果显示该方案具有良好的患者耐受性和肿瘤应答率[24]。

两项欧洲大型 Ⅲ 期临床试验评估了奥沙利铂在基于 5-FU 放化疗中的作用,遗憾的是结果不甚理想。

表 6-1 顺铂联合同步放疗在不同肿瘤中的应用情况

肿瘤类型	适应证与治疗	铂类药物	获 益
头颈部肿瘤	局部晚期头颈部肿瘤，初治或者辅助化疗	顺铂	器官保留率增加，生存率较单纯放疗增加
非小细胞肺癌	ⅢB 期，不可手术，无转移	顺铂、卡铂 / 紫杉醇、顺铂 / 依托泊苷	较差的可手术患者或ⅢB 期患者的根治手段
小细胞肺癌	局限期	顺铂、依托泊苷	约 20% 患者可根治
食管癌	局部晚期	顺铂 /5-FU	生存获益，治愈率提高
胃癌	辅助化疗	顺铂	部分数据显示生存获益
宫颈癌	主要方式	顺铂	局控率增加，控制远处转移，器官保留率增加
膀胱癌	主要方式	顺铂	局控率增加

引自 Seiwert, T. et al., *Nat Clin Pract Oncol* 2007; 4(2):86–100.

- 在意大利Ⅲ期临床试验中，747 名局部晚期直肠癌患者随机分为术前单药 5-FU 放化疗组及术前 5-FU 同步每周奥沙利铂放化疗组。初步结果显示，在以 5-FU 为基础的术前放化疗中每周加用奥沙利铂明显提高了 3～4 级毒性反应，却未达到显著降低肿瘤病理分期[25]。
- 在法国的一项类似的大型临床研究中，598 例局部晚期直肠癌患者随机分成卡培他滨联合同步放疗组及卡培他滨和奥沙利铂联合同步放疗组。结果显示，卡培他滨 + 奥沙利铂联合同步放疗组中患者的 3～4 级毒性反应率更高，尽管肿瘤累及范围有所缩小，但病理完全缓解率两组之间并无统计学差异[26]。

表 6-2 中列出了正在进行中或近期完成的涉及奥沙利铂同步放疗的临床试验的详细信息。虽然已经有许多试验开始进行针对胰腺癌的相关治疗研究，但目前在结直肠癌方面的研究依然占大多数。在基于奥沙利铂的放化疗中与奥沙利铂配伍的化疗药通常只有几种，最常见的是联合卡培他滨或者 5-FU，或加用第 3 或第 4 种药物，包括西妥昔单抗、贝伐单抗、塞来昔布、多西紫杉醇、吉西他滨及雷替曲塞等。

表 6-2 正在进行或新近完成的基于奥沙利铂同步放疗的临床研究汇总

肿 瘤	治疗阶段	临床试验阶段				化疗方案
		1	1/2	2	3	
胰腺癌	RT	7		4		5-FU、吉西他滨、伊立替康、贝伐单抗、西妥昔单抗 +FOLFOX6
结直肠癌	RT	8		15	1	卡培他滨、伊立替康、塞来昔布、西妥昔单抗、雷替曲塞
非小细胞肺癌	RT			1		卡培他滨
食管癌	RT		1		1	多西紫杉醇、卡培他滨、拉帕替尼
胃癌	RT	1		2		卡培他滨

引自 www.clinicaltrials.gov

4. 基于多药的放化疗方案

在目前的同步放化疗方案中，使用单药化疗的方案（无论是顺铂还是其他药物）已经很少见了。现在往往选择多种化疗药物与放疗联合使用，以提高肿瘤细胞的放射敏感性，同时可能有助于提高相应药物的靶向性，但是其代价是不良反应的增加。

(1) 顺铂和 5-FU：一项顺铂和 5-FU 联合每天 1 次或 2 次分割放疗治疗局部晚期头颈部鳞状细胞癌的研究结果显示，患者的 5 年总生存率可达 65.7%。在另一项以相似患者群进行的对照研究发现，顺铂和 5-FU 联合放疗的疗效可能优于单药顺铂联合放疗的疗效（前者的 5 年生存率为 65.7%，而后者的 3 年生存率只有 37.0%），但是两种方案的毒性反应却基本相似，据此可以认为顺铂和 5-FU 联合放疗的治疗方案非常有效 [27]。

(2) 顺铂和紫杉醇：一项随机多中心 II 期临床试验比较了几种多药放化疗方案的放疗增敏效果，包括顺铂和紫杉醇联合放疗、顺铂和 5-FU 联合放疗，以及 5-FU 和羟基脲联合放疗（FHX）[28]。该试验的结果表明，顺铂和紫杉醇的放化疗方案和 FHX 方案的 2 年总生存率基本相似（分别为 66.6% 和 69.4%），均优于顺铂和 5-FU 放化疗方案（总生存期为 57.4%）。

后续的临床试验也进一步验证了这两种放化疗联合方案具有显著的生存获益 [23]。而且这两种放化疗方案中严重不良反应的发生率与单药顺铂或顺铂和 5-FU 联合放疗类似，大约有 67% 的患者出现 3 级或 4 级毒性反应。因此，可以认为联合顺铂和紫杉醇的放化疗方案是安全有效的，可以作为常规含铂放化疗方案的替代或补充方案，尤其是对于高危患者和能够耐受高强度化疗的患者。

(3) 替拉扎明和顺铂：替拉扎明可与放疗和顺铂联合应用发挥协同效果。一项纳入了 $T_{3/4}$ 和（或）$N_{2/3}$ 的头颈部鳞癌患者的 I 期临床试验结果显示，接受替拉扎明与顺铂联合放疗患者的 3 年总生存率可达 69%。该研究同时也验证了替拉扎明与顺铂联合加速分割照射在复发性头颈部肿瘤患者中的治疗效果，不但疗效明显，而且安全可耐受 [29]。另一项随机 II 期临床研究表明，与基于 5-FU 和顺铂的方案相比，联合替拉扎明和顺铂的放化疗方案似乎更有优势，尽管分析结果未达到统计学意义。在试验的亚组分析中，乏氧肿瘤从替拉扎明联合治疗中获益显著 [30]。

(4) 顺铂联合西妥昔单抗：目前有超过 100 项正在开展的临床试验评价西妥昔单抗联合基于顺铂的放化疗方案的临床疗效（www.clinicaltrials.gov），但迄今为止尚缺乏一致的研究结果。一项小样本的研究显示，在局部晚期头颈部肿瘤中，联合西妥昔单抗和顺铂的放化疗策略可使患者 3 年总生存期达到 76%[31]。但是，由于在 5 位患者中出现了严重不良反应，该研究不得不提前终止，因此该方案的实际效果仍需更多的临床数据加以分析。

(5) 紫杉醇联合卡铂：卡铂常用于不能耐受顺铂毒性的患者。联合卡铂和紫杉醇的同步放化疗方案是治疗头颈部肿瘤最常用的方案之一。与顺铂方案相比，该方案的主要优势在于较好的耐受性。目前多项临床试验的结果均证实了该方案在新发肿瘤和复发肿瘤患者中的良好疗效和可耐受性。在一项纳入 52 例 III 或 IV 期不可切除头颈部鳞癌患者的试验中，予以每周卡铂和紫杉醇联合超分割放疗的治疗，2 年总生存率达 63%。尽管试验中 80% 的患者出现了 3～4 级的急性毒性作用，但这些不良反应比在顺铂方案中更易于控制，而且该方案对肾脏和神经系统的毒性较小。鉴于联合紫杉醇和卡铂的放化疗方案的疗效和安全性优势，因此可作为标准治疗方案及顺铂方案的替代选项 [23]。

（6）卡铂联合 5-FU：两项欧洲临床试验评估了卡铂和 5-FU 联合放疗方案的疗效，结果比较令人满意。一项试验数据显示，联合治疗组的 3 年生存率明显高于单纯放疗组（51% vs. 31%），局部控制率也显著提高（66% vs. 42%）。在另一项试验中，240 例不可切除的 Ⅲ 或 Ⅳ 期口咽癌和下咽癌患者随机分至单纯超分割加速放疗组和联合卡铂和 5-FU 的放化疗组 [32]。联合治疗组 1 年的总生存率从 44% 提高到 58%。与含顺铂的方案相比，基于卡铂的放化疗方案的耐受性更好，虽然急性放射毒性反应较为常见，但完全可以控制。以上结果表明，尽管联合卡铂和 5-FU 的放化疗方案的临床证据仍有限，但其可以作为顺铂类放化疗的替代方案。

二、烷化剂

烷化剂抗癌药物可分为很多种类型，它们的共同特征是通过亲电子烷基或取代烷基反应共价结合细胞内的亲核基位点而产生毒性。烷化剂通过形成碳正离子中间体获得亲电性，并且可以与目标分子形成过渡配合物。烷化剂能够与细胞内广泛存在的亲核基团（包括 DNA 中的碱基）反应形成共价键，从而产生细胞毒性和疗效。尽管烷化剂能与各细胞周期的细胞发生反应，但它们的功效和毒性主要引自对增殖活跃组织细胞的干扰。目前已经开发了多种烷化剂，在白血病、淋巴瘤和实体瘤的治疗中起到了重要作用。大多数烷化剂对骨髓会产生剂量限制毒性，对肠黏膜毒性程度较小，而其他器官的毒性受药物种类、剂量和治疗时间的影响而有不同表现。表 6-3 列出了目前在临床上使用的主要烷化剂。

替莫唑胺

20 世纪 70 年代后期科学家合成了一类新的烷基化药物——咪唑四嗪酮，其中包括现在所熟知的替莫唑胺（TMZ）。咪唑四嗪酮与达卡巴嗪（DTIC）有关，而达卡巴嗪（DTIC）在 70 年代末和 80 年代初广泛应用于转移性黑色素瘤的治疗，同时在神经胶质瘤治疗中也取得了一定成功。DTIC 是一种前药，在体内通过生物酶转化为具有活性的 5-（3- 甲基三氮杂 -1- 基）- 咪唑 -4- 羧酰胺（MTIC）。这种转变过程在小鼠体内发生很快，但在人体内的转化效率非常低 [33]，可能是限制其临床疗效的主要原因之一。而 TMZ 则不依赖于酶促反应，只要在生理性 pH 环境下即可转化为 MTIC，所以是 DTIC 的良好替代药物。在小鼠的模型实验中也证实了 TMZ 具有在组织内（包括大脑）均匀分布的优势，相关的临床试验也陆续展开 [34]。尽管 TMZ 最初旨在用于治疗黑色素瘤患者，但现在已成为治疗胶质母细胞瘤的首选药物。

表6-3 临床使用的烷化剂分类

药物种类	化学结构	治疗病种
环磷酰胺		淋巴瘤、白血病和实体瘤
异环磷酰胺		睾丸癌、乳腺癌、非霍奇金淋巴瘤、软组织肉瘤、成骨肉瘤、肺癌、宫颈癌、卵巢癌、骨肿瘤
卡莫司汀		胶质瘤、多形性胶质母细胞瘤、星形细胞瘤、多发性骨髓瘤、淋巴瘤（霍奇金、非霍奇金）
链脲佐菌素		胰岛细胞肿瘤
达卡巴嗪 DTIC	达卡巴嗪 	恶性黑色素瘤、霍奇金淋巴瘤
替莫唑胺		胶质母细胞瘤、星形细胞瘤、转移性黑色素瘤

1. 替莫唑胺的细胞毒性

TMZ 是一种小分子量的亲脂性前药（分子量为 194Da），在生理 pH 下能迅速代谢成活性产物 MTIC（图 6-5）。在体内，TMZ 经过非酶化学降解过程，直接在血浆中转化为 MTIC，该过程无须肝脏的参与，从而一定程度上避免了与其他药物的相互作用。之后，MTIC 不可逆地降解为 4- 氨基 -5- 咪唑 - 羧酰胺（AIC）和高反应性甲基重氮阳离子。

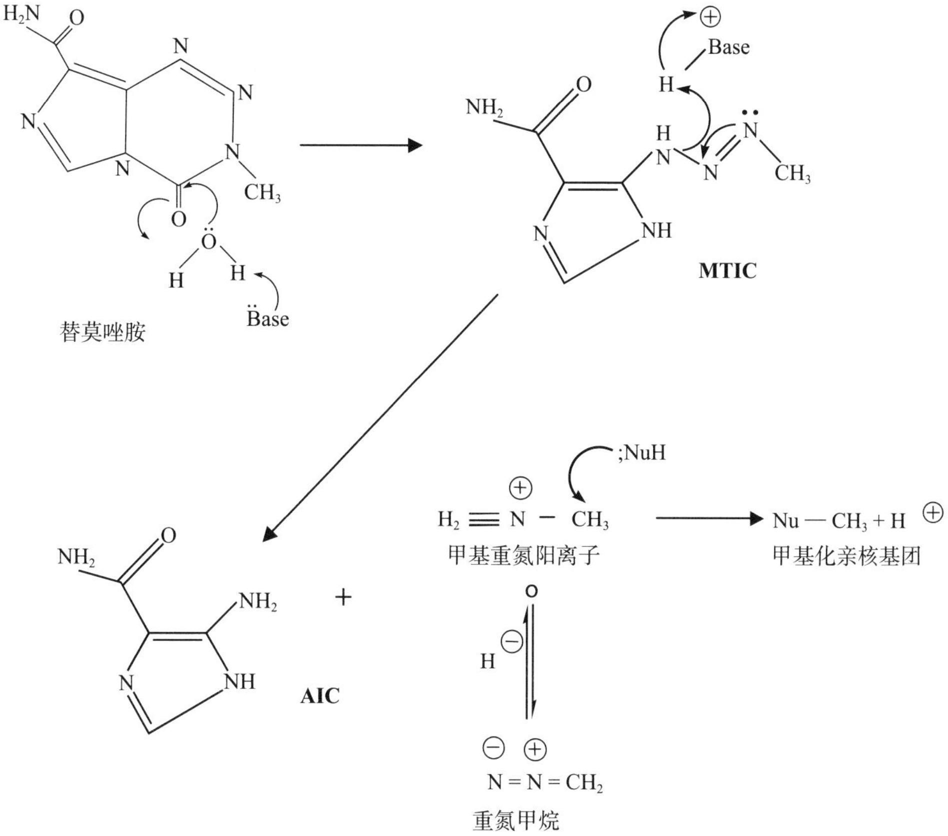

▲ 图 6-5　TMZ 在水溶液中的分解过程

甲基重氮阳离子是一种有效的 DNA 甲基化剂，可形成 3 种主要产物：N_7- 甲基鸟嘌呤（70%）、O^6- 甲基鸟嘌呤（5%）和 N_3- 甲基腺嘌呤（9%）。TMZ 表现出的大部分细胞毒性与 O^6- 甲基鸟嘌呤有关：在复制过程中它与胸腺嘧啶不能形成正确配对，进而诱导 MMR 的反复尝试，最后产生 DNA 双链断裂（图 6-6）。

TMZ 耐药的一个重要机制是 O^6- 甲基鸟嘌呤 -DNA- 甲基转移酶（MGMT）通过去除甲基化加合物来修复 O^6- 甲基鸟嘌呤。MGMT 可以将 DNA 中鸟嘌呤 O^6 位置的甲基加合物转移到自身的半胱氨酸受体残基位置，此过程将导致 MGMT 的不可逆失活，需要通过提高蛋白质的从头合成来恢复其活性。MGMT 的活性恢复很快，通常外周血细胞[35]或者人恶性脑肿瘤[36]仅需数小时即可恢复其内的 MGMT 活性。带有启动子甲基化 MGMT 基因沉默的肿瘤患者能够从替莫唑胺方案中显著获益，预后更好。

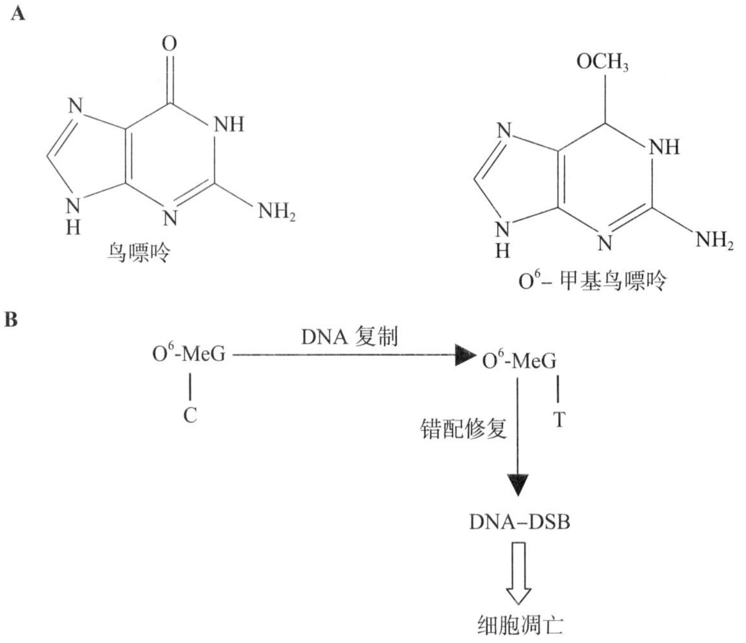

▲ 图 6-6 TMZ 的细胞毒作用

A.TMZ 的大部分细胞毒性源于鸟嘌呤和 O^6- 甲基鸟嘌呤（O^6-MeG）；B. 在复制过程中 O^6-MeG 与胸腺嘧啶错误配对，触发多次错配修复过程，导致胸腺嘧啶被切除，但是由于 O^6-MeG 仍然存在于 DNA 中，因而会再次发生错配，并且在重新合成双链 DNA 的过程中再次插入了胸腺嘧啶，如此循环往复。胸腺嘧啶的无效去除和重新插入反复发生，最终导致双链断裂和细胞凋亡

替莫唑胺的药理学特点也是其临床应用的一个优势。它可以穿过血脑屏障，其中很大一部分药物（约 30%）可以迅速进入脑脊液。由于替莫唑胺半衰期较短而且重复给药时没有明显的药物蓄积，因此可以采用每日给药的模式。

2. 替莫唑胺放疗增敏作用的临床前研究

TMZ 联合放疗的临床前研究结果表明，放疗前至少 72h 给药更为有效。TMZ 与辐射的相互作用通常是叠加效果而不是协同效果，并且根据细胞对 TMZ 的敏感性可以在很大程度上预测联合治疗的疗效，这也与基于模型的预测结果较为一致。在此模型中，给药后的两个细胞周期内 TMZ 诱导的碱基损伤由于 MMR 修复失败导致 DSB，从而产生细胞死亡[37]。TMZ 延迟诱导的 DSB 很难利用诸如 γH2AX 焦点检测之类的技术手段进行评估，其原因可能与依赖于 MMR 的 DSB 不同步演变及动态修复有关。细胞周期实验的结果表明在使用 TMZ 的 48h 后 G_2/M 检查点受到激活，这印证了 MMR 具有间接和延迟诱导 DSB 的效应。

大剂量 TMZ 似乎具有更强的放疗增敏作用，而且与放疗相互作用的时间也可能早于低剂量使用 TMZ。有研究报道大剂量的 TMZ[38] 或相关的甲基化剂 MNNG[39] 可以更早诱导信号传导和检查点反应。放疗前 2h 予以大剂量 TMZ，在 4～12h 后即可观察到细胞凋亡明显增加[40]。

在临床实践中，TMZ 的使用浓度一般不超过 10μmol/L[41]，所以 TMZ 在患者中直接诱导 DSB 的可能性不大，而且实验中所观察到的与放疗发生早期相互作用的治疗意义也存疑。这些结果就导致了一个不可回避的问题，即在临床剂量下的 TMZ 是否真正具有放疗增敏性。Chalmers 等详细讨论了 TMZ 与放疗的相互作用[41]，总结了在 4 种不同 p53 和 MGMT 状态的神经胶质瘤细胞系中放疗和 TMZ 的相加性细胞毒性。在放疗前 72h 给予 TMZ 时，观察到的放疗和 TMZ 相加细胞毒作用与模型预测的 2 种治疗联合诱导的 DSB 相加效应结果一致。因此，给药的时间安排非常重要，在放疗前 72h 给予 TMZ，无论是从克隆形成、G_2/M 检查点激活和 γH2AX 焦点形成等指标评估，均观察到显著的细胞毒性效应，但目前仍缺乏 TMZ 放疗增敏的直接证据。咖啡因能够抑制 ATM 和 ATR 的活性，进而抑制 G_2/M 检查点的激活和增强联合治疗的细胞毒性。

明确 TMZ 是否真正具有放疗增敏性具有切实的临床意义。如果 TMZ 可作为放疗增敏药，则应建议患者在特定时间（如放疗前 1h）服用。反之，如某些实验数据所示，应进一步提早开始服用 TMZ（放疗前至少 3 天）以达到最大获益，而且患者也无须在治疗前的短时间内服用药物。也可能 TMZ 的放疗增敏作用具有肿瘤特异性，较低剂量的 TMZ 或许仅在某些肿瘤中具有放疗增敏作用，而在其他肿瘤中则无此效果。

3. 替莫唑胺同步放疗的临床应用

2002 年 Stupp 等[42] 发表了一项 II 期临床试验结果。该试验旨在测试 TMZ 同步放疗的安全性和耐受性。同步放疗期间 TMZ 剂量为每日 75mg/m²，放疗疗程结束后给予 TMZ 辅助化疗 5 天，剂量为 150～200mg/m²；23 天后继续下一周期治疗（图 6-7）。在同步治疗阶段骨髓抑制的发生率虽轻度增加（6%），患者仍可耐受。患者的中位生存期为 16 个月，1 年和 2 年生存率分别为 58% 和 31%。随后，欧洲癌症研究与治疗组织迅速展开了相似设计的 III 期试验（EORTC 26 981）。该试验

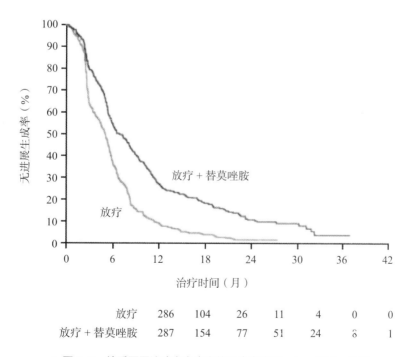

放疗	286	104	26	11	4	0	0
放疗 + 替莫唑胺	287	154	77	51	24	8	1

▲ 图 6-7　接受不同治疗方案患者的总生存率 Kaplan-Meier 分析

与接受单纯放疗的患者相比，接受放疗联合替莫唑胺治疗的患者死亡风险比为 0.63（95%CI 0.52～0.75，P < 0.001）[经许可转载，引自 Stupp, R.et al, Journal of Clinical Oncology 20(5): 1375-1582, 2002; Stupp, R.et al, New England Journal of Medicine 352(10): 987-996, 2005.]

比较了胶质母细胞瘤患者术后放疗同步 TMZ 化疗与术后单纯放疗的疗效。与术后单纯放疗患者相比，接受同步放化疗患者的中位生存期显著延长约 10 周（12.1 个月 vs. 14.6 个月，有统计学意义）[43]，2 年生存率显著提高（26.5% vs.10.4%）。另一项比较单纯放疗与放疗联合双氯乙基亚硝基脲（即卡莫司汀，BCNU）或 1-（2- 氯乙基）-3- 环己基 -1- 亚硝基脲（即洛莫司汀，CCNU）的临床试验结果显示，40～60 岁的胶质母细胞瘤患者接受联合治疗后 2 年生存率达到 23%[44]。但是 CCNU 和 BCNU 组中均有约 20% 的患者出现了剂量限制性白细胞减少症，这一定程度上降低了患者对该方案的耐受性。相比接受 BCNU 或 CCNU 的患者有明显的疲劳和恶心症状，放疗联合 TMZ 对生活质量的影响并不显著。

在欧洲和美国，放疗联合 TMZ 治疗快速成为新诊断胶质母细胞瘤患者的标准治疗方案。自 TMZ 获批后，出现了众多旨在评估不同剂量方案的非随机临床试验，包括延长给药方案（7 天给药 /7 天停药）和剂量密集方案（21 天给药 /7 天停药）[45]。虽然部分替代方案显示出了一定的疗效，但仅有 1 项研究将替代方案与标准方案进行了对比，结果表明替代方案无明显获益[46]。MGMT 甲基化状态是肿瘤对烷化剂治疗敏感的最强预测性生物标记物。MGMT 基因编码 O^6- 烷基鸟嘌呤 -DNA 烷基转移酶（AGT），该酶是一种 DNA 修复酶，可以逆转 TMZ 造成的损伤。AGT 可以说是一种 "自杀式酶"，1 分子的 AGT 仅能移除 1 个烷基分子，之后酶失去活性。原理上，MGMT 启动子区域中胞嘧啶 - 磷酸 - 鸟嘌呤岛的高度甲基化将导致 MGMT 表达降低，进而抑制 DNA 的修复过程，从而增强了烷化剂的细胞毒性。临床结果也确实如此，MGMT 启动子甲基化与 TMZ 治疗的中位生存时间延长存在显著的相关性（MGMT 甲基化患者的中位生存时间可达到 21.7 个月，而非甲基化患者仅为 15.3 个月[47]）。

改善 TMZ 联合放疗的疗效：自替莫唑胺联合放疗方案进入临床之后，在开发治疗神经胶质瘤的新方案方面进展甚微，在改善标准疗法的疗效方面也进行了很多探索。提高 TMZ 疗效的一种策略是利用选择性递送机制增加肿瘤内的 TMZ 有效剂量。理论上利用薄片或对流强化局部输送可以绕过完整的血脑屏障对药物的阻碍作用。一项在大鼠模型中进行的实验测试了载有 TMZ 和 BCNU 聚合物薄片（类似于 Gliadel）的治疗效果，结果显示其有效性远超过 TMZ 或 BCNU 单药[48]。目前含有 TMZ 的缓释微球已用于动物研究，尚未进入临床测试[49]。以上两种手段可应用于肿瘤全切除或者次全切除的患者。此外，聚乙二醇化和靶向纳米囊泡也是有潜力的增强 TMZ 瘤内递送的策略，同时又可以降低被正常细胞的摄取。对于如何改善放疗增敏药（包括 TMZ）递送的方法将在后续章节中进行更详细的讨论。

三、总结

铂类药物在细胞内形成 DNA- 蛋白质交联结构，以及 DNA 内的链内和链间交联结构，细胞试图修复这些交联结构而导致链断裂。铂类药物与放疗的联合使用增加了 DNA 中致命性 DSB 的数量。

铂类药物与放疗的协同作用可能存在多种机制，包括通过产生自由基增强毒性中间物的形成，铂类药物药代动力学改变，以及 DNA 损伤修复抑制等。

顺铂加合物的形成会触发一系列细胞内事件，涉及信号传导、检查点激活、DNA 修复活性和细胞凋亡等。顺铂和辐射之间的相互作用涉及多个层面，包括辐射诱导产生的自由基增强铂类有毒中间体的形成，顺铂通过清除辐射与 DNA 相互作用中形成的自由电子进而固定 DNA 损伤从而抑制 DNA 的修复，辐射诱导细胞摄取顺铂增加，细胞周期破坏的协同作用，辐射诱发 DNA 损伤的修复抑制等。体外实验表明，顺铂联合放疗时，在两者较低剂量的情况下可以获得最好的协同效果。但由于两种治疗方式引起的 DNA 损伤位点较近，这种剂量敏感性特点并不支持简单的物理相互作用模型。一种较为合理的解释是顺铂抑制了辐射诱导的 DNA 亚致死性损伤修复，进而产生协同效应。有关顺铂最佳给药时机的研究支持这一观点。顺铂和放射治疗相结合可抑制 DNA 双链断裂修复的两个关键途径——同源重组和非同源末端连接。

顺铂是放化疗联合方案中最为广泛使用的化疗药物。而卡铂作为单药使用的临床数据较有限，作为放疗增敏药的数据仍不充分。奥沙利铂主要用于局限期结直肠癌的同步放化疗，以及转移性结直肠癌的辅助化疗。基于铂类药物的放化疗方案基本都包含辅助化疗。顺铂与 5-FU、紫杉醇、替拉扎明或西妥昔单抗的组合，以及卡铂与 5-FU 或紫杉醇的组合是最常见的辅助化疗方案。

烷化剂是多种类别抗癌药物的通称，其共同特征是它们都参与了同一种反应，亲电烷基或取代烷基共价结合到细胞内的亲核基位点。大多数研究认为烷化剂与亲核基团（包括 DNA 中的碱基）产生烷基化作用而形成共价键是产生细胞毒性的主要原因。烷化剂替莫唑胺（即咪唑并四嗪酮）是一种前体药，需要在体内转化为活性形式 MTIC 才具有抗癌作用。在生理性 pH 环境下，TMZ 在水溶液中即可转化为 MTIC，治疗优势明显。此外，TMZ 能够穿过血脑屏障，也可以迅速进入脑脊液。TMZ 在体内的半衰期较短，重复给药时无明显的药物蓄积效应，因此每日重复给药安全性高。虽然 TMZ 最初用于治疗黑色素瘤患者，但现在已成为胶质母细胞瘤治疗的首选药物。

研究显示高剂量 TMZ 具有放疗增敏潜能，能够诱导与细胞凋亡上调相关的信号传导和检查点反应。临床剂量的 TMZ 在放疗前至少 72h 给药，能够获得更有效的治疗作用。TMZ 与放疗的相互作用通常是叠加作用而非协同作用，通过细胞对 TMZ 的敏感性能够预测联合治疗的效果。这与模型观察的结果相一致，在给药后的两个细胞周期内 TMZ 诱导的碱基损伤由于 MMR 修复失败导致 DSB，进而导致细胞毒性。

基于多项大型临床试验的结果，在欧洲和美国，放疗同步 TMZ 化疗已成为新诊断胶质母细胞瘤患者的标准治疗。该方案与以前使用的烷化剂（BCNU 或 CCNU）相比，患者的生存率得到改善，而与健康相关的生活质量无明显下降。

参考文献

[1] Eastman, A., and Barry, M. Interaction of trans-diamminedichloroplatinum(II) with DNA: Formation of monofunctional adducts and their reaction with glutathione. *Biochemistry* 1987;26:3303–3307.

[2] Plooy, A., van Dijk, M., Berends, F., and Lohman, P. Formation and repair of DNA interstrand cross-links in relation to cytotoxicity and unscheduled DNA synthesis induced in control and mutant human cells treated with cis-diamminedichloroplatinum(II). *Cancer Res* 1985;45:4178–4184.

[3] Roos W., and Kaina, B. DNA damage-induced cell death by apoptosis. *Trends Mol Med* 2006;12(9):440–50.

[4] Roos, W., and Kaina, B. DNA damage-induced cell death: From specic DNA lesions to the DNA damage response and apoptosis. *Cancer Lett* 2013;332:237–48.

[5] Kelland, L. The resurgence of platinum-based cancer chemotherapy. *Nat Rev Cancer* 2007;7:573–584.

[6] Galluzzi, L., Senovilla, L., Vitale, I. et al. Molecular mechanisms of cisplatin resistance. *Oncogene* 2012;31:1869–1883.

[7] Siddik, Z. Cisplatin: Mode of cytotoxic action and molecular basis of resistance. *Oncogene* 2003;22:7265–7279.

[8] Wheate, N., Walker, S., Craig, G., and Oun, R. The status of platinum anticancer drugs in the clinic and in clinical trials. *Dalton Trans* 2010;39 (35):8113–8127.

[9] Liu, D., He, C., Wang, A., and Lin, W. Application of liposomal technologies for delivery of platinum analogs in oncology. *Int J Nanomed* 2013;8:3309–3319.

[10] Gorodetsky, R., Levy-Agababa, F., Mou, X., and Vexler, A. Combination of cisplatin and radiation in cell culture: Effect of duration of exposure to drug and timing of irradiation. *Int J Cancer* 1998;75:635–642.

[11] Yapp, D., Lloyd, D., Zhu, J., and Lehnert, S. The potentiation of the effect of radiation treatment by intratumoral delivery of cisplatin. *Int J Radiat Oncol Biol Phys* 1998;42(2):413–420.

[12] Yapp, D., Lloyd, D., Zhu, J., and Lehnert, S. Tumor treatment by sustained intratumoral release of cisplatin: Effects of drug alone and combined with radiation. *Int J Radiat Oncol Biol Phys* 1997;39:497–504.

[13] Wilson, G., Bentzen, S., and Harari, P. Biologic basis for combining drugs with radiation. *Semin Radiat Oncol* 2006;16:2–9.

[14] Myint, W., Ng, C., and Raaphorst, G. Examining the non-homologous repair process following cisplatin and radiation treatments. *Int J Radiat Biol* 2002;78:417–424.

[15] Kanazawa, H., Rapacchietta, D., and Kallman, R. Schedule-dependent therapeutic gain from the combination of fractionated irradiation and cisdiamminedichloroplatinum (II) in C3H/Km mouse model systems. *Cancer Res* 1988;48:3158–3164.

[16] Frit, P., Canitrot, Y., Muller, C. et al. Cross-resistance to ionizing radiation in a murine leukemic cell line resistant to cis-dichlorodiammineplatinum(II): Role of Ku autoantigen. *Mol Pharmacol* 1999;56:141–146.

[17] Turchi, J., Henkels, K., and Zhou, Y. Cisplatin-DNA adducts inhibit translocation of the Ku subunits of DNA-PK. *Nucleic Acids Res* 2000;28:4634–4641.

[18] Dolling, J., Boreham, D., Brown, D., Raaphorst, G., and Mitchel, R. Cisplatin-modification of DNA repair and ionizing radiation lethality in yeast, *Saccharomyces cerevisiae. Mutat Res* 1999;433:127–136.

[19] Hercbergs, A., Tadmor, R., Findler, G., Sahar, A., and Brenner, H. Hypofractionated radiation therapy and concurrent cisplatin in malignant cerebral gliomas. *Cancer* 1989;64:816–820.

[20] Kallman, R. The importance of schedule and drug dose intensity in combinations of modalities. *Int J Radiat Oncol Biol Phys* 1994;28:761–771.

[21] Glicksman, A., Slotman, G., Doolittle, C. et al. Concurrent cisplatinum and radiation with or without surgery for advanced head and neck cancer. *Int J Radiat Oncol Biol Phys* 1994;30(5):1043–1050.

[22] Jeremic, B., Shibamoto, Y., Stanisavljevic, B., Milojevic, L., Milicic, B., and Nikolic, N. Radiation therapy alone or with concurrent low-dose daily either cisplatin or carboplatin in locally advanced unresectable squamous cell carcinoma of the head and neck: A prospective randomized trial. *Radiother Oncol* 1997;43:29–37.

[23] Seiwert, T., Salama, J., and Vokes, E. The concurrent chemoradiation paradigm—General principles. *Nat Clin Pract Oncol* 2007;4(2):86–100.

[24] Czito, B., and Willett, C. Beyond 5-fluorouracil: The emerging role of newer chemotherapeutics and targeted agents with radiation therapy. *Semin Radiat Oncol* 2011; 21:203–211.

[25] Aschele, C., Pinto, C., Cordio, S. et al. Preoperative fluorouracil (FU)-based chemoradiation with and without weekly oxaliplatin in locally advanced rectal cancer: Pathologic response analysis of the Studio Terapia Adiuvante Retto (STAR)-01 randomized phase III trial. *J Clin Oncol Rep* 2009;27:18S.

[26] Gerard, J., Azria, D., Gourgou-Bourgade, S. et al. Comparison of two neoadjuvant chemoradiotherapy regimens for locally advanced rectal cancer: Results of the phase III trial Accord 12/0405-Prodige 2. *J Clin Oncol* 2010; 28:1638–1644.

[27] Adelstein, D. Multiagent concurrent chemoradiotherapy for locoregionally advanced squamous cell head and neck cancer: Mature results from a single institution. *J Clin Oncol* 2006;24:1064–1071.

[28] Garden, A., Harris, J., Vokes, E. et al. Preliminary results of Radiation Therapy Oncology Group 97-03: A randomized phase II trial of concurrent radiation and chemotherapy for advanced squamous cell carcinomas of the head and neck. *J Clin Oncol* 2004;22:2856–2864.

[29] Rischin, D. Phase I trial of concurrent tirapazamine, cisplatin, and radiotherapy in patients with advanced head and neck cancer. *J Clin Oncol* 2001;19:535–542.

[30] Rischin, D., Hicks, R., Fisher, R. et al. Prognostic significance of [18F]- misonidazole positron emission tomographydetected tumor hypoxia in patients with advanced head and neck cancer randomly assigned to chemoradiation with or without tirapazamine: A substudy of Trans-Tasman Radiation Oncology Group Study 98.02. *J Clin Oncol* 2006;24:2098–2104.

[31] Pfister, D., Su, Y., Kraus, D. et al. Concurrent cetuximab, cisplatin, and concomitant boost radiotherapy for locoregionally advanced, squamous cell head and neck cancer: A pilot phase II study of a new combined modality paradigm. *J Clin Oncol* 2006;24:1072–1078.

[32] Staar, S., Rudat, V., Stuetzer, H. et al. Intensified hyperfractionated accelerated radiotherapy limits the additional benefit of simultaneous chemotherapy— Results of a multicentric randomized German trial in advanced head-and-neck cancer. *Int J Radiat Oncol Biol Phys* 2001;50:1161–1171.

[33] Stevens, M., and Newlands, E. From triazines and triazenes to temozolomide. *Eur J Cancer* 1993;29A(7):1045–1047.

[34] Newlands, E., Stevens, M., Wedge, S., Wheelhouse, R., and Brock, C. Temozolomide: A review of its discovery, chemical properties, pre-clinical development and clinical trials. *Cancer Treat Rev* 1997;23(1):35–61.

[35] Kuhne, M., Riballo, E., Rief, N. et al. A double-strand break repair defect in ATM-decient cells contributes to radiosensitivity. *Cancer Res* 2004;64:500–508.

[36] Wedge, S., Porteous, J., Glaser, M. et al. *In vitro* evaluation of temozolomide combined with X-irradiation. *Anticancer Drugs* 1997;8:92–97.

[37] Chakravarti, A., Zhai, G., Zhang, M. et al. Survivin enhances radiation resistance in primary human glioblastoma cells via caspase-independent mechanisms. *Oncogene* 2004;23:7494–7506.

[38] Caporali, S., Falcinelli, S., Starace, G. et al. DNA damage induced by temozolomide signals to both ATM and ATR: Role of the mismatch repair system. *Mol Pharmacol* 2004;6:478–491.

[39] Stojic, L., Cejka, P., and Jiricny, J. High doses of SN1 type methylating agents activate DNA damage signaling cascades that are largely independent of mismatch repair. *Cell Cycle* 2005;4:473–477.

[40] Chakravarti, A., Erkkinen, M., Nestler, U. et al. Temozolomide-mediated radiation enhancement in glioblastoma: A report on underlying mechanisms. *Clin Cancer Res* 2006;12:4738–4746.

[41] Chalmers, A., Ruff, E., Martindale, C., Lovegrove, N., and Short, S. Cytotoxic effects of temozolomide and radiation are additive- and schedule-independent. *Int J Radiat Oncol Biol Phys* 2009;75(5):1511–1519.

[42] Stupp, R., Dietrich, P., Ostermann, K. et al. Promising survival for patients with newly diagnosed glioblastoma multiforme treated with concomitant radiation plus temozolomide followed by adjuvant temozolomide. *J Clin Oncol* 2002;20(5):1375–1382.

[43] Stupp, R., Mason, W., van den Bent, M. et al. Radiotherapy plus concomitant and adjuvant temozolomide for glioblastoma. *N Engl J Med* 2005;352(10):987–996.

[44] Nelson, D., Diener-West, M., Horton, J., Chang, C., Schoenfeld, D., and Nelson, J. Combined modality approach to treatment of malignant gliomas— re-evaluation of RTOG 7401/ECOG 1374 with long-term follow-up: A joint study of the Radiation Therapy Oncology Group and the Eastern Cooperative Oncology Group. *NCI Monogr* 1988;6:279–284.

[45] Wick, W., Platten, M., and Weller, M. New (alternative) temozolomide regimens for the treatment of glioma. *Neuro Oncol* 2009;11(1):69–79.

[46] Gilbert, M., Wang, M., Aldape, K. et al. RTOG 0525: A randomized phase III trial comparing standard adjuvant temozolomide (TMZ) with a dose-dense (dd) schedule in newly diagnosed glioblastoma (GBM) (abstract). *J Clin Oncol* 2011;29:2006.

[47] Hegi, M., Liu, L., Herman, J. et al. Correlation of O⁶-methylguanine methyltransferase (MGMT) promoter methylation with clinical outcomes in glioblastoma and clinical strategies to modulate MGMT activity. *J Clin Oncol* 2008;26(25):4189–4199.

[48] Recinos, V., Tyler, B., Bekelis, K. et al. Combination of intracranial temozolomide with intracranial carmustine improves survival when compared with either treatment alone in a rodent glioma model. *Neurosurgery* 2010;66(3):530–537.

[49] Dong, J., Zhou, G., Tang, D. et al. Local delivery of slow-releasing temozolomide microspheres inhibits intracranial xenograft glioma growth. *J Cancer Res Clin Oncol* 2012;138(12):2079–2084.

第 7 章　拓扑异构酶抑制药和微管靶向药物的放疗增敏作用

Topoisomerase Inhibitors and Microtubule–Targeting Agents

一、靶向 DNA 拓扑结构和有丝分裂纺锤体的药物的放疗增敏作用

本章中介绍的两类药物均有细胞毒性，被广泛应用于化疗和综合治疗。一类是靶向拓扑异构酶的药物，它们在 DNA 复制和转录过程中破坏 DNA 的拓扑结构控制过程。另一类是紫杉醇和长春花生物碱类药物，相对于其他的化疗药物，这类药物的靶向性比较特殊，对 DNA 的结构或功能无任何影响，它们主要影响细胞的骨架结构，即参与细胞有丝分裂过程中构成纺锤体的微管，因此这类药物干扰肿瘤细胞的分裂和增殖。

二、拓扑异构酶

DNA 拓扑异构酶是一种普遍存在的细胞必需酶，在 DNA 的复制、转录、重组、修复和染色体重构等基本生物学过程中发挥关键作用。DNA 的两条互补链交织缠绕形成双链结构，这是遗传信息存储和传递的结构基础。但是在展开和复原 DNA 双链的过程中可能会出现拓扑纠缠，一旦不能解决，将导致基因组不稳定。DNA 拓扑异构酶可以通过可逆的酯交换反应来解决 DNA 链缠结的问题。在这些酶活性位点中的酪氨酸作为一种亲核基团与 DNA 主链的磷酸形成共价加合物，从而诱导瞬时断裂，产生拓扑变换。之后，再次通过酯交换作用，其功能与前正好相反，释放酪氨酸，重新连接 DNA 断裂点。

按照结构和机制的不同，拓扑异构酶可分为 Ⅰ 型和 Ⅱ 型，每种又可进一步分为 A 族和 B 族。Ⅰ 型酶通过形成可逆的单链断裂让另一 DNA 子链通过，而 Ⅱ 型酶通过造成双链 DNA 断裂门的形式让另一端的 DNA 双链通过进而修正拓扑构型。

（一）Ⅰ型拓扑异构酶

迄今为止已鉴定出 5 种人类 DNA 拓扑异构酶，包括Ⅰ型拓扑异构酶（TOP1）、TOP2α、TOP2β、TOP3α 和 TOP3β。研究显示，只有 TOP1 可作为抗癌药物的分子靶标。

人 TOP1 由位于 20 号染色体上的单拷贝 TOP1 基因编码，是一种分子量为 100kDa 的单体蛋白。它可以松弛正向和负向超螺旋 DNA，而且其活性的发挥无须能量辅助因子[1,2]。TOP1 参与 RNA 转录和 DNA 复制的起始和延伸，调节 DNA 的超螺旋状态，对于维持基因组的稳定性至关重要。在生长缓慢和增殖快速的肿瘤细胞中均有高水平的 TOP1 存在，这为靶向 TOP1 的肿瘤治疗提供了基础。

（二）靶向Ⅰ型拓扑异构酶的药物的细胞毒性

靶向 TOP1 的药物通过捕获关键反应中间体——TOP1 裂解复合物来"毒化"DNA，从而发挥其生物学作用。在其催化过程中，TOP1 瞬时切割 DNA 骨架以允许 DNA 链通过，然后在两个连续的酯交换反应中重新闭合 DNA 骨架。在瞬时 DNA 切割阶段，酶的第 723 位酪氨酸残基和断裂位点的 3'- 磷酸之间形成关键的共价 TOP1–DNA 中间物。靶向 TOP1 药物能够识别这种关键的反应中间体，即 TOP1 可裂解复合物[1,2]。被药物识别捕获的 TOP1 可裂解复合物通过与一系列细胞内过程（包括 DNA 复制）的相互作用进而达到损伤 DNA 的效果。

喜树碱在哺乳动物细胞内的细胞毒作用机制可以用图 7-1 所示的叉状碰撞模型（the fork

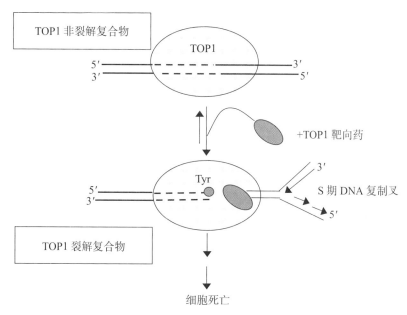

▲ 图 7-1　叉状碰撞模型解释靶向Ⅰ型拓扑异构酶（TOP1）药物的细胞 S 期特异性毒性机制

根据该模型，TOP1 与 DNA 的结合形成了两种反应中间体，即"不可裂解复合物"和"可裂解复合物"。在无药物作用情况下，反应中间体之间的平衡会倾向于形成不可裂解复合物而非可裂解复合物；而 TOP1 靶向药物通过捕获可逆的 TOP1，形成 TOP1–靶向药–DNA 反应中间体（称为"TOP1 可裂解复合物"），从而打破原有的平衡状态，进而抑制 DNA 的重新结合。TOP1 靶向药物具有高度的 S 期特异性细胞毒性，目前推测 DNA 复制器与药物捕获的 TOP1 可裂解复合物之间的碰撞反应将导致系列下游事件，包括 G_2 期细胞周期停滞和细胞死亡

collision model）加以解释[3,4]。基于细胞周期同步技术和 DNA 聚合酶特定抑制药的研究显示，喜树碱诱导的高度 S 期特异性细胞毒性需要有活跃的 DNA 合成的参与[5,6]。目前推测 DNA 复制器与被药物捕获的 TOP1 可裂解复合物之间的碰撞反应将导致一系列的下游事件，包括 G_2 期细胞周期停滞和细胞死亡[3,4,7]。

Ⅰ型靶向拓扑异构酶药物

很多抗肿瘤药物可通过与 TOP1 相互作用发挥细胞毒性，包括喜树碱衍生物、DNA 小沟区结合药物和吲哚并咔唑衍生物。

- 喜树碱（camptothecin）最初从尖峰喜树[8,9]中分离获得，是最具特色的人工合成 TOP1 靶向药物。具有闭环内酯结构的喜树碱衍生物具有生物活性，但开环羧酸盐结构的衍生物则无生物活性（图 7-2）。

- 拓扑替康（hycamtin）喜树碱的衍生物。在喜树碱分子上添加带正电荷的叔胺[8]，具有更好的水溶性。

- 伊立替康（CPT-11，camptosar）CPT-11 是一种前体药物，通过羧酸酯酶在细胞内转化为具有活性的代谢产物 SN-38[9]。

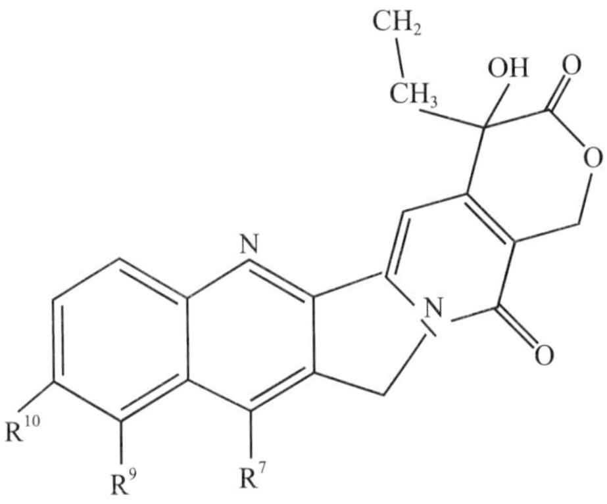

名　称	R^7	R^9	R^{10}
喜树碱	H	H	H
拓扑替康	H	$(CH_2)-N^+(CH_3)_2H$	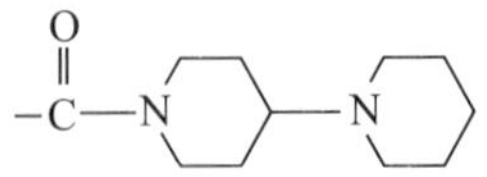 $\overset{O}{\overset{\|}{-C}}-N\bigcirc N\bigcirc$
伊立替康	H	H	OH

▲ 图 7-2　喜树碱衍生物的化学结构

拓扑替康和伊立替康已由美国 FDA 批准分别用于治疗复发性卵巢癌和结肠癌[10]。此后，基于这两种药物在临床试验中的显著疗效，迅速扩展到包括胃肠道肿瘤、卵巢肿瘤、肺癌、宫颈癌和中枢神经系统肿瘤在内的诸多恶性肿瘤的临床治疗中[8,10]。

目前认为，喜树碱类药物的广谱抗肿瘤活性是由于它们的 S 期特异性细胞毒作用[3,5,6]，对肿瘤细胞的选择性细胞毒性[11, 12]，以及克服 MDR1 介导的耐药能力[13]。

• DB-67（7- 叔丁基二甲基甲硅烷基 -10- 羟基喜树碱）是化学性质最活跃的硅基喜树碱之一，也是处于临床前研究中的最新一代喜树碱衍生物之一[9]。在动物模型中，DB-67 显示出显著的抗肿瘤活性（包括高级别神经胶质瘤）[14]。

（三）TOP1 抑制药的放疗增敏机制 [2, 15, 16]

随着一系列相关实验的完成，我们对 TOP1 抑制药的放疗增敏机制有了一定的了解。

• 早期在细胞及动物中的实验研究表明，喜树碱衍生物增强了电离辐射的细胞毒性作用。一项研究显示，在预设的特定时间给药（在放疗前给药而非放疗后），喜树碱衍生物可以增强乳腺癌 MCF-7 细胞的放射敏感性。

• 实验发现，药物与 TOP1 之间的立体特异性相互作用在 TOP1 介导的放疗增敏效应中发挥重要作用。以下试验结果证明了此结论：20(S)-10, 11- 亚甲二氧基喜树碱对 MCF-7 细胞具有放疗增敏作用，而 20(R)- 异构体则不具备此作用；在存在耐药突变体 TOP1 的中国仓鼠 DC3F/C-10 细胞中，CPT 诱导的放疗增敏效应显著降低。同样来自 DB-67 的研究结果也支持这一观点。体外实验表明 DB-67 具有极强的捕获 TOP1 可裂解复合物的能力，是强有力的哺乳动物细胞放疗增敏药。

• 根据对 DNA 聚合酶抑制药和利用细胞周期分选技术筛选出的特定周期细胞进行研究发现，在哺乳动物细胞中 TOP1 介导的放疗增敏作用具有 S 期特异性，而且需要活跃的 DNA 合成过程。在 SV40 病毒 DNA 复制系统中进行的实验结果支持此结论。研究表明，DNA 复制叉与 TOP1-DNA 可分裂复合物之间的相互作用可能导致 DNA 双链断裂、复制叉停滞，以及 TOP1-DNA 复合物裂解中止。基于以上发现，研究者们提出了一种 TOP1 介导放疗增敏的模型。根据该模型，在 DNA 合成过程中，药物捕获 TOP1 可分裂复合物与复制叉相互作用，导致上述在 SV40 病毒系统中所观察到各种 DNA 损伤，其中的一种或几种损伤是 TOP1 介导的放疗增敏作用的原因。

• 研究中观察到一个重要的现象，CHO 细胞经喜树碱处理 30min 后，TOP1 介导的放疗增敏作用（非细胞杀伤作用）可以在 8h 内完全逆转。这一发现令人联想到放疗诱导的亚致死性损伤修复，因此提示在哺乳动物细胞中 TOP1 介导的放疗增敏作用可能属于“亚致死性损伤”，因而在一定条件下能够得到修复。

• 真核细胞已进化出两种 DNA 双链断裂（DSB）修复的途径：同源重组和非同源末端连接（NHEJ）。通过研究 Ku86 在 DNA 的 TOP1 介导的放疗增敏过程中的作用，证明了 NHEJ 途径与 TOP1 介导的放疗增敏有关，而与细胞毒性无关（Ku86 和 Ku70 是异二聚体复合物 Ku 的亚基，Ku 在 NHEJ 途径的 DNA 依赖性蛋白激酶复合物中发挥 DNA 结合亚基的作用）。研究发现，经喜树碱处理 30min，Ku86 缺陷型中国仓鼠卵巢 xrs-6 细胞显示出显著的放射敏性，而在 Ku86 补充后的 xrs6 + hamKu86 细胞系中放射敏感性的改善则不明显，但是喜树碱对这两种细胞的毒性并无差异。这一发现在由 Ku86 缺陷型中国仓鼠肺成纤维细胞 XR-V15B 细胞建立的两对转染细胞系中进行的实验得到了证实。相对于 Ku86 补偿后的 XR-V15B 细胞，喜树碱显著提高了空载体处理的 XR-V15B 细胞的放射敏感性，而且用喜树碱处理 0.5～24h 后，在两种细胞系中所观察到的细胞毒性也相似。进一步实验表明，无论是 DNA 损伤药物（如依托泊苷和顺铂）或者微管蛋白结合剂（如长春花生物碱）均未能增强 Ku86 缺陷型细胞的放疗增敏效应，这提示 Ku86 特异性地影响 TOP1 介导的喜树碱放疗增敏作用。此外，用阿非迪霉素（一种 DNA 复制抑制药）与喜树碱共同处理空载体子细胞系及 Ku86 补偿的子细胞系，能够抑制喜树碱单药处理时所观察到的细胞毒性和放疗增敏作用，由此表明细胞毒性和放疗增敏效应均由复制依赖性 TOP1 介导的 DNA 损伤引发。综上所述，Ku86 在调节哺乳动物细胞内 TOP1 介导的放疗增敏效应过程中发挥作用。

图 7-3 描述了一个基于上述发现建立的 TOP1 介导细胞毒性和放疗增敏效应的模型。根据此模型，在 DNA 合成过程中药物捕获的 TOP1 可分裂复合物与复制叉"相互作用"而引发 TOP1 介导的 DNA 损伤，进而导致 DNA 双链断裂、复制叉停滞和 TOP1-DNA 复合物裂解中止。对 NHEJ 介导 DNA 双链修复的依赖性或非依赖性是区分导致 TOP1 介导的细胞毒性与放射敏感性之间不同通路的基础[16]。

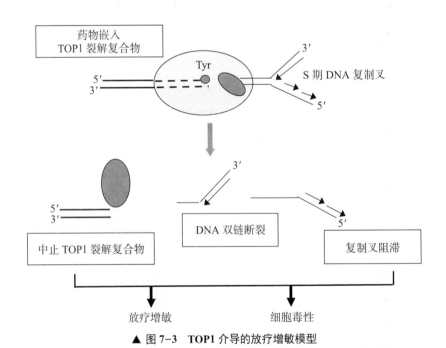

▲ 图 7-3 TOP1 介导的放疗增敏模型

在 DNA 合成活跃期药物捕获的 TOP1 可分裂复合物与复制叉"相互作用"，引发 TOP1 介导的放疗增敏效应。正如在 SV40 病毒 DNA 复制系统中观察到的结果，至少触发了 3 种主要生化结果，包括双链 DNA 断裂、复制叉阻滞和 TOP1-DNA 复合物裂解的中止。这些事件中的一种或多种共同诱导了 TOP1 介导的放疗增敏效应。现有的数据表明，在 TOP1 介导的放疗增敏的诱导阶段涉及一种尚未明确的修复过程，而且放疗增敏和细胞毒性的形成途径并不相同需要在临床前研究系统中对 TOP1 药物的放疗增敏效应进行深入的研究，这有助于更好地在临床上实现放疗与 TOP1 靶向药物的联合应用。研究显示，喜树碱衍生物在人乳腺癌 MCF-7 细胞中诱导的放射致敏作用具有时间依赖性，在放疗之前给予药物能增强放疗效果，在放疗之后给药则效果不明显[17]，由此表明了在放疗之前使用 TOP1 靶向药的重要性。此外，基于对 DNA 聚合酶抑制药和基于细胞周期分选技术筛选的特异周期细胞的研究发现，在哺乳动物细胞中 TOP1 介导的放射致敏作用具有 S 期特异性，需要 DNA 合成过程的参与。因此，TOP1 靶向药可能具有选择性放疗增敏 DNA 合成活跃的增殖期肿瘤细胞的治疗优势。

（四）放化疗中的 TOP1 抑制药

现已证实喜树碱衍生物（包括伊立替康和拓扑替康）对胃肠道肿瘤、卵巢癌、肺癌、宫颈癌和中枢神经系统肿瘤均具有治疗活性[8]。基于这些药物在全身化疗中的临床疗效，相继开展了诸多联合治疗的临床研究探索。如前所述，通过对喜树碱衍生物的放疗增敏活性的特征研究，已经获得了与放化联合治疗相关的时序信息，以及 TOP1 介导放疗增敏效应的细胞学决定因素。TOP1 抑制药与放疗联合应用的优势很多，包括 TOP1 药物可以选择性靶向 TOP1 含量高的肿瘤细胞、S 期特异性机制，以及可用分子探针监测体内的"药物诱导的中间体"。

喜树碱衍生物联合放疗的临床试验

(1) 肺癌：Chen 等总结了在肺癌中含喜树碱衍生物的放化疗临床试验[16]。多项临床研究表明，TOP1 抑制药与放疗联合治疗局部晚期非小细胞肺癌（NSCLC）具有可行性和有效性。

- 数项 I 期和 II 期临床试验评估了每周伊立替康注射联合胸部放疗在局部晚期 NSCLC 中的安全性和疗效。这些研究确定了伊立替康静脉注射的最大耐受剂量（MTD），每周 1 次，连续 6 周，同步予以 60Gy 的胸部放疗。总体反应率较高，为 58%～79%。

- 在 III 期 NSCLC 患者中也对伊立替康联合顺铂和胸部放疗的方案进行了评估，客观反应率为 60%。

- 一项纳入 12 例无法手术切除的局部晚期 NSCLC 患者进行的 I 期研究中，在第 1～5 天和第 22～26 天以剂量递增的方式给予单药拓扑替康注射，同步进行每日胸部放疗。总体反应率为 17%，其中在 2 例患者中观察到病灶完全缓解。

- 另一项 I 期临床试验同时测试了提高胸部放疗剂量和延长拓扑替康输注时间（每天 $0.4mg/m^2$ 恒定剂量）的效果。照射剂量和拓扑替康的输注时间以不同水平交替增加。研究结果显示该方案具有良好的耐受性，建议将 60Gy 的放疗剂量和拓扑替康持续给药 42 天（每日剂量 $0.4mg/m^2$）作为 II 期临床研究方案。全部 24 例患者的反应率为 43%，其中包括 22 例 NSCLC 患者。

- 多项 I / II 期临床研究表明，喜树碱联合顺铂和胸部放疗在小细胞肺癌（SCLC）的治疗中具有良好效果。

- 一项针对局限期 SCLC 的Ⅰ期临床研究评估了伊立替康和顺铂联合分割放疗的疗效。在 16 名可评估患者中，总缓解率达到 94%，其中 4 例完全缓解。

(2) 脑恶性肿瘤：临床研究已经证明伊立替康对中枢神经系统肿瘤具有疗效[15]。在一项Ⅰ/Ⅱ期临床试验中，伊立替康联合全脑放疗（WBRT）治疗实体瘤脑转移患者。在Ⅰ期试验部分，接受每周 80mg/m² 和 100mg/m² 伊立替康治疗的患者中观察到了持久且令人印象深刻的疗效，包括所有可评估病变的完全消失[15]。

(3) 头颈部肿瘤：Chen 等报道的 2 项试验结果显示，局部晚期头颈部肿瘤对伊立替康和放疗联合多西紫杉醇或 5-FU 的治疗具有较高的反应性[15]。剂量限制性毒性主要是黏膜炎[18, 19]。表 7-1 总结了正在进行和最近完成的基于拓扑替康或伊立替康的相关临床试验（www.clinicaltrials.gov）。

表 7-1　拓扑异构酶Ⅰ抑制药同步放疗的相关临床试验

药　物	肿瘤位置	试验数量	试验阶段			配伍化疗药物
			1	2	3	
伊立替康	食管	10	1	9		顺铂、贝伐单抗、塞来昔布、泰素帝、卡铂、舒尼替尼、紫杉醇
	肺	7	3	2	2	顺铂、塞来昔布、长春瑞滨、丝裂霉素、卡铂、依托泊苷、厄洛替尼、贝伐单抗
	胰腺	4	1	3		吉西他滨、塞来昔布、奥沙利铂、亚叶酸、5-FU
	结直肠	6	1	4	1	卡培他滨、5-FU、亚叶酸、西妥昔单抗
	肉瘤	1			1	放线菌素、环磷酰胺、长春新碱
拓扑替康	大脑	1		1		替莫唑胺
	肺	1	1			
	直肠	2	2			托泊替康（如和美新）
	宫颈	4	3	1		顺铂

（五）Ⅱ型拓扑异构酶

Ⅱ型拓扑异构酶是一种多亚基酶，利用 ATP 使一端的 DNA 螺旋双链穿过暂时形成的双链断口，从而调节 DNA 的拓扑结构[4]。待链通过后，DNA 断口重新连接，结构复原。该酶具有 2 个高度同源的亚型，即 α 和 β，但它们在细胞周期中的含量不同。α 亚型的浓度在 G_2/M 期可增加 2~3 倍，并且在快速增殖细胞中的浓度显著高于在静止细胞群中的浓度。

（六）Ⅱ型拓扑异构酶抑制药

Ⅱ型拓扑异构酶抑制药含多种类别的抗癌药物，包括蒽环类药物（多柔比星和柔红霉素）、依托泊苷和喹诺酮类药物（图 7-4）。蒽环类药物具有广谱的抗肿瘤活性，但其全身毒性（如多柔比星的心脏毒性）及耐药性（通常由 p-糖蛋白介导）[20] 限制了其临床应用。

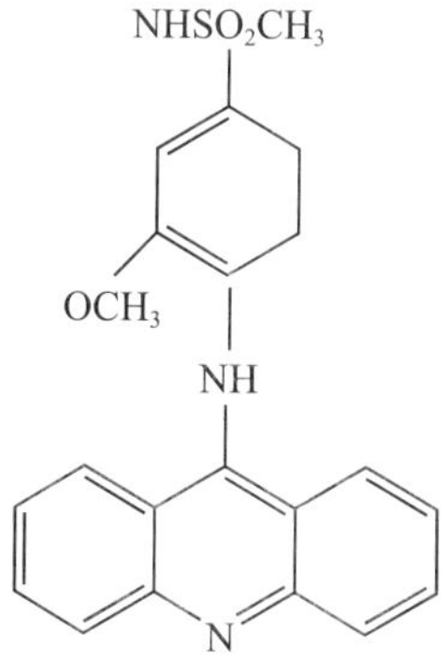

安吖啶

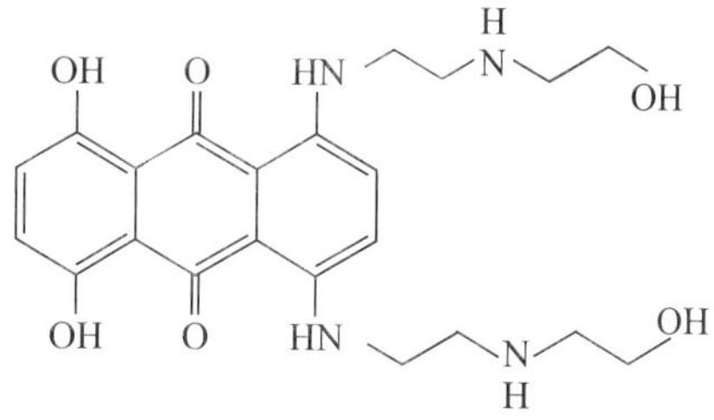

米托蒽醌

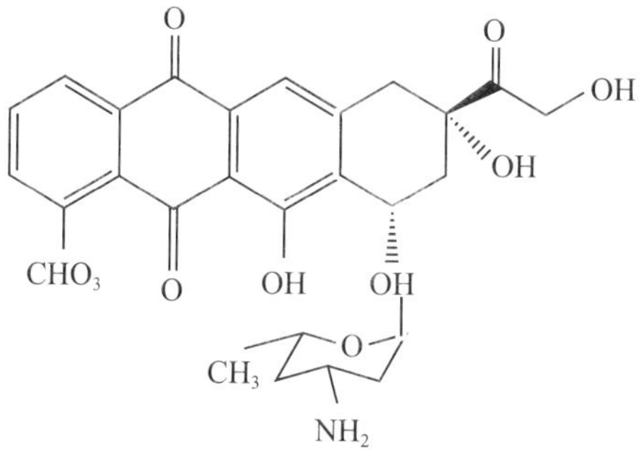

多柔比星

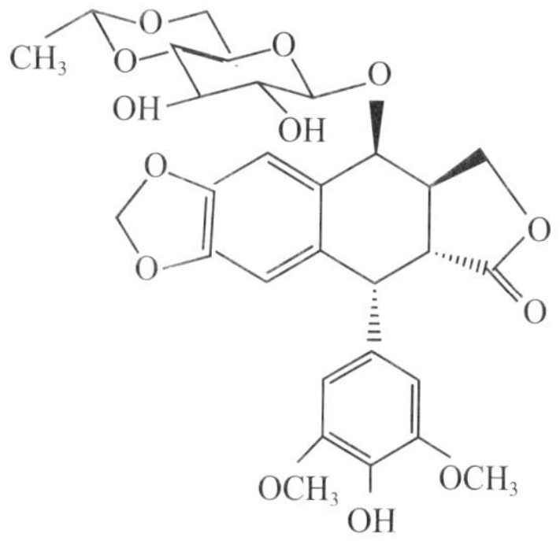

依托泊苷

▲ 图 7-4　Ⅱ型拓扑异构酶抑制药的化学结构

1. 依托泊苷

依托泊苷能够阻止Ⅱ型 DNA 拓扑异构酶重新连接断开的 DNA 链，从而在被药物处理的细胞基因组中诱导形成高水平的暂时性蛋白相关双链断裂。Ⅱ型 DNA 拓扑异构酶的 α 亚型似乎是依托泊苷的主要靶点；虽然 β 亚型在细胞周期中浓度变化不大，但仍可能作为生长缓慢肿瘤的治疗靶点。每个Ⅱ型 DNA 拓扑异构酶介导的双链 DNA 断裂均形成两个易裂键，对 DNA 裂解和连接的分析表明，依托泊苷对人Ⅱ型 DNA 拓扑异构酶 α 亚型的作用基于一个两点模型，该模型认为两个易裂键处均需与药物发生相互作用才能增加酶介导的双链 DNA 断裂。

依托泊苷诱导的 DNA 损伤最终会触发细胞凋亡信号通路。caspase 2 被认为是依托泊苷诱导的 DNA 损伤与线粒体凋亡途径之间的重要纽带[9]。caspase 2 激活 caspase 8 导致线粒体损伤，进而激活下游 caspase 9 和 caspase 3。缺乏 caspase 3 的细胞对依托泊苷具有耐药性。caspase 10 似乎可以触发正反馈扩增环路从而扩增 caspase 9 和 caspase3。肿瘤坏死因子相关的凋亡诱导配体（TRAIL）能够增加依托泊苷诱导的 caspase 的表达。其他细胞周期调控蛋白也是依托泊苷诱导的细胞凋亡的重要中间体。在某些细胞系中由依托泊苷诱导的凋亡与细胞周期阻滞有关，后者的信号通路中涉及 p53、c-Myc 和 BAFF 的参与。依托泊苷可以激活两条信号通路导致细胞 G_2/M 期阻滞，分别是 p53 依赖的和 p53 非依赖的通路。Bcr-abl 可以延长 G_2/M 期阻滞，以便 DNA 进行修复，因此能够降低依托泊苷的细胞毒性。而在 G_2/M 早期检查点功能失调的细胞（如共济失调 – 毛细血管扩张突变缺陷的成纤维细胞），经依托泊苷处理后，发生染色体异常的比率显著增加。

替尼泊苷：替尼泊苷是一种依托泊苷类似物，1993 年在美国获批准使用（依托泊苷获批 10 年后）。替尼泊苷限用于儿童淋巴瘤和白血病及中枢神经系统恶性肿瘤。根据其在临床前研究中表现出的活性和毒性，其临床疗效可能等同于依托泊苷。已有一些研究比较了两者的抗肿瘤活性。

2. 蒽环类药物

蒽环类抗生素是常用的抗肿瘤药，广泛应用于乳腺癌、白血病、淋巴瘤和肉瘤等肿瘤的治疗中。目前批准使用的蒽环类药物主要包括多柔比星、柔红霉素、表柔比星和伊达比星。蒽环类药物可以抑制 II 型 DNA 拓扑异构酶，也可以插入 DNA 链中形成反应性代谢物，进而与许多细胞内分子相互作用。尽管蒽环类药物的生物学效应可能不仅仅只有抑制 II 型 DNA 拓扑异构酶的活性，但是其对 II 型 DNA 拓扑异构酶的毒力与细胞毒性却密切相关[21]。

蒽环类化合物通过复杂的信号通路触发细胞凋亡。在早期事件中，蒽环类药物激活 NF-κB，降解 IκBα；然后通过 NF-κB 和 TRAIL 上调组织蛋白酶 B 的表达。另外，在多种细胞系中，p53 和 FAS/FASL 是蒽环类药物诱导细胞凋亡的其他途径。

（七）II 型 DNA 拓扑异构酶抑制药的放疗增敏作用

1. 依托泊苷

许多实验研究已经报道了依托泊苷的放疗增敏作用。

- 证实 II 型 DNA 拓扑异构酶抑制药具有放疗增敏作用的早期实验之一是利用仓鼠肺成纤维细胞（V79 细胞）进行的。在照射前 24h 或者照射之后立即使用依托泊苷或伊达比星处理细胞。结果显示，放疗后给药产生了放疗增敏效应，表现为平均抑制药量下降；而放疗前给予任何一种药物均未引起放疗增敏作用。等效线图分析表明，依托泊苷在放疗后使用，药物与放疗产生协同作用；而放疗前给药，联合治疗的结果在两种治疗的叠加作用范围。放疗联合放疗后给予达柔比星也产生了效果相加作用，而在放疗前予以达柔比星，联合后的效应低于相加作用。实际上，放疗后给药发生协同作用的可能性更高。关于不同放射剂量与药物浓度匹配的研究表明，随着药物浓度相对于辐射剂量的增加，发生协同作用的可能性随之增大[22]。

- 另一项使用 V79 成纤维细胞研究放疗与依托泊苷相互作用的实验研究显示，在放疗后使用药物或同步使用药物时，可以观察到协同杀伤作用。辐射损伤修复动力学分析表明，依托泊苷影响了两个互相关联的细胞修复通路。首先，放疗同步使用依托泊苷可导致超加成作用，依托泊苷可将放疗诱导的可修复 DNA 损伤固化转变为致死性损伤。其次，受照射后阻滞于 G_2 期的细胞对依托泊苷的毒性高度敏感。如果将 γ 射线和药物间隔 1h 使用，辐射存活曲线的肩区将消失。这种作用似乎与细胞在不同周期阶段内对药物和辐射的敏感性不同有关[23, 24]。

- GL331 是新近研究的一种半合成 II 型 DNA 拓扑异构酶抑制药，与依托泊苷一样，属于鬼白毒素的衍生物。研究发现，GL331 对人神经胶质瘤细胞 T98G 的细胞毒性作用具有浓度依赖性和时间依赖性。放疗后给予 GL331，能够很大程度上提高剂量增强比，等效线图分析表明两种治疗间存在超加成效应。GL331 和放疗均能诱导神经胶质瘤细胞的 G_2/M 期阻滞，而联合治疗明显提高了 G_2/M 期阻滞细胞的比率。该研究结果显示，GL331 的放疗增敏作用与其使用的先后顺序有关，放疗同步 GL331 治疗可以获得更强的细胞毒作用，放疗增敏作用一定程度上与 G_2/M 期细胞的增加有关。此外，在放疗后使用 GL331，可导致 II 型 DNA 拓扑异构酶功能的持续抑制，致使由辐射诱导的可快速修复的 DNA 损伤难以修复，进而演变为致死性损伤，形成超加成或协同性细胞毒作用[24]。

综上所述，这 3 项研究结果表明依托泊苷是一种非插入式 II 型 DNA 拓扑异构酶抑制药，通过影响放射损伤的修复和干扰细胞周期而增强放射敏感性。

2. II 型 DNA 拓扑异构酶抑制药的放疗增敏模式

II 型 DNA 拓扑异构酶抑制药包含多种多样的化合物，其放疗增敏机制也不尽相同。

• Vosaroxin 是一种萘啶类似物，在结构上与喹诺酮类药物类似，可插入 DNA 并抑制 II 型 DNA 拓扑异构酶。Vosaroxin 能够有效增强 U251、DU145 和 MiaPaCa-2 细胞的放疗敏感性，但在实验中并未观察到细胞周期 G_2 阻滞，这表明干扰细胞周期不太可能是其放疗增敏的机制。根据对细胞内 γH2AX 水平的分析，在照射后的早期阶段并未发现 DNA 损伤的显著增加，表明 DNA 双链断裂的实际数量没有显著变化。但在照射 24h 后，γH2AX 水平上升，提示 Vosaroxin 抑制了 U251 细胞内辐射诱导的 DNA 损伤的修复[25]。此外，Vosaroxin 也显著延迟了受照射 U251 肿瘤细胞的生长，此效应的程度超过单纯的相加作用。

盐酸氨柔比星（AMR）是一种蒽环类衍生物，通过抑制 II 型 DNA 拓扑异构酶活性和 DNA 合成发挥抗肿瘤作用。AMR 在体内代谢为氨柔比星醇（AMROH），而 AMROH 对 NSCLC、SCLC 和浅表膀胱癌有治疗作用，其抗癌能力是 AMR 的 10~100 倍。细胞对电离辐射的敏感性与对 II 型 DNA 拓扑异构酶抑制药的敏感性之间似乎存在独特的关联性，这种关联性有助于稳定酶与 DNA 组成的可裂解复合物。

一项在肺腺癌细胞中进行的实验研究比较了氨柔比星和氨柔比星醇的增敏作用。结果显示，两种药物具有的放疗增敏作用与 Vosaroxin 相似，放疗增强比分别为 1.38 和 1.57。放疗联合 AMR 或 AMROH 可以减少亚致死损伤修复，从而提高放射敏感性。在常规分割放疗前使用 AMR 或 AMROH 处理细胞，根据细胞存活曲线，放疗剂量 8Gy 导致的细胞死亡比率约是单独照射时的 30 倍。与 Vosaroxin 相似，放疗联合拓扑异构酶抑制药治疗，细胞凋亡无明显增加，但坏死细胞的比率上升，而且在诱导坏死方面，联合治疗呈现次相加效果[26]。

（八）同步放化疗中的 II 型 DNA 拓扑异构酶抑制药

依托泊苷与其他化疗药物联用或者联合放疗的方案已经在临床上使用了多年，并且目前仍然是包括局部晚期 NSCLC 和局限期 SCLC（LS-SCLC）在内的肺癌的标准治疗方法。顺铂加依托泊苷联合每日 2 次胸部放疗可使 LS-SCLC 患者的五年生存率达到 25%[27]。Rigas 和 Kelly[28] 也报道了相似的临床治疗结果。虽然顺铂联合依托泊苷仍然是标准方案，但是对于不能耐受顺铂或者有禁忌的患者可用卡铂替代顺铂[29]。

目前已注册的依托泊苷同步放疗的临床试验约有 38 项（www.clinicaltrials.gov）。其中有 34 项针对肺癌，研究方案基于标准的放化疗模式，包括依托泊苷与不同放疗模式的联合，以及加用其他化疗药物或生物制剂。

三、靶向微管的放疗增敏作用

微管是真核细胞中细胞骨架的基本组成部分，它们由 α 和 β 微管蛋白异二聚体组成的丝状和管状蛋白质聚合物组成，分子量约为 100kDa。活细胞中的微管具有聚合 / 解聚动态交替的特征，使其可以伸长或者缩短。在细胞周期中，细胞能够通过精确控制微管的动力学变化来调节各种重要过程，包括细胞形状维持、胞内运输、信号转导、有丝分裂纺锤体形成和细胞分裂等。任何干扰微管动力学变化的因素都可能导致细胞周期停滞或细胞死亡。

聚合物末端微管蛋白异二聚体的连续添加或丢失（动态不稳定性）是微管动力学变化的根源。微管细丝具有生长和收缩的潜力。然而，两个末端位点之间存在行为差异：在正极侧（plus end），β 微管蛋白暴露在外，添加和丢失的过程较负极侧（minus end）更加活跃，更依赖于 GFP 的水解[30-32]。在体外研究微管蛋白聚合的系统中，当游离微管蛋白浓度达到特定临界值时系统将趋于平衡，微管的生长和收缩将停止。但由于微管蛋白正极侧的临界浓度低于负极侧的临界浓度，因此异二聚体在一侧净增加，在另一侧表现为净损失，这种现象被称为"踏车运动"。这种动态不稳定性和踏车运动的共同作用便是微管的动力学特征[33]。

（一）微管靶向药物

根据作用机制，微管靶向药物（MTA）可分为 2 大类。

1. 微管去稳定药（MDA），如长春花生物碱药和秋水仙碱，它们能够抑制微管蛋白的聚合并促进丝状微管的解聚。

2. 微管稳定药（MSA），如紫杉烷类和埃博霉素，它们能够促进微管蛋白聚合成微管，并进一步稳定结构，防止解聚。这两种干扰微管的药物都已广泛应用于肿瘤的临床化疗中（图 7-5）。

（二）稳定微管药物的细胞毒作用

最重要的 MSA 是紫杉醇和多西紫杉醇，其化学结构如图 7-6 所示。MSA 的作用机制是影响细胞的有丝分裂过程，通过干扰细胞中纺锤体微管的动力学变化，导致子代染色体不能排列在赤道

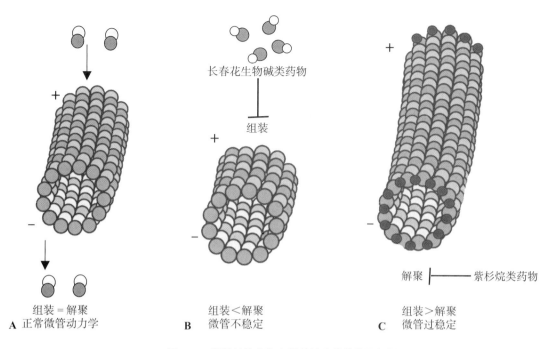

▲ 图 7-5　微管结构和靶向微管抗癌药物作用机制

A. 微管是高度动态的中空纤维状结构，由 13 条细丝组成。每个细丝都是微管蛋白聚合物，具有交替的 α 和 β 微管蛋白亚基。新的微管蛋白亚基添加到微管的正极侧，而降解发生在负极侧。组装和解聚的动态调节有助于保证正常的微管动力学；B. 靶向微管的抗癌药物以不同的方式影响微管网络。长春花生物碱类药物与 β 微管蛋白单体结合，阻止它们掺入正在生长的微管中，从而破坏组装和解聚之间的平衡，导致细胞微管网络崩溃和有丝分裂失败；C. 紫杉烷类药物，如紫杉醇和多西紫杉醇，作用原理则相反。这些药物不是阻止微管的组装，而是与已经掺入微管的 β 微管蛋白相互作用，稳定微管的结构，并阻止在负极侧的解聚，进而导致细胞内微管含量过多，干扰有丝分裂

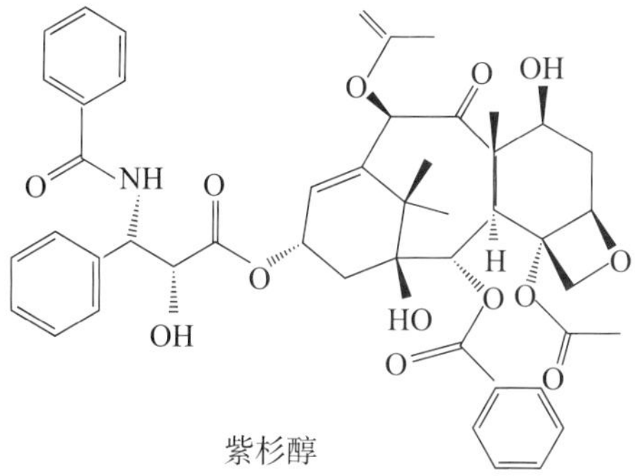

紫杉醇

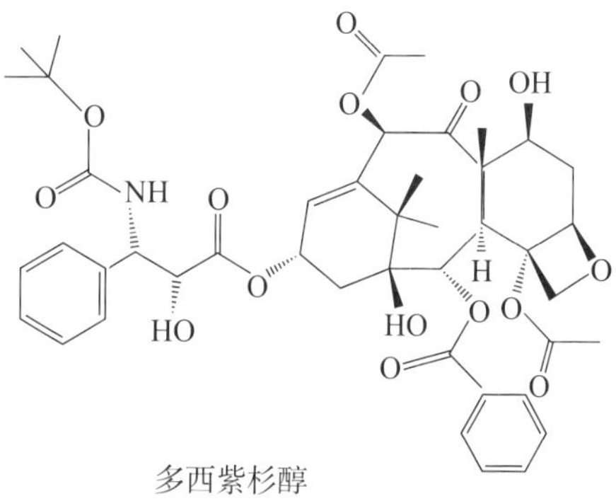

多西紫杉醇

▲ 图 7-6　临床放化疗中使用的紫杉烷类药物的化学结构

板，因而不能移动到纺锤体的两个极点。未能通过有丝分裂检查点的细胞在分裂的中后期过渡阶段将被识别出来，进而通过内源性线粒体凋亡途径得到清除[32-34]。

使用 MSA 能够严重干扰多聚微管和游离微管蛋白之间的平衡。因此，高浓度（微摩尔）的 MSA 可以降低微管蛋白的临界聚合浓度，导致微管聚合物的增加。而低浓度（纳摩尔或亚微摩尔）的 MSA 则会抑制微管动力学状态，包括动态不稳定性和踏车运动，导致形成的微管细丝过于稳定，不易解聚。以前认为 MSA 作用的主要机制是其干扰微管的形成从而影响下游信号传导通路，最终导致细胞周期停滞和细胞死亡。然而，在数个 MSA 药物中观察到在极低浓度（纳摩尔）时药物也能够抑制癌细胞的生长，而且所用浓度不足以促进微管蛋白的聚合及稳定性，生长受抑的细胞内聚合微管的量无显著增加[35, 36]。因此，不能简单地用微管形成/稳定与细胞毒性间的相关性来解释上面的实验结果。实际上，与极低浓度 MSA 所产生的细胞生长抑制相关的因素是微管动力状态的受抑程度，而非微管聚合物量的改变[37, 38]。在细胞内存在许多控制微管动力学的固有因素，包括微管相关蛋白家族，它们结合并稳定微管结构，而微管解聚蛋白 Stathmin/ 原癌蛋白[39] 和一些微管运动蛋白（驱动蛋白）则会破坏微管的稳定性[40]。

实验证明，细胞周期停滞不会导致细胞凋亡，除非 G_2/M 检查点受到破坏。在此种情况下，细胞或者在有丝分裂过程中由于纺锤体检查点的激活进入凋亡，或者在有丝分裂失败之后凋亡。细胞有丝分裂异常能够激活凋亡信号途径。此外，还可以发生有丝分裂滑移，这种情况出现在染色体尚未完成分离时就退出有丝分裂过程。有丝分裂滑移导致出现四倍体细胞，在存在完整四倍体检查点时，四倍体细胞发生凋亡。如果此检查点不能发挥作用，有丝分裂滑移将导致非整倍体细胞。图 7-7 概括了 MSA 的细胞毒性作用。

（三）微管稳定药物的放疗增敏作用

紫杉醇和多西紫杉醇与放疗的相互作用已在体外和体内的实验中进行了广泛研究[41, 42]。

1. 体外实验研究

体外实验的结果表明，紫杉醇和多西紫杉醇都能够提高肿瘤细胞的放射敏感性，尽管程度不尽相同。根据细胞类型、增殖状态、药物浓度和给药时间的不同，放射增强比为 1.1～3.0[43]。在照射前将细胞与药物共孵育，或给予中至高浓度的药物并延长药物作用时间（24 小时或更长时间），或当细胞在 G_2 期和 M 期积聚时给予放疗，通常均可观察到明显的放疗增敏效应[43]。这提示单用药物不能完全杀灭 G_2/M 期阻滞细胞。另一方面，在经紫杉烷类药物处理后进入有丝分裂停滞期并触发凋亡的细胞系中，仅仅观察到了加成效应而非放疗增敏作用[44, 45]。与紫杉醇不同的是，多西紫杉醇似乎通过其他的细胞周期机制（对放射耐受 S 期细胞的毒性作用）提高了细胞的放射敏感性[45]。

2. 体内实验研究

研究已经显示紫杉醇和多西紫杉醇都能够有效地增强细胞对放疗的反应，包括射线诱导肿瘤生长延迟的持续时间、放疗肿瘤控制率和放疗后复发的延迟等。已报道的放疗增强比高低不一，为

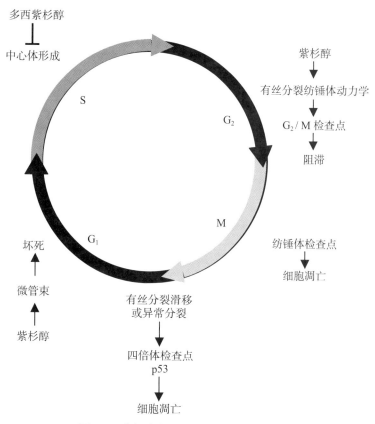

▲ 图 7-7 紫杉烷类药物诱导的细胞毒性作用机制

紫杉烷类药物的细胞毒性作用不仅取决于药物的种类，还取决于所使用的浓度及细胞周期检查点。在 G₂/M 期抑制有丝分裂纺锤体的分离后，纺锤体组装检查点激活进而导致有丝分裂停滞，形成细胞毒性。诱发异常有丝分裂（染色体不正常分离）或有丝分裂滑移（在染色体和胞质均尚未分离时提前退出有丝分裂过程导致产生四倍体细胞），在完整的 p53 检查点存在条件下，这两者都将导致细胞凋亡。如果所有细胞周期检查点均失效，在经紫杉烷类药物处理后细胞将发生非整倍体变化

1.2～3.3[43, 46]。在肿瘤的水平上，紫杉烷类药物影响放射敏感性的机制很多，除了在体外细胞培养系统中观察到的机制外，还存在很多其他的途径。

(1) 细胞分裂阻滞：无论是紫杉烷耐药肿瘤[46, 47] 还是紫杉烷敏感肿瘤[43, 48] 都能够获得放疗增敏，但是两种肿瘤的放疗增敏机制不同：前者为有丝分裂阻滞，后者则以乏氧细胞的再氧合为主。在药物治疗后的数小时至一天内，紫杉烷耐药肿瘤组织学上可见有丝分裂阻滞，但这些细胞并未发生凋亡。在给药后的 6～9h 内，阻滞率达到最高水平，在此时进行放射治疗，可获得最强的放射敏感性[49]。紫杉烷敏感肿瘤的细胞在有丝分裂过程中也出现阻滞，但大多数细胞在治疗后的数天内发生凋亡或坏死。对于这类肿瘤，紫杉烷诱导的反应在 1～3 天达到峰值[43, 48]，而且通常比紫杉烷耐药肿瘤的反应峰值更高。

(2) 紫杉烷类药物放疗增敏作用的氧依赖机制：Milas 等[48] 通过实验证实了放疗增敏作用依赖于肿瘤组织中的分子氧含量。研究发现，在常规环境下紫杉醇能够提高小鼠肿瘤对放疗的反应；当夹住下肢诱导组织缺氧后再进行放疗，紫杉醇的放疗增敏效应消失了。紫杉醇放疗增敏作用的氧依赖性可能与 2 个过程有关：①放疗选择性杀死氧合好的肿瘤细胞；②由于部分细胞的死亡吸收，先

前乏氧的细胞更容易获取氧气，而且一定程度上降低了组织间隙压，增加了毛细血管的流动，进一步改善了肿瘤组织的氧合状态。

一项 Ⅱ 期随机临床研究显示，接受新辅助含紫杉醇化疗的乳腺癌患者的组织平均间隙压下降约 36%，肿瘤氧分压提高约 100%[50]。进一步的研究表明，紫杉醇诱导的肿瘤内血流增加和氧合改善提高了常规分割放疗对肿瘤细胞的杀伤效率[51]。此结果也再次强调了紫杉醇给药时机对常规分割放疗疗效的重要性。

(3) 血管生成：研究表明紫杉烷类药物能够抑制血管生成，以及抑制 VEGF 和 bFGF 激活的促存活信号通路，凸显了紫杉烷类药物与肿瘤相互作用的复杂性。当与放疗联合使用时，紫杉醇能够以远低于杀死肿瘤细胞所需的浓度达到抑制血管内皮细胞增殖、迁移和小管形成的效果[52]。此外，多西紫杉醇抑制内皮细胞增殖及迁移、小管形成和体内新生血管数量的作用存在剂量依赖性[53]。紫杉烷类药物还能够降低 VEGF 的表达（VEGF 是肿瘤微环境中血管生成和血管通透性增加的有效刺激因子）[54]。根据上述特性，紫杉烷类药物的抗血管生成作用可以通过促进肿瘤血管正常化来改善氧合，从而提高放疗对肿瘤细胞的杀伤作用。

(4) 细胞凋亡：紫杉烷类药物通过凋亡介导的相关机制增强肿瘤细胞的放射敏感性，该作用不依赖于细胞内的 p53 状态[55, 56]。在多种恶性肿瘤中（包括结直肠癌和头颈部肿瘤），低剂量分次照射能够增强紫杉醇和多西紫杉醇的放疗增敏作用[56, 57]。这些研究还表明无论 p53 的状态如何，紫杉烷类药物都能够通过上调 p21 的表达并同时下调抗凋亡蛋白（bax，bcl-2 和 NF-κB）[56, 57] 来提高放射敏感性。然而，这种效应仅在分次照射的情况下发生。

（四）紫杉烷类药物联合放疗的临床应用

紫杉烷类药物已广泛应用于恶性肿瘤的临床治疗。其中紫杉醇常用于肺癌、卵巢癌、乳腺癌、头颈部肿瘤和晚期卡波西肉瘤患者。多西紫杉醇（通用名或商品名为 Taxotere）也已证实具有良好的临床疗效，目前主要用于乳腺癌、卵巢癌、前列腺癌和非小细胞肺癌。

目前已开展了多项 Ⅰ/Ⅱ 期临床试验对紫杉醇或多西紫杉醇联合同步放疗的疗效进行研究，包括联合辅助化疗等[42]。该综述中包含了 4 项发表于 1997—2012 年的乳腺癌研究，1 项 2010 年开始至今的宫颈癌研究，8 项 2001—2011 年发表的头颈部肿瘤研究和 5 项 2004—2012 年发表的前列腺癌研究。

相关研究内容如下：

- 紫杉醇序贯蒽环类药物化疗是淋巴结阳性乳腺癌的标准辅助化疗方案。多个临床试验正在积极评估紫杉醇同步放疗的临床疗效。已发表的研究显示，保乳手术后放疗联合紫杉醇同步化疗显著缩短了总治疗时间，局部控制良好，方案的耐受性也较好[58]。

- 一项 Ⅰ 期临床试验证了每周 1 次多西紫杉醇同步三维适形放射治疗（3D-CRT）治疗预后不良的局限期前列腺癌的效果。对多西紫杉醇的最大耐受剂量评测显示 20mg/m² 是安全可行的剂量。一项在高危前列腺癌中开展的前瞻性Ⅱ期临床试验研究了同步辅助多西紫杉醇联合 3D-CRT 和去势治疗的疗效。结果显示，在高危前列腺癌中所研究的方案（3D-CRT 同步每周 1 次多西紫杉醇治疗及去势治疗，随后再进行 3 个周期的多西紫杉醇辅助治疗）具有较好的可行性，值得后续开展Ⅲ期随机临床试验进行深入评估[59]。

- 一项针对局部晚期不可切除 NSCLC 的前瞻性Ⅱ期临床试验研究了放疗同步每周紫杉醇的反应率、毒性和患者的 2 年生存率。该研究中，采用每周 1 次紫杉醇方案来优化紫杉醇的放疗增敏特性。试验的生存数据很好，至少与其他相似的放化疗临床试验结果相当。该方案的后续临床疗效评估还在进行之中[60]。

目前为止，约有 110 项紫杉醇同步放疗和 90 项多西紫杉醇同步放疗的临床试验正在进行或刚刚完成。表 7-2 和表 7-3 分别列出了在不同肿瘤中开展的前 50 项临床试验信息。

表 7-2 紫杉醇联合同步放疗的临床研究进展

肿瘤位置	研究数量	临床阶段			联合化疗药物
		1	2	3	
肺	18	4	9	5	顺铂、丝裂霉素、伊立替康、替拉扎明、达沙替尼、吉西他滨、吉非替尼、依托泊苷、沙利度胺、拉帕替尼、palefirmine
头颈部	13	1	11	1	西妥昔单抗、厄洛替尼、贝伐单抗、5-FU、顺铂、卡铂、HU、吉非替尼
食管	6	1	4	1	吉西他滨、白蛋白紫杉醇、特罗凯、顺铂、西妥昔单抗、奥沙利铂、5-FU、塞来昔布
宫颈	5	1	1	3	顺铂、卡铂
宫颈	1			1	放线菌素 D、环磷酰胺、长春新碱
胰腺	1		1		顺铂、伊立替康
子宫内膜	2		1	1	顺铂、卡铂、贝伐单抗
甲状腺			1		

表 7-3 多西紫杉醇联合同步放疗的临床研究进展

肿瘤位置	研究数量	临床阶段			联合化疗药物
		1	2	3	
肺	18	2	14	2	顺铂、卡铂、吉非替尼、pemetred、filgastrim、pegfilgastrim
头颈部	17	1	14	2	顺铂、西妥昔单抗、贝伐单抗、5-FU、卡铂、吉非替尼
食管	5	1	2	2	卡培他滨、伊立替康、5-FU、顺铂
胰腺	2		2		filgastrim、pegfilgastrim、吉西他滨、5-FU、亚叶酸
前列腺	5	2	3		戈舍瑞林、Elgard、比卡鲁胺（如康士得）、亮丙瑞林
乳腺	1	1			环磷酰胺

（五）微管稳定药：长春花生物碱

1. 细胞毒性

长春花生物碱类药物是靶向微管蛋白和微管的药物（图 7-8）。在高浓度时（10～100nmol/L），长春花生物碱可使微管解聚，破坏有丝分裂纺锤体，导致细胞阻滞于分裂期，染色体处于浓缩状态。但在临床应用的较低浓度条件下，长春花生物碱不能解聚纺锤体微管，但仍会阻断有丝分裂（IC_{50} 为 0.8nmol/L），诱导细胞凋亡。相关研究表明，这种低浓度引起的阻断作用与微管动力的抑制有关，即稳定而非解聚微管。长春碱与长春花生物碱结合域内微管蛋白二聚体的 β 亚基结合，这也是某些其他化疗药物的结合位点。这种结合快速且可逆，能够诱导微管蛋白构象变化以促进微管蛋白的自结合[32]。

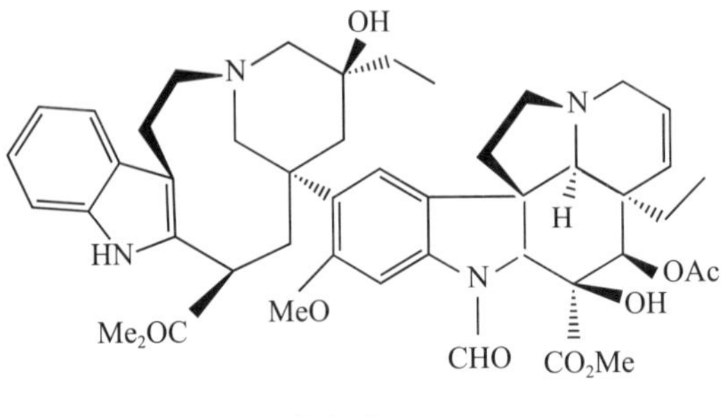

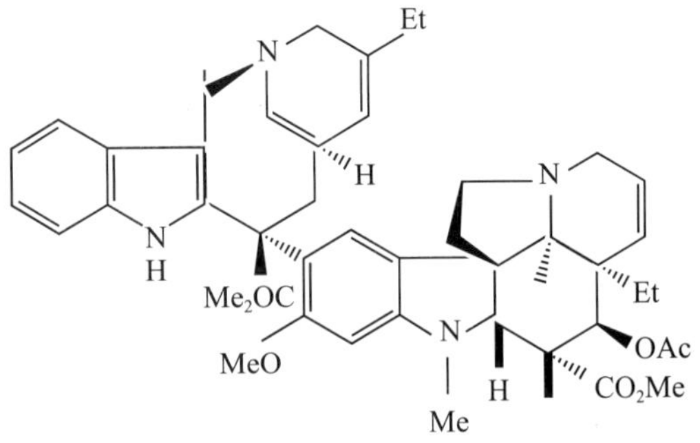

▲ 图 7-8　长春花生物碱类药物的化学结构

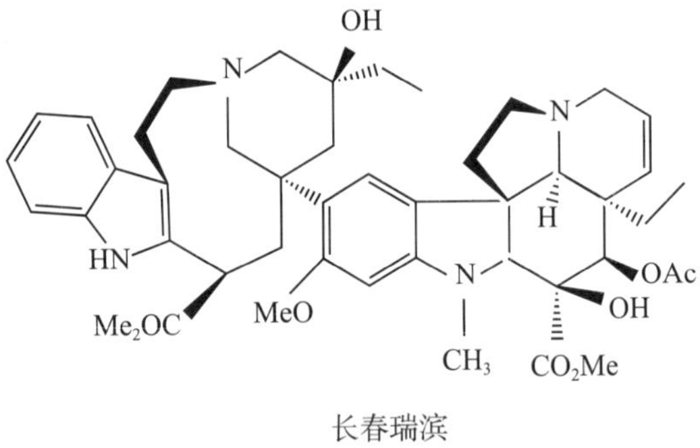

长春花生物碱提高微管蛋白自身亲和力的能力在其稳定微管结构的过程中发挥关键作用。而且，长春花生物碱也可以直接与微管结合。体外实验表明，长春花生物碱与微管的末端蛋白具有很高的亲和力，与埋在微管蛋白晶格中的微管蛋白的亲和力很低。当微管末端结合上一个或两个长春花生物碱分子后，可将踏车运动和动态不稳定性降低约50%，但不会引起明显的微管解聚。长春花生物碱显著降低了微管生长和缩短的速率及程度，延长了微管停留在衰减或暂停状态（既不增长也不缩短）的时间。在有丝分裂纺锤体中，微管的生长、缩短或踏车运动减慢会延缓甚至阻断有丝分裂的进程。这种动力学的抑制作用对有丝分裂至少有两个方面的后续影响：①阻止了有丝分裂纺锤体的正常组装；②降低了染色体着丝点上的张力。最终导致有丝分裂进程停滞于分裂中期，染色体

无法汇合于纺锤体赤道，与后期促进复合物（诱导有丝分裂从中期进入后期）形成相关的细胞周期信号中断，进而细胞发生凋亡。

2. 长春花生物碱药物放疗增敏作用的临床前研究

- 长春瑞滨是一种半合成的长春花生物碱类药物，其放疗增敏作用已在人小细胞肺癌 SBC-3 细胞的克隆形成实验中得到了证明。不同的用药时序都能某种程度的提高 SBC-3 细胞对放疗的敏感性。流式细胞分析显示，长春瑞滨和放疗同步治疗后，细胞并未出现特异性的放射敏感 G_2/M 期积聚。碱滤过洗脱分析的结果表明，维持 1nmol/L 长春瑞滨的药物浓度，放射诱导的细胞 DNA 断裂在放疗后 24h 内都无法完全修复。因此，长春瑞滨增强 SCLC SBC-3 细胞放疗敏感性的机制可能与长春瑞滨干扰了细胞 DNA 辐射损伤后的修复功能有关 [61]。

- 目前已有较多临床研究数据支持吉西他滨与长春瑞滨联合同步放疗来治疗 NSCLC。在体外实验中，同时或依次用吉西他滨 / 长春瑞滨（或两药联用）处理 NCI-H460 细胞后，给予 0～10Gy 的照射。结果显示两种药物均具有细胞毒性，并且靶向不同的细胞周期。联合使用时存在给药顺序依赖的拮抗效应，而最佳的给药顺序是先给予长春瑞滨，24h 之后再给予吉西他滨。吉西他滨给药 4h 后进行放疗，可观察到明显的放疗增敏作用；而长春瑞滨的放疗增敏作用则出现在给药 24h 后。吉西他滨诱导的细胞凋亡呈现渐进式，在治疗后 72h 达到 20%；而长春瑞滨早期即可诱导细胞凋亡，在用药 24h 后凋亡率可达到 40%。因此，吉西他滨和长春瑞滨对 NCI-H460 细胞的毒性作用具有周期特异性，而两者的联合应用具有时序性。两种药物的放疗增敏作用似乎均与细胞凋亡的增加有关 [62]。

- 长春氟宁（VFL）属于新型的第三代长春花生物碱类药物，在临床前的实验中显示出比其他同类药物更高效的抗肿瘤活性，而且不良反应更温和。利用 4 种人肿瘤细胞系（ECV304、MCF-7、H292 和 CAL-27）对 VFL 的放疗增敏性及其细胞周期效应进行了深入研究。在放疗之前首先用 VFL 处理肿瘤细胞 24h，可观察到药物剂量依赖的放疗增敏效应。不同细胞系的放疗增强因子（DEF）不尽相同（1.57～2.29），以 ECV304 细胞放疗增敏最为显著。此外，在该实验中还观察到了浓度依赖性 G_2/M 期阻滞（从给药后 4h 开始）。在经过 G_2/M 期阻滞后，大部分细胞仍能完成有丝分裂重新进入细胞周期，小部分细胞则进入多倍体细胞周期。如果细胞长时间暴露于 VFL，多倍体细胞数量将显著增加，这种情况在 CAL-27 和 ECV304 细胞中最为突出，而在正常成纤维细胞系（Fi 360）中未观察到。综上所述，VFL 具有放疗增敏的潜力，但机制尚不清楚 [63]。

3. 临床研究

基于长春花生物碱类药物的化疗方案在临床上有广泛的应用，其中长春碱、长春新碱、长春瑞滨（诺维本）和长春地辛 4 种最为常用，适应证包括多种实体瘤和血液系统疾病（表 7-4）。然而对于长春花生物碱类药物联合放疗的方案鲜有报道。这可能是因为联合方案虽有一定疗效，但效果比不上其他的联合治疗方法（如顺铂）。

表 7-4　长春花生物碱联合同步放疗的临床研究进展

| 药　物 | 肿瘤位置 | 治疗方式 | 临床阶段 | | | 配伍化疗药物 |
			1	2	3	
长春碱	肺	CRT	1	1	1	紫杉醇、卡铂、顺铂、依拉昔洛韦、吉西他滨
	黑色素瘤	CRT			1	filgastrim、dacabazone、重组人白介素-2
长春新碱	脑、CNS	CRT			3	替莫唑胺、奈达铂、卡铂、filgastrim、环磷酰胺
	头颈部	CRT			2	5-FU、亚叶酸、甲氨蝶呤
	肉瘤	CRT	1		1	伊立替康、博来霉素、白消安、环磷酰胺、放线菌素 D、异环磷酰胺、多柔比星、美法仑
	淋巴瘤	CRT			1	顺铂
长春瑞滨	肺	CRT	2	1	3	顺铂、依法洛西、吉西他滨、紫杉醇、培美曲塞、卡铂、依托泊苷

- 目前顺铂联合放疗是头颈部肿瘤的标准治疗方案之一，但急性毒性反应发生率较高。一项研究评估比较了放疗联合长春瑞滨或顺铂的毒性反应及疗效，结果显示长春瑞滨与顺铂临床疗效相当，但毒性低于顺铂[64]。
- 一项小型随机临床试验对比评估了口服长春瑞滨与顺铂作为放疗增敏药控制局部晚期宫颈癌的疗效和安全性。纳入的研究对象为老年患者（年龄≥65岁）或伴有糖尿病和（或）高血压的患者。在盆腔放疗和近距离放疗期间，采用每周同步化疗方案，患者随机接受顺铂或口服长春瑞滨，整个放疗过程中共给予6次化疗。19例患者接受长春瑞滨口服给药，20例患者接受了顺铂治疗。两组患者接受化疗的中位数均为5次，均表现出较好的治疗耐受性，最常见的毒性反应是淋巴细胞减少。中位随访时间为16个月，两组之间在无进展生存期或总生存期方面无差异。结果表明，顺铂或长春瑞滨作为放疗增敏药是安全的。进一步证明口服长春瑞滨在宫颈癌治疗中比顺铂更简单更实用则需要开展大型的临床研究[65]。

四、总结

本章介绍了两类不同作用机制化疗药物的放疗增敏作用。拓扑异构酶抑制药主要破坏复制和转录过程中 DNA 拓扑结构的稳定，而紫杉醇类和长春花生物碱类药物则是针对细胞的骨架结构微管。在细胞分裂前，微管受到动员，组成有丝分裂的纺锤体。

Ⅰ型拓扑异构酶靶向药通过捕获关键的反应中间体（TOP1 可裂解复合物）而干扰 DNA 的结构，

产生细胞毒性。TOP1 介导的放疗增敏模型认为，在 DNA 活跃合成过程中，药物捕获 TOP1 可裂解复合物与复制叉发生相互作用，来自放射及药物诱导的 DNA 损伤共同构成了 TOP1 介导的放疗增敏作用的基础。临床前的研究结果表明，TOP1 介导的放疗增敏作用具有细胞 S 期特异性，以 DNA 活跃合成为前提，提示 TOP1 抑制药能够选择性地增加处于增殖状态且 DNA 合成活跃的肿瘤细胞的放射敏感性。

目前研究最多的 TOP1 靶向药是伊立替康和拓扑替康，广泛应用于各类肿瘤的治疗。临床试验显示，TOP1 靶向药联合放疗在局部晚期 NSCLC 中具有可行性和有效性，在脑恶性肿瘤和头颈部肿瘤中也显示了不错的疗效。目前 TOP1 抑制药联合同步放疗的临床研究也正在积极进行中。

Ⅱ型拓扑异构酶是一种多亚基酶。利用 ATP 使一端的 DNA 螺旋双链穿过暂时形成的双链断口，从而调节 DNA 的拓扑结构。待双链通过后，DNA 断口重新连接，结构复原。Ⅱ型拓扑异构酶抑制药包括多种类别的抗癌药物，如依托泊苷和蒽环类药物。两种药物均可诱导 DNA 损伤，从而触发细胞内的凋亡信号通路。蒽环药物可以插入 DNA 链内，并通过多种途径诱发凋亡信号，蒽环类药物的细胞毒性与其损伤Ⅱ型拓扑异构酶的能力密切相关。实验研究表明，非插入式Ⅱ型拓扑异构酶抑制药通过干扰细胞放射损伤的修复和细胞周期发挥放疗增敏作用。临床上，含有依托泊苷的化疗方案联合同步放疗已经使用多年，目前仍然是部分肺癌（包括局部晚期 NSCLC 和局限期 SCLC）的标准治疗方案之一。

微管靶向药物根据其作用机制可分为两大类，即长春花生物碱类（MDA）和紫杉醇类（MSA）。长春花生物碱类能够阻止微管蛋白的聚合并促进丝状微管的解聚；紫杉醇类作用正相反，促进微管蛋白聚合成微管和稳定微管防止解聚。这两类药物均已广泛应用于临床肿瘤治疗。

紫杉醇类药物能够干扰细胞中纺锤体微管的动力学平衡。未能通过有丝分裂检查点的细胞受阻滞留在中后期的过渡阶段，最终诱发线粒体内源性凋亡。在组织培养实验中，紫杉醇和多西紫杉醇都能提高肿瘤细胞的放射敏感性，处于 G_2/M 期的细胞获得增敏的程度最为显著。在体内实验中，除了氧依赖机制和血管生成抑制作用外，这两种药物还通过其他的机制增强肿瘤对放疗的反应。紫杉醇类药物是多种肿瘤化疗的常规用药。多项Ⅰ/Ⅱ期临床研究已经证实了紫杉醇或多西紫杉醇联合同步放疗具有良好的抗肿瘤效果。目前，仍有很多涉及多西紫杉醇、紫杉醇和其他化疗药物联合同步放疗的Ⅰ～Ⅲ期临床试验正在进行中。

长春花生物碱类药物也以微管蛋白和微管为靶点。高药物浓度时可使微管解聚并破坏有丝分裂纺锤体，从而使正在分裂的肿瘤细胞阻滞在染色体浓缩的有丝分裂前期。而在低浓度时，纺锤体微管虽然不会发生解聚，但仍能阻止细胞有丝分裂的进行。上述任一种情况均会导致细胞的凋亡。体内外实验均已证明了长春花生物碱类药物的放疗增敏作用，其主要的机制包括 DNA 损伤修复受损和细胞凋亡增加。长春花生物碱类药物在临床肿瘤化疗中使用广泛，虽然已有少数临床试验报道了长春瑞滨具有较小的毒性，可作为顺铂的替代品，但在临床放化联合治疗中该药物的使用仍然较少。

参考文献

[1] Gellert, M. DNA topoisomerases. *Annu Rev Biochem* 1981;50:879–910.

[2] Wang, J. Cellular roles of DNA topoisomerases: A molecular perspective. *Nat Rev Mol Cell Biol* 2002;3(6):430–440.

[3] Chen, A., and Liu, L. DNA topoisomerases: Essential enzymes and lethal targets. *Annu Rev Pharmacol Toxicol* 1994;34:191–218.

[4] Li, T., and Liu, L. Tumor cell death induced by topoisomerase-targeting drugs. *Annu Rev Pharmacol Toxicol* 2001;41:53–77.

[5] Hsiang, Y., Lihou, M., and Liu, L. Arrest of replication forks by drug–stabilized topoisomerase I–DNA complexes as a mechanism of cell killing by camptothecin. *Cancer Res* 1989;49:5077–5082.

[6] Holm, C., Covey, J., Kerrigan, D., and Pommier, Y. Differential requirement of DNA replication for the cytotoxicity of DNA topoisomerase I and II inhibitors in Chinese Hamster DC3F cells. *Cancer Res* 1989;49:6365–6368.

[7] Zhang, H., D´Arpa, P., and Liu, L. A model for tumor cell killing by topoisomerase poisons. *Cancer Cells* 1990;2:23–27.

[8] Pantazis, P., Giovanella, B., and Rothenberg, M., eds. *The Camptothecins from Discovery to the Patient*. New York: New York Academy of Sciences, 1996.

[9] Liehr, J., Giovanella, B., and Verschraegen, C., eds. *The Camptothecins—Unfolding Their Anticancer Potential*. New York: New York Academy of Sciences, 2000.

[10] Takimoto, C., Wright, J., and Arbuck, S. Clinical applications of the camptothecins. *Biochem Biophys Acta* 1998;1400(1–3):107–119.

[11] Pantazis, P., Early, J., Kozielski, A., Mendoza, J., Hinz, H., and Giovanella,B. Regression of human breast carcinoma tumors in immunodeficient mice treated with 9-nitrocamptothecin: Differential response of nontumorigenic and tumorigenic human breast cells *in vitro*. *Cancer Res* 1993;53:1577–1582.

[12] Pantazis, P., Kozielski, A., Mendoza, J., Early, J., Hinz, H., and Giovanella,B. Camptothecin derivatives induce regression of human ovarian carcinomas grown in nude mice and distinguish between nontumorigenic and tumorigenic cells *in vitro*. *Int J Cancer* 1993;53:863–871.

[13] Chen, A., Yu, C., Potmesil, M., Wall, M., Wani, M., and Liu, L. Camptothecin overcomes MDR1-mediated resistance in human KB carcinoma cells. *Cancer Res* 1991;51:6039–6044.

[14] Pollack, I., Erff, M., Bom, D., Burke, T., Strode, J., and Curran, D. Potent topoisomerase I inhibition by novel silatecans eliminates glioma proliferation *in vitro and in vivo*. *Cancer Res* 1999;59(19):4898–4905.

[15] Chen, A., Chou, R., Shih, S., Lau, D., and Gandara, D. Enhancement of radiotherapy with DNA topoisomerase I-targeted drugs. *Crit Rev Oncol/Hematol* 2004;50:111–119.

[16] Chen, A., Chen, P., and Chen, Y. DNA topoisomerase I drugs and radiotherapy for lung cancer. *J Thorac Dis* 2012;4(4):390–397.

[17] Chen, A., Okunieff, P., Pommier, Y., and Mitchell, J. Mammalian DNA topoisomerase I mediates the enhancement of radiation cytotoxicity by camptothecin derivatives. *Cancer Res* 1997;57:1529–1536.

[18] Koukourakis, M., Bizakis, J., Skoulakis, C. et al. Combined irinotecan. *Anticancer Res* 1999;19:2309–2310.

[19] Humerickhouse, R., Haraf, D., Stenson, K. et al. Phase I study of irinotecan (CPT-11), 5-FU, and hydroxyurea with radiation in recurrent or advanced head and neck cancer (abstract). *Proc Am Soc Clin Oncol* 2000;19:418a.

[20] Hande, K. Topoisomerase II inhibitors. *Update Cancer Ther* 2008;3:13–26.

[21] Tewey, K., Rowe, T., Yang, L., Halligan, B., and Liu, L. Adriamycin-induced DNA damage mediated by mammalian DNA topoisomerase II. *Science* 1984;226:466–468.

[22] Haddock, M., Ames, M., and Bonner, J. Assessing the interaction of irradiation with etoposide or idarubicin. *Mayo Clin Proc* 1995;70:1053–1060.

[23] Giocanti, N., Hennequin, C., Balosso, J., Mahler, M., and Favaudon, V. DNA repair and cell cycle interactions in radiation sensitization by the topoisomerase II poison etoposide. *Cancer Res* 1993;53(9):2105–2111.

[24] Chen, Y., Lin, T.-Y., Chen, J.-C., Yang, H.-Z., and Tseng, S.-H. GL331, a topoisomerase II inhibitor, induces radiosensitization of human glioma cells. *Anticancer Res* 2006;26:2149–2156.

[25] Gordon, I., Graves, C., Kil, W., Kramp, T., Tofilon, P., and Camphausen, K. Radiosensitization by the novel DNA intercalating agent vosaroxin. *Radiat Oncol* 2012;7:26–33.

[26] Hayashi, S., Hatashita, M., Matsumoto, H., Shioura, H., Kitai, R., and Kano, E. Enhancement of radiosensitivity by topoisomerase II inhibitor, amrubicin and amrubicinol, in human lung adenocarcinoma A549 cells and kinetics of apoptosis and necrosis induction. *Int J Mol Med* 2006;18(5):909–915.

[27] Ohe, Y. Chemoradiotherapy for lung cancer. *Expert Opin Pharmacother* 2005;6(16):2793–2804.

[28] Rigas, J., and Kelly, K. Current treatment paradigms for locally advanced non-small cell lung cancer. *J Thorac Oncol* 2007;2(6 Suppl. 2):S77–S85.

[29] Stinchcombe, T., and Gore, E. Limited-stage small cell lung cancer: Current chemoradiotherapy treatment paradigms. *Oncologist* 2010;15(2):187–195.

[30] Altmann, K.-H., and Gertsch, J. Anticancer drugs from nature—Natural products as a unique source of new microtubule-stabilizing agents. *Nat Prod Rep* 2007;24:327–357.

[31] Molodtsov, M., Ermakova, E., Shnol, E. et al. A molecular-mechanical model of the microtubule. *Biophys J* 2005;88:3167–3179.

[32] Jordan, M., and Wilson, L. Microtubules as a target for anticancer drugs. *Nat Rev Cancer* 2004;4:253–265.

[33] van Amerongen, R., and Berns, A. XR1-mediated thrombospondin repression: A novel mechanism of resistance to taxanes? *Genes Dev* 2006;20:1975–1981.

[34] Jordan, M., Wendell, K., Gardiner, S., Derry, W., Copp, H., and Wilson,L. Mitotic block induced in HeLa cells by low concentrations of paclitaxel (Taxol) results in abnormal mitotic exit and apoptotic cell death. *Cancer Res* 1996;56:816–825.

[35] He, L., Orr, G., and Horwitz, S. Novel molecules that interact with microtubules and have functional activity similar to Taxol. *Drug Discov Today* 2001;6:1153–1164.

[36] Altmann, K. Microtubule-stabilizing agents: A growing class of important anticancer drugs. *Curr Opin Chem Biol* 2001;5:424–431.

[37] Kamath, K., and Jordan, M. Suppression of microtubule dynamics by epothilone. *Cancer Res* 2003;63:6026–6031.

[38] Honore, S., Kamath, K., Braguer, D. et al. Synergistic suppression of microtubule dynamics by discodermolide and paclitaxel in non-small cell lung carcinoma cells. *Cancer Res* 2004;64:4957–4964.

[39] Aoki, S., Morohashi, K., Sunoki, T., Kuramochi, K., Kobayashi, S., and Sugawara, F. Screening of paclitaxel-binding molecules from a library of random peptides displayed on T7 phage particles using paclitaxel- photoimmobilized resin. *Bioconjug Chem* 2007;18:1981–1986.

[40] Bhat, K., and Setaluri, V. Microtubule-associated proteins as targets in cancer chemotherapy. *Clin Cancer Res* 2007;13:2849–2854.

[41] Milas, L., Mason, K., Liao, Z., and Ang, K. Chemoradiotherapy: Emerging treatment improvement strategies. *Head Neck* 2003;25:152–167.

[42] Golden, E., Formenti, S., and Schiff, P. Taxanes as radiosensitizers. *Anti-Cancer Drugs* 2014;25(5):502–511.

[43] Milas, L., Milas, M., and Mason, K. Combination of taxanes with radiation: Preclinical studies. *Semin Radiat Oncol* 1999;9:12–26.

[44] Minarik, L., and Hall, E. Taxol in combination with acute and low dose rate irradiation. *Radiother Oncol* 1994;32:124–128.

[45] Hennequin, N., Giocanti, N., and Favaudon, V. S-phase specificity of cell killing by docetaxel (Taxotere) in synchronized HeLa cells. *Br J Cancer* 1995;71:1194–1198.

[46] Milas, L. Docetaxel-radiation combinations: Rationale and preclinical findings. *Clin Lung Cancer* 2002;3(Suppl. 2):S29–S36.

[47] Milas, L., Mason, K., and Milas, M. Docetaxel and radiation in lung cancer: Preclinical investigations. *Adv Lung Cancer* 2001;3:6–8.

[48] Milas, L., Hunter, N., Mason, K., Milross, C.G., Saito, Y., and Peters, L. Role of reoxygenation in induction of enhancement of tumor radioresponse by paclitaxel. *Cancer Res* 1995;55:3564–3568.

[49] Mason, K., Kishi, K., Hunter, N. et al. Effect of docetaxel on the therapeutic ratio of fractionated radiotherapy *in vivo*. *Clin Cancer Res* 1999;5:4191–4198.

[50] Taghian, A., Abi-Raad, R., Assaad, S. et al. Paclitaxel decreases the interstitial fluid pressure and improves oxygenation in breast cancers in patients treated with neoadjuvant chemotherapy: Clinical implications. *J Clin Oncol* 2005;23:1951–1961.

[51] Milas, L., Hunter, N., Mason, K., Milross, C., and Peters, L. Tumor reoxygenation as a mechanism of taxol-induced enhancement of tumor radioresponse. *Acta Oncol* 1995;34:409–412.

[52] Dicker, A., Williams, T., Iliakis, G., and Grant, D. Targeting angiogenic processes by combination low-dose paclitaxel and radiation therapy. *Am J Clin Oncol* 2003;26:e45–e53.

[53] Sweeney, C., Miller, K., Sissons, S. et al. The antiangiogenic property of docetaxel is synergistic with a recombinant humanized monoclonal antibody against vascular endothelial growth factor or 2-methoxyestradiol but antagonized by endothelial growth factors. *Cancer Res* 2001;61:3369–3372.

[54] Lissoni, P., Fugamalli, E., Malugani, F. et al. Chemotherapy and angiogenesis in advanced cancer: Vascular endothelial growth factor (VEGF) decline as predictor of disease control during taxol therapy in metastatic breast cancer. *Int J Biol Markers* 2000;15:308–311.

[55] Dey, S., Spring, P., Arnold, S. et al. Low-dose fractionated radiation potentiates the effects of paclitaxel in wild type and mutant p53 head and neck tumor cell lines. *Clin Cancer Res* 2003;9:1557–1565.

[56] Chendil, D., Oakes, R., Alcock, R. et al. Low dose fractionated radiation enhances the radiosensitization effect of paclitaxel in colorectal tumor cells with mutant p53. *Cancer* 2000;89:1893–1900.

[57] Spring, P., Arnold, S., Shajahan, S. et al. Low dose fractionated radiation potentiates the effects of taxotere in nude mice xenografts of squamous cell carcinoma of head and neck. *Cell Cycle* 2004;3:479–485.

[58] Chen, W., Kim, J., Kim, E. et al. A phase II study of radiotherapy and concurrent paclitaxel chemotherapy in breast-conserving treatment for node-positive breast cancer. *Int J Radiat Oncol Biol Phys* 2012;82:14–20.

[59] Bolla, M., Hannoun-Levi, J., Ferrero, J. et al. Concurrent and adjuvant docetaxel with threedimensional conformal radiation therapy plus androgen deprivation for high-risk prostate cancer: Preliminary results of a multicentre phase II trial. *Radiother Oncol* 2010;97:312–317.

[60] Choy, H., Safran, H., Akerley, W., Graziano, S., Bogart, J., and Cole, B. Phase II trial of weekly paclitaxel and concurrent radiation therapy for locally advanced nonsmall cell lung cancer. *Clin Cancer Res* 1998;4:1931–1936.

[61] Fukuoka, J., Arioka, H., Iwamoto, Y. et al. Mechanism of vinorelbine-induced radiosensitization of human small cell lung cancer cells. *Cancer Chemother Pharmacol* 2002;49:385–390.

[62] Zhang, M., Boyer, M., Rivory, L. et al. Radiosensitization of vinorelbine and gemcitabine in NCI-H460 non-small-cell lung cancer cells. *Int J Radiat Oncol Biol Phys* 2004;58(2):353–360.

[63] Simoens, C., Vermorken, J., Korst, A. et al. Cell cycle effects of vinflunine, the most recent promising Vinca alkaloid, and its interaction with radiation, *in vitro*. *Cancer Chemother Pharmacol* 2006;58:210–218.

[64] Sarkar, S., Patra, N., Goswami, J., and Basu, S. Comparative study of efficacy and toxicities of cisplatin vs vinorelbine as radiosensitisers in locally advanced head and neck cancer. *J Laryngol Otol* 2008;122:188–192.

[65] Coronel, J., Cetina, L., Cantu, D. et al. A randomized comparison of cisplatin and oral vinorelbine as radiosensitizers in aged or comorbid locally advanced cervical cancer patients. *Int J Gynecol Cancer* 2013;23:884–889.

第 8 章　靶向 DNA 损伤应答：ATM、p53、细胞周期检查点和蛋白酶体

Targeting the DNA Damage Response: ATM, p53, Checkpoints, and the Proteasome

一、DNA 损伤应答

靶向 DNA 的损伤应答过程，包括 ATM、ATR 及其相关通路和检查点，代表了一种非常具有吸引力的治疗方法，特别是这种治疗还可实现一定程度的肿瘤特异性。细胞周期检查点缺陷将导致 DNA 损伤修复能力的降低，对电离辐射和其他 DNA 损伤剂敏感性的增加。图 8-1A 为 DNA 损伤应答信号转导网络的模式图。

参与细胞周期进程、信号转导、转录调控、DNA 损伤修复和细胞死亡过程的各种调控蛋白是泛素介导的蛋白酶体降解系统的靶蛋白。其中，参与 DNA 损伤应答和修复过程的蛋白是本章及第 9 章重点讨论的内容，主要包括 p21^{WAF}、p27^{KIP}、p53、RAD51、周期蛋白（D、E、B）和 PARP 等（图 8-1B）。BRCA1-BARD1 复合物和 MDM 蛋白是 E$_3$ 蛋白连接酶，分别靶向 RAD51 和 p53。

二、ATM 激酶

在正常细胞中，一旦 DNA 出现损伤断裂，细胞周期进程（G$_1$ 期、S 期和 G$_2$ 期）将延缓，为 DNA 损伤的修复留出时间。在人共济失调 – 毛细血管扩张症（A-T）中，ATM 基因突变导致多种细胞功能缺陷，包括对电离辐射的敏感性增强。因此，可以将 ATM 作为潜在的抑制药靶点用于提高肿瘤细胞的放疗敏感性。从 A-T 患者获得的细胞有以下特点：细胞周期 G$_1$、S 和 G$_2$ 期存在 DNA 损伤检查点缺陷、染色体不稳定、对电离辐射敏感 [1]。ATM 蛋白激酶、与其密切相关的家族蛋白 A-T 和 Rad3 相关激酶（ATR）及 DNA 依赖性蛋白激酶（DNA-PK）是 DNA 损伤应答途径的主要调节分子 [2]。ATM 和 ATM 激酶的下游蛋白是开发小分子抑制药的潜在靶标，因此这些小分子抑制药具有提高肿瘤细胞放射敏感性的潜在效力。

ATM 属于丝氨酸 / 苏氨酸蛋白激酶（PIKK）中磷脂酰肌醇 3- 激酶样家族成员。该家族的其他

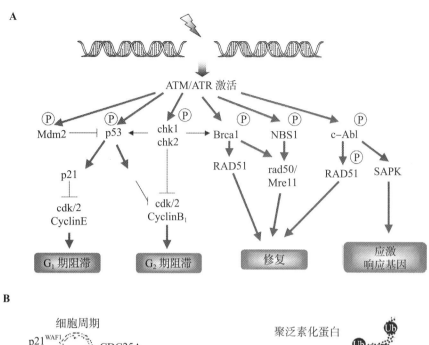

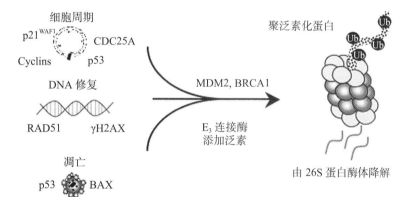

▲ 图8-1 DNA损伤应答信号转导网络

A.DSB激活ATM，后者通过磷酸化下游靶标（包括组蛋白H2AX和p53、53BP1、CHK2、MDC1、NBS1、BRCA1和SMC1蛋白）释放DNA损伤的信号。p53的下游效应分子是p21和14-3-3σ。p21抑制cdk2/cyclin E的活性，14-3-3σ抑制cdc2/cyclin B的活性，导致细胞周期阻滞。激活的Chk1和Chk2能够发挥与14-3-3σ相同的作用，介导细胞周期阻滞。c-Abl激活应激活化蛋白激酶（SAPK），调控应激反应基因的转录。其他蛋白（BRCA1和NBS1）也参与了DNA损伤的修复；B. 参与细胞周期进程、DNA损伤修复、信号转导和转录的调控蛋白（如cyclins，p53和p21^WAF、RAD51和BAX等）是泛素介导的蛋白酶体26S的靶蛋白。这些靶蛋白通过E₃连接酶聚泛素化后被降解。BRCA1-BARD1修复复合物和MDM2蛋白（涉及p53转换）是E₃连接酶

成员还包括ATM和Rad 3相关（ATR）激酶和DNA依赖性蛋白激酶催化亚基（DNA-PKcs）。前者能够响应单链DNA和异常DNA复制叉（停滞或破坏），后者是一种DNA双链断裂（DSB）修复蛋白。在正常细胞中，ATM以一种失活的二聚体（或有序的单体）形式存在。由电离辐射或其他因素引起的DNA-DSB被端粒蛋白TRF2和MRE11-RAD50-NBS1（MRN）复合物感知后，激活ATM激酶，进而激活系列的信号转导通路，以协调细胞周期进程与DNA修复。在此过程中，ATM与DNA-PKcs共同将DNA断裂部位周围兆碱基范围内的组蛋白H2AX（当139位丝氨酸残基被磷酸化后称为γH2AX）磷酸化。激活的ATM磷酸化多个参与调节辐射诱导细胞周期阻滞的下游底物，这些底物包括在G₁期的p53、Mdm2和Chk2，S期的Nbs1、Smc1、Brca1和FancD2，以及G₂期的BRCA1和Rad17等。

具有放化疗增敏作用的 ATM 激酶抑制药

咖啡因和渥曼青霉素（wortmannin）是最早受到鉴定的 ATM 抑制药，但缺乏特异性，也不适合在体内使用。咖啡因对肿瘤细胞的放疗增敏作用最早报道于 20 世纪 60 年代后期[3]，后续的研究发现 ATM 和 ATR 为增敏作用的靶点，在某些情况下 DNA 依赖性蛋白激酶（DNA-PKcs）催化亚基也发挥靶点的作用。体外研究显示，低毫摩尔浓度的咖啡因可以抑制 ATM 和 ATR 活性[4]，而且这种增敏作用在很多缺乏功能性 p53 蛋白的肿瘤细胞中更加显著[3]，因此 ATM 抑制药似乎可以选择性地用于增敏此类肿瘤的放射治疗[4,5]。但是，咖啡因和己酮可可碱在放化疗增敏所需的剂量水平下会引起全身毒性，而且血清的药物浓度通常也不高，导致在使用此类药物的临床试验中很难获得满意的肿瘤反应率[4,6]。最近，几种新的具有化疗增敏能力的 ATM 激酶小分子抑制药正处于研发阶段[6,7]。下面简要列举几种至少已在体外试验中证实具有放疗增敏作用的 ATM 激酶抑制药：

- CP466722：该药物是从目标化合物库中筛选出来的潜在 ATM 激酶抑制药[8,9]。该化合物无毒，对磷脂酰肌醇 3- 激酶（PI₃K）或 PI₃K 样蛋白激酶家族无抑制作用。但其能够阻止细胞中 ATM 依赖性磷酸化相关事件的发生，干扰 ATM 的功能，导致细胞周期检查点缺陷和放射敏感性增加。克隆形成实验结果表明，仅需短暂抑制 ATM 的功能即可产生放疗增敏效果。在临床应用中，药物的代谢动力学是常见的疗效限制性因素。如果仅需在短时间内抑制 ATM 就能够在临床上实现放疗增敏，那么 ATM 抑制药将具有非常显著的优势（图 8-2）。

- KU55933：在纳摩尔浓度下该化合物能够特异性抑制 ATM，提高肿瘤细胞对放化疗的敏感性，但对缺乏功能性 ATM 的细胞的 DNA 损伤敏感性无影响[9]。KU55933 通过抑制 ATM 进而阻止 DNA 损伤诱导的周期蛋白 D1 降解，最终诱导肿瘤细胞发生衰老和凋亡[10]。KU60019 是改进版的 KU55933，能够阻止关键的 ATM 靶标发生放射诱导的磷酸化。在人胶质瘤细胞中，其 Ki 和 IC₅₀ 值是 KU55933 的 1/2，但有效性是 KU55933 的 10 倍。由此可见，KU60019 是胶质瘤细胞的高效放疗增敏药（图 8-2）[11]。

- CGK733 能够诱导肿瘤细胞的衰老和凋亡，抑制未经治疗的人肿瘤细胞和未转化的小鼠成纤维细胞的增殖。经 CGK733 处理后的人肿瘤细胞内的周期蛋白 D1 水平迅速下降，视网膜母细胞瘤蛋白的总量和磷酸化量亦均出现一定程度的降低。

- DMAG 和 17DMAG 是分子伴侣蛋白 Hsp90 的抑制药，其能够通过多种机制诱导细胞的放射敏感性（见第 10 章）。在一项实验中，使用 Hsp90 抑制药 17DMAG 处理的 MiaPaCa 肿瘤细胞的放射敏感性增加，辐射诱导的 DNA 损伤修复受到抑制。γH2AX 焦点持续时间和彗星尾分析结果显示，放疗所致的 ATM 激活和 γH2AX 焦点形成均减少。研究还发现 DMAG 能够提高体外培养的非小细胞肺癌细胞的放射敏感性，同样与放疗诱导的 ATM 激活减少有关，而且在放疗前予以药物预处理产生的增敏作用最大[12,13]。

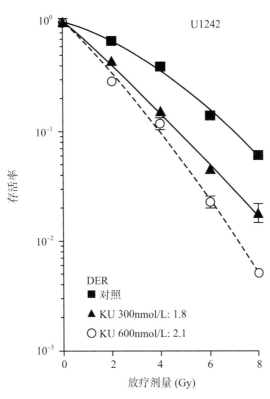

▲ 图 8-2　低浓度 KU60 019 能够有效提高神经胶质瘤细胞的放射敏感性

将 U1242 胶质瘤细胞暴露于 0.6μmol/L 或 0.3μmol/L 的 KU60 019 中，通过结晶紫染色和克隆计数确定存活细胞的比率。DER. 剂量增强比 = 接受单纯放疗细胞的 D37/ 接受药物治疗细胞的 D37[经许可转载，引自 Golding, S.et al., *Cell Cycle* 2012;11(6):1167–1173.]

三、p53 在 DNA 损伤应答中的作用

现已明确，在超过半数的人类肿瘤细胞中存在 p53 基因的突变，在其余的肿瘤内 p53 也失去了正常功能，导致 p53 依赖的细胞周期停滞或细胞死亡通路受阻。p53 依赖性信号传导的缺陷与肿瘤的放化疗抵抗有关，因此靶向 p53 和 p53 依赖性信号通路成为提高肿瘤治疗疗效的重要手段。

（一）p53 的功能

抑癌蛋白 p53 是一个转录因子，通过诱导细胞周期阻滞、细胞凋亡或衰老对各种刺激信号做出反应，从而发挥重要的细胞保护作用（图 8-3）。p53 功能受损在肿瘤的进化与发展中起着至关重要的作用，肿瘤细胞能够借以逃避 p53 依赖性的保护机制。肿瘤内 p53 的失活通常存在两种机制：① p53 基因发生点突变导致 p53 蛋白失活；②调控 p53 活性的信号通路或效应分子的部分缺失或功能异常。一系列基于遗传模型的实验研究表明，恢复肿瘤细胞中 p53 的活性可能是一种有效的癌症治疗方式。

p53 蛋白作为转录因子，其在靶基因反应元件上形成同型四聚体。p53 的 mRNA 表达广泛，但表达水平在不同的发育阶段和组织类型中存在差异。在无应激状态下，正常细胞中具有生物功能的 p53 蛋白的半衰期很短，几乎无法通过蛋白质印迹法检测到。在蛋白质水平上，p53 受负调控因子鼠 / 人双微体 2（MDM2/HDM2）和 4（MDM4/HDM4）经由泛素化过程的严格调控，而且由于MDM2 也是 p53 的靶基因，因此构成了一个调节 p53 的负反馈环路（图 8-4）。应激信号，包括化学制剂或放射线诱导的 DNA 损伤、缺氧或核苷酸耗竭等，能够诱导 p53 蛋白在正常细胞中的蓄积，进而触发不同 p53 靶基因的转录。

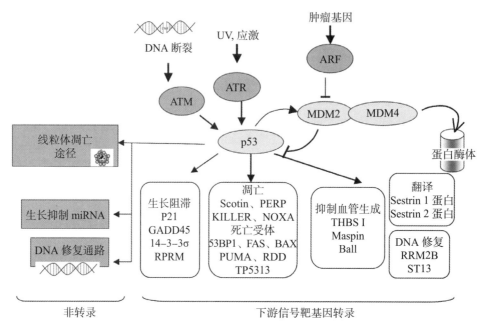

▲ 图 8-3　p53 依赖的信号通路

p53 处于复杂生物相互作用网络的核心，应激信号通过此网络诱导细胞周期停滞或凋亡。在多种应激作用下，p53 的上游信号上调其表达水平，激活其作为转录因子的功能，进而通过 p53 的下游组件执行适当的细胞反应

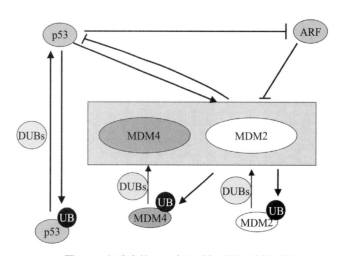

▲ 图 8-4　细胞内的 p53 水平受负反馈回路的调控

在正常细胞中，p53 可以上调 MDM2 的转录水平，而 MDM2 通过阻止 p53 与通用转录机器的相互作用来调节 p53 的转录活性，从而抑制 p53 的功能。MDM2 还与 MDM4 形成异型二聚体复合物，促进 p53 的降解 UB. 泛素；DUBs. 去泛素酶

细胞内出现应激后，p53 蛋白趋于稳定和激活状态，通过调控诸多靶标分子，诱导一系列的细胞反应。p53 的靶标很多，与细胞周期阻滞相关的蛋白包括 p21、GADD45 和 14-3-3σ；还有许多涉及 DNA 修复反应的蛋白，如 p53R2 和 p48 等。p53 还能够调节多种分泌性血管生成抑制药，包括血小板反应蛋白 1（Tsp1）和脑相关性血管生成抑制药（BAI）。

在 p53 的众多靶基因中，有一组与细胞死亡密切相关。研究显示，p53 能够直接上调包括 Fas/APO1 和 KILLER/DR5 在内的细胞表面死亡受体蛋白的表达，并激活 PIDD 和 Bid 等胞质促凋亡蛋白的转录。此外，p53 还调控线粒体内的促凋亡蛋白，包括 Bax、Bak、Puma 和 Noxa。在线粒体凋亡途径的下游，p53 上调 APAF1（凋亡激活因子 1），后者参与凋亡小体和水解酶 caspase 6 的形成。

在对辐射诱导的 DNA 损伤应答过程中，p53 激活后的下游信号通路和细胞反应取决于多种因素，这也是不同组织来源的肿瘤对放射治疗可能表现出不同反应（凋亡或生长停滞）的分子生物学基础。例如，与成纤维细胞相比，造血细胞更易发生 p53 依赖性凋亡；在淋巴样细胞中，由于 Bc1-2 癌基因的过表达，凋亡途径受阻，进而导致细胞发生由 p53 介导的凋亡转变为衰老样永久性停滞。照射剂量似乎也很重要，较低剂量引起可逆性的细胞生长停滞，而较高剂量则能够触发细胞凋亡过程。

（二）调控 p53 实现放疗增敏

直接靶向突变 p53 的显著优势是肿瘤特异性。绝大多数情况下，放化疗的疗效依赖于完整且有功能的 p53 信号通路，因此恢复 p53 的功能将有助于增加细胞对放化疗的敏感性。另外，在肿瘤细胞中突变的 p53 经常表现为过表达和翻译后修饰，而且肿瘤细胞的胞内环境也有利于功能性 p53 诱导的细胞凋亡。因此，通过小分子或肽伴侣来稳定突变型 p53 的构象可以选择性地激活肿瘤细胞内的凋亡通路。图 8-5 显示了目前正在研究的通过调节肿瘤细胞中 p53 水平实现放化疗增敏的策略。

1. 递送野生型 p53 的基因治疗

目前已经探索了多种方法将外源性人 p53 基因引入 p53 缺陷的肿瘤细胞中，其中涉及不同载体，包括腺病毒、反转录病毒和牛痘衍生的载体等。在一项早期的研究中，为了实现在体内外抑制肿瘤生长的目的，研究者使用反转录病毒将野生型 p53 基因转移到人肺癌细胞内 [14]。使用复制缺陷型腺病毒（Ad-p53）递送野生型 p53 的方法似乎有更好的转导效率和更低的毒性。体外实验和基于动物模型的临床前研究都报道了不错的结果，但是在肺癌、膀胱癌、卵巢癌和乳腺癌中进行的临床基因治疗试验未能显示出较传统治疗更强的疗效，甚至部分临床试验已经中止 [15]。在中国开展的针对晚期头颈部鳞癌患者进行的 II 期和 III 期临床试验中，采用了重组 Ad-p53（rAd-p53）联合放疗的治疗模式，观察到了一些阳性结果 [16]。

自 2003 年以来，Ad-p53（商用名 Gendicine 或 Advexin）已在中国获准进入临床使用 [17]，并在美国进行了 I ～ III 期临床试验 [18]。结果表明，Gendicine/Advexin 有较好的耐受性，单药治疗或联合化疗或放疗在多种肿瘤中显示出疗效，尤其是头颈部肿瘤和肺癌 [16, 18, 19]。

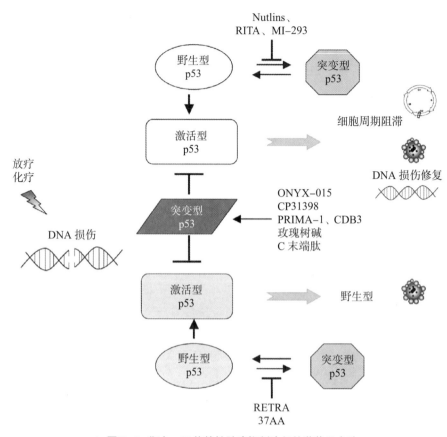

▲ 图 8-5　靶向 p53 依赖性肿瘤抑制途径的药物及方法

为了提高肿瘤的治疗效果，目前存在很多调控肿瘤细胞中 p53 的策略包括①将野生型 p53 递送至肿瘤细胞内（rAd-p53）；②利用腺病毒（ONYX-015）清除突变的 p53；③使突变型 p53 恢复野生型的功能（CP-31398、PRIMA-1、CBD3、C 末端肽和玫瑰树碱）；④抑制 p53 的降解以稳定 p53 的水平（nutlins、RITA 和 MI-293）；⑤激活其他 p53 家族成员以替代 p53 的功能（37AA 和 RETRA）

目前正在进行或刚刚结束的涉及重组 Ad-p53 的临床试验（Ⅰ～Ⅳ期）约有 10 项，包括单药试验、rAd-p53 联合手术或联合化疗。在一项Ⅳ期临床试验中，rAd-p53 与放射性碘联合使用；另一项Ⅱ期临床试验测试了 Ad5CMV-p53 与手术、化疗和放疗等传统治疗方式的联合效果（www.clinicaltrials.gov）。

2. 突变型 p53 的清除策略

以 ONYX-015 为例介绍此种策略。ONYX-015 是一种腺病毒，缺乏 E1B-55K 基因产物，因而不能降解 p53，用于选择性地在 p53 缺陷的肿瘤细胞内复制并杀死这些特定细胞。该病毒不用于传递治疗性基因，而是在具有突变型 p53 的细胞中通过病毒复制来诱导细胞死亡。由于辐射不能阻止病毒复制，因此将放疗与溶细胞腺病毒疗法相结合具有潜在的意义。p53 失活是病毒复制的必要条件，因此最初认为 E1B 删失但复制能力完整的 ONYX-015（dl1520）腺病毒能够选择性杀伤 p53 缺陷型细胞。然而后续的研究表明，在某些情况下，ONYX-015 的特异性与 p53 基因状态无关。

在一项临床前研究中 [20]，使用一对仅 p53 状态不同的同基因细胞系 RKO 人结肠癌细胞（p53 野生型）和 RKO.p53.13 亚克隆细胞（p53 突变）对 ONYX-015 在体外的复制特性进行了研究。结果显示，尽管 ONYX-015 在 p53 野生型和突变型细胞中都能够进行复制，但该病毒在体内对突变型 p53 肿瘤显示出更显著的抗肿瘤活性。此外，ONYX-015 病毒疗法还可与放疗联合，肿瘤控制的效果优于单纯放疗或单纯病毒治疗。

许多早期的临床试验表明，ONYX-015 作为一种单一药物会产生边际效益，但当它与化疗药物（顺铂或氟尿嘧啶）联合使用时，可以获得显著疗效。随后，人们重新审视了 ONYX-015 的肿瘤选择性机制，p53 蛋白不再是肿瘤选择性的主要因素[21]。最近在中国开展的有关 ONYX-015 与化疗药物相结合的临床试验在头颈部癌患者身上取得了令人鼓舞的结果[22]，进入Ⅲ期临床试验后，中国食品药品监督管理局批准了一种机制类似于 ONYX-015 的 E1B-55k 突变型腺病毒用于联合使用化疗药物的头颈部癌患者。

（三）靶向 p53 通路的小分子化合物

靶向 p53 的小分子化合物通过多种机制发挥作用，包括突变型 p53 的重新激活、野生型 p53 的激活和野生型 p53 的抑制等（表 8-1）。

表 8-1 靶向 p53 的小分子化合物：激活剂、再激活药和抑制药

作 用	名称 / 结构	机 制
重新激活突变型 p53	PRIMA-1 	蛋白折叠
	CP31398 	蛋白折叠
	玫瑰树碱 	蛋白折叠

（续表）

作　用	名称 / 结构	机　制
激活野生型 p53	Nutlin–3 	结合 MDM
	MI–219 	结合 MDM
	Tenovin 1 	抑制 SIRT1/2
	RITA 	结合 p53

（续表）

作 用	名称 / 结构	机 制
抑制野生型 p53	Pifithrin-α	靶向 p53 转录活性

1. 突变型 p53 重获野生型功能

目前已经开发出多种小分子抑制药或多肽，其能够结合突变的 p53 并将其还原为野生型构象，进而恢复 p53 的功能。由于突变型 p53 在肿瘤细胞内高表达，因此这些药物具有了一定程度地选择性清除肿瘤的能力。研究显示，部分化合物能够在体外有效诱导细胞周期停滞或凋亡，或两者兼而有之。

(1) CDB3 是从具有稳定 p53 天然形式的众多分子中系统性筛选得到的化合物。基于野生型 p53 核心结构域和 p53 结合蛋白 2（53BP2）之间的结合作用，构建的 CDB3 多肽含有 9 个氨基酸残基，体外研究显示能够增加 p53 核心结构域的热稳定性。CDB3 具有"伴侣"功能，能够结合并热稳定新合成的 p53 使其适当折叠；但这种相互作用是暂时性的，之后 p53 与 DNA 发生结合。CDB3 能够诱导 p53 依赖性的 MDM2、gadd45 和 p21 的表达，并伴有部分凋亡功能的恢复。CDB3 还能轻度增加表达野生型 p53 的 HT116 人结肠癌细胞的放射敏感性和细胞凋亡[23]。

(2) C- 末端肽是一类引自 p53 羧基末端负调控结构域的多肽，能够恢复突变型 p53 的野生型活性。研究证实，与 p53 序列中特定片段相对应的短合成肽能够有效地稳定 p53 蛋白或恢复突变型 p53 的正常功能。对应于 p53 C- 末端 361～382 位点残基的一段带正电荷的多肽不仅能够与 p53 的核心结构域结合，进而增强野生型 p53 与 DNA 的结合能力，而且可以恢复某些突变型 p53 的 DNA 结合能力[24]。

(3) PRIMA-1 和 MIRA-1：p53 重激活和凋亡诱导因子（PRIMA-1）和 MIRA-1 是由 NCI 化学文库中筛选鉴定出来的，使用了一株缺失正常 p53 但经过人工改造可表达 His-273 突变型 p53 的人骨肉瘤细胞系[25]。PRIMA-1 仅能激活突变型 p53 细胞中的 p53 靶基因的转录，而在野生型 p53 细胞中无激活效能，其能够与多柔比星协同作用诱导非小细胞肺癌细胞的死亡。PRIMA-1met 是更高效的 PRIMA-1 类似物，对前列腺癌细胞具有放疗增敏作用[26]，与顺铂联用能够协同抑制移植瘤的生长（图 8-6）[25]。无论是在常氧或低氧条件下，PRIMA-1met 都能够提高 p53 缺失型前列腺癌细胞的放射敏感性，这表明增敏作用与 p53 的突变无关。p53 缺失型细胞的放疗增敏机制尚不清楚，或许存在细胞系特异性。

(4) 玫瑰树碱是从澳大利亚的一种夹竹桃科常绿乔木中分离出来的抗肿瘤药物。它的作用机制包括 DNA 嵌入、抑制 Ⅱ 型 DNA 拓扑异构酶的活性、自由基产生，以及诱发内质网应激等。研究显示，玫瑰树碱能够恢复肿瘤细胞中 p53 的野生型构象，增强核内转移，从而增加 p21 启动子的反式激活。玫瑰树碱治疗后核内 p53 的增加与 DNA-DSB 的增加无关，表明其作用机制并非 DNA 的损伤。此外，玫瑰树碱类似物对突变型 p53 细胞的作用显著强于野生型 p53 细胞。

(5) CP-31398 是一种苯乙烯基喹唑啉，是首个报道具有将突变型 p53 转为野生型构象的化合物，在某些肿瘤细胞系和异种移植瘤中能够恢复 p53 的功能。具有 p53 基因突变热点的肿瘤细胞对 CP-31398 诱导的细胞周期停滞或凋亡更加敏感[27]。经过 CP-31398 处理数小时后，p53 靶向免疫印迹或报告基因实验均可检测到显著的 p53 活性。CP-31398 能够抑制 p53 突变的异种移植瘤的生长，包括 DLD-1 结肠癌（第 241 位点突变）和 A375 黑色素瘤（第 249 位点突变），且无明显毒性[27]。通过促进 p53 的活性构象，CP-31398 不仅可以在突变型 p53 的细胞中恢复 p53 的功能，而且还可以显著提高蛋白表达水平，增强在多种人类肿瘤细胞系中野生型 p53 的活性，包括 ATM 缺失的肿瘤细胞[28]。

2. 靶向突变型 p53：合成致死

合成致死是指已经存在某种非致死性突变的肿瘤细胞如果受到再次打击（如小分子抑制药等），肿瘤细胞将失活死亡（图 8-6）。由于 p53 突变存在于 50% 以上的人类肿瘤细胞内，因此具有选择性杀死带有 p53 突变的肿瘤细胞的化合物是一组重要且新颖的抗肿瘤药物。经过鉴别和开发出的 p53 合成致死性药物可用于：①癌症治疗，选择性杀死突变型 p53 的肿瘤细胞；②化学预防，在肿瘤发生的早期阶段清除含有 p53 突变的肿瘤易感性细胞。鉴于正常细胞内无 p53 突变，因此理论上 p53 合成致死性药物的不良反应很小。

一些小分子药物可能通过合成致死机制规避了 G_2/M 检查点调控，从而对含有 p53 突变的肿瘤细胞发挥作用。由于 p53 缺失型细胞缺乏 G_1 检查点调控（由于缺乏 p53 介导的对 DNA 损伤发生应答的 p21 蛋白），因此 G_2 检查点调控失效将导致有丝分裂障碍，进而选择性杀死 p53 缺失的肿瘤细胞。

上述理论已在实验中得到了证实：γ 线在 CA46 细胞中诱导的 G_2 期阻滞能够被 UCN-01 抑制，而且呈剂量依赖性效应。在 p53 突变的 CA46 和 HT-29 细胞中，UCN-01 显著增加了 γ 线的细胞毒性，但在 MCF-7 细胞中未观察到此效应。MCF-7 细胞含有正常功能的 p53 蛋白，因而对 UCN-01 导致的 G_2 检查点失效作用具有更强的抵抗力[29]。

3. 靶向 p53 调控因子调节 p53 水平

抑制降解是稳定 p53 水平的最直接方式。调节 p53 蛋白修饰的化合物可以间接影响 p53 的水平，这类化合物中最重要的一组是破坏 MDM-p53 相互作用的小分子。MDM2 基因在很大比例的人类肿瘤（包括乳腺癌）中呈过表达状态。基于此，抑制 MDM2 和 p53 相互作用可能有助于改善 p53

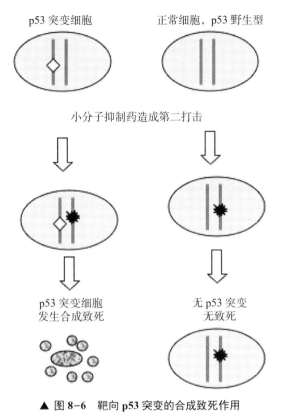

▲ 图 8-6　靶向 p53 突变的合成致死作用

在此类肿瘤细胞中的活性。下面为目前已知的几种 MDM2-p53 复合物小分子抑制药和多肽抑制药。

- 坚果蛋白（nutlin）是最先报道的 MDM2 小分子抑制药。坚果蛋白含有顺式 - 咪唑啉核心结构，对 MDM2 有更高的亲和力，因此可以从复合物中将 p53 置换出来。Nutlin-3 是坚果蛋白的类似物，对野生型 p53 的人肿瘤细胞中具有强大的抗肿瘤活性。最近的 2 项体外研究结果表明，Nutlin-3 具有一定的放疗增敏作用。

- 研究人员分别在有氧、乏氧和缺氧条件下使用 3 种前列腺癌细胞系（p53 野生型、p53 突变型和 p53 缺失型）观察了 Nutlin-3 的放疗增敏效果。单药使用 Nutlin-3 能够稳定 p53 和 p21 的水平，对 p53 野生型细胞有毒性，但对 p53 缺失型细胞的毒性很小。在有氧条件下联合放疗，Nutlin-3 降低了所有 3 种细胞系的克隆形成存活率。缺氧能够诱导野生型 p53 细胞表达 p53 蛋白，而且 Nutlin-3 能增强这种效应；因此，在乏氧条件下，Nutlin-3 的放疗增敏效果更加显著，尤其在野生型 p53 细胞中[26]。

- 在野生型 p53 肺癌细胞中 Nutlin-3 也显示了放疗增敏作用。坚果蛋白联合放疗可使细胞凋亡增加，细胞周期停滞。此外，联合治疗降低了内皮细胞形成脉管系统的能力[30]。表 8-2 总结了 Nutlin-3 在人肿瘤细胞中放疗增敏的实例。

- 一种名为 RITA（p53 重活化和肿瘤细胞凋亡诱导）的小分子化合物与 p53 的 NH_2 末端结构域亲和力较高，导致野生型 p53 蛋白的蓄积[31]。后续的磁共振研究发现，在体外 RITA 可能不会阻断 p53 与 MDM2 的相互作用[32]。

表 8-2　**Nutlin**-3 活性和电离辐射对人类癌细胞系的影响

治疗方式			细胞系		p53 状态	作用	参考文献
Nutlin	放　疗	化　疗					
1μM Nutlin-3, 48h	0~6Gy		肺癌	H460	Wt	放疗增敏，细胞凋亡和细胞周期阻滞增加	Cao 等 [30]
				Val38	Mut	无作用	
				HUVEC	Wt	增加 MDM2、p53 和 p21 蛋白，形成血管能力降低	
10μM Nutlin-3, 3~6h	0.02~8Gy	10μM RITA	肺癌	H1299	Wt	低剂量电离辐射后增加 p53、HDM2 和 iNO	Takahashi 等 [34]
				H1299	Mut	无作用	
5μM Nutlin-3, 48h	2Gy		前列腺癌	22RV1	Wt	增加凋亡，降低克隆形成存活率	Supiot 等 [26]
				DU145	Mut	无作用	
				PC-3	Null	无作用	
Nutlin-3	IR		喉癌（鳞癌）	17A、17AS	Wt	放疗增敏	Arya 等 [35]
				11A、1281B	Mut/mut	无作用	
				5,10A	无义突变（杂合和纯合）	无作用	
10μM Nutlin-3, 24h	10Gy	顺铂、72h	结肠癌	HCT116	Wt	促进四倍体的形成，对电离辐射和顺铂诱导的细胞凋亡更具抵抗性	Shen 等 [36]
			骨肉瘤	U20S	Wt		
5μM Nutlin-3	0~6Gy		前列腺癌	LNCap	Wt	放疗增敏（诱导细胞衰老）	Lchmann 等 [37]
				22Rv1	Wt/mut	中度放疗增敏（高剂量时）	
				DU145	Mut/mut	无作用	

- MI 系列化合物：通过模拟 p53 上与 MDM2 接触的 4 个残基（Phel 9，Trp 23，Leu 22 和 Leu 26）结构，设计出了 MI 系列螺 - 羟吲哚化合物，包括 MI-219、MI-63 和 MI-43。MI 系列化合物能够高亲和力与 MDM2 结合，其中以 MI-219 最有效。药物诱导 MDM2 与 p53 结合分离后，导致 p53 的蓄积，进而引起多个 p53 靶基因的上调，以及多个野生型 p53 依赖的肿瘤细胞系的凋亡，包括乳腺癌、结肠癌和前列腺癌细胞系。MI-219 单药使用也能够完全抑制异种移植瘤的生长，而且所需剂量对荷瘤动物无明显毒性 [33]。

- MDM2 E3 泛素连接酶抑制药：抑制 MDM2 的泛素连接酶活性，能够阻断 p53 的降解，从而间接提高 p53 的水平。

- HLI98 属于一个具有抑制 MDM2 的 E3 活性、增加细胞 p53 水平和选择性杀伤表达野生型 p53 转化细胞等功能的小分子 HLI 家族。HLI373 是 HLI98 家族的高度可溶性衍生物，与 HLI98s 相比，前者无论在稳定 Hdm2 和 p53，还是激活 p53 依赖性转录和诱导细胞死亡方面都具有更高的效力。HLI373 能够诱导对 DNA 损伤药物敏感的多种肿瘤细胞发生凋亡[38]。

- 在人类中共有 7 个 NAD^+ 依赖的 Ⅲ 类组蛋白去乙酰化酶，SirT1 和 SirT2 是其中的 2 个。SirT1 和 SirT2 催化乙酰化赖氨酸与 NAD^+ 反应，生成去乙酰化赖氨酸、2′-O- 乙酰基 –ADP- 核糖和烟酰胺。目前已经明确，p53 蛋白 382 位上的赖氨酸发生乙酰化能够增强 p53 与 DNA 的结合活性，因此受 SirT1 催化的 382 位赖氨酸去乙酰化将导致 p53 失活并且不稳定[39]。

- Tenovin–1 和 Tenovin–6：该系列化合物是以细胞为基础，采用 p53 驱动的反式激活方法筛选出的能够激活 p53 的化合物[40]。Tenovin 能够稳定野生型 p53，诱导 p53 依赖的细胞周期阻滞和凋亡，并在体内抑制异种移植瘤的生长[40]。通过抑制 NAD 依赖的去乙酰化酶 SirT1/T2，这些化合物能够使得 p53 重获稳定，重新活化。

- 核输出抑制药（NEI）：NEI 能够抑制核输出蛋白 CRM1，间接提高核内 p53 的水平。NEI 在来普霉素 B（LMB）基础上合成的，LMB 是核输出蛋白 CRM1 的特异性抑制药。在野生型 p53 肿瘤模型中，阻断 CRM1 具有治疗效果，能够诱导肿瘤细胞发生凋亡，抑制肿瘤的生长。与母体化合物 LMB 相比，NEI 疗效更高[41]。

4. 激活其他 p53 家族成员——p63 和 p73

p63 和 p73 在序列上与 p53 高度同源，可与 p53 特异性 DNA 结合序列发生结合，并反激活 p53 靶基因的转录。目前 p63 或 p73 的杂合性缺失在肿瘤发生中的作用已经得到了证实，缺失的小鼠容易发生多种肿瘤[42]。与 p53 不同，p63 和 p73 在肿瘤中很少发生突变，但突变型 p53 可以结合 p73 并使之失活。

- 37AA 是引自野生型 p53 DNA 结合域的由 37 个氨基酸组成的多肽。最初的研究发现，它可以不依赖 p53 选择性杀死转化的细胞[43]。后续分析表明，37AA 不能反激活 p53 靶基因，而是与 ASPP 家族的抑制成员 iASPP 结合，进而取代了 p53 缺失型细胞中 p73 上的 iASPP。p73 似乎对 37AA 的细胞毒性至关重要。在小鼠异种移植瘤模型中，通过树状聚合物纳米颗粒输送 37AA 的表达载体，可导致大肠癌移植瘤明显消退，而未引起全身毒性反应[43]。但是，37AA 的放化疗增敏作用目前尚未得到证实。

- 小分子化合物 RETRA 能够特异性抑制携带突变 p53 的肿瘤细胞在体外和小鼠移植瘤模型中的生长。研究表明，携带突变 p53 的肿瘤细胞经 RETRA 处理后，p73 由突变 p53–p73 复合体中释放出来；而且 RETRA 的抗肿瘤活性能够被 p73 siRNA 拮抗，说明 p73 特异性地介导了 RETRA 的细胞凋亡作用[44]。

（四）野生型 p53 抑制药

在肿瘤治疗期间，通过对正常组织的有效保护也可以提高治疗的效率比。Pifithrin-α（PFT-α）是针对此目标研究开发的一个 p53 小分子抑制药。细胞暴露于紫外线或电离辐射后，将快速发生 p53 依赖性的细胞凋亡，而这种小分子抑制药能够抑制 p53 依赖的反式激活，但不影响细胞的生长或存活率，进而抑制了细胞凋亡。研究发现，PFT-α 能够预防辐射诱发的小鼠胃肠道综合征[45]。这种药物或治疗策略的不利之处在于降低了野生 p53 蛋白的抗肿瘤作用，增加了继发恶性肿瘤的发生概率，尤其是接受了调强放射治疗的患者面临的风险更大。

四、靶向细胞周期检查点蛋白：CHK1 和 CHK2

增殖活跃的细胞在接受电离辐射及基因毒性药物后将发生细胞周期阻滞。这些阻滞通常发生在细胞周期的 G_1、S 和 G_2 期，被称之为细胞周期的检查点。其作用在于使得细胞在进入后续周期阶段前对受损的 DNA 进行修复。通过靶向与检查点有关的分子途径达到抑制肿瘤细胞修复进而诱导细胞死亡的策略已经受到了极大的关注。

（一）细胞周期调控 [6, 46, 47]

细胞周期检查点在整个细胞周期中都发挥作用，因此可能会通过四个阶段中的任一检查点减慢细胞周期的运行。"检查点"通常指对 DNA 损伤后的应答反应，表现为 G_1/S、S 期内和 G_2/M 检查点所引起的细胞周期内不同阶段的连续性受到抑制。虽然这些检查点相互独立，但它们都对 DNA 损伤做出反应，因此有许多共同的作用蛋白。S 期内检查点与 G_1/S 和 G_2/M 检查点的不同之处在于它能识别并处理复制中间体和停滞的复制叉。在细胞周期任何阶段内发生的 DNA 损伤应答均遵循前面内容中所提到的反应模式。DNA 损伤信号被感受蛋白检测到后，信号转导蛋白将信号传递给效应蛋白，进而引发一系列的细胞分子事件，导致细胞周期停滞，细胞凋亡，DNA 修复或损伤诱导的转录程序激活等。

位于 DNA 损伤应答信号转导网络上游区的 ATM 和 ATR 激酶处于整个 DNA 损伤应答反应的中枢性位置。下游信号分子是 CHK1 和 CHK2 激酶，分别负责执行哺乳动物 DNA 损伤的部分应答反应。这些分子间的相互关系如图 8-7 所示。

1. CHK1：在 G_2/M 和 S 期检查点中的作用

CHK1 负责 G_2/M 和 S 期的细胞周期检查点的调控。其在增殖细胞的 S 期和 G_2 期表达，而在静止和已分化的细胞中不表达或处于极低水平。哺乳动物受包括电离辐射、紫外线和拓扑异构酶抑制药在内的多种因素影响发生 DNA 损伤后，CHK1 的 317 位和 345 位丝氨酸（Ser）发生磷酸化，激活 CHK1。为了达到最佳的 CHK1 激活状态，还需要其他的检查点蛋白参与（如 claspin 等）。

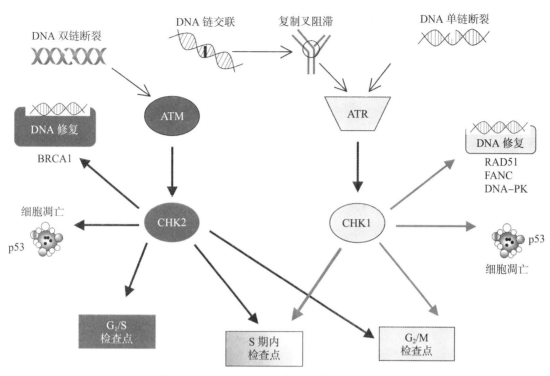

▲ 图 8-7 **CHKI 和 CHK2 在 DNA 损伤应答中的作用**

CHK1 磷酸化磷酸酶 CDC25A 的 Ser123 及其他几个丝氨酸残基，导致后者发生泛素介导的降解。如果 CDC25A 不能去磷酸化，不能激活 CDK2 和 CDK1，则细胞将停滞于 G_1 晚期、S 期和 G_2 期。相反，DNA 损伤后未能下调 CDC25A 的细胞将不能在适当的时候阻止细胞周期进程。CHK1 还可以磷酸化 CDC25C 的 Ser216 残基，阻断 CDC25C 在 G_2 期的激活，部分借助 14–3–3σ 介导的核浆穿梭转运机制。同样地，如果 CDC25C 不能去磷酸化，CDK1 无法激活，将导致 G_2 期阻滞（图 8-8 ）。

2. CHK2 的 G_1 期检查点

电离辐射和拓扑异构酶抑制药等导致 DNA 链断裂后，细胞通过 ATM 依赖性途径激活 CHK2。其他检查点蛋白，如 53BP1、MDC1 和 MRE11–RAD50–NBS1 复合物等，也参与调节 CHK2 的活化。Rb（视网膜母细胞瘤）和 myc 信号途径参与调控由生长因子依赖性 G_1 早期向生长因子非依赖性 G_1 晚期的转变过程。该限制点分子开关的核心是 Rb 的磷酸化。细胞周期蛋白 cyclin D 与 CDK4 激酶结合，导致 Rb 磷酸化和 E2F 转录因子的释放，以及 myc 介导的细胞周期蛋白 cyclin E 的激活，进而激活 CDK2 激酶，这一系列事件是 DNA 复制启动的前提条件。Cyclin E 通常出现在 G_1 的晚期和限制点之后。基于此，G_1 期内的细胞进程可以受阻于限制点位置（阻止 Rb 磷酸化），以及 G_1/S 的边界处（干扰 cyclin E–CDK2 活性）。这种 p53 非依赖性的检查点途径将导致 G_1 期的持续性阻滞，导致细胞不能进入 S 期。

事实上，存在两种可导致 G_1 期阻滞的信号途径。第一种为快速响应，上述过程即属于此类；第二种为慢响应，p53 为关键蛋白，该过程很大程度上是不可逆的。众所周知，p53 缺失将导致细胞周期检查点失活，而且长期以来 p53 被视为细胞在 G_1 期对电离辐射做出反应的关键因素。该机

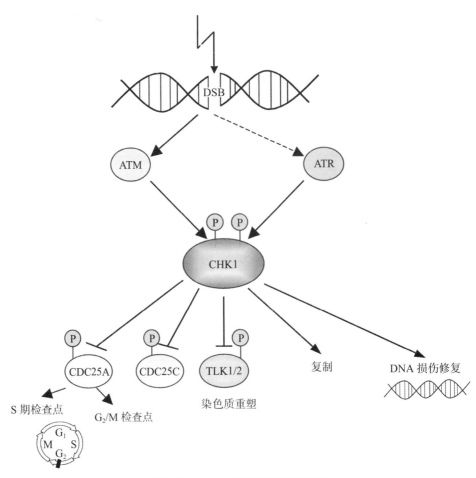

▲ 图 8-8 CHK1 的功能及其调控机制

制涉及稳定 p53 蛋白，使得胞内蛋白水平快速提高，进而上调细胞周期蛋白依赖性激酶抑制药 p21，后者靶向细胞进入 S 期所必需的 CDK。因为这条信号途径涉及基因转录过程，所以对于 CDK2 的快速抑制则显得过慢，这种现象在细胞对基因毒性应激反应的过程中可以观察到。实际上，在 G_1 期阻滞的形成过程中，两个途径都发挥一定作用。上游调节因子 ATM 和 CHK2 通常参与快速周期阻滞途径和 p53 介导的应答反应，由于参与 p53 应答反应的蛋白须经翻译后的修饰过程才能激活与序列特异性 DNA 的结合和相关蛋白质的转录，因此应答反应的速度相对较慢。图 8-9 简要总结了介导 G_1 期阻滞的两个信号通路。

（二）检查点激酶小分子抑制药

第一代小分子抑制药，如星形孢菌素衍生物 UCN-01，具有抗多个激酶靶点的生物活性，包括 CHK1 和 CHK2。而第二代检查点激酶抑制药则表现出对 CHK1 和 CHK2 更高的选择性，抑制效能也好于对其他激酶的作用。表 8-3 列举了几种具有放疗增敏活性的检查点激酶抑制药的结构和活性。

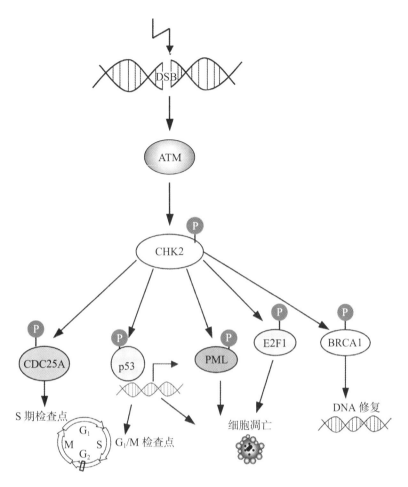

▲ 图 8-9　CHK2 的功能及其调控机制

检查点抑制药和放疗

　　放疗与检查点抑制药联合应用的结果分析与解释有时比较困难，因为肿瘤细胞的遗传学背景、抑制药的药理学特征，以及放疗和药物联合的时序等都会对最终的治疗结果产生影响。许多人肿瘤细胞内存在 p53 基因的突变或缺失，或者 p53 信号传导通路中存在其他异常，削弱了 p53 在 G_1 期检查点中的作用，进而导致对 S 期和 G_2 期检查点的依赖性更大。尽管 p53 信号通路的功能状态会显著影响检查点抑制药物的疗效，但结果仍然存在很大程度的不可预测性[48]。

　　(1) CHK1 抑制药：多项基于体外和异种移植肿瘤的研究报道了 CHK1 抑制药对人肿瘤癌细胞具有放疗增敏作用。

- Flavopiridol 是一种非特异性 CDK 抑制药，其作用之一是抑制 G_2 检查点和 DNA–DSB 修复。体外研究显示其对食管癌和结肠癌细胞有放疗增敏作用。在体内实验中，Flavopiridol 可以延缓鼠源肿瘤和结肠癌移植瘤的生长[53]。

- UCN–01 是另一个非特异性抑制药，也是首批报道的可通过抑制 CHK1 增强 p53 依赖性 DNA 损伤药物疗效的化合物之一[28]。有研究对比分析了 p53 正常和 p53 缺陷细胞对射线和

表 8-3 检查点激酶抑制药的结构和活性

名称 / 结构	抑制活性	放疗增敏作用
Flavopiridol 	非特异性抑制 CDK, 抑制 G_2 期检查点, 抑制 DNA–DSB 修复	体外、体内 [47]
UCN–01 	CHK1 IC_{50} = 11nmol/L, CHK2 IC_{50} = 1040nmol/L, 抑制 G_2 检查点	体外、体内 [29]
Roscovitine 	CDK1/CDK2/CDK5, 抑制 DNA–DSB 修复	体外、体内 [29]

（续表）

名称 / 结构	抑制活性	放疗增敏作用
CHIR–124	CHK1 IC$_{50}$ = 0.3nmol/L CHK2 IC$_{50}$ = 697nmol/L	体外 [49]
CEP–3891	CHK1，抑制 S 期和 G$_2$ 期检查点	体外 [50]
AZD7762	CHK1 k$_i$=4nmol/L CHK2 IC$_{50}$ < 10nmol/L	体外、体内 [51]
PV1019	CHK1 IC$_{50}$=15 730nmol/L CHK2 IC$_{50}$=24nmol/L	体外 [52]

UCN–01 的反应，观察克隆形成存活率和细胞周期进程。结果显示，p53 依赖性 G$_1$ 阻滞出现在治疗后的第一或第二个细胞周期中，p53 正常的细胞能够一定程度的耐受联合治疗 [50]。相反，在细胞缺乏 p53 时，UCN–01 可以提高体外结肠癌、乳腺癌、淋巴瘤、宫颈癌和肺癌细胞对治疗的敏感性；体内实验也表明，UCN–01 与分割放疗能够协同性地延缓鼠纤维肉瘤的生长 [52]。

- CEP–3891（结构未公开）能够消除电离辐射诱导的 S 期和 G$_2$ 期细胞周期停滞，以及大多数细胞在电离辐射 24h 后出现的核内碎片现象。受照射的细胞进入第一次有丝分裂时，由于染色体分离异常，导致出现核内碎片，这种现象可能是由于 CEP–3891 造成 S 期和 G$_2$ 期检查点阻滞过早结束，或者在无 CEP–3891 的情况下 S 期和 G$_2$ 期检查点阻滞显著延长的结果。

克隆形成实验显示 CEP-3891 增加了电离辐射对细胞的整体杀伤力[54]。

- CHK2 抑制药 PV1019 能够提高人神经胶质瘤细胞 U251 对电离辐射的敏感性[49]。
- CHK1/CHK2 双重抑制药 XL-844 能够提高 p53 缺陷型结肠癌细胞 HT29 对电离辐射的敏感性[55]。
- CHK1 抑制药 CHIR-124 可有效地提高 CHK2 缺陷型 HCT116 细胞对电离辐射的敏感性[51]。

截至本书出版为止，诸多检查点抑制药中放疗增敏效果最好的是 CHK1/CHK2 双重抑制药 AZD7762。以下简要介绍几个关于 AZD7762 的研究结果。

- AZD7762 能够增加 MiaPaCa-2 胰腺肿瘤细胞对电离辐射的敏感性[56]，并能增强分次放疗对 MiaPaCa-2 异种移植瘤和源于患者的胰腺移植瘤的控制疗效。
- 与 p53 野生型肿瘤细胞相比（DMF 为 1.1～1.2），AZD7762 能够显著提高 p53 突变型肿瘤细胞对电离辐射的敏感性（DMF 为 1.6～1.7）。单药使用 AZD7762 对任何细胞系几乎都无毒性，也不会增加正常的人源成纤维细胞 1522 的放射敏感性。体内研究表明，AZD7762 能够消除辐射诱导的 G_2 期延迟，抑制辐射损伤的修复（根据 γH2AX 评估），下调辐射诱导的细胞周期蛋白 B 的表达。以 HT29 异种移植瘤为研究对象，每天放疗 1 次，连续 5 天，同时联合应用 AZD7762，每天 2 次。结果显示，与单纯放疗相比，联合治疗的抑瘤作用显著[57]。
- AZD7762 的放疗增敏作用也在肺癌细胞系和肺癌脑转移异种移植瘤模型中进行了研究。克隆存活实验显示，对于不同的放射治疗剂量，AZD7762 都能够提高细胞的放疗敏感性。AZD7762 能够增加 ATR/ATM 介导的 CHK1 的磷酸化水平，稳定 CDC25A，抑制肺癌细胞株中细胞周期蛋白 A 的表达。在肺癌脑转移异种移植瘤模型中（PC14PE6），AZD7762 显著延长了放疗后的中位生存时间（图 8-10）[58]。此外，使用 shRNA 消耗 CHK1 也能提高 PC14PE6 细胞的放疗敏感性。这项研究为 CHK1 作为放疗增敏的良好靶标提供了依据与支持。

(2) CHK2 抑制：使用不同 CHK2 选择性抑制药进行的研究所得结果较为一致，CHK2 抑制能够保护正常的鼠和人 T 细胞免遭辐射的不良反应[53]。在 CHK2 基因敲除的小鼠内也观察到了此种现象，小鼠表现出一定的辐射耐受性[59]。因此，抑制 CHK2 具有潜在的对正常组织提供辐射防护的作用。

（三）检查点激酶抑制药临床试验

截至本书出版为止，仅对 CHK1 选择性或 CHK1/CHK2 双重抑制药开展了临床研究，而且大多数 I 期临床试验采用了联合治疗模式。从机制上看，CHK1 抑制能够增强具有 DNA 毒性的化疗药物的疗效。

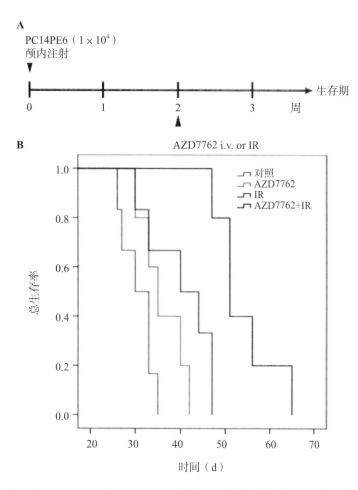

▲ 图 8-10　**AZD7762 对 PC14PE6 脑转移异种移植瘤放疗后的生存影响**

A. 治疗方案示意图。静脉注射（i.v.）AZD7762（25mg/kg），1h 后行全脑放疗（15Gy）；B. PC14PE6 异种移植瘤小鼠接受不同治疗的 Kaplan–Meier 生存曲线比较。对照组、AZD7762 单药组（25mg/kg，i.v.）、单纯放疗组（IR，15Gy）和联合治疗组（AZD7762，25mg/kg，i.v.，序贯全脑放疗 15Gy）的生存曲线存在显著差异（经许可转载，引自 Yang, H.et al, *Biochem Biophys Res Commun* 2011; 406: 53–58.）

　　UCN–01 的临床疗效已在多个 I 期临床试验中进行了研究，无论是以单药形式还是联合其他治疗[60]，较差的药代动力学及毒性反应极大限制了后续研究。以白血病和淋巴瘤为对象，开展了 CHK1/CHK2 双重抑制药 XL–844（EXEL–9844；结构未公开）以单药形式或与吉西他滨联合方案的 I 期临床试验，遗憾的是因多种原因而终止了对此药物的研发（www.clinicaltrials.gov）。

　　一项使用 CDK 抑制药 Flavopiridol 治疗局部晚期胰腺癌的 I 期临床试验于 2006 年完成。与 UCN–01 相似，无论是使用单药还是联合治疗的 I 期和 II 期临床试验中均显示出剂量限制性毒性[51]。

　　据报道，CHK1/CHK2 双重抑制药 AZD7762 联合吉西他滨和伊立替康用于实体瘤的 I 期临床试验已经完成（www.clinicaltrials.gov）。与其他激酶相比，PF–00 477 736 对 CHK1 显示出更好的选择性[60, 61]，临床上观察到了疾病的部分缓解和稳定。但是，该化合物的开发目前也已终止。以上临床试验中所涉及的抑制药与放疗联合使用的研究目前还未见报道。

五、泛素 - 蛋白质系统对蛋白质的降解

蛋白酶体是一种胞内复合体，其功能是降解细胞不需要的蛋白质。泛素 - 蛋白酶体系统是细胞内蛋白水解系统的枢纽，通过其降解能力可以有效控制和整合众多的细胞内进程。蛋白质的降解与蛋白质合成一样对细胞至关重要，因为蛋白质降解可为其他蛋白质的合成提供所需的氨基酸，还可以清除过量的酶和无用的转录因子。蛋白酶体主要处理内源性蛋白质，包括转录因子（如 p53）、细胞周期蛋白（其降解是细胞周期进入下一阶段的必要条件）、由病毒和其他胞内寄生虫编码的蛋白质、因翻译错误而异常折叠的蛋白质、由错误基因编码的蛋白质或因与胞质中其他分子相互作用而受损的蛋白质等（表 8-4）。

表 8-4　由泛素 - 蛋白酶体途径调控的蛋白质

蛋　白		功　能
周期蛋白	Cyclin A	细胞周期调控，S 期和有丝分裂
	Cyclin B	细胞周期调控，有丝分裂
	Cyclin D	细胞周期调控，G_1 期
	Cyclin E	细胞周期调控，G_1 期和 S 期
CDK 抑制药	p21	细胞周期调控
转录因子	E2A	细胞生长与分化
	E2F	通过控制基因表达调控细胞周期
转录因子抑制药	IκB	抑制 NF-κB，转录因子的生长因子，细胞黏附分子，血管生成因子和抗凋亡蛋白
癌基因	c-Myc	细胞增殖
癌基因	c-Fos	细胞增殖，调控转录因子 AP-1
	cpJun	
肿瘤抑制蛋白	p53	细胞周期阻滞、衰老、凋亡
	Rb	失活转录因子 E2F，启动 S 期
凋亡	Bax	促进细胞凋亡
	MDM2	促进细胞凋亡

（一）蛋白酶体的结构和功能

蛋白酶体由核心颗粒（CP）、调节颗粒（RP）和小蛋白泛素组成。核心颗粒是由相同的两组蛋白上下堆叠形成的桶状结构，每组蛋白包含 2 个环，由 14 种不同的蛋白组成，每环含有 7 个蛋白，因此 CP 可以看作是由 4 个环彼此堆叠形成的结构。两个结构相同的调节颗粒位于核心颗粒的两端。每个调节颗粒也由 14 种不同的蛋白质组成（与核心颗粒中的蛋白质完全不同），其中 6 种是 ATP

酶。部分亚基上带有泛素识别位点。泛素是一种由 76 个氨基酸组成的进化保守的小分子蛋白，通过靶向蛋白发挥介导蛋白降解的作用。需要被降解的蛋白质通过赖氨酸残基的末端氨基与一分子泛素结合，之后其他的泛素分子与第一个泛素分子依次结合，形成一条多聚泛素链，整个复合物附着于调节颗粒上的泛素识别位点。利用调节颗粒中 ATP 酶分解 ATP 产生的能量，折叠的蛋白质被展开。展开后的蛋白质随后被转移到核心颗粒桶装结构的中央空腔中，空腔内壁存在的多个活性位点能够破坏肽链中的特定化学键，从而产生很多小肽段，每个肽段平均约含 8 个氨基酸。这些肽段离开核心颗粒后，可在胞质经多肽酶进一步分解成单个氨基酸，或者在哺乳动物细胞内与 I 类组织相容性分子结合后表达于细胞表面，作为潜在抗原呈递给免疫系统。调节颗粒释放泛素以供重新利用（图 8-11）。

（二）蛋白酶体抑制的机制

1. 靶向 20S 蛋白酶体

大多数蛋白酶体抑制药靶向 20S 蛋白酶体（20S 核心颗粒）。含有多种反应基团的多肽衍生物是蛋白酶体的良好抑制药，包括合成肽（如硼替佐米）和天然产物（如盐孢菌酰胺 A）。根据作用机制不同，蛋白酶体抑制药可分为 5 类（表 8-5）。

● 肽醛类：这类药物作用于丝氨酸和半胱氨酸蛋白酶。MG-132 可高效选择性地抑制蛋白酶体的糜蛋白酶样活性，然而并不适合临床治疗应用。

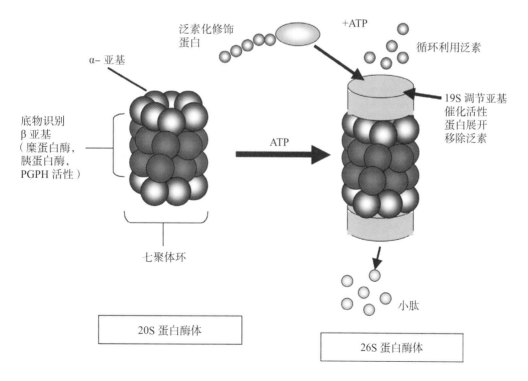

▲ 图 8-11 蛋白酶体结构示意图

表 8-5 临床前或临床中证实有活性的蛋白酶体抑制药

分类 / 特点	名称，结构
肽醛类 / 可逆性抑制	MG 132
肽硼酸盐类 / 可逆性抑制	CEP 18770
肽硼酸盐类 / 可逆性抑制	硼替佐米（PS-341 硼替佐米）
β 内酯类 / 不可逆性抑制	乳胞素

（续表）

分类/特点	名称，结构
β内酯类/不可逆性抑制	Salinosporamide (NPI-0052)
环氧酮类/不可逆性抑制	环氧霉素
环氧酮类/不可逆性抑制	Carfilzomib (PR-171)

- 肽硼酸盐类：与其他蛋白酶体抑制药相比，这类抑制药对蛋白酶体具有很强的抑制效力和很高的选择性。与肽醛类不同，硼酸盐类不受氧化灭活，也不会被 MDR 系统从细胞中快速清除。硼替佐米（bortezomib）是一种含硼酸的蛋白酶体抑制药，可强烈地抑制蛋白酶体的糜蛋白酶样活性和中度抑制其 caspase 样活性。2003 年硼替佐米被 FDA 批准用于治疗复发性多发性骨髓瘤和套细胞淋巴瘤[62]。

- β 内酯类：乳胞素（lactacystin）是第一种天然的非肽蛋白酶体抑制药，以稳定的共价键与蛋白酶体中的 N 端苏氨酸残基结合，从而抑制蛋白酶体活性。盐孢菌酰胺 A(salinosporamide A) 抑制蛋白酶体的糜蛋白酶样活性，其效力是乳胞素活性成分的 35 倍。

- 环氧酮类：环氧酶素（epoxomicin）是放线菌的代谢产物，含有一个 α, β 环氧酮基团，该基团可以与蛋白酶体中 N 端苏氨酸残基形成加合物，导致蛋白酶体失活。

- 大环乙烯基酮类：花素 A（Syringolin A 能够不可逆地抑制所有三种类型的蛋白酶体活性，而另一种微生物代谢产物黏细菌素 A（glidobactin A）能抑制蛋白酶体糜蛋白酶样和胰蛋白酶样活性，与蛋白酶体中苏氨酸残基的活性位点发生反应。花素 A 和多黏菌素 A 都能够抑制恶性细胞增殖，诱导细胞凋亡。

上述 5 类蛋白酶体抑制药中，硼替佐米是第一个进入临床研究的药物，已获批准用于治疗多发性骨髓瘤和套细胞淋巴瘤。3 种不可逆蛋白酶体抑制药，包括 salinosporamide A（NPI-0052）、carfilzomib（PR-171，环氧酶素类似物）和 CEP-18770（硼替佐米类似物）目前正在进行 Ⅰ 期和 Ⅱ 期临床试验（www.clinicaltrials.gov）。

2. 靶向 19S 调节颗粒

19S 调节颗粒在底物蛋白泛素链的识别、泛素链的移除、底物蛋白的展开，以及 20S 蛋白酶体 "门" 的开启等过程中发挥重要作用。研究发现，调节颗粒抑制药类肽 –1（RIP–1）能够抑制 19S 调节颗粒的底物蛋白展开活性，从而阻碍了泛素化蛋白质的降解。

3. 靶向泛素 – 蛋白酶体的传递系统

泛素 – 蛋白酶体途径由两个系统组成，即泛素系统和降解系统（26S 蛋白酶体）。前者包含泛素激活酶 E_1、泛素结合酶 E_2 和泛素连接酶 E_3，发挥催化底物蛋白泛素化的作用。近来有学者提出了第三种系统的概念，即所谓的传递系统，其在泛素化蛋白向 26S 蛋白酶体转移的过程中发挥作用。鉴于此，具有抑制泛素化蛋白的识别 / 传递系统性能的化合物有可能成为一类新型的抗蛋白酶体治疗性药物。

4. 靶向泛素系统

除了靶向 20S 核心颗粒、19S 调节颗粒和传递系统外，多种靶向泛素系统的抑制药，包括 E1、E2 和 E3 酶的抑制药，都已经陆续开发出来。在泛素系统酶中，连接酶 E3 是一个大家族，可识别众多底物蛋白质并诱导其降解。其中，靶向 p53 蛋白的环形 E3 酶 MDM2 或 HDM2 经常作为抑制药的靶向目标。正常情况下，HDM2 呈低水平表达，但许多肿瘤细胞高表达此酶。在本章前面内容已经讨论了如何利用靶向 MDM2/HDM2 的策略重新激活 p53。Nutlin–3 是 MDM2 的拮抗药，能够抑制裸鼠内异种移植瘤的生长[63]。最近的研究也表明，nutlin 具有放疗增敏药的作用（表 8-2）。此外，小分子化合物 RITA 可以通过与 p53 蛋白的结合而抑制 p53 与 MDM2 间的相互作用。

（三）放疗联合蛋白酶体抑制药的疗效

大量的临床及实验研究报道了蛋白酶体抑制药（通常为硼替佐米）在肿瘤治疗中的作用。在这些研究中，硼替佐米主要作为单一药物使用，很少与化疗药物联合使用，与放疗联合的就更少了，尽管蛋白酶体抑制药被认为具有潜在的放疗增敏作用。

1. 蛋白酶体抑制药的放疗增敏机制

蛋白酶体抑制药的放疗增敏作用可能源于以下几种机制，它们单独或联合发挥作用。

- 肿瘤细胞内抗凋亡转录因子 NF-κB 通常具有较高的固有活性，从而有利于细胞的存活和增殖。NF-κB 的激活依赖于 26S 蛋白酶体降解其抑制因子 IκBα，因此蛋白酶体抑制药能够诱导肿瘤细胞的凋亡。在非致死性药物浓度下，抑制药能够提高肿瘤细胞对放化疗的敏感性。

- 如前所述，MDM2 或 HDM2 是一种 E_3 连接酶。靶向 MDM2/HDM2 进而重新激活 p53 是获得放疗增敏的方式之一。

- 蛋白酶体抑制药能够增加细胞对 DNA 损伤药物的敏感性，这可能与泛素介导的蛋白质降解在调控 DNA 损伤反应中的关键作用有关。实际上，蛋白酶体介导的蛋白降解参与多个核内生物过程，包括同源重组、FA 途径、核苷酸切除修复、停滞的 RNA 聚合酶 Ⅱ 的降解、DNA 拓扑异构酶的消除和 p53 的调控等[7]。由于抗肿瘤治疗如放化疗能够损伤细胞 DNA，进而诱导损伤依赖性细胞凋亡，而蛋白酶体参与了 DNA 损伤的修复途径，因此可以推断蛋白酶体抑制药与抗肿瘤治疗之间存在疗效上的协同作用。

2. 实验结果

下面简要介绍几项相关的试验研究结果。

- 经 PS-341（硼替佐米）预处理后再接受放疗的直肠癌细胞，细胞死亡明显增加。体内实验显示，放疗联合 PS-341（单次注射）能够抑制 LOVO 肿瘤的生长[64]。在所有研究的细胞系中，放疗诱导了 NF-κB 的活化，而使用 PS-341 或 IκBα 超级抑制药进行预处理后，NF-κB 的活化受到抑制。通过抑制放疗诱导的 NF-κB 活化，能够增加细胞凋亡，抑制细胞生长，降低克隆形成存活率。接受放疗和 PS-341 联合治疗后，LOVO 异种移植瘤的体积缩小了 84%。

  - 腹膜内注射 PS-341 联合分次放疗，尽管放疗剂量高低有异，但联合治疗均能显著降低 EMT-6 肿瘤细胞的存活率。来自相同研究组的另一项研究显示，针对 Lewis 肺癌的皮下肿瘤或肺转移瘤，放疗联合 PS-341 治疗优于单纯放疗或单纯药物治疗[65]。

  - 蛋白酶体的 20S 核心颗粒与 HIV-1 蛋白酶有相同的特定切割作用位点，因此 HIV-1 蛋白酶抑制药利托那韦具有抑制 20S 蛋白酶体的作用。HIV-1 蛋白酶抑制药沙奎那韦的毒性小于利托那韦，但都能够在体外直接抑制 20S 和 26S 蛋白酶体的功能。沙奎那韦在处理 PC-3 和 DU-145 前列腺癌细胞、U373 胶质母细胞瘤细胞及 K562 和 Jurkat 白血病细胞的实验结果显示，导致细胞凋亡的药物浓度与抑制蛋白酶体功能所需的药物浓度相同。

将沙奎那韦与 PC-3 和 DU-145 前列腺癌细胞短时间共孵育，能够提高肿瘤细胞对 2Gy 以上放射治疗的敏感性，两种细胞的 α/β 比值从对照组细胞的 7.8（PC-3）和 10.3（DU-145）均下降为 4.8[66]。此外有报道显示，在治疗 HIV 相关的原发性中枢神经系统淋巴瘤（PCNSL）方面，与单纯全脑放疗或单纯使用高活性抗反转录病毒疗法（HAART）治疗相比，HAART 联合全脑放疗显著提高了 AIDS 患者的生存率[67]。

- MG-132 是 26S 蛋白酶体抑制药。研究显示，其能够诱导 HD-My-Z 霍奇金淋巴瘤细胞的凋亡，提高肿瘤细胞的放射敏感性，然而细胞内的 NF-κB 水平并未发生改变[68]。HD-My-Z 细胞系对辐射呈中度抵抗，2Gy 时的存活分数为 0.56 ± 0.032。使用 50μmol/L MG-132 预处理 HD-My-Z 细胞 3 小时，能够暂时抑制蛋白酶体的功能，显著提高细胞的放射敏感性，降低细胞的克隆存活率（图 8-12）。

（四）蛋白酶体抑制药的临床应用

硼替佐米于 2006 年被 FDA 批准用于治疗复发 / 难治性多发性骨髓瘤和套细胞淋巴瘤，其在多发性骨髓瘤和套细胞淋巴瘤中的有效性和安全性已经得到众多临床试验的验证。

在多项针对进展期实体肿瘤的研究中，将标准治疗和硼替佐米联合使用，但结果普遍不理想。硼替佐米未能提高培美曲塞在非小细胞肺癌、吉西他滨在胰腺癌、伊立替康在各种晚期实体瘤，以

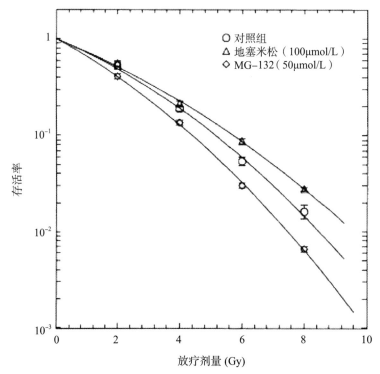

▲ 图 8-12　MG-132 或地塞米松处理后的 HD-My-Z 细胞的克隆存活率

照射前使用 MG-132（50μmol/L）预处理细胞 3h 可抑制蛋白酶体的功能，改善 HD-My-Z 霍奇金淋巴瘤细胞的固有放射敏感性，而地塞米松在相同条件下发挥辐射防护剂的作用（经许可转载，引自 Pajonk, F.et al., *Int J Radiat Oncol Biol Phys* 47,1025-1032,2000.）

及卡铂在卵巢癌中的疗效[69]。

　　尽管迄今为止的临床应用结果仍不尽如人意，但硼替佐米作为单一药物或与放/化疗联合用于治疗各种实体瘤的临床试验仍在进行之中。复发性头颈鳞状细胞癌患者接受再程放疗时，相比于放疗前使用硼替佐米，与放疗同步使用更有利于抑制蛋白酶体的活性和 NF-κB 的激活，诱导肿瘤细胞的死亡[70]。两项Ⅰ期临床试验对硼替佐米联合其他治疗在晚期头颈部肿瘤患者中的有效性、不良反应和最佳剂量进行了研究，联合方案包括硼替佐米联合放疗，或联合西妥昔单抗和放疗（加或不加顺铂），两项试验已经完成。目前正在进行的临床试验包括：硼替佐米联合氟尿嘧啶和放疗用于局部晚期和转移性直肠癌患者的Ⅰ期临床试验；硼替佐米联合紫杉醇和卡铂同步放疗用于进展期非小细胞肺癌患者的Ⅰ/Ⅱ期临床试验，探讨不良反应和最佳药物剂量；硼替佐米联合替莫唑胺和放疗治疗脑部和中枢神经系统恶性肿瘤的Ⅱ期临床试验；硼替佐米联合放疗用于头颈部转移性鳞状细胞癌的Ⅰ期临床试验（www.clinicaltrials.gov）。

（五）具有蛋白酶体抑制作用的天然化合物

　　许多天然产物已被证明具有抗癌作用，某些情况下还可以发挥放疗增敏或化疗增敏或两者兼有的作用。其中的许多化合物包括绿茶多酚、金雀异黄酮、姜黄素、紫草素和双硫仑等都有一定的蛋白酶体抑制活性。在第 13 章中将对这些化合物及相关植物化学物的放疗增敏作用进行更详细的讨论。

（六）低蛋白酶体活性是肿瘤起始细胞的特征之一

　　越来越多的证据表明，实体肿瘤内存在肿瘤起始细胞（CIC），它们能够造成肿瘤在手术、化疗或放疗后出现复发。26S 蛋白酶体活性降低是 CIC 的普遍特征，可用于在体内和体外鉴定、追踪和靶向这些细胞。

　　利用组织培养的人癌细胞系进行的研究表明，在多种人的肿瘤细胞系中，包括神经胶质瘤、乳腺癌、肺癌和前列腺癌，都存在以蛋白酶体活性降低为特征的亚群细胞[71-74]。

　　进一步研究表明，蛋白酶体活性低的肿瘤细胞亚群较整体肿瘤细胞群有更高的放射抵抗性，甚至利用多次放疗可以达到富集 CIC 细胞群的效果[71, 72, 74]。蛋白酶体亚基低表达的肿瘤细胞同样也存在某种程度的放射抵抗性，如果在临床标本中存在这种类型的细胞群，可能导致疾病在化疗或放疗后复发。蛋白酶体抑制药硼替佐米已在临床上用于治疗患有多发性骨髓瘤或套细胞淋巴瘤的患者。尽管硼替佐米在其他肿瘤的动物模型临床前研究中表现出了较好的疗效，但在临床试验中单药使用硼替佐米并未获得足够的抗肿瘤活性，这表明 CIC 可能对靶向蛋白酶体的药物具有抵抗性[31-34]。

六、总结

电离辐射诱导 DNA 链发生断裂后，DNA 拓扑结构丧失引起染色质结构发生改变，ATM 激酶受到激活。目前有 2 种高度特异性的 ATM 抑制药——KU55933 和 CP466722，能够有效且迅速地提高肿瘤细胞对电离辐射的敏感性。重要的一点是这些抑制药的作用具有可逆性，有可能仅在放疗期间选择性靶向 ATM。

肿瘤抑制因子 p53 是细胞周期检查点的重要调控因子，也是 DNA 损伤药物诱导细胞发生凋亡的重要调节蛋白。在超过半数的人类肿瘤细胞中存在 p53 基因的突变，而且突变型 p53 的表达显著上调，胞内水平很高。基于此现象，可以采用的治疗策略是将突变型 p53 转化为野生型构象，恢复 p53 蛋白的正常功能，诱导细胞的凋亡；此策略下药物的另一个优势是肿瘤选择性。使用多肽和小分子抑制药（如 PRIMA-1）可重新激活肿瘤细胞内的突变型 p53，进而诱导细胞凋亡，这种方法在异种移植模型中已经显示出一定的疗效。此外，还可以将野生型 p53 引入肿瘤细胞以增强放疗或化疗的治疗效果。在带有野生型 p53 的肿瘤细胞中，可以使用阻断 MDM2-p53 回路的化合物来提高细胞内的 p53 水平。

ATM 和 ATR 的两个重要磷酸化底物是细胞周期检查点激酶 CHK1 和 CHK2。受 DNA 损伤诱导激活后，这些蛋白质协同调控了细胞周期的 G_1/S、S、G_2/M 和 M 期阻滞。CHK1 失活可导致肿瘤细胞对 DNA 破坏性治疗手段的敏感性增加，其机制在于细胞未能获得足够的时间修复受损的 DNA，从而使得细胞携带未经修复的 DNA 进入 S 期或有丝分裂，最终导致细胞死亡。CHK1 能够磷酸化激活 RAD51，对于同源重组过程也很重要。抑制 CHK1 能够显著增加细胞对电离辐射的敏感性。在伴有 G_1 期阻滞检查点缺陷的细胞中（如 p53 突变细胞），CHK1 抑制药的疗效特别好。

与 CHK1 不同，CHK2 能够刺激 DNA 损伤诱导的细胞凋亡，发挥肿瘤抑制因子的作用。因此，靶向 CHK2 可能降低肿瘤细胞对 DNA 损伤治疗的反应性。使用吉西他滨联合 CHK1 和 CHK2 双重抑制药 XL844 和 AZD7762 的临床试验也在进行之中。与放疗或化疗（或两者）联合时，选择性抑制 CHK1 而不影响 CHK2 的药物可能具有更强的疗效。现有的证据显示，CHK1 抑制对肿瘤细胞具有放疗增敏的作用，而 CHK2 抑制的主要作用似乎是辐射防护，至少在正常细胞中是如此。

泛素 - 蛋白酶体通路调控细胞中的蛋白质代谢。一些蛋白酶体抑制药单药使用时即表现出一定的疗效，无论在体外还是体内都优先杀死肿瘤细胞，而且能够增加肿瘤细胞对顺铂和放疗的敏感性。DNA 损伤性治疗手段对 NF-κB 生存信号通路的诱导取决于 IκB 蛋白酶体的降解，如果使用蛋白酶体抑制药阻断 NF-κB 的活化，将导致细胞对放疗和化疗的敏感性增加。泛素介导的蛋白质降解在调控 DNA 损伤应答中也发挥着关键作用。迄今为止，硼替佐米是在临床试验中研究最广泛的蛋白酶体抑制药。无论是单药使用还是联合使用，在血液系统恶性肿瘤中硼替佐米均有疗效，已获得 FDA 批准用于治疗多发性骨髓瘤和套细胞淋巴瘤；但是，在实体瘤的治疗中，疗效还不理想。

因此，为了进一步提高临床疗效，降低不良反应，需要继续探索优化硼替佐米与其他治疗方式的联合，以及研发新的蛋白酶体抑制药。

参考文献

[1] Kastan, M., and Lim, D. The many substrates and functions of ATM. *Nat Rev Mol Cell Biol* 2000;1:179–186.

[2] Shiloh, Y. ATM and related protein kinases: Safeguarding genome integrity. *Nat Rev Cancer* 2003;3:155–168.

[3] Gaudin, D., and Yielding, K. Response of a "resistant" plasmacytoma to alkylating agents and X–ray in combination with the "excision" repair inhibitors caffeine and chloroquine. *Proc Soc Exp Biol Med* 1969;131:1413–1416.

[4] Sarkaria, J., and Eshleman, J. ATM as a target for novel radiosensitizers. *Semin Radiat Oncol* 2001;11:316–327.

[5] Kawabe, T. G2 checkpoint abrogators as anticancer drugs. *Mol Cancer Ther* 2004;3:513–519.

[6] Alao, J. The ATM regulated DNA damage response pathway as a chemo– and radiosensitisation target. *Expert Opin Drug Discov* 2009;4:495–505.

[7] Ljungman, M. Targeting the DNA damage response in cancer. *Chem Rev* 2009;109:2929–2950.

[8] Rainey, M., Charlton, M., Stanton, R., and Kastan, M. Transient inhibition of ATM kinase is sufficient to enhance cellular sensitivity to ionizing radiation. *Cancer Res* 2008;68:7466–7474.

[9] Hickson, I., Zhao, Y., Richardson, C. et al. Identification and characterization of a novel and specific inhibitor of the ataxia–telangiectasia mutated kinase ATM. *Cancer Res* 2004;64:9152–9159.

[10] Cresenzi, E., Palumbo, G., deBoer, J., and Brady, H. Ataxia telangiectasia mutated and p21CIP1 modulate cell survival of drug-induced senescent tumor cells: Implications for chemotherapy. *Clin Cancer Res* 2008;14: 1877–1887.

[11] Golding, S., Rosenberg, E., Adams, B. et al. Dynamic inhibition of ATM kinase provides a strategy for glioblastoma multiforme radiosensitization and growth control. *Cell Cycle* 2012;11(6):1167–1173.

[12] Dote, H., Burgan, W., Camphausen, K., and Tofilon, P. Inhibition of Hsp90 compromises the DNA damage response to radiation. *Cancer Res* 2006;66:9211–9220.

[13] Koll, T., Feis, S., Wright, M. et al. Hsp90 inhibitor, DMAG, synergizes with radiation of lung cancer cells by interfering with base excision and ATM-mediated DNA repair. *Mol Cancer Ther* 2008;7:1985–1992.

[14] Fujiwara, T., Grimm, E., Mukhopadhyay, T., Cai, D., Owen-Schaub, L., and Roth, J. A retroviral wild-type p53 expression vector penetrates human lung cancer spheroids and inhibits growth by inducing apoptosis. *Cancer Res* 1993;53:4129–4133.

[15] Zeimet, A., and Marth, C. Why did p53 gene therapy fail in ovarian cancer? *Lancet Oncol* 2003;4:415–422.

[16] Peng, Z. Current status of gendicine in China: Recombinant human Ad-p53 agent for treatment of cancers. *Hum Gene Ther* 2005;16:1016–1027.

[17] Pearson, S., Jia, H., and Kandachi, K. China approves first gene therapy. *Nat Biotechnol* 2004;22:3–4.

[18] Vazquez, A., Bond, E., Levine, A., and Bond, G. The genetics of the p53 pathway, apoptosis and cancer therapy. *Nat Rev Drug Discov* 2008;7:979–987.

[19] Bouchet, B., de Fromentel, C., Puisieux, A., and Galmarini, C. p53 as a target for anticancer drug development. *Crit Rev Oncol Hematol* 2006;58:190–207.

[20] Rogulski, K., Freytag, S., Zhang, K. et al. *In vivo* antitumor activity of ONYX-015 is influenced by p53 status and is augmented by radiotherapy. *Cancer Res* 2000;60:1193–1196.

[21] O'Shea, C., Johnson, L., and Bagus, B. Late viral RNA export, rather than p53 inactivation, determines ONYX-015 tumor selectivity. *Cancer Cell* 2004;6:611–623.

[22] Khuri, F., Nemunaitis, J., Ganly, I. et al. A controlled trial of intratumoral ONYX-015, a selectively replicating adenovirus, in combination with cisplatin and 5-fluorouracil in patients with recurrent head and neck cancer. *Nat Med* 2000;6:879–885.

[23] Supiot, S., Zhao, H., Wiman, K., Hill, R., and Bristow, R. PRIMA-1(met) radiosensitizes prostate cancer cells independent of their MTp53-status. *Radiother Oncol* 2008; 86:407–411.

[24] Selivanova, G., Ryabchenko, L., Jansson, E., Iotsova, V., and Wiman, K. Reactivation of mutant p53 through interaction of a C-terminal peptide with the core domain. *Mol Cell Biol* 1999;19:3395–3402.

[25] Bykov, V., Issaeva, N., Shilov, A. et al. Restoration of the tumor suppressor function to mutant p53 by a low-molecular-weight compound. *Nat Med* 2002;8:282–288.

[26] Supiot, S., Hill, R., and Bristow, R. Nutlin-3 radiosensitizes hypoxic prostate cancer cells independent of p53. *Mol Cancer Ther* 2008;7:993–999.

[27] Foster, B., Coffey, H., Morin, M., and Rastinejad, F. Pharmacological rescue of mutant p53 conformation and function. *Science* 1999;286:2507–2510.

[28] Wang, W., Takimoto, R., Rastinejad, F., and El-Deiry, W. Stabilization of p53 by CP-31398 inhibits ubiquitination without altering phosphorylation at serine 15 or 20 or MDM2 binding. *Mol Cell Biol* 2003;23:2171–2181.

[29] Wang, Q., Fan, S., Eastman, A., Worland, P., Sausville, E., and O'Connor, P. UCN-01: A potent abrogator of G2 checkpoint function in cancer cells with disrupted p53. *J Natl Cancer Inst* 1996;88:956–965.

[30] Cao, C., Shinohara, E., Subhawong, T. et al. Radiosensitization of lung cancer by nutlin, an inhibitor of murine double minute 2. *Mol Cancer Ther* 2006;5:411–417.

[31] Issaeva, N., Bozko, P., Enge, M. et al. Small molecule RITA binds to p53, blocks p53-HDM-2 interaction and activates p53 function in tumors. *Nat Med* 2004;10:1321–1328.

[32] Krajewski, M., Ozdowy, P., D'Silva, L., Rothweiler, U.,

and Holak, T. NMR indicates that the small molecule RITA does not block p53-MDM2 binding *in vitro*. *Nat Med* 2005;11:1135–1136.

[33] Shangary, S., McEachern, D., Liu, M. et al. Temporal activation of p53 by a specific MDM2 inhibitor is selectively toxic to tumors and leads to complete tumor growth inhibition. *Proc Natl Acad Sci USA* 2008;105: 3933–3938.

[34] Takahashi, A., Matsumoto, H., and Ohnishi, T. Hdm2 and nitric oxide radicals contribute to the p53-dependent radioadaptive response. *Int J Radiat Oncol Biol Phys* 2008;71:550–558.

[35] Arya, A., El-Fert, A., Devling, T. et al. Nutlin-3, the small-molecule inhibitor of MDM2, promotes senescence and radiosensitises laryngeal carcinoma cells harbouring wild-type p53. *Br J Cancer* 2010;103:186–195.

[36] Shen, H., Moran, D., and Maki, C. Transient nutlin-3a treatment promotes endoreduplication and the generation of therapy-resistant tetraploid cells. *Cancer Res* 2008;68:8260–8268.

[37] Lehmann, B., McCubrey, J., Jefferson, H., Paine, M., Chappell, W., and Terrian, D. A dominant role for p53-dependent cellular senescence in radiosensitization of human prostate cancer cells. *Cell Cycle* 2007;6: 595–605.

[38] Kitagaki, J., Agama, K., Pommier, Y., Yang, Y., and Weissman, A. Targeting tumor cells expressing p53 with a water-soluble inhibitor of Hdm2. *Mol Cancer Ther* 2008;7:2445–2454.

[39] Vaziri, H., Dessain, S., Eaton, E.N. et al. hSIR2(SIRT1) functions as an NAD-dependent p53 deacetylase. *Cell* 2001;107:149–159.

[40] Lain, S., Hollick, J., Campbell, J. et al. Discovery, *in vivo* activity and mechanism of action of a small-molecule p53 activator. *Cancer Cell* 2008;13:454–463.

[41] Mutka, S., Yang, W., Dong, S. et al. Identication of nuclear export inhibitors with potent anticancer activity *in vivo*. *Cancer Res* 2009;69:10–17.

[42] Flores, E., Sengupta, S., Miller, J. et al. Tumor predisposition in mice mutant for p63 and p73: Evidence for broader tumor suppressor functions for the p53 family. *Cancer Cell* 2005;7:363–373.

[43] Bell, H., and Ryan, K. Targeting the p53 family for cancer therapy: 'Big Brother' joins the ght. *Cell Cycle* 2007;6:1995–2000.

[44] Kravchenko, J., Ilyinskaya, G., Komarov, P. et al. Small-molecule RETRA suppresses mutant p53-bearing cancer cells through a p73-dependent salvage pathway. *Proc Natl Acad Sci USA* 2008;105:6302–6307.

[45] Komarov, P., Komarova, E., Kondratov, R. et al. A chemical inhibitor of p53 that protects mice from the side effects of cancer therapy. *Science* 1999;285:1733–1737.

[46] Ashwell, S., Janetka, J., and Zabludoff, S. Keeping checkpoint kinases in line: New selective inhibitors in clinical trials. *Expert Opin Investig Drugs* 2008;17:1331–1340.

[47] Wilson, G. Radiation and the cell cycle, revisited. *Cancer Metastasis Rev* 2004;23:209–225.

[48] Garrett, M., and Collins, I. Anticancer therapy with checkpoint inhibitors: What, where and when? *Trends Pharmacol Sci* 2011;32:308–316.

[49] Jobson, A., Lountos, G., Lorenzi, P. et al. Cellular inhibition of checkpoint kinase 2 (Chk2) and potentiation

of camptothecins and radiation by the novel Chk2 inhibitor PV1019 [7-nitro-1H-indole-2-carboxylic acid {4-[1-(guanidinohydrazone)-ethyl]-phenyl}-amide]. *J Pharmacol Exp Ther* 2009;331:816–826.

[50] Petersen, L., Hasvold, G., Lukas, J., Bartek, J., and Syljuåsen, R. p53-dependent G1 arrest in 1st or 2nd cell cycle may protect human cancer cells from cell death aer treatment with ionising radiation and Chk1 inhibitors. *Cell Prolif* 2010;43:365–371.

[51] Tao, Y., Leteur, C., Yang, C. et al. Radiosensitization by Chir-124, a selective CHK1 inhibitor. Effects of p53 and cell cycle checkpoints. *Cell Cycle* 2009;8:1196–1205.

[52] Choudhury, A., Cuddihy, A., and Bristow, R. Radiation and new molecular agents part I: Targeting ATM-ATR checkpoints, DNA repair, and the proteasome. *Semin Radiat Oncol* 2006;16:51–58.

[53] Camphausen, K., Brady, K., Burgan, W. et al. Flavopiridol enhances human tumor cell radiosensitivity and prolongs expression of gamma-H2AX foci. *Mol Cancer Ther* 2004;3:409–416.

[54] Syljuåsen, R., Sørensen, C., Nylandsted, J., Lukas, C., Lukas, J., and Bartek, J. Inhibition of Chk1 by CEP-3891 accelerates mitotic nuclear fragmentation in response to ionizing radiation. *Cancer Res* 2004;64:9035–9040.

[55] Riesterer, O., Matsumoto, F., Wang, L. et al. A novel Chk1 inhibitor, XL-844, increases human cancer cell radiosensitivity through promotion of mitotic catastrophe. *Invest New Drugs* 2011;29:514–522.

[56] Morgan, M., Parsels, L., Zhao, L. et al. Mechanism of radiosensitization by the Chk1/2 inhibitor AZD7762 involves abrogation of the G2 checkpoint and inhibition of homologous recombinational DNA repair. *Cancer Res* 2010;70:4972–4981.

[57] Mitchell, J., Choudhuri, R., Fabre, K. et al. *In vitro* and *in vivo* radiation sensitization of human tumour cells by a novel checkpoint kinase inhibitor, AZD7762. *Clin Cancer Res* 2010;16:2076–2084.

[58] Yang, H., Yoon, S., Jin, J. et al. Inhibition of checkpoint kinase 1 sensitizes lung cancer brain metastases to radiotherapy. *Biochem Biophys Res Commun* 2011;406:53–58.

[59] Takai, H., Naka, K., Okada, Y. et al. Chk2-decient mice exhibit radioresistance and defective p53-mediated transcription. *EMBO J* 2002;21: 5195–5205.

[60] Ma, C., Janetka, J., and Piwnica-Worms, H. Death by releasing the breaks: CHK1 inhibitors as cancer therapeutics. *Trends Mol Med* 2011;17:88–96.

[61] Blasina, A., Hallin, J., Chen, E. et al. Breaching the DNA damage checkpoint via PF-00477736, a novel small-molecule inhibitor of checkpoint kinase. *Mol Cancer Ther* 2008;7:2394–2404.

[62] Bross, P., Kane, R., Farrell, A. et al. Approval summary for bortezomib for injection in the treatment of multiple myeloma. *Clin Cancer Res* 2004;10:3954–3964.

[63] Vassilev, L., Vu, B., Graves, B. et al. *In vivo* activation of the p53 pathway by small-molecule antagonists of MDM2. *Science* 2004;303:844–848.

[64] Russo, S., Tepper, J., Baldwin, A. et al. Enhancement of radiosensitivity by proteasome inhibition: Implications for a role of NF-κB. *Int J Radiat Oncol Biol Phys* 2001;50:183–193.

[65] Teicher, B., Ara, G., Herbst, R., Palombella, V.J., and Adams,

J. The proteasome inhibitor PS-341 in cancer therapy. *Clin Cancer Res* 1999;5:2638–2645.

[66] Pajonk, F., Himmelsbach, J., Riess, K., Sommer, A., and McBride, W. The human immunodeffciency virus (HIV-1) protease inhibitor saquinavar inhibits proteasome function and causes apoptosis and radiosensitization in non-HIV-associated human cancer cells. *Cancer Res* 2002;62:5230–5235.

[67] Hoffmann, C., Tabrizian, S., Wolf, E. et al. Survival of AIDS patients with primary central nervous system lymphoma is dramatically improved by HAART-induced immune recovery. *AIDS (Hagerstown)* 2001;15:2119–2127.

[68] Pajonk, F., Pajonk, K., and McBride, W. Apoptosis and radiosensitization of Hodgkin cells by proteasome inhibition. *Int J Radiat Oncol Biol Phys* 2000;47:1025–1032.

[69] Yang, H., Zonder, J., and Dou, Q. Clinical development of novel proteasome inhibitors for cancer treatment. *Expert Opin Investig Drugs* 2009;18(7): 957–971.

[70] Waes, C.V., Chang, A., Lebowitz, P. et al. Inhibition of nuclear factor-kappaB and target genes during combined therapy with proteasome inhibitor bortezomib and reirradiation in patients with recurrent head-and-neck squamous cell carcinoma. *Int J Radiat Oncol Biol Phys* 2005;63:1400–1412.

[71] Vlashi, E., Kim, K., Donna, L. D. et al. In-vivo imaging, tracking, and targeting of cancer stem cells. *J Natl Cancer Inst* 2009;101:350–359.

[72] Lagadec, C., Vlashi, E., Donna, L.D. et al. Survival and self-renewing capacity of breast cancer initiating cells during fractionated radiation treatment. *Breast Cancer Res* 2010;12:R13.

[73] Pan, J., Zhang, Q., Wang, Y., and You, M. 26S proteasome activity is down-regulated in lung cancer stem-like cells propagated *in vitro*. *PLoS One* 2010;5:e13298.

[74] Donna, L.D., Lagadec, C., and Pajonk, F. Radioresistance of prostate cancer cells with low proteasome activity. *Prostate* 2012;72(8):868–874.

第 9 章 放疗增敏：抑制 DNA 修复

Radiosensitization by Inhibition of DNA Repair

一、哺乳动物细胞 DNA 修复概述

第 8 章讨论了通过靶向 DNA 损伤应答的不同环节，包括 ATM、ATR、p53 和检查点蛋白及蛋白酶体系统进行放疗增敏。本章将讨论通过靶向 DNA 修复过程来实现放疗增敏。在哺乳动物细胞中，DNA 损伤和修复有多种模式。人的 DNA 双链断裂（DSB）一经识别后，主要通过两种途径进行修复，即同源重组（HR）和非同源末端连接（NHEJ）。在细胞周期过程中，这两种途径之间存在相互作用，有时甚至是竞争性的。HR 是一种由模板指导下的无误修复途径，主要在细胞周期的 S 期和 G_2 期发挥作用，涉及多个因子的参与，包括 RAD51（其旁系同源蛋白 RAD51B/C/D、XRCC2/3 和 p53）、RPA、BRCA2、BLM 和 MUS81 等。而 NHEJ 则不依赖于同源序列，根据 DNA 末端结构的不同，可以是精确修复，也可以是非精确修复。NHEJ 优先作用于细胞周期的 G_1 期，需要众多蛋白的参与，包括 KU70/80、DNA-PKcs、Artemis、XLF、XRCC4、DNA 连接酶Ⅳ、ATM、p53 和 MDM2 蛋白等。存有 HR 或 NHEJ 通路相关蛋白缺陷的细胞发生突变和染色体不稳定的比率很高，这可能也与前列腺癌发生和肿瘤进展期间易出现获得性遗传不稳定有关（图 9-1）。

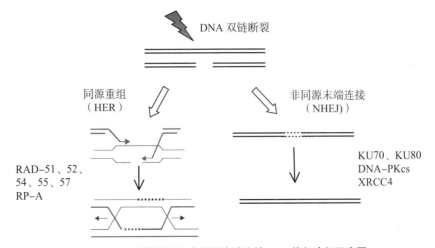

▲ 图 9-1 同源重组和非同源末端连接 DSB 修复途径示意图

图左侧为同源重组（HR），DSB 由核酸外切酶加工后形成的延长 3′ 单链末端嵌入完整的同源供体序列。图右侧为非同源末端连接（NHEJ）

二、DNA 双链断裂修复的非同源末端连接

在哺乳动物细胞中，大多数由电离辐射导致的 DSB 通过 NHEJ 途径进行修复，主要发生在细胞周期的 G_0 期和 G_1 期。除此之外，NEHJ 还负责修复在 V(D)J 重组形成 T 细胞受体和免疫球蛋白分子过程中出现的程序性 DSB。

NHEJ 能够重新连接 DNA 双链的断裂末端，此过程并不依赖 DNA 序列。由于在修复交错断裂的过程中可能会丢失遗传信息，因此 NHEJ 通常被认为是一种更容易出错的 DSB 修复方式。NHEJ 过程中需要众多蛋白和信号通路协调发挥作用（图 9-2）。

DNA 依赖性蛋白激酶（DNA-PK）是 NHEJ 修复途径中主要的参与蛋白，由催化亚基（DNA-PKcs）和异二聚体 Ku70/Ku80、XRCC4、Artemis 和 DNA 连接酶Ⅳ组成。DNA-PK 属于被称为磷脂酰肌醇 -3- 激酶相关激酶（PIKK）的丝氨酸 / 苏氨酸蛋白激酶家族，其成员包括共济失调 – 毛细血管扩张突变激酶（ATM）、ATM 和 Rad3 相关激酶（ATR）及 DNA-PK。在 NHEJ 修复过程中，DNA-PK 的 Ku70/Ku80 异二聚体组分以环状构象结合两个 DNA 断端，使之对齐，随后激活 DNA-PK 的催化活性，促使 XRCC4- 连接酶Ⅳ复合物将两个 DNA 断端连接起来。XRCC4 样因子（XLF）是新近鉴定出的参与 NHEJ 的成员，能够刺激 XRCC4-DNA 连接酶Ⅳ复合物对不兼容 DNA 断端的连接活性。在体内，电离辐射能够诱导一系列的 DSB，其末端处理还需要其他蛋白分子的参与，如 Artemis 等（图 9-2）。

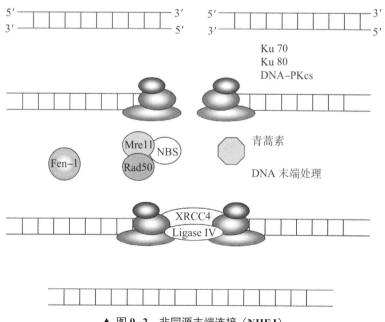

▲ 图 9-2　非同源末端连接（NHEJ）

DNA-PKcs、Ku70、Ku80、DNA 连接酶Ⅳ和 XRCC4 是 NHEJ 修复途径的关键组成部分。DNA-PK 内的异二聚体 DNA 结合成分 Ku70/Ku80 可与 DSB 的 DNA 末端结合，进而招募较大的催化亚基激酶 DNA-PKcs 至损伤部位。DNA-PKcs 与 DNA 断裂部位结合后发生自磷酸化，并继续募集其他相关蛋白至受损部位作为潜在的磷酸化底物。在 DNA-PK 激酶与 DNA 的初始结合和活性激活过程中，NBS1-MRE11-RAD50 蛋白复合物和 Artemis 蛋白参与了对 DNA 断端的加工。最终由 XRCC4- 连接酶Ⅳ异源二聚体将 DNA 的两个断端连接起来，形成完整的 DNA 双链

通过靶向 NHEJ 进行放疗增敏

利用小分子药物靶向 DNA 损伤应答和 DSB 修复过程中的主要激酶一直是抗肿瘤研究的重要方向之一，现有的证据已经显示靶向 NHEJ 修复通路是肿瘤治疗的潜在有效手段。存在 Ku70/Ku80 或 DNA-PK 催化亚基（DNA-PKcs）缺陷的细胞对电离辐射或化疗药物诱导的 DSB 更加敏感[1, 2]，表明 DNA-PK 可能是放化疗增敏的良好靶标。此外，在许多肿瘤中 DNA-PK 上调，说明它是肿瘤生长和存活所必需的因子[3]。

靶向 DNA-PK

对 DNA-PK 抑制作用的最初研究中使用了广谱的 PIKK 抑制药，如咖啡因、渥曼青霉素和 LY294002 等[4]。然而这些抑制药普遍缺乏选择性，限制了对其临床应用的研究。尽管如此，对非选择性抑制药的研究仍有价值，可作为开发特异性 DNA-PK 抑制药的基础。体内及体外实验表明，黄酮类 DNA-PK 抑制药 IC87361 能够提高肿瘤细胞的放射敏感性，且无明显的毒性[5]。更高效的选择性 DNA-PK 抑制药（NU7441）是基于 LY294002 研发出来的，其 IC_{50} 为 13nmol/L。NU7441 对 PIKK 具有非常好的选择性，在体外和体内均显示出化疗增敏的作用。使用 NU7441 抑制 DNA-PKcs 活性后，MCF-7 乳腺癌细胞对放疗的敏感性明显提高（图 9-3）。在 2Gy 照射的克隆形成实验中细胞存活率显著降低，以细胞存活率降低至对照组的 10% 为评价目标，对照组（单纯放疗）所需的放射剂量为 3.8Gy，而在治疗组（放疗联合 NU7441）仅需 0.95Gy[6]。在以其他肿瘤细胞系和异种移植模型进行的实验研究中，NU7441 也表现出了有效的放化疗增敏作用[7]。

SU11752 是从 3- 代吲哚 -2- 酮文库中鉴定出的一种化合物，通过竞争性抑制 ATP 与 DNA-PK

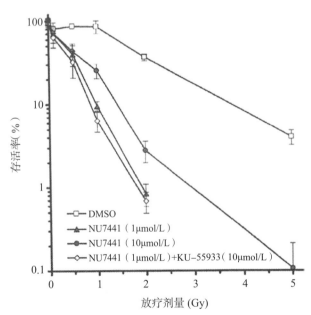

纵轴：存活率（%）　横轴：放疗剂量（Gy）

图例：
□ DMSO
▲ NU7441（1μmol/L）
● NU7441（10μmol/L）
◇ NU7441（1μmol/L）+KU-55933（10μmol/L）

▲ 图 9-3　NU7441 和 KU-55933 提高了 MCF-7 乳腺癌细胞对电离辐射的敏感性

将 MCF-7 细胞与不同浓度的 NU7441 和 KU-55933 在培养基中孵育，包括无药物溶剂对照组（□），10mmol/L KU-55 933 给药组（●），1mmol/L NU7441 给药组（▲）和两种抑制药组（◇）。孵育 1h 后进行 γ 照射（剂量为 0～5Gy）。至少进行 3 次独立实验，数据为平均值 ± 标准误差（经许可转载，引自 Cowell, I.et al.*Biochem Pharmacol* 2005;71:13-20.）

的结合，发挥放疗增敏的作用。该药物能够有效阻止 DNA-DSB 的修复，同时并不影响细胞周期的进程，而且对 ATM 功能或磷酸肌醇 -3- 激酶活性的影响也不明显[8]。其他的高选择性 DNA-PKcs 小分子抑制药，包括 IC86 621 和 NU7026，也已在体内和体外进行了验证性实验[9, 10]。表 9-1 简要总结了具有明显放疗增敏作用的此类化合物。其中的 BEZ235 是作为 PI₃K/mTOR 抑制药进行开发的，后续研究发现其可抑制辐射诱导的 DSB 修复[11]。目前有多项与 BEZ235 相关的 Ⅰ/Ⅱ 期临床试验，但是都未涉及与放疗的联合治疗（www.clinicaltrials.gov）。

除小分子抑制药外，研究人员还开发了多种靶向 DSB 修复的生物制剂（表 9-2），包括一种破坏 KU70 与 DNA-PKcs 之间的相互作用的多肽和抗 EGFR 的抗体西妥昔单抗（C225）[12, 13]。C225 能够阻断辐射诱导的 DNA-PK 激活。另外，还开发了靶向 PRKDC 的小发夹 RNA（shRNA），其在受辐射细胞内引起的变化与 BEZ235 类似[14]。

表 9-1　具有放疗增敏作用的小分子 NHEJ 抑制药

药物名称	特　点	放疗增敏作用
NU7441(KU-57788) (2-N- 吗啉基 -8- 二苯并噻吩 -4- 酮)	IC₅₀ = 14nmol/L，对 DNA-PK 的选择性至少是其他 PI₃K 家族激酶的 100 倍，水溶性及口服生物利用度有限	通过抑制 DNA-PK 增强 IR 和 ET 的细胞毒性；放疗诱导 DNA 损伤后 γH2AX 焦点持续存在；延长 G₂/M 期阻滞；增加 IR 和 ET 对不同 p53 状态的人结肠癌细胞系的毒性（克隆形成实验）[7]
SU11752 (3Z)-N-(3- 氯苯基)-N- 甲基 -3-({3,5- 二甲基 -4-[(4- 甲基哌嗪 -1- 基) 羰基]-1H- 吡咯 -2- 基 } 亚甲基)-N- 甲基 -2- 氧代 -2,3- 二氢 -1H- 吲哚 -5- 磺酰胺	通过与 ATP 竞争结合 DNA-PK 发挥抑制作用，与渥曼青霉素同样有效但选择性更强	抑制细胞 DNA-DSB 的修复，发挥放疗增敏药的作用（克隆形成实验）；在抑制 DNA 修复的药物浓度下，细胞周期进程和 ATM 激酶活性未受影响[8]
香兰素 (3- 甲氧基 -4- 羟基苯甲醛)	直接抑制 DNA-PK，选择性阻断 NHEJ 通路	亚毒性药物浓度不影响细胞周期进程；对人肿瘤细胞有较弱的放疗增敏作用（克隆形成实验）[9]
NU7026 LY293646 2-(4- 吗啉基)-4H- 萘 (1,2-b) 吡喃 -4- 酮	抑制 IR 诱导的 DNA-DSB 修复	增强了 IR 对正常 DNA-PK 指数增长期细胞的毒性（PF₉₀ 为 1.51±0.04），但对缺乏 DNA-PK 的细胞无作用；在正常 DNA-PK 的细胞系中 PLDR 减少了 3 倍[10]
IC87361 1-(2- 羟基 -4- 吗啉 -4- 基 - 苯基)- 乙酮	能够增强野生型 C57BL6 内皮细胞对射线的敏感性，但在缺乏功能性 PK 的 SCID 细胞中未观察到增敏效果	提高了野生型内皮细胞而非 SCID 型肿瘤微脉管系统对射线的敏感性。在 LLC 肿瘤中，放疗联合 IC87 361 比单独放疗可获得更好的 TGD[5]
KU-55933 2- 吗啉 -4- 基 -6- 噻吩 -1- 基 - 吡喃 -4- 酮	KU-55933 在体外针对 ATM 的 IC₅₀ 为 13nmol/L，而且对 ATM 的特异性高于其他 PIKK	增加乳腺癌细胞对 IR 敏感性，并伴有明显的 DNA 修复缺陷（IR 诱导的 γH2AX 焦点持续存在）[6]
BEZ 235	口服 PI₃K/mTOR 抑制药	能够抑制辐射诱导的 DSB 修复；对异种移植瘤有放疗增敏作用，引起肿瘤生长延迟；辐射增强作用与 p53 依赖性加速衰老表型相一致，同时伴有未修复的 DSB[11]

ET. 依托泊苷；IR. 电离辐射；PLDR. 潜在致死损伤修复；SCID. 严重的联合免疫缺陷；TGD. 肿瘤生长延迟

表 9–2　具有放疗增敏能力的 NHEJ 抑制药（抗体、多肽和 siRNA）

药物名称	特　点	放疗增敏作用
西妥昔单抗（EGFR 特异性抗体 C225）	阻断辐射诱导的 DNA 损伤修复所必需的 DNA-PK 的活化；EGFR/DNA-PK	A549 和 MDA-MB-231 细胞中 DNA 修复的减少（IR 后 24h 残留的 γH2AX 阳性焦点增加），放疗前 1h 用 C225 预处理可以增加放疗的敏感性（克隆形成试验）[12]
Ku80 的 C 末端肽	选择性靶向和破坏 Ku 复合物与 DNA-PKcs 之间的相互作用，以及 Ku 的 DNA 结合活性	抑制 DNA-PK 活性，降低 DNA-DSB 修复活性；在靶肽存在下，肿瘤细胞（HN 和 MDA 231 细胞）对射线中等敏感[13]
siRNA 靶向 PRKDC	使用 siRNA 敲低 PRKDC	与 BEZ235 相似，可使受照细胞衰老表型加速（表 9-1）；抑制 DNA-PK 联合 IR 足以诱导衰老加速[11]
DNA-PK shRNA 靶向核酸适配体	选择性降低前列腺癌细胞中的 DNA-PK	由靶向 PSMA 的 RNA 适配体传递 DNA-PK shRNA，选择性降低 PCa 细胞、异种移植瘤和人前列腺组织中的 DNA-PK。IR 在细胞和肿瘤模型中的作用增强[14]

IR. 电离辐射；shRNA. 小发夹 RNA；siRNA. 小干扰 RNA；PRKDC.DNA 依赖性蛋白激酶；PSMA. 前列腺特异性膜抗原

三、通过同源重组修复 DNA 双链断裂

　　HR 以未受损 DNA 的同源部分（即相同序列）为模板修复存在双链断裂的 DNA。以相同序列的 DNA 为基础进行修复能够确保修复后的 DNA 的完整性且无误。简而言之，在断端的两侧分别构建单链区域，然后由特异蛋白包被，形成单链核蛋白丝，随后侵入邻近姐妹染色单体上未受损的双链 DNA，形成交叉或气泡结构，之后利用解螺旋酶进行扩增。修复过程中，将具有相同碱基序列的未损坏 DNA 模板在断裂位点处对齐，然后 DNA 聚合酶在缺失区域进行合成，从而准确地修复断裂。为了使染色质恢复其原始状态，还需将交叉结构予以复原。复原的过程由专门的核酸酶（解离酶）完成，该酶可切割或分解连接，然后通过连接酶重新连接或与邻近末端连接（图 9-4）。

（一）相关基因家族

　　除了上面列出的基因和蛋白外，还涉及另外两个基因家族，分别是 BRCA 基因 1 和 2 及 Fanconi 贫血基因家族，它们都与人类修复缺陷综合征有关[11, 15]。这些基因家族中的一个或多个基因发生突变或缺失都将影响同源重组修复。

　　1. BRCA1

　　BRCA1 在 HR 及其他多个细胞过程中发挥作用。与其伴侣蛋白 BARD1 结合，BRCA 发挥 E3 泛素连接酶 1 的作用，可以泛素化其他蛋白，从而调控它们的相互作用和功能。BRCA1-BARD1 可与其他蛋白形成复合物，行使不同的功能，包括复制抑制（S 期内检查点的一部分），与 MRN 复合物结合参与 NHEJ 过程，与 RAD52-BRCA2 结合参与 HR，以及与 RNA 聚合酶 Ⅱ 结合参与转录过程等。BRCA1 的泛素化功能是其发挥作用的必要条件。

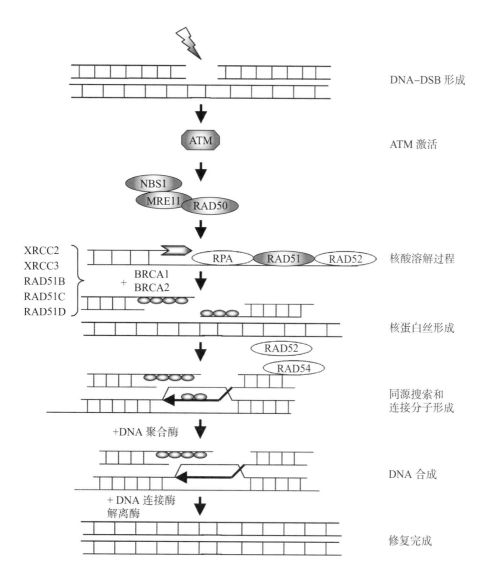

▲ 图 9-4　DNA-DSB 的同源重组修复过程

NBS1-MRE11-RAD50 蛋白复合物处理 DNA 的 3' 断端是 HR 的起始步骤。复制蛋白 A（RPA）结合 RAD52 和 RAD54 蛋白后，促进 Rad51-BRCA2 复合物在单链 DNA 3' 突出端进行组装，进而形成 RAD51- 核蛋白丝。RAD51 辅助蛋白 XRCC2、XRCC3、RAD51B、RAD51C 和 RAD51D 促进 RAD51 核蛋白丝复合物的形成和对未受损 DNA 链的侵入。与姐妹染色单体位置对齐后，RAD51 核蛋白丝 DNA 与双链 DNA 中的同源区域进行配对，形成 Holliday 连接体。经过复杂的染色质构型变化，DNA 双链解离，允许 DNA 链交换。在识别出相同的姐妹染色体序列后，以完整的双链作为模板，在 DNA 聚合酶、DNA 连接酶和 Holliday 解离酶的作用下，合成新的 DNA，实现对 DNA 损伤的修复

2. BRCA2

　　BRCA2 蛋白的作用是调控 RAD51 结合由 RPA 包被的单链 DNA。因此，BRCA2 是 RAD51 定位到 DNA 损伤位点所必需的，而且 BRCA2 和 RAD51 之间的这种物理相互作用对于无差错 DSB 修复至关重要。在 BRCA2 中存在两个不同可与 RAD51 相互作用的结构域，一个结构域由 8 个 BRC 重复序列组成，每个重复序列都可以结合 RAD51，而另一个结构域是位于 C 末端的 TR2。研究提示，BRC 重复序列的作用在于维持 RAD51 的无活性单体形式，当 DNA 损伤发生时，BRCA2-RAD51 复合体将移位至 DNA 损伤的部位[16-18]。聚集于 DSB 位置后，BRCA2 能够将 RAD51 加载

至 3′-ssDNA 突出端，取代 RPA[19, 20]。随后，BRCA2 通过其 C 末端的 TR2 结构域稳定核蛋白丝[16]，从而使得细丝能够侵入同源 DNA 双链并与之配对，进而启动配对 DNA 分子间的链交换（图 9-4）。BRCA2 还可与 PALB2 相互作用，与 BRCA1 一起定位至 DSB 损伤部位。BRCA2 的 DNA 结合结构域（DBD）可以刺激同源配对和 RAD51 的链交换活性，表明 BRCA2 可能通过结合切除 DSB 的 dsDNA-ssDNA 连接，促进 RAD51 介导的重组过程[19]。

3. Fanconi（FANC）基因

该基因家族在同源重组修复中具有一定作用。FANC 基因突变的细胞对 DNA 交联剂的敏感性显著增加，而 DNA 交联的修复依靠同源重组通路。然而，FANC 突变对细胞的电离辐射敏感性几乎没有影响。

（二）靶向 HR 的肿瘤治疗

利用生物和化学的方法均可下调同源重组修复通路中的各种因子，抑制 DNA 损伤修复的进行。

1. 非药物方法

(1) 生物制剂：Collis 等进行的临床前研究显示，使用核酶片段基因（ribozyme minigene）靶向 RAD51 能够提高细胞的放射敏感性[21]。在另一项类似的研究中，体外及体内实验显示应用 siRNA 靶向抑制 BRCA2 也能够有效提高细胞对电离辐射的敏感性，表明这种治疗具有潜在的临床应用前景。随着给药技术的发展，使用具有靶向性的寡核苷酸很可能成为临床治疗的新选择。

体内外的实验表明，使用 siRNA 靶向 RAD51 可以提高肺癌、神经胶质瘤和前列腺肿瘤细胞对电离辐射的敏感性[22]。由于多数正常的组织细胞更新相对较慢，G_1 期的细胞比例较高，损伤修复倾向于 NHEJ 途径；而在恶性肿瘤中，S 期和 G_2 期的细胞占比更高，损伤倾向于 HR 途径，因此利用正常细胞和肿瘤细胞在 DNA 修复途径上的差异性，可以通过靶向干扰 HR 途径，提高对肿瘤细胞的治疗疗效。

(2) 热疗：将热疗与放疗联合也能够扰乱同源重组修复通路。研究显示热疗能够干扰 DNA-DSB 修复过程的多个方面，包括 HR，但目前仍不清楚热疗影响 HR 的具体机制[23]。热疗联合放疗在许多临床试验中已显示出疗效。

(3) 高 LET 辐射：从实验数据看，使用非常规剂量分割模式或剂量率似乎不太可能影响 HR 对 DNA-DSB 的修复。高 LET 放射治疗（即中子、低能质子、α 粒子）与 HR 抑制药的联合使用可能有所不同。几项临床前研究表明，高 LET 辐射对 NHEJ 缺陷细胞的敏感性没有显著影响，但 HR 缺陷细胞对高 LET 辐射的敏感性显著增加[24]。

2. 靶向 HR 的药物

研究发现，许多经常与放疗联用的药物能够影响同源重组修复通路，包括 II 型 DNA 拓扑异构酶抑制药（如依托泊苷）、抗代谢物（如吉西他滨、氟尿嘧啶）、微管抑制药（如紫杉醇、长春瑞滨）、DNA 链交联剂（如铂类化合物和丝裂霉素）和烷化剂（如替莫唑胺）。这些药物与放疗的联合使用等都已经在本书的第 3~7 章中有过详细讨论。

大多数能够有效抑制 HR 途径从而增加放化疗敏感性的药物都以 RAD51 蛋白为靶标，无论这些药物是偶然发现还是特意设计。在某些情况下也涉及对其他 HR 通路蛋白的抑制，从而间接引起 RAD51 的下调或抑制。通常恶性肿瘤细胞过表达 RAD51，导致对多种药物和电离辐射的抵抗。这种治疗方法已经在临床前和临床上取得了一定的成功。

(1) 构建抑制药：研究显示，由抑癌基因 BRCA2 的 BRC4 基序衍生而来的一个含有 28 个氨基酸的多肽能够选择性抑制人 RAD51 重组酶（HsRad51）。在此基础上，结合计算机模拟与体外生化检测，利用 8 个 BRC 基序构建了一个新的高效嵌合体肽。该肽抑制 HsRad51-ssDNA 复合物形成的效率比原肽高约 10 倍 [25]。到目前为止，关于这些化合物放化疗增敏性能的体内研究尚未见报道。

(2) 小檗碱：小檗碱是黄连等中草药中的主要生物碱成分，在我国常用于治疗胃肠不适。实验研究表明，小檗碱对多种癌细胞都有抗肿瘤活性，包括胶质母细胞瘤、口腔癌、肝癌、胃癌、前列腺癌、白血病和骨肉瘤。治疗中可观察到多种细胞效应，包括抑制细胞周期进程、诱导凋亡、抑制某些癌细胞中 NF-κB 的组成性激活、诱导肺癌细胞自噬，以及通过抑制血管生成来阻碍肿瘤生长等 [26]。

最近有研究表明小檗碱能有效下调癌细胞中 RAD51 的表达，提高细胞的放射敏感性。研究还显示，小檗碱治疗能够导致 RAD51 转录减少，抑制 RAD51 启动子的活性，抑制电离辐射诱导的 RAD51 上调。在过表达外源性 RAD51 的癌细胞中，小檗碱的放疗增敏作用减弱。下调 RAD51 导致辐射诱导的 DSB 修复失败，进而降低了受照射细胞的存活率 [26]。

(3) 吉美嘧啶：吉美嘧啶（gimeracil）是二氢嘧啶脱氢酶（DPYD）的抑制药，能够部分抑制 HR 通路，具有一定的放疗增敏作用 [27]。对其机制的研究表明，使用 siRNA 敲低 DPYD 能够显著减少放疗诱导的 RAD51-RPA 焦点数，增加了 NBS1 焦点数，而且放疗后在 DPYD 缺失细胞中 NBS1 与 RPA 共定位的焦点数显著少于对照组细胞内的数量。这些结果显示，DPYD 缺失影响了 HR 过程中通过 DNA 切除形成 3′ 端突起的效率。此外，在 DPYD 缺失细胞中，辐射引起的 RPA 磷酸化受到部分抑制，进而导致 DNA 修复 HR 过程的抑制。因此，通过耗竭 DPYD 能够产生放疗增敏作用，也提高了细胞对顺铂的敏感性。

(4) 靶向热休克蛋白 90 的药物：许多研究显示热休克蛋白 90（Hsp90）抑制药具有放疗调控效应，其中可能涉及多个作用靶点 [28]。在一项研究中，将肿瘤细胞暴露于 Hsp90 抑制药 17- 烯丙基胺 -17- 去甲氧基格尔德霉素（17AAG）后，BRCA1 和 RAD51 的表达均减少，而 Ku70 或 Ku80 的表达没有改变，提示在体外观察到的放疗增敏效应源于对 HR 通路的干扰，而非影响 NHEJ 通路 [29]。目前对于这种方法的临床可行性尚未进行评估。

(5) 靶向 c-Abl 激酶：伊马替尼是第一个通过抑制特定类型的酶（受体酪氨酸激酶）来发挥作用的药物。伊马替尼（格列卫）和达沙替尼（施达赛）是 c-Abl 激酶的抑制药。格列卫可用于治疗慢性髓细胞性白血病（CML）、胃肠道间质瘤（GIST）和一些其他疾病。截至 2011 年，格列卫已被 FDA 批准用于 10 种不同恶性肿瘤的治疗。

甲磺酸伊马替尼是 c-Abl、c-Kit 和血小板衍生生长因子受体酪氨酸激酶的抑制药。c-Abl 激酶参与辐射诱导的 RAD51 和 RAD52 的组装。体外实验显示，伊马替尼能够下调肿瘤细胞内的 c-Abl 水平，降低 RAD51 的表达，进而提高肿瘤细胞对放化疗的敏感性[30, 31]。伊马替尼治疗后，可观察到 RAD51 核内表达减少，与染色质的结合也减少，并且 RAD51 表达的减少与无误性 HR 修复的下降相关[32]。克隆形成实验显示，伊马替尼联合放疗、吉西他滨或丝裂霉素能够增加对细胞的杀伤率，有丝分裂障碍是其中的部分原因。抑制 HR 通路可能是伊马替尼改善实体瘤放化疗敏感性的另一个作用机制[33]。

虽然伊马替尼联合放疗的 I / II 期临床试验表明其具有放疗调控作用，然而尚未观察到明显的治疗获益。此外，几项早期临床试验正在评估达沙替尼与放疗联合的疗效[34]。

(6) 靶向 EGFR 酪氨酸激酶：盐酸厄洛替尼（特罗凯）是一种用于治疗非小细胞肺癌、胰腺癌和其他几种癌症的药物。它是一种可逆的酪氨酸激酶抑制药，作用于表皮生长因子受体的细胞内酪氨酸激酶结构域。研究发现，厄洛替尼可能具有调节细胞对放疗应答的作用，包括下调 RAD51 的表达[35]。体外实验证实厄洛替尼通过 BRCA1 抑制 HR 对放疗损伤的反应[36]。厄洛替尼是目前与放疗联合的药物中受到研究最多的药物之一，可能通过调节 HR 通路发挥作用。使用厄洛替尼治疗新诊断多形性胶质母细胞瘤的 3 个 II 期试验的结果已经公布[37-39]。与放疗同步替莫唑胺治疗的前期数据相比，仅有 1 项试验显示，增加厄洛替尼能够给患者带来生存优势[39]。其他一些已经完成的 I 期或 II 期厄洛替尼联合放疗的临床试验，毒性和疗效的结果也是喜忧参半[34]。截至 2012 年 9 月，共有大约 60 项处于不同阶段的涉及厄洛替尼联合放疗的注册临床试验，而且大多数试验中还包括其他化疗药物，其中 III 期临床试验有 12 项，其余为 I 期或 II 期（www.clinicaltrials.gov）。

(7) 靶向泛素 / 蛋白酶体系统：蛋白酶体抑制药（如硼替佐米）已被证实可以调控细胞对放疗的生物反应，而泛素 / 蛋白酶体系统抑制药的放疗增敏作用已在第 8 章中进行了详细讨论。最近的一些研究显示[40]，蛋白酶体抑制药能够阻断 MDC1 的降解，进而阻碍 BRCA1 的招募，影响 HR 的修复进程。在硼替佐米及类似药物的放疗增敏效应中，对 HR 通路的抑制是否也发挥某种作用，目前尚不清楚。

(8) 组蛋白脱乙酰酶抑制药：本章稍后将详细讨论组蛋白脱乙酰酶抑制药（HDACI）。之所以在此提及 HDACI，是因为一些临床前的研究结果显示，HR 修复通路受损可能是这类药物具有放疗增敏作用的部分原因。PCI-24781（以前称为 CRA-024781）是一种广谱的苯异羟肟酸 HDAC 抑制药，目前正在肿瘤患者中开展相关临床试验评估其疗效[41]。已有研究显示 PCI-24781 能够下调 BRCA1、BRCA2 和 RAD51 的表达，对 HR 修复通路的抑制存在剂量依赖性效应，能够提高体外培养的肿瘤细胞的放射敏感性。正在进行中的 HDACI 联合放射治疗的研究还有很多，将在本章后面内容中进行详述。

（三）抑制 DNA 修复放疗增敏的临床意义

HR 修复是 S 期和 G_2 期细胞所特有的途径，故而仅见于分裂中的细胞。而 NHEJ 修复可出现于细胞周期的所有阶段，既无阶段特异性，也无周期特异性。从放疗的角度看，NHEJ 修复可见于所有细胞和组织中，包括增殖分裂缓慢或不增殖的细胞，后者包括剂量限制性晚反应组织，这些组织可以在放疗之后的很长时间才表现出较为严重的延迟反应（晚反应）。因此使用药物靶向抑制 HR 修复通路引起延迟放射性损伤的潜在风险较小，可以作为治疗的首选策略。

但是，目前仍不清楚与 HR 修复通路相关的因素在药物联合放疗的临床疗效中的重要性。对于先前列出的几种药物，临床前研究显示放疗增敏至少部分可归因于与 HR 修复相关的因素。几种在临床前研究中发现可以影响 HR 通路和调节细胞对放疗反应的药物正在接受临床试验的评估，但这些临床研究的设计中均未包括验证 HR 通路相关性的研究内容。换句话说，迄今为止，在临床实践中靶向 HR 通路和增强放疗疗效之间的因果关系尚未建立起来。需要特别强调的是，为了推进这种靶向策略的实现，必须研发用于测定临床样品中 HR 通路的功能分析方法 [34]。

四、多聚（ADP- 核糖）聚合酶抑制药的放疗增敏作用

在 HR 修复通路之后讨论多聚（ADP- 核糖）聚合酶（PARP）抑制药比较合适。PARP 家族成员通过参与单链断裂（SSB）修复和碱基切除修复（BER）从而在 DNA 的修复调控中发挥重要作用。在正常情况下，PARP 蛋白不直接参与对 DSB 的修复，然而在 HR 通路存在缺陷时，抑制 PARP 将加重 DNA 的损伤，进一步增强细胞的放化疗敏感性，促进细胞死亡。

（一）多聚（ADP- 核糖）聚合酶

PARP 家族成员在 DNA 的修复调控中发挥重要作用。PARP 酶催化烟酰胺腺嘌呤二核苷酸（NAD^+）合成多聚（ADP- 核糖）聚合物。在此过程中，PARP 消耗 NAD^+ 催化形成由 200～400 个单体构成的线状或分枝状结构、带大量负电荷的多聚（ADP- 核糖）聚合物，同时释出副产物烟酰胺。聚合物的降解通过多聚（ADP- 核糖）水解酶（PARG）进行。PARG 同时具有核糖内切酶和外切酶活性，酶的活性产物是单（ADP- 核糖基）蛋白和（ADP- 核糖）单体（图 9-5）。

到目前为止，共发现 18 种不同的 PARP，它们都有一个相同的保守催化结构域用于合成多聚（ADP- 核糖）。虽然已知 PARP-1 在 DNA 修复中起重要作用，但对其他家族成员的作用了解仍较少。PARP-1 能够特异性地与电离辐射或烷化剂诱导形成的 SSB 结合，随后发生自动多聚（ADP- 核糖）化修饰，使其能够与其他蛋白质以非共价形式相互作用。

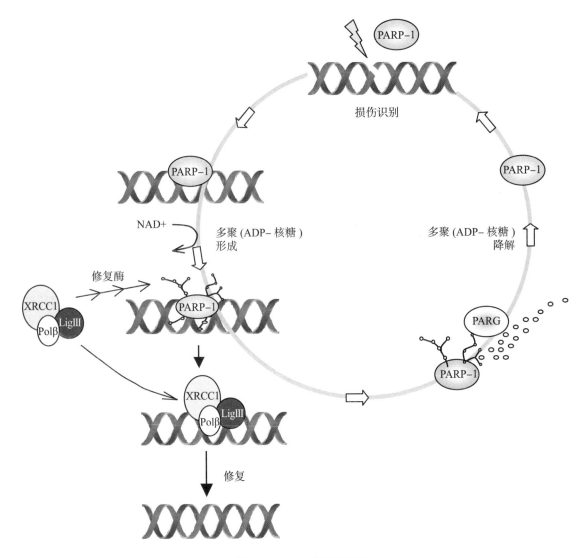

▲ 图 9-5　PARP 代谢示意图

多聚（ADP-核糖）代谢途径中 PARP-1 和 PARP-2 可以异源二聚体或同源二聚体形式快速识别 DNA 链的中断。与受损 DNA 结合后，PARP 受到激活合成多聚（ADP-核糖）进行自我修饰和组蛋白修饰，导致染色质局部松弛，并招募 DNA 修复酶至损伤部位，如 XRCC1 和 DNA 连接酶Ⅲ等。经多聚（ADP-核糖）化修饰的 PARP-1 和 PARP-2 失去与 DNA 的亲和力，让位给 DNA 修复蛋白。PARG 利用核酸内切酶和外切酶快速水解多聚（ADP-核糖），恢复 PARP-1 和 PARP-2 对 DNA 断裂链的亲和力，从而启动新一循环的 DNA 损伤识别和 PAR 的形成

（二）PARP 在 DNA 修复中的作用

PARP 蛋白直接或间接参与了多种模式的 DNA 修复。

1.SSB 修复和 BER

BER 是修复单链 DNA 断裂的重要途径，一旦检测到单链 DNA 发生损伤后，随即招募众多修复蛋白，包括损伤特异性 DNA 糖基化酶、AP 核酸内切酶 1、DNA 聚合酶 β（Pol β）和 X 线交叉互补蛋白 1（XRCC1-DNA 连接酶Ⅲα 异二聚体）等。在 BER 的初始阶段，DNA 糖基化酶和 AP 核酸内切酶识别并移除受损碱基，形成新的 SSB。这些 SSB 由 Pol β 识别和处理，最后由 DNA 连接酶Ⅲα 将 DNA 断端予以封闭（图 9-6）。

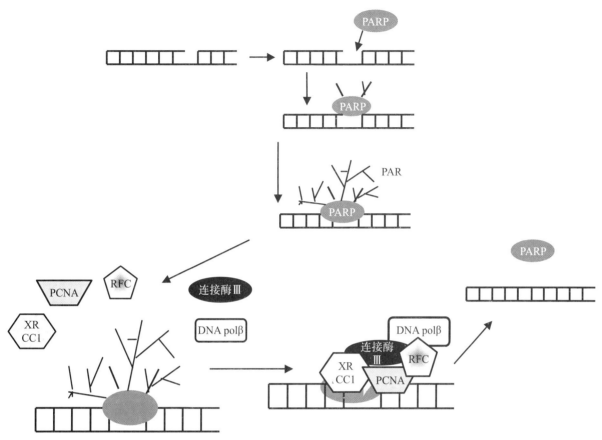

▲ 图 9-6 **BER 和 PARP 的相互作用**

首先 PARP 识别 SSB，随后 PARP 合成 PAR 链连接 PARP 酶、组蛋白和其他 DNA 相关蛋白。然后招募 DNA 修复复合体至损伤处。SSB 修复完成后，招募 PAR 糖水解酶，降解 PAR 链，由损伤处释放 BER 修复复合体，后者可循环使用修复其他的 SSB

多聚（ADP- 核糖）聚合酶（PARP-1）是短补丁 BER 途径的重要组成部分，能够与 DNA 的缺口和断裂部位结合，进而激活其催化活性，导致 PARP-1 自身和其他受体蛋白的多聚（ADP- 核糖）化修饰。在短补丁 BER 途径中，PARP 的结合是 DNA 修复途径中其他组分开始募集和蛋白质活性发生改变的信号。损伤部位周围形成的大量负电荷多聚 ADP 核糖（PAR）也发挥抗重组因子作用。PARP-1 介导的多聚（ADP- 核糖）化修饰能够招募核受体蛋白（如 XRCC1）、组蛋白及其他 PARP-1 共同参与组装执行 DNA 修复的修复复合物。虽然 PARP-1 在 DNA 损伤 BER 途径中没有直接作用，但有研究显示 PARP-1 能够保护 DNA-SSB，防止其转化为 DNA-DSB，以便于 BER 酶的修复[42, 43]。因此，PARP 在 BER 中的作用是扩展 BER 酶处理 DNA-SSB 的能力。DNA-SSB 可直接受接触的诱变剂诱导，或是在 DNA 损伤的处理过程中形成。

抑制 PARP 可以延迟但不能完全阻断对 SSB 的修复。在非增殖期细胞中，这种对 SSB 修复的影响几乎不会对细胞的存活产生作用。然而，在快速增殖的细胞中，抑制 PARP 将增加细胞对电离辐射的敏感性。根据体外培养细胞的数据，放疗增敏的高低与整个细胞群中增殖细胞的占比密切相关[44, 45]。

PARP 抑制能够提高增殖细胞中未修复 DSB 的水平，至少两种机制参与其中。第一，辐射诱导形成的 SSB 修复过程被延迟，这就增加了未修复的损伤与 DNA 复制机器（DNA 聚合酶复合物）发生空间碰撞的可能性，导致产生额外的 DSB。第二，抑制 PARP 的催化活性并不妨碍其与 DNA 断端的结合，但阻止了 PARP 通过连接多聚 ADP 核糖进行的自我修饰。未经多聚 ADP 核糖修饰的 PARP 与 DNA 损伤位点的持续结合，干扰了下游的修复过程，放大了已形成的 DSB 的毒性 [46]。

BER 通路异常已在多个人类肿瘤中有发现，这似乎是个相当普遍的现象 [47, 48]。因此，抑制 PARP 对这类患者可能是有效的治疗策略。

2. 同源重组

HR 修复通路中存在某些缺陷的肿瘤细胞对 PARP 抑制药的致死性作用更加敏感。如本章前面所述，可靠的证据表明 BRCA1 和 BRCA2 参与了 DNA 损伤的信号传递，促进了对损伤的 HR 修复。BRCA1 和 BRCA2 缺陷细胞对 PARP 抑制药极为敏感，抑制多聚（ADP 核糖）化修饰能够显著提高 DSB 的水平。

PARP-1 和 PARP-2 的自动多聚（ADP- 核糖化）修饰是 HR 修复中必要的环节，自动修饰后这两个酶将由 DNA 断端释放，同时招募信号转导和修复酶至断端。在 PARP 抑制药存在时，自动修饰无法进行，这将导致 PARP-1 和 PARP-2 无法释放而长时停滞在 DNA 的受损部位，继而阻碍修复酶的进入，导致在 DNA 复制叉处由累积的 SSB 形成 DSB。这在 BRCA 缺陷细胞中将产生严重的后果，因为与复制叉相关的 DSB 主要由 HR 修复，而 PARP-1 抑制将增加潜在的需由 HR 进行修复的 DNA 损伤。研究显示，在没有外源性 DNA 损伤的情况下，如果将复制中的细胞连续暴露于 PARP 抑制药，将引起 HR 修复活性的显著增加，可能反映了 DNA 复制叉的修复，由于遭遇未修复的 SSB 复制叉停滞或解离 [49]。

PARP 抑制药能够阻止 PARP 分子从 DNA 受损部位的释放，从而降低了内源性单链 DNA 损伤修复的速度，阻碍了对停滞或解离的复制叉的有效修复。HR 通路是 DNA 损伤修复所必需的，HR 通路缺陷的细胞对 PARP 抑制药极其敏感也侧面证实了这一点，如缺少 HR 相关蛋白 BRCA1 或 BRCA2 的乳腺癌或卵巢癌细胞 [50, 51]。

3. 其他 DNA 修复途径中的缺陷

在缺乏 NHEJ 核心成分（如 Ku70/Ku80 和 DNA 连接酶Ⅳ）的细胞中，存在一种备用的或者替代性末端连接途径，能够部分弥补 NHEJ 的缺陷 [52]。此途径依赖于 PARP-1。PARP-1 可结合并激活替代性末端连接模式，如果抑制了 PARP 活性，该模式也将会受到抑制 [53]。缺乏核心 NHEJ 蛋白的细胞对电离辐射较敏感，使用 PARP 抑制药将会进一步提高其放射敏感性。众所周知，很多肿瘤内确实存在某种程度的 DNA 修复缺陷，但严重缺乏一个或多个核心 NHEJ 蛋白的情况并不常见。然而，在非增殖复制细胞中存在 NHEJ 缺陷的可能性更小，因此可以利用这种差异获得对肿瘤的治疗优势。

4. 合成性致死：PARP 抑制和 DNA 修复缺陷

如第 8 章中所述，合成性致死（synthetic lethality）发生在具有特定 DNA 修复缺陷的细胞中，通过抑制其替代性 DNA 修复途径，可以造成细胞的死亡；或者是两个基因中的任何一个单独发生突变对细胞无影响，但如果两个同时存在突变，则导致细胞死亡[54]。

在 BRCA 缺失的细胞中，HR 修复通路的缺陷为遗传性 BRCA1 和 BRCA2 缺失型癌症患者创造了靶向治疗的机会[55]。HR 相关基因的缺失也增加了对 PARP 抑制药的敏感性[56]，表明这种治疗方法不仅适用于遗传性 BRCA1 和 BRCA2 缺失型癌症患者，也适用于偶发的 HR 通路缺陷肿瘤的治疗[57]。

基于 BRCA 突变细胞对 PARP 抑制药的高敏感性，现已启动了多项临床试验来评估这种治疗方法的有效性。KU-0059436 是一种有效的 PARP 抑制药，目前正在携带 BRCA 突变的卵巢癌患者中开展单药治疗的 I/II 期试验；另一个 PARP 抑制药 AG0146999 与替莫唑胺联合用于 BRCA 突变患者的 II 期试验也正在进行中[58, 59]。到目前为止，还没有使用 PARP 抑制药联合放疗来选择性地杀伤 BRCA1/2 缺失型肿瘤的相关研究报道。

（三）PARP 抑制药

PARP 抑制药是 NAD+ 的强有力的竞争性抑制药。最早研究的 PARP 抑制药是烟酰胺（NA）和 3- 氨基苯甲酰胺（3-AB），只有在高浓度下（微摩尔）才显示活性，而新一代药物具有更高的效力，作用浓度通常在纳摩尔范围。这些化合物经过设计，可以模拟 NAD+ 中负责与 PARP 酶催化区域的供体位点相结合的基团，以确保特异性和效力。绝大多数 PARP 抑制药都可结合 PARP-1 和 PARP-2，在两者间无特定选择性（图 9-7）。

PARP 抑制药的细胞效应受细胞内环境的影响而有不同。特别是，DNA 损伤或代谢应激的存在和性质对 PARP 抑制的结果都有重要影响[60]。DNA 损伤激活 PARP，以促进修复，抑制损伤部位之间潜在有害的相互作用。PARP 催化的反应消耗 NAD+，因此 DNA 的修复和保护是以消耗胞内 NAD+ 为代价的。ATP 为各种代谢过程提供能量，而 NAD+ 是 ATP 合成必不可少的物质，研究已经证实高剂量的 DNA 损伤药物或高强度的 DNA 损伤治疗能够显著降低细胞内 NAD+ 及 ATP 的水平。在这种情况下，细胞死亡可能通过坏死而非凋亡通路，因为后者是一个耗能过程。使用 PARP 抑制药预处理可以防止 NAD+ 被消耗殆尽，并使细胞后续能够执行凋亡进程。然而，在快速增殖复制的癌细胞中，抑制 PARP 对 DNA 修复的影响比对 NAD+ 代谢的影响更为显著。

PARP 抑制药的放疗增敏作用

PARP 抑制的主要作用在于延缓对 SSB 的修复。SSB 修复功能障碍对非增殖复制细胞的存活影响非常小，但抑制 PARP 确实增加了快速增殖细胞的放疗敏感性，细胞培养实验显示放疗增敏的强度与细胞群中正在增殖细胞的占比密切相关[44, 45]。抑制 PARP 可能通过两种机制增加了增殖细胞中未修复的 DSB。第一，辐射诱导形成的 SSB 修复过程被延迟，这就增加了未修复的损伤与 DNA 复制机器（DNA 聚合酶复合物）发生空间碰撞的可能性，导致产生额外的 DSB。第二，抑制 PARP 的催化活性并不妨碍其与 DNA 断端的结合，但阻止了 PARP 通过连接多聚 ADP 核糖进行的自我修饰。未经多聚 ADP 核糖修饰的 PARP 与 DNA 损伤位点的持续结合，干扰了下游的修复过程，增大了 DSB 的毒性[46]。

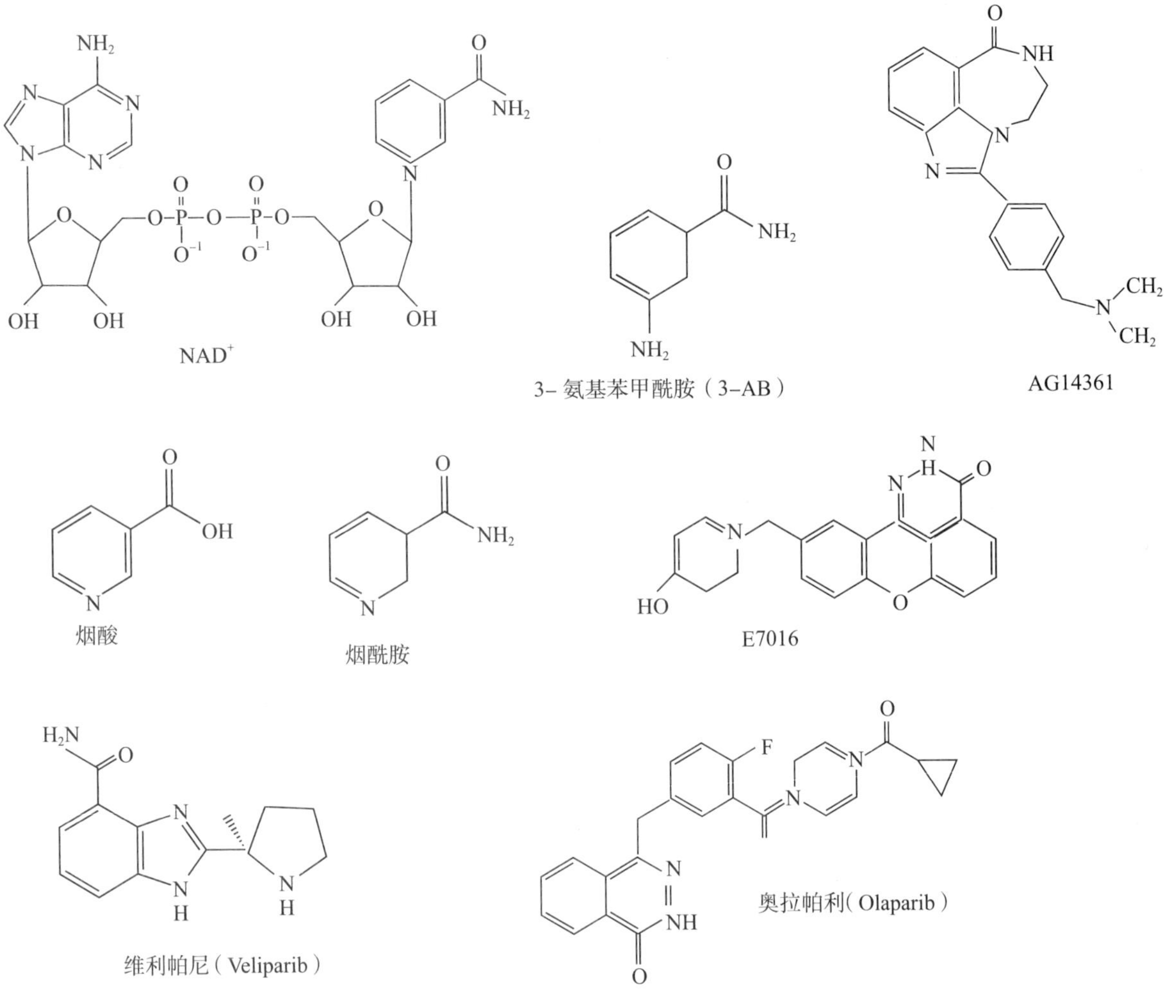

NAD⁺

3- 氨基苯甲酰胺（3-AB）

AG14361

烟酸

烟酰胺

E7016

维利帕尼（Veliparib）

奥拉帕利（Olaparib）

▲ 图 9-7 PARP 抑制药

从放射治疗的角度来看，PARP 抑制药选择性地增敏增殖性细胞的临床意义很重要，因为相较正常组织，肿瘤内通常含有更高比例的增殖性细胞，而且这些细胞的细胞周期检查点反应经常存在缺陷 [61]。此外，临床上很多剂量限制性关键正常组织（如脑和脊髓）几乎全部由非增殖性的 G_0 期或 G_1 期细胞组成。因此，PARP 抑制药能够增加对高度增殖的肿瘤细胞的损伤，而对非增殖性正常组织（与放疗的剂量限制性晚反应有关）的影响很小，从而潜在地提高了这些肿瘤接受放疗的治疗指数。

然而，并非所有关键的正常组织都是非增殖性的，同时抑制 PARP 和 HR 修复通路可能会增加这些组织内增殖性细胞的放射敏感性，也增加了未受照射但处于增殖状态的组织发生合成性致死的风险。目前还没有特异的 HR 抑制药用于实验模拟这种情况。HSP90 抑制药 17- 烯丙基胺 -17- 去甲氧基格尔德霉素能够选择性地积聚在肿瘤细胞中，通过诱导下调 RAD51 和 BRCA2 进而抑制 HR 修复。据报道，联合使用 17- 烯丙基胺 -17- 去甲氧基格尔德霉素和 PARP 抑制药奥拉帕尼可以协同提高增殖性胶质瘤细胞的放疗敏感性，而不影响非增殖性的细胞 [62]。

表 9-3 和表 9-4 列举了最近的有关 PARP 抑制药的体外和体内研究。PARP 抑制药的放疗剂量

增强比为 1.3～3[45, 56, 60, 63-68]。

表 9-3　PARP 抑制药的放疗增敏作用（体外实验）

肿瘤模型	药　物	实验条件	研究终点	研究结果	参考文献
H460 （大细胞肺癌）	ABT-888	5μmol/L（0～6Gy）	克隆形成 凋亡（膜联蛋白V / PI） 内皮损伤	↓克隆存活率 vs. 单独放疗 ↑凋亡，抑制内皮小管形成	Albert 等[56]
U87MG、T98G （人胶质母细胞瘤）	AZD2281（奥拉帕尼，KU-00 594 361）	1μmol/L* 放疗前 1h+ 放疗后 3h 或 24h	克隆存活率 DNA 修复（γH2AX）	↓克隆存活率 vs. 单独放疗 ↓ DNA 修复（依赖性复制）	Dungey 等[62]
人肺癌 1299 前列腺癌 DU145、22RV1	ABT-888	5μmol/L	克隆存活率 修复焦点	↓克隆存活率 vs. 单独放疗 ↓修复焦点，对乏氧和常氧细胞均有效	Liu 等[66]
U251、人胶质母细胞瘤 MiaPiaCa 胰腺癌、DU145 前列腺癌	E7016	3.5μmol/L 放疗前 6h （0～8Gy）	克隆存活率 有丝分裂障碍 细胞凋亡（膜联蛋白V）	↓克隆存活率 ↑有丝分裂指数 凋亡无变化	Russo 等[64]
人结肠癌 LoVo、SW620 AG14 361　0.4μmol/L*（8Gy）			克隆存活率	通过抑制潜在致死性损伤降低生存率	Calabrese 等[57]
人和小鼠原代细胞 （Artemis、ATM、DNA 连接酶Ⅳ有缺陷）	AZD2281（奥拉帕尼，KU-0059456）	放疗前 1h+ 放疗后 22h（0～8Gy）	克隆存活率 碱性彗星实验 γH2AX	药物联合放疗降低了快速分裂和 DNA 修复缺陷细胞的存活	Löser 等[63]

*. 译者注：原文有误，已修改

表 9-4　PARP 抑制药的放疗增敏作用（体内实验）

肿瘤模型	PARP 抑制药	实验条件	实　验	研究结果	参考文献
JHU006、JHU012 头颈部肿瘤异种移植瘤	GPI-15 427	30～300mg/kg，口服，1h 后予以放疗 2Gy	TGD 凋亡（TUNEL）	抑制肿瘤生长 细胞凋亡增加	Khan 等[67]
人肺癌，H460、异种移植瘤	ABT-888	25mg/kg×5 天，1h 后放疗 2Gy	TGD k67 染色，凋亡（TUNEL） CD34 染色检测血管密度	与单独放疗相比，TGD 增加 6.5 天 肿瘤血管及增殖↓，凋亡↑	Chalmers 等[68]
人类结肠癌、HCT116、异种移植瘤	ABT-888	放疗前 2 天，每天 25mg/kg，输液泵输入；序贯放疗每天 2Gy，连续 10 天	动物生存时间	ABT-888 联合与单独 RT 相比，平均生存时间从 23 天增加至 26 天	Donawho 等[65]
人胶质母细胞瘤 U251	E7016	30mg/kg 口服 + TMZ 3mg/kg 口服；放疗 4Gy	TGD	与单独 RT 相比，药物联合放疗延长 TGD	Russo 等[64]

(1) PARP 抑制药和分次放疗：为了保证临床的治疗获益，在整个分次放疗期间维持细胞的放疗敏感性非常必要。几项使用 PARP 抑制药的实验研究结果表明，这是可以实现的。在一项体外的研究中，KU-0059436 提高了 4 种人胶质瘤细胞（T98G、U373-MG、UVW 和 U87-MG）对放射治疗的敏感性[45]。S 期同步的细胞群放射敏感性增加明显，而且将抑制药与分次放疗联合使用会进一步增强细胞的放射敏感性。与单次照射相比，分次照射（4×2Gy）的细胞毒性降低，但 KU-0059436 的放疗增敏作用在分次放疗中持续存在，并且 SER_{50} 和 SER_{37} 值均大于单次放疗时。KU-0059436 延缓了辐射诱导的 DNA 损伤的修复，而且与 γH2AX 和 RAD51 的复制依赖性增加有关。这些结果表明，KU-0059436 以一种复制依赖的方式增加了细胞的放疗敏感性，并且分次放疗能够增强这种作用。

在一项使用异种移植瘤进行的研究中，在放疗前使用 AG14361 显著增加了 LoVo 异种移植瘤的放疗敏感性。单纯予以局部肿瘤放疗（每天 2Gy，连续 5 天）可使肿瘤生长延迟 19 天，而在放疗前接受 AG14361 15mg/kg 治疗的小鼠，肿瘤生长延迟达 37 天[57]。在另一项类似的研究中，H460 荷瘤小鼠接受 ABT-888 治疗后 1h 进行放疗，连续 5 天，每次照射剂量 2Gy，总剂量 10Gy。结果表明，联合治疗比单独放疗或单独药物治疗都能导致更长时间的肿瘤生长延迟[56]。同样，使用分次放疗联合 PARP 抑制药治疗异种移植的胶质母细胞瘤 U251，也可观察到肿瘤生长时间的显著延迟。放疗前口服 PARP 抑制药 GPI-15427 可显著缩小肿瘤的体积（图 9-8）。在同一项研究中的彗星实验显示，与对照组和单纯放疗组相比，GPI-15427 联合放疗组 DNA 双链损伤显著增加。放疗联合 GPI-15427 治疗后，TUNEL 染色显示 JHU006 和 JHU012 移植瘤的凋亡指数也明显增加（图 9-8）[69]。

PARP 抑制药联合分次放疗的实验研究已经证实其能够有效控制肿瘤的生长，表明联合治疗方案具有潜在的临床应用价值。

(2) PARP 抑制药和乏氧：有研究显示，慢性缺氧能够下调 HR 相关蛋白的表达，导致参与 DNA-DSB 修复的 HR 通路功能受损[70]。而且长期慢性缺氧的细胞由于 HR 功能的缺陷，对 PARP 抑制药非常敏感，这与对遗传性 HR 缺陷细胞的杀伤方式相似[50, 51, 71]。Liu 等的研究证实 PARP 抑制药 ABT-888 在缺氧条件下具有放疗增敏的作用。以人前列腺癌细胞（DU-145、22RV1）和非小细胞肺癌（H1299）为对象进行的研究中，ABT-888 对重组 PARP 活性和细胞内的 PARP 活性均有抑制作用，而且对有氧和乏氧细胞均有毒性。ABT-888 与放射治疗联合使用时，可将有氧细胞的克隆存活率降低 40%～50%；即使在急性缺氧条件下，ABT-888 也能够将恶性肿瘤细胞的放射敏感性提高至与有氧时的相似水平[66]。ABT-888 对有氧和乏氧恶性肿瘤细胞的放疗增敏潜力表明该药物可作为放射治疗时的辅助用药。

(3) PARP 抑制药防止放化疗导致的正常组织损伤：几项研究证实，PARP 抑制药能够预防化疗药物引起的心脏毒性、肾毒性和肠道损伤的能力，可能的机制是抑制药干扰了氧化应激损伤诱导的细胞凋亡[72]。如果 PARP 抑制药既能发挥化疗和放疗的增敏作用，又能减轻放化疗对正常组织的

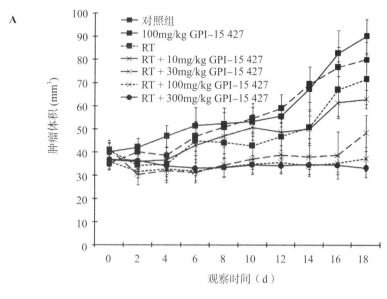

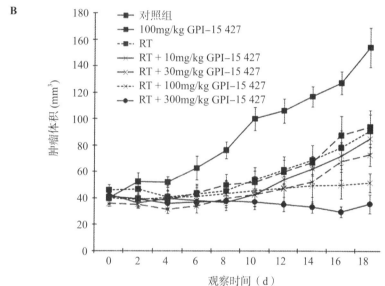

▲ 图 9-8 口服 **GPI-15 427** 增强头颈部异种移植瘤的放射治疗效果

A.GPI-15 427 影响 JHU006 细胞移植瘤的生长曲线。从第 4 天到末次观察（第 18 天），肿瘤生长明显放缓。B. GPI-15 427 影响 JHU012 细胞株的肿瘤生长曲线。从第 2 天开始肿瘤生长显著减慢，一直持续到末次观察（第 18 天）[经许可转载，引自 Khan, K.et al., *Head Neck* 2010;32(3):381-391.]

毒性从而保护正常组织，那么对于改善治疗指数将有巨大潜力。肿瘤周围正常的重要器官如脊髓、肺、肾和小肠的剂量耐受性是肿瘤根治性放疗的重要限制性因素。然而，到目前为止，还没有研究报道明确显示 PARP 抑制药在化疗中对正常组织的保护作用同样也适用于放射治疗。

（四）PARP 抑制药联合放疗的临床试验

尽管临床前的诸多研究，以及 PARP 抑制药联合化疗用于癌症治疗的临床试验都取得了很好的结果，但 PARP 抑制药联合放射治疗的临床研究很少。在 Chalmers 等[73] 的综述中提到了 2 项正在进行的临床试验，均与 ABT-888 和脑瘤的靶向治疗有关。

- 口服 ABT-888（剂量递增）联合全脑放疗（37.5Gy/15 次或 30Gy/10 次）治疗脑转移的 I 期临床试验。
- 口服 ABT-888 联合根治性放疗同步和辅助替莫唑胺化疗治疗多形性胶质母细胞瘤的 I/Ⅱ 期试验。I 期试验用于确定 PARP 抑制药的最大耐受剂量，Ⅱ 期用于评估这种治疗组合的疗效。

截至 2012 年 9 月，www.clinicaltrials.gov 数据库中仅有 3 项正在进行的相关临床研究。

- 口服 Iniparib（剂量递增）联合全脑放疗治疗脑转移的 I 期临床研究。
- ABT-888（Velaparib）联合放疗治疗局部晚期和炎症性乳腺癌的 I/Ⅱ 期研究。
- ABT-888 联合卡培他滨和放疗治疗局部晚期直肠癌的 I 期研究。

五、组蛋白去乙酰化酶抑制药

基因表达的表观遗传调控是细胞生物学中重要的调控过程。表观遗传调控的形式之一涉及组蛋白，组蛋白将 DNA 包装成规则的重复结构，即核小体，每个核小体由 DNA 片段及其缠绕着的 8 个组蛋白核心组成。每个组蛋白的 N 端尾部伸向 DNA 链的外侧，组蛋白尾部的氨基酸残基可以发生翻译后的乙酰化、甲基化和磷酸化修饰。这些修饰改变了组蛋白尾部相对于 DNA 链的二级结构，增加了 DNA 和组蛋白之间的距离，提高了转录因子进入基因启动子区域的便利性[74]。相反，组蛋白去乙酰化、去甲基化和去磷酸化将不利于转录因子进入启动子区域。

这些蛋白的基本活性出现改变影响肿瘤发生的多个方面，包括肿瘤分化、增殖和转移。靶向这些细胞信号通路是一个重要的研究领域，以组蛋白去乙酰化酶抑制药（HDACI）为代表，这是一类新型的分子靶向抗癌药物。

（一）组蛋白去乙酰化酶（HDAC）的结构和生物学特性

早期的研究观察发现，许多能够促进肿瘤细胞分化的化合物，特别是那些具有平面极性构型的化合物，能够诱导高度乙酰化组蛋白的积聚，而组蛋白低乙酰化与基因沉默有关，如失活的女性 X 染色体[75]。后续的实验表明，用短链脂肪酸丁酸钠处理细胞，可使组蛋白八聚体高度乙酰化。这种组蛋白修饰增加了 DNA 与组蛋白的空间分离，增强了转录因子复合物与 DNA 的结合[76]。首批哺乳动物 HDAC 的克隆就是根据它们与已知的 HDACI 的结合而实现的[75]。

组蛋白的乙酰化状态由提供乙酰基的组蛋白乙酰转移酶（HAT）和组蛋白去乙酰化酶（图 9-9）共同调节。在人类至少存在 18 种 HDAC，它们的功能、定位和底物各有差异（表 9-5）。根据 HDAC 与酵母蛋白的同源性可分为 4 类。其中，I 类、Ⅱ 类和Ⅳ类 HDAC 的活性位点都含有锌（Zn）分子，而且能够被泛 HDACI 所抑制。7 种不同的Ⅲ类 HDAC（sirtuins），与酵母 Sir2 同源，活性部位不含锌分子，不能被任何现有的 HDACI 所抑制[75]。

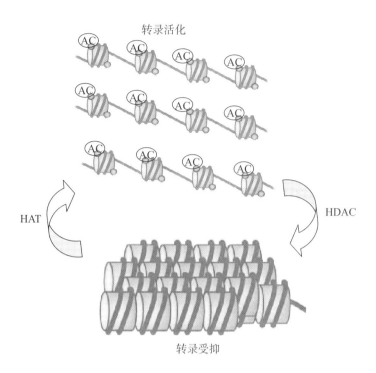

▲ 图 9-9 组蛋白乙酰化

HAT 介导组蛋白尾部乙酰化，开放染色质结构，进而允许转录因子与目标 DNA 结合，启动基因转录。相反，HDAC 介导了基因的抑制，其可以从组蛋白尾部去除乙酰基，从而封闭染色质结构

表 9-5 HDAC 的特点

分 类	酶	Zn$_2$ 依赖	定 位	表达情况
I	HDAC1、HDAC2、HDAC3、HDAC8	是	细胞核	广泛存在
IIa	HDAC4、HDAC5、HDAC7、HDAC9	是	细胞核、胞浆	组织特异性
IIb	HDAC61、HDAC10	是	胞质	组织特异性
III	Sirtuins 1～7	否	非固定	非固定
IV	HDAC11	是	细胞核、胞浆	广泛存在

（二）HDAC 的作用：组蛋白和非组蛋白的乙酰化

1. 组蛋白

组蛋白的翻译后修饰，包括乙酰化、甲基化和磷酸化，能够动态的调节基因的活性。乙酰化时，HAT 催化核心组蛋白中的赖氨酸发生乙酰化，中和组蛋白所携带的正电荷，减少它们与带负电荷的 DNA 发生相互作用，从而形成结构较为松弛、具有转录活性的染色质构象。HDAC 则能够逆转这个过程，催化从赖氨酸残基上去除乙酰基的过程，恢复更紧密和转录抑制状态的染色质结构。

2. 组蛋白修饰与 DNA 修复

组蛋白修饰在许多 DNA 修复通路中发挥至关重要的作用。包绕 DNA 的高度致密和结构复杂的染色质严重阻碍了 DNA 修复复合物与受损核酸的结合，而组蛋白修饰可以调节染色质开放性及状态转换。因此染色质修饰在 DSB 修复过程中作用非常重要，无论是核酸切除修复（NER）还是 DSB 修复通路都需要开放全部或部分染色质结构。在 DSB 识别后，组蛋白 H2AX 的磷酸化是 HR 和 NHEJ 修复通路的共同初始应答。H2AX 磷酸化通过招募组蛋白修饰和染色质修饰引起染色质的整体和局部结构开放。损伤部位易于接近才能够保证 DNA 修复通路的高效运行，但是不同修复通路的要求存在差异，既有共同的，也有通路特异性的。大多数组蛋白修饰，包括组蛋白乙酰化、磷酸化和泛素化都是高度动态，既能够便于修复复合物快速进入损伤部位，也便于在修复后快速恢复染色质的原有构象。据推测，去乙酰化过程不是修复组件靶向损伤所必需的，但对于促进修复复合体对断裂末端的重新接合，以及修复之后染色质构象的恢复是必不可少的[77]。

3. 非组蛋白

除了调节组蛋白的乙酰化状态外，HDAC 还可以与许多其他蛋白结合，通过去乙酰化调节它们的活性，包括转录因子 [如 p53、E2F 转录因子 1(E2F1) 和 NF-κB]，以及其他具有不同生物学功能的蛋白（如 α 微管蛋白、Ku70 和 Hsp90 等）。表 9-6 列出了已知的可由 HDAC 调控的非组蛋白。当靶蛋白能够影响多个下游细胞调控过程时，抑制 HDAC 所产生的效果将被放大。

- DSB 引起的染色质结构变化被感受蛋白识别后，ATM 受到激活，迅速磷酸化 DSB 应答通路中的下游底物，包括在细胞周期调控和凋亡中起关键作用的 p53，参与细胞周期调控的 MDM2、CHK1 和 CHK2，以及在 DSB 修复中有重要作用的 BRCA1 和 NBS1。基于人成纤维细胞的体外和体内实验显示，ATM 能与 HDACI 相互作用，电离辐射增强了 ATM 相关的 HDAC 活性，这表明 HDAC 可能在响应 DNA 损伤的 ATM 信号转导中发挥重要作用[78]。

- HDAC 负向调控 p53 基因的表达，p53 蛋白是 HAT 和 HDAC 的已知底物[79]。DNA 损伤后，位于 p53 的 C 末端区域的赖氨酸残基被 HAT、p300 和 PCAF 乙酰化，此过程与磷酸化过程被认为均有助于稳定 p53 蛋白，使其在细胞核内积聚，发挥调控基因转录的作用[79]。HDAC 抑制药似乎不是通过调节 p53 影响细胞对电离辐射的敏感性，因为有研究显示，不管 p53 表达状态如何，HDAC 抑制药都能增强细胞对电离辐射的敏感性[80, 81]。

- DNA 修复蛋白：使用 HDAC 抑制药 SAHA 预处理人前列腺癌细胞后，辐射诱导的 RAD51 和 DNA-PKcs 表达显著减弱[82]。另一项研究也显示，丁酸钠降低了黑色素瘤细胞中关键 DNA 修复蛋白 Ku70、Ku86 和 DNA-PKcs 的表达[83]。

H2AX 磷酸化形成 γH2AX 是 DSB 发生后的最早期细胞应答之一。将细胞与 HDAC 抑制药（如 MS-275 和丁酸钠）共孵育后，γH2AX 焦点表达显著延长[81, 83]，表明 HDAC 抑制药介导的放疗增敏作用与 DSB 的修复减少有关。此外，一项使用 HDAC 抑制药曲古菌素 A（TSA）的研究表明，辐射诱导的 γH2AX 的数量明显增加，表明组蛋白高度乙酰化导致的染色质结构改变会增加 DSB 的

表 9-6 **HDAC 靶向的非组蛋白**

功 能	底 物
细胞运动	α 微管蛋白、皮动蛋白
信号传导介质	β 联蛋白、STAT3、Smad7、IRS-1
癌基因	Bcl-6
与 DNA 结合的转录因子	c-Myc、NF-κB、EF-1-3、GATA 1-3、HIF-1α、POP-1、IRF2、IRF7、CREB、myo-D、p73、YY-1、MEF-2、SRY、EKLF、UBF
类固醇激素受体	雌激素受体 -α、雄激素受体、糖皮质激素受体
转录调节因子	HGM1、HGM2、CtBP-2 PGC-1α DEK、MSL-3
伴侣蛋白	Hsp90
核输入因子	Importin-α1、Importin-α7
抑癌基因	pRB、p53
DNA 修复酶	Ku70、WRN、TDG、NEIL-2、FEN1
病毒蛋白	EIA、L-HDAg、S-HDAg、T 抗原、HIV TAT
炎症介质	HMGB-1

数量[84]。抑制 HDAC 对非组蛋白的影响如图 9-10 所示。

4. 癌症中的 HDAC

癌细胞的一个共同特征是高表达 HDAC 同工酶，以及相应的组蛋白低乙酰化[85]。实际上，在组蛋白 H4 的尾部，第 16 位赖氨酸的单乙酰化丢失和第 20 位赖氨酸的三甲基化丢失被认为是恶性转化相当普遍的表观遗传标记，仅次于 DNA 整体低甲基化和 CpG 岛超甲基化。由于癌细胞中 HDAC 酶的水平通常增高，因此有理由认为，HDAC 抑制药对癌细胞的作用超过正常细胞。

组蛋白的乙酰化使染色质保持在开放的转录活性状态。HDAC 对组蛋白的去乙酰化使染色质转回原始的转录因子不能进入的封闭结构，这种情况可以被 HDAC 抑制药逆转。在多种体外培养细胞系和体内动物模型的肿瘤细胞中可以观察到，HDAC 抑制药能够诱导细胞分化、细胞生长和细胞周期停滞，在某些情况下还能诱导细胞凋亡[86, 87]。此外，在体内 HDAC 抑制药还可以调节重要肿瘤浸润调节因子的转录，抑制新生血管[87, 88]。

上述结果表明 HDAC 抑制药具有抗肿瘤作用，部分原因是乙酰化组蛋白的积聚导致了某些基因转录发生改变，最终激活或抑制某些特定基因，从而产生抗增殖或促凋亡作用[87, 89]。

5. 正常组织中的 HDAC

HDACI 可诱导正常淋巴细胞、肝脏及脾脏内发生组蛋白超乙酰化，表明正常组织的放射敏感性也得到了提升。单独使用 HDACI 时，肿瘤细胞中异常增高的 HDAC 活性使它们比正常细胞更容易受到 HDACI 的影响，出现更严重的细胞毒性和细胞抑制作用，而且也得到了大多数的实验研究结果的证实[86]。此外，给予实验动物临床相当的抗肿瘤剂量 HDAC 抑制药，没有观察到明显的不

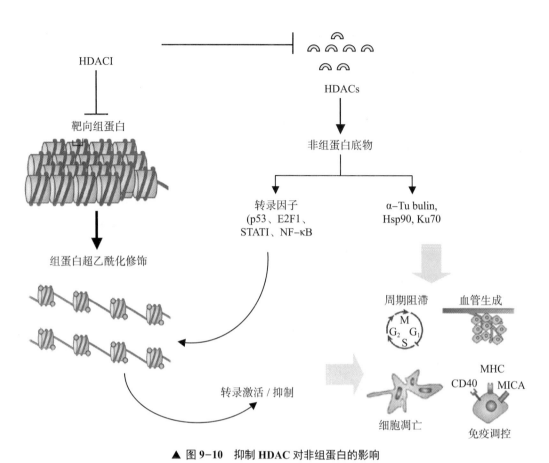

▲ 图 9-10   抑制 HDAC 对非组蛋白的影响

HDAC 可以与许多其他蛋白结合，通过去乙酰化调节它们的活性，包括转录因子（如 p53、E2F1 和 NF-κB）和具有不同生物学功能的蛋白（如 α- 微管蛋白、Ku70 和 Hsp90）。HDACI 导致的转录因子高度乙酰化能够增强它们的基因调控活性，也有助于由 HDACI 直接介导的组蛋白高度乙酰化所致的基因表达改变。HDACI 引起的 Ku70 和 Hsp90 等蛋白高度乙酰化或干扰蛋白磷酸酶 1（PP1）-HDAC 的相互作用，对基因表达或许没有直接或间接的影响，但在细胞凋亡和细胞周期阻滞等生物学效应中可能发挥重要作用

良反应[90]。

（三）HDAC 抑制药

HDACI 可以阻断 HDAC 的作用，使染色质转变到较为松弛的结构状态。总体上是通过影响涉及细胞活动各个方面的大量基因的转录速率发挥作用。临床应用的 HDACI 化合物结构形式包括苯甲酰胺类（MS-275）、异羟肟酸类、脂肪酸类和环状四肽类（图 9-11）。因此，不同化合物抑制 HDAC 的过程会有所不同，每种化合物有其自己特征性的细胞活性。

临床前研究和早期临床试验已经测试了超过 15 种的 HDAC 抑制药。这些药物的共同作用机制是与 Zn$_2$ 结合，后者是 HDAC 酶催化功能的关键[91]。这些化合物能够抑制组蛋白去乙酰化，但它们在效力和对 HDAC 同工酶的特异性方面差异很大，并且对非组蛋白底物的乙酰化也有不同的作用[92]。体外研究显示，不同抑制药对转化细胞的作用无重叠，因此可以推测这些抑制药的疗效、毒性和临床应用范围或许大不相同。在肿瘤细胞中，HDACI 主要通过重新激活先前沉默的检查点和

肿瘤抑制基因来发挥作用，包括 p27^{kipl}，P16^{INK4a} 和 p21^{WAF1} 等。但是，由于 HDAC 的下游靶标和涉及的相关细胞过程很多，因此很难确立 HDACI 增强细胞杀伤力的真正机制（图 9–11）。

HDACI 可分为 4 种类型。

- 短链脂肪酸类。效力最低的 HDAC 抑制药是脂肪酸类化合物，需要在毫摩尔浓度下才能有效抑制 HDAC。这类化合物最大的优点是良好的耐受性，已经作为常规治疗用于某些疾病。这类药物包括已进入临床试验的丁酸苯丁酯和丙戊酸，后者是多种癫痫症状和双相抑郁（躁郁症）的有效疗法，并且耐受性好。丙戊酸的抗癌效果正在多个临床试验中进行评估。

- 苯甲酰胺类（benzamides）。这类 HDACI 包括苯甲酰胺（如 MS–275 和 CI–994）[93] 和亲电酮（如三氟甲基酮和 α– 酮酰胺）[94] 等，它们能够在微摩尔浓度范围内表现出抑制 HDAC 的活性。

- 异羟肟酸类（hydroxamates）。经典的 HDAC 抑制药 TSA 是链霉菌的代谢物，最初作为抗真菌药物，属于异羟肟酸类化合物。TSA 已在体外得到了深入研究，其在纳摩尔浓度下就能够表现出有效的 HDAC 抑制活性[95]。伏立诺他（辛二酰苯胺异羟肟酸）是一种人工合成的异羟肟酸，已在临床前和临床上进行了相关的研究。

- 环状四肽类（cyclic tetrapeptides）。这是一类较为独特的 HDAC 抑制药，包括脱脂肽（depsipeptide）和阿匹西定（apicidin），它们的有效活性浓度也在纳摩尔水平[96, 97]。

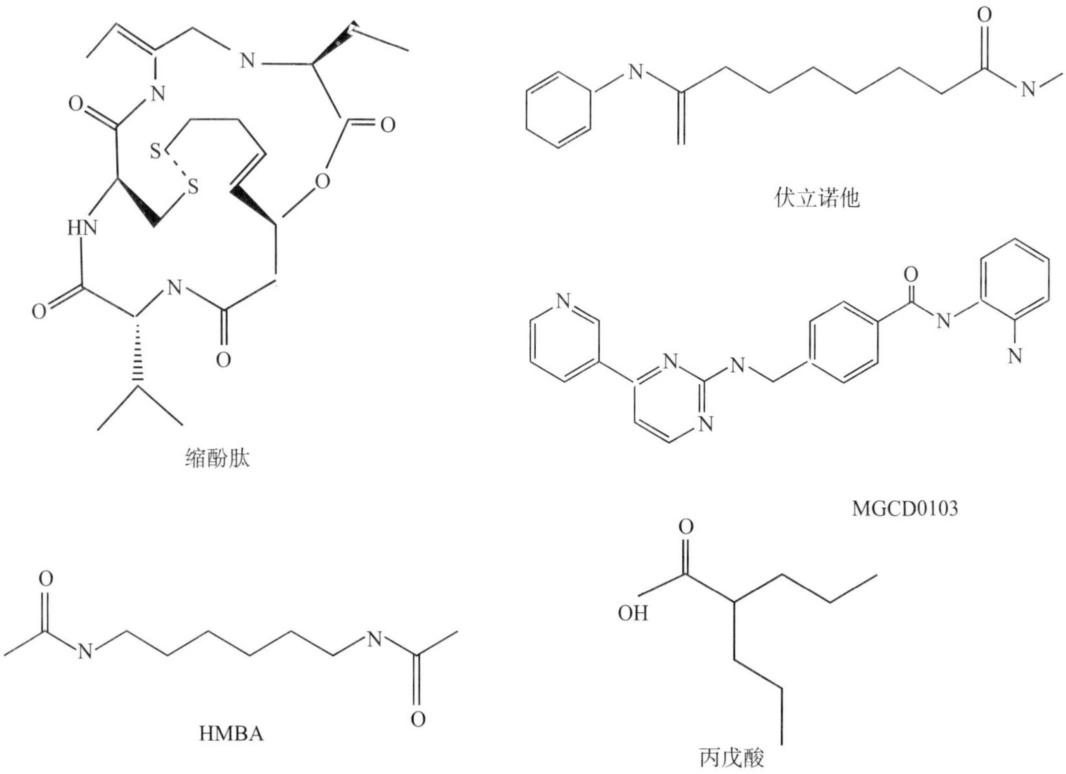

缩酚肽

伏立诺他

MGCD0103

HMBA

丙戊酸

▲ 图 9–11　HDAC 抑制药

1. HDACI 的细胞毒性

HDAC 抑制药能够改变染色质和其他非组蛋白的乙酰化状态，从而导致基因表达发生变化，诱导细胞死亡、凋亡、细胞周期停滞，以及抑制血管生成和转移。也有研究称 HDAC 抑制药可诱导多倍体和异常的有丝分裂，如有丝分裂滑移和姐妹染色单体过早分离，从而导致癌细胞增殖停滞[98]。HDAC 抑制药通过多种途径介导细胞的死亡，包括细胞生长停滞、对 DNA 修复和有丝分裂的影响、诱导细胞凋亡及抗血管生成作用。

- 细胞周期效应。大量研究表明，几乎所有的 HDAC 抑制药都能够通过阻滞细胞周期抑制细胞生长，根据细胞类型或所用 HDAC 抑制药的剂量不同，可能影响 G_0/G_1 期或 G_2/M 期检查点。在肿瘤细胞中，目前报道最多的 p21 蛋白，HDAC 抑制药能够上调其在癌细胞内的表达。在经 HDAC 抑制药 LAQ824 处理的人白血病细胞中，可以检测到 pRb 的去磷酸化。HDAC 抑制药还可以下调细胞周期蛋白的表达，如 cyclin B1（调控 G_2/M 期和 M 期转变）、cyclin D1 和 D2（调节 G_1/S 期转变）及 cyclin E 等，导致细胞周期阻滞[89, 98, 99]。

- DNA 损伤和修复。HDACI 诱导的组蛋白乙酰化引起染色质结构发生改变，从而使 DNA 暴露于有害物质，包括电离辐射。同时，HDACI 能够诱导活性氧（ROS）在细胞内的积聚，这是造成 DNA 损伤的一个直接原因[81]。

参与 DNA 修复的蛋白质如 Ku70[100]、Ku80[83]、BRCA1[101]、RAD51[82] 和 DNA-PK[82, 102] 等发生乙酰化将影响 DNA 损伤的修复。因为这些蛋白参与了 DSB 修复的两条主要通路 HR 和 NHEJ。HDACI 对 DNA 损伤修复的抑制作用与直接抑制 HDAC 异构体有关，能够阻止它们与 DNA 损伤感受蛋白如 ATM（与 HDAC1 相关）[78] 和 53BP1（与 HDAC4 相关）[45] 之间的相互作用。

- 凋亡。HDAC 抑制药常通过内源性凋亡途径诱导细胞死亡。许多研究表明，HDAC 抑制药能够抑制抗凋亡的和激活促凋亡的 Bcl-2 蛋白家族成员，进而诱导内源性凋亡途径[103, 104]。Bcl-2 家族中的抗凋亡蛋白，包括 Bcl-2、Bcl-xL 和 Mcl-1，在肺癌细胞中可以被 HDAC 抑制药 panobinostat（LBH589）下调[105]。而 HDACI 样 TRAIL（肿瘤坏死因子相关蛋白凋亡诱导配体）和 Fas 配体（FasL）能够从 mRNA 和蛋白水平上调 Bcl-2 家族中的促凋亡蛋白[58]，包括 Bak 和 BH3-only 蛋白组（如 Bik、Bim、Bmf 和 Noxa），进而激活 caspase-8 或 caspase-10，启动外源性凋亡途径[103]。

- 抗血管生成作用。除了诱导细胞死亡和细胞周期阻滞外，HDACI 还能够从转录水平发挥抗血管生成、抗肿瘤侵袭和免疫调节的功能。这些药物的抗血管生成作用与促血管生成基因的下调有关，包括血管内皮细胞生长因子（VEGF）[106, 107] 和趋化因子（C-X-C 基序）受体 4（CXCR4）等，也与内皮祖细胞分化受到抑制有关。

2. HDACI 的放疗增敏作用

(1) 高（细胞毒性）剂量 HDAC 抑制药的作用：高浓度的 HDAC 抑制药可以提高体外培养细胞的放射敏感性。在早期的体外实验中[84]，对不同的 HDACI 对放射敏感性的影响进行了对比研究，包括丁酸钠、丁酸苯酯、三丁酸甘油酯、TSA 和 SAHA 等分子，以及新型的 HDAC 抑制药，包括基于苯胺的 MS-275、环状四肽类似物双环去脂肽和许多异羟肟酸类似物（如 M344）等。如果在放疗前给予 HDACI，最常观测到的结果是两者之间存在协同效应。其机制与之前描述的诱导细胞死亡的机制相似，包括改变细胞周期调控，特别是 G_1 期阻滞，抑制 DNA 合成，增强了辐射诱导的细胞凋亡[22]，以及下调了与生存相关的信号通路[108]。

(2) 低剂量 HDACI 的作用：低浓度的 HDAC 抑制药也能够调节细胞对电离辐射的敏感性。因为浓度低，无直接细胞毒性，不会导致细胞周期停滞，但足以改变组蛋白的乙酰化状态。单独使用该药物不会降低细胞的存活率，因此这种情况表明了真正意义的放疗增敏。对这种效应的解释主要集中在 DNA 损伤和继发信号转导，以及内源性和外源性细胞凋亡的激活等方面。如前所述，HDACI 可以将染色质转化为更容易受到外部损伤的开放结构状态，因此在与放疗联合后，抑制 HDAC 能够更有效地诱导潜在致死性 DSB。

正常细胞对 DSB 的反应包括通过 DNA 损伤感受蛋白和 DNA 修复蛋白来检测和修复损伤，而 HDACI 能够干扰这些通路中蛋白间的相互作用。在发生 DNA 损伤时，HDACI 破坏了 HDAC 酶与感受蛋白 ATM 和 53BP1 的结合，改变 HR 修复通路相关蛋白（包括 BRCA1、RAD51 和 Rad50）[101, 102] 和 NHEJ 修复通路相关蛋白（包括 Ku70、Ku80 和 DNA-PK）[82, 83, 102, 107] 的乙酰化状态。

(3) 放疗增敏对癌细胞是否存在选择性：Munshi 等的研究发现，丁酸钠（NaB）能够增加两种黑色素瘤细胞对放射的敏感性，但对正常的人成纤维细胞的放射敏感性无影响[102]。其他的研究也发现了类似的结果，虽然 HDAC 抑制药提高了体外培养的肿瘤细胞对 DNA 损伤药物的敏感性，但并不影响正常的乳腺或肠道细胞对药物的反应[78, 90]。另一项更直观的研究比较了不同抑制药对辐射诱导的大鼠皮肤损伤的影响[109]。结果显示，丁酸苯酯（PB）、TSA 和 VA 均可抑制与皮肤辐射综合征相关的皮肤纤维化，这是由于药物抑制了辐射诱导的 TGF-β 的异常表达。

上述研究结果表明，HDAC 抑制药不仅在体外对正常成纤维细胞的固有放射敏感性没有影响，而且事实上在体内还可以保护正常组织抵抗辐射诱导的损伤。当然也有其他不同的研究报告。通过检查早熟染色体凝集发现，使用 NaB 处理正常的人淋巴细胞，辐射诱导的 DNA-DSB 的修复受到抑制[110]。但是对这项研究结果解读需谨慎，因为该实验报告中没有细胞存活的数据，并且放疗后淋巴细胞的死亡主要通过凋亡途径，而大多数实体瘤的细胞死亡是有丝分裂障碍的结果。在另一项实验研究中，正常组织中的细胞存活率仅在某些情况下降低[111]。总之，这些结果至少对 HDAC 抑制药如何影响正常组织的放射反应提出了不同的看法。

3. HDACI 放疗增敏的实验研究

关于 HDACI 的放疗增敏作用的部分体外实验研究如表 9-7 所示，数据主要来自于 Banuelos[112]、De Schutter 和 Nuyts[22] 等的研究论文及相关的参考文献。

下面简要概述几个最近发表的研究，因为其中特别涉及相关的机制性问题。

- 很多临床前实验评估了 HDAC 抑制药诱导的放疗增敏作用，研究主要集中在放疗前的药物暴露，其前提是假设放疗敏感性的增强是由基因表达的变化所介导的。然而，Chinnaiyan 等[113]发现，当在放疗前和放疗后都使用 HDAC 抑制药时，放疗增敏作用最大。后来进一步拓展这些研究，以确定放疗后单独使用抑制药是否影响放疗敏感性。放疗后用 HDAC 抑制药 VA 对人胶质瘤细胞株 U251 和 SF539 处理 24h，用克隆形成试验观察对放疗敏感性的影响，根据 γH2AX 和 53BP1 焦点评估 DNA 损伤修复情况，并对细胞周期时相分布和 γH2AX 的乙酰化进行了研究。结果表明，照射后 24hVA 确实增强了放疗敏感性，放疗后应用 VA 可导致修复动力学延迟。

- 在前列腺癌细胞中发现，尽管低浓度的丙戊酸（VA）细胞毒性作用最小，但可以显著增加辐射诱导的细胞凋亡。VA 稳定了 p53 肿瘤抑制蛋白的非特异性乙酰基修饰（第 120 位赖氨酸），导致其在线粒体膜的促凋亡功能增强。VA 的这种作用与 p53 蛋白作为转录因子在细胞核中的任何作用都没有关系，因为在含有突变型 p53 蛋白（无转录因子活性）的天然和基因工程前列腺癌细胞中也能观察到 VA 的上述作用。VA 暴露不影响 p53 相关蛋白或 Bcl-2 家族成员促凋亡蛋白的转录水平。结果表明，除了先前报道的基于核的途径外，较低浓度的 HDACI 还可能通过特异性的 p53 乙酰化和扰乱线粒体的凋亡途径而导致放疗增敏[114]。

- 许多研究已经探索了 HDACI 在肿瘤细胞中的作用，但对正常组织细胞的影响知之甚少。在一项对人原代成纤维细胞的研究中，HDAC 抑制药 SAHA、MS275、丁酸钠和 VA 都能增加放疗敏感性，降低 DSB 修复能力，但这种作用并不普遍，因为 HDACI 对其他类别的非恶性细胞无放疗增敏作用。然而，这项研究的作者警告不要无节制地使用 HDACI，特别是在某些患者群体中，尤其是与放射治疗联用[111]。

- 临床前模型：对不同组织的人肿瘤异种移植瘤的临床前模型进行了大量实验，证明了 HDACI 的放疗增敏作用。其中一些实验总结在表 9-8 中。

4. 临床研究

第一种获得 FDA 批准用于癌症治疗的 HDAC 抑制药是辛二酰苯胺异羟肟酸（SAHA；也称为伏立诺他），临床试验中对皮肤 T 细胞淋巴瘤有效。当前，有许多将 HDAC 抑制药用于癌症治疗的临床试验，少数试验将 HDACI 作为单一药物使用，大部分试验将 HDACI 与其他药物和生物制剂联合使用。HDACI 最常用的是伏立诺他和伏安定。与放疗有关的试验只有一小部分。表 9-9 列出了正在进行的或拟进行的临床试验，在这些试验中，体外放射治疗与 HDACI 单独联合或与其他治疗方式相联合。

表 9–7A HDAC 抑制药异羟肟酸和苯甲酰胺联合放疗的临床前研究（人肿瘤细胞系）

肿瘤类型	肿瘤名称	药物类别									
		异羟肟酸							苯甲酰胺		
		TSA	SAHA	LBH589	PCI24781	LAQ824	M344	CBHA	MS275	CI994	SK7041
白血病	K562	•									
脑：髓母细胞瘤	DAOY	•	•								
	UW 228–2	•	•								
脑：胶质瘤	U373MG	••	•								
	U87MG	•									
	DU145	•	•								
	U251								•		
黑色素瘤	A375	••	•								
	MeWo	••									
鳞状细胞癌	SQ20	•	•				•	•			•
	SCC35	•						•			
	SAS	•									•
上皮性肿瘤		•									
非小细胞肺癌	A549	•	•	•				•			•
	H23							•			
大细胞肺癌	A460		•			•					
结肠癌	HT29	•									
	HCT116	•									•
	Wi Dr				•						
结直肠癌	DND1							•			
胰腺癌		•									
前列腺癌	DU145		•							•	
宫颈癌	HeLa	•			•						•
	SiHa										
胃癌	MKN45							•			

表 9-7B　**HDAC** 抑制药短链脂肪酸和环状四肽联合放疗的临床前研究（人肿瘤细胞系）

肿瘤类型	肿瘤名称	药物类别							
		短链脂肪酸							环状四肽
		VA	NaB	PB	PA	Tributyrin	ANI	ANI13	FK228
白血病	K562	•							
	MOLT-4	•							
脑：髓母细胞瘤	DAOY		•						
	UW 228-2		•						
脑：胶质瘤	U251	•		•			•	•	
	SF539	•							
	SKMG-3			•					
	U87MG			••	•		•		
	DU145			•					
	SF188						•	•	
黑色素瘤	A375		••			•			
	MeWo					•			
乳腺癌	MCF7			•	•				
鼻咽癌	CNE2			•					
结肠癌	DLD1-A		•••						•
	DLD1-D		••						
	HCT116								
	Wi Dri			•	•				
前列腺癌	DU145		•	•					
	PC3M								
宫颈癌	SW756				•				
	ME180			•	•				
胃癌	MKN45								•
鳞状细胞癌	SAS								
	HSC-2								

表 9-8　HDACI 放疗增敏作用的体内实验（人肿瘤细胞）

药　　物	IR	肿　瘤	研究终点及结果	注　　释	参考文献
丙戊酸 VA, 150mg/kg, 腹腔注射，每天 2 次，连续 3 天	4Gy	胶质瘤，U251 异种移植瘤	VA 导致 U251 异种移植瘤中组蛋白超乙酰化，放疗诱导的 TGD；DEF=2.6	VA 增加了放疗对细胞的杀伤，与 DNA-DSB 的修复抑制有关	[115]
MS-175, 6mg/kg, 腹腔注射，每天 2 次，连续 3 天	6Gy	前列腺癌 DU145，腿部皮下注射	TGD：MS-275 组，(2.9±2.7) 天；放疗组，(1.9±1.3) 天；MS-275 联合放疗组，(8.3±3.9) 天	在组蛋白乙酰化程度最高时进行放疗；联合治疗的生长延迟超过单纯相加效应	[81]
伏立诺他，75mg/kg, 口服	5Gy	MDA-MB-231-BR, 乳腺癌脑转移细胞系	TGD：对照组，13 天；放疗组，16 天；伏立诺他组，16 天；联合治疗组，27 天	联合治疗的生长延迟超过单纯相加效应	[116]
伏立诺他，150mg/kg, 隔日，3 次	1Gy，隔日 1 次	NB1691[luc] 转移性神经母细胞瘤	利用荧光成像定量小鼠肿瘤体积	与单一疗法相比，联合治疗能够缩小肿瘤体积	[117]
LAQ824[①]	5×3Gy	H460，人大细胞肺癌，皮下注射	TGD：放疗组，4 天；LAQ824 组，7 天；联合疗组，19 天	联合治疗的生长延迟超过单纯相加效应	[118]
丙戊酸，6×300mg/kg, 腹腔注射，3 天	10Gy	DU145，皮下注射	TGD	联合治疗的生长延迟超过单独治疗	[114]
LBH589[①], 2×40mg, 口服	5×2Gy, 7 天	H460，皮下注射	TGD：放疗组，2 天；LBH589 组，4 天；联合治疗组，20 天	HDAC 抑制药增强了放疗对 NSCLC 肿瘤生长的作用；LBH589 对小鼠的毒性很小	[119]

TGD. 肿瘤生长延迟；①. LBH589 和 LAQ824 是肉桂酸异羟肟酸 HDAC 抑制药

表 9-9　临床试验中联合放疗的 HDAC 抑制药

HDAC 抑制药	研究对象	试验期别	数　量
伏立诺他（辛二酰苯胺异羟肟酸，SAHA）	脑，中枢神经系统，脑转移	Ⅰ / Ⅱ	6
	非小细胞肺癌	Ⅰ / Ⅱ	4
	胰腺癌	Ⅰ / Ⅱ	3
	鳞状细胞癌，头颈部	Ⅰ / Ⅱ	1
	胃癌	Ⅰ / Ⅱ	1
	盆腔癌	Ⅰ / Ⅱ	1
帕比司他，LBH589	脑	Ⅰ / Ⅱ	1
	食管，前列腺，头颈部	Ⅰ / Ⅱ	1
丙戊酸	脑瘤	Ⅰ / Ⅱ	1
	宫颈癌	Ⅰ / Ⅱ	1
	肉瘤	Ⅰ / Ⅱ	1

引自 www.clinicaltrials.gov，截至 2012 年 10 月

六、总结

人类 DNA-DSB 通过 HR 和 NHEJ 两条途径修复，缺乏 NHEJ 蛋白 Ku70/Ku80 或 DNA-PK 催化亚基的细胞对 IR 或化疗药物诱导的 DSB 更加敏感，这提示 DNA-PK 是一个很好的放化疗增敏靶点。目前，一些有效的小分子 DNA-PK 抑制药已经被开发出来，此外，有些生物制剂还可间接靶向 DNA-PK，其中包括西妥昔单抗（C225），这是一种 EGFR 抗体，可以阻断 IR 诱导的 DNA-PK 的激活。

研究已证实常与放射治疗联用的一些药物对 HR 有影响，主要是通过靶向 RAD51 蛋白实现的（尽管在许多情况下，还涉及其他 HR 蛋白，RAD51 的减少可能是一种间接影响）。RAD51 通常在恶性肿瘤细胞中过表达，增加细胞对多种药物和电离辐射的抵抗性。甲磺酸伊马替尼是 c-Abl 激酶的抑制药，与电离辐射诱导的 RAD51 和 RAD52 的组装有关，伊马替尼会降低癌细胞 RAD51 水平，并增加癌细胞对放化疗的敏感性。厄洛替尼是一种作用于 EGFR 胞内酪氨酸激酶结构域的可逆性酪氨酸激酶抑制药，它通过 BRCA1 介导的机制减弱 HR 反应，厄洛替尼联合放化疗的研究（临床前和临床水平）正在进行中。

PARP 蛋白家族的特征是多聚（ADP- 核糖基）化酶学性质，可以调节催化活性和蛋白质 - 蛋白质的相互作用。PARP-1 和 PARP-2 既是 DNA 损伤的传感器，又是 DNA 损伤的信号转导分子。PARP 抑制药与 NAD+ 竞争 PARP 的催化位点，阻止多聚（ADP- 核糖）的合成，破坏 PARP 的催化功能，但不干扰其与 DNA 的结合能力。在 PARP 抑制药存在的情况下，PARP 结合到损伤部位，但不能自动修饰，持续保持与损伤部位的结合，并阻止修复因子的访问。抑制 PARP 会增加未修复损伤的发生率，这可能导致 DNA 复制机制的停滞和瓦解。如果 HR 也受到损害，如 BRCA1 或 BRCA2 缺陷细胞，机体将无法修复内源性损伤并演变为细胞毒性 DSB。

临床前研究结果支持 PARP 抑制药作为放疗增敏药使用。在一些人类肿瘤模型中，PARP 抑制药增强了放疗导致的肿瘤生长延迟作用。一些研究表明，PARP 抑制药以复制依赖性方式联合分次放疗增加放疗敏感性。研究还表明，PARP 抑制药 ABT-888 在缺氧条件下具有放疗增敏药的作用。尽管临床前结果令人鼓舞，但 PARP 抑制药与放疗联合应用的临床研究很少，而且只有少量的 I 期和 II 期试验在进行中。

损伤部位需容易接近，DNA 修复才能有效进行。染色质松弛依赖于组蛋白的修饰，这增加了 DNA 与组蛋白的空间分离，使转录因子复合物能够与 DNA 结合。组蛋白的乙酰化状态受 HATS（添加乙酰基残基）和 HDAC（去掉添加乙酰基残基）的调节。除组蛋白外，HDAC 还可以结合、去乙酰化和调节其他具有不同生物学功能的蛋白质（包括转录因子）。多种 HDAC 抑制药以共同的机制靶向组蛋白去乙酰化，但在效力、HDAC 同工酶特异性和非组蛋白底物的乙酰化方面差别较大。HDAC 抑制药的细胞毒性涉及几个途径，包括细胞生长阻滞、对 DNA 修复和有丝分裂的影响、凋亡的诱导和抗血管生成作用。HDACI 在无毒的低药物浓度下可以起到放疗增敏作用，这种药物浓度不会导致细胞周期阻滞，但足以改变组蛋白乙酰化状态，染色质转变为更开放的结构使其更容易受到外部损伤，包括 IR 的损伤。此外，HDACI 还可以干扰 DNA 损伤感受器蛋白介导的正常细胞对 DSB 反应过程中蛋白之间的相互作用。对不同组织的异种移植瘤的临床前研究有力地证明了 HDACI 的放疗增敏作用。许多 HDACI（通常是伏立诺他或 VA）与其他药物和生物制剂联合使用的临床试验正在进行中或已经完成。但正在进行的 HDACI 联合放疗的研究较少。

参考文献

[1] Lees–Miller, S., Godbout, R., Chan, D. et al. Absence of p350 subunit of DNA–activated protein kinase from a radiosensitive human cell line. *Science* 1995;267:1183–1185.

[2] Ouyang, H., Nussenzweig, A., Kurimasa, A. et al. Ku70 is required for DNA repair but not for T cell antigen receptor gene recombination *in vivo. J Exp Med* 1997;186:921–929.

[3] Deriano, L., Guipaud, O., Merle–Beral, M. et al. Human chronic lymphocytic leukemia B cells can escape DNA damage–induced apoptosis through the nonhomologous end–joining DNA repair pathway. *Blood* 2005;105:4776–4783.

[4] Rosenzweig, K., Youmell, M., Palayoor, S., and Price, B. Radiosensitization of human tumor cells by the phosphatidylinositol3–kinase inhibitors wortmannin and LY294002 correlates with inhibition of DNA–dependent protein kinase and prolonged G2–M delay. *Clin Cancer Res* 1997;3:1149–1156.

[5] Shinohara, E., Geng, L., Tan, J. et al. DNA dependent protein kinase is a molecular target for the development of noncytotoxic radiation–sensitizing drugs. *Cancer Res* 2005;65:4987–4992.

[6] Cowell, I., Durkacz, B., and Tilby, M. Sensitization of breast carcinoma cells to ionizing radiation by small molecule inhibitors of DNA–dependent protein kinase and ataxia telangiectasia mutated. *Biochem Pharmacol* 2005;71:13–20.

[7] Zhao, Y., Thomas, H., Batey, M. et al. Preclinical evaluation of a potent novel DNA–dependent protein kinase inhibitor NU7441. *Cancer Res* 2006;66:5354–5362.

[8] Ismail, I., Martensson, S., Moshinsky, D. et al. SU11752 inhibits the DNA dependent protein kinase and DNA double-strand break repair resulting in ionizing radiation sensitization. *Oncogene* 2004;23:873–882.

[9] Nutley, B., Smith, N., Hayes, A. et al. Preclinical pharmacokinetics and metabolism of a novel prototype DNA–PK inhibitor NU7026. *Br J Cancer* 2005;93:1011–1018.

[10] Durant, S., and Karran, P. Vanillins—A novel family of DNA-PK inhibitors. *Nucleic Acids Res* 2003;31:5501–5512.

[11] Azad, A., Jackson, S., Cullinane, C. et al. Inhibition of DNA-dependent protein kinase induces accelerated senescence in irradiated human cancer cells. *Mol Cancer Res* 2011;9(12):1696–1707.

[12] Dittmann, K., Mayer, C., and Rodemann, H. Inhibition of radiation-induced EGFR nuclear import by C225 (Cetuximab) suppresses DNA-PK activity. *Radiother Oncol* 2005;76:157–161.

[13] Kim, C., Park, S., and Lee, S. A targeted inhibition of DNA-dependent protein kinase sensitizes breast cancer cells following ionizing radiation. *J Pharmacol Exp Ther* 2002;303(2):753–759.

[14] Ni, X., Zhang, Y., Ribas, J. et al. Prostate-targeted radiosensitization via aptamer-shRNA chimeras in human tumor xenografts. *J Clin Invest* 2011;121(6):2383–2390.

[15] Zhang, J., and Powell, S. The role of the BRCA1 tumor suppressor in DNA double-strand break repair. *Mol Cancer Res* 2005;3:531–539.

[16] Esashi, F., Galkin, V., Yu, X., Egelman, E., and West, S. Stabilization of RAD51 nucleoprotein filaments by the C-terminal region of BRCA2. *Nat Struct Mol Biol* 2007;14:468–474.

[17] Davies, O., and Pellegrini, L. Interaction with the BRCA2 C terminus protects RAD51-DNA filaments from disassembly by BRC repeats. *Nat Struct Mol Biol* 2007;14:475–483.

[18] Lord, C., and Ashworth, A. RAD51, BRCA2 and DNA repair: A partial resolution. *Nat Struct Mol Biol* 2007;14:461–462.

[19] Yang, H., Jeffrey, P., Miller, J. et al. BRCA2 function in DNA binding and recombination from a BRCA2-DSS1-ssDNA structure. *Science* 2002;297:1837–1848.

[20] Filippo, J.S., Chi, P., Sehorn, M., Etchin, J., Krejci, L., and Sung, P. Recombination mediator and Rad51 targeting activities of a human BRCA2 polypeptide. *J Biol Chem* 2006;281:11649–11657.

[21] Collis, S., Tighe, A., Scott, S., Roberts, S., Hendry, J., and Margison, G. Ribozyme minigene-mediated Rad51 down-regulation increases radiosensitivity of human prostate cancer cells. *Nucleic Acids Res* 2001;29:1534–1538.

[22] De Schutter, H., and Nuyts, S. Radiosensitizing potential of epigenetic anticancer drugs. *Anticancer Agents Med Chem* 2009;9:99–108.

[23] Iliakis, G., Wu, W., and Wang, M. DNA double strand break repair inhibition as a cause of heat radiosensitization: Re-evaluation considering backup pathways of NHEJ. *Int J Hyperthermia* 2008;24:17–29.

[24] Frankenberg-Schwager, M., Gebauer, A., and Koppe, C. Single-strand annealing, conservative homologous recombination, nonhomologous end joining, and the cell cycle-dependent repair of DNA double-strand breaks induced by sparsely or densely ionizing radiation. *Radiat Res* 2009;171:265–273.

[25] Nomme, J., Renodon-Corniere, A., Asanomi, Y. et al. Design of potent inhibitors of human RAD51 recombinase based on

BRC motifs of BRCA2 protein: Modeling and experimental validation of a chimera peptide. *J Med Chem* 2010;53:5782–5791.

[26] Liu, Q., Jiang, H., Liu, Z. et al. Berberine radiosensitizes human esophageal cancer cells by downregulating homologous recombination repair protein RAD51. *PLoS One* 2011;6:e23427.

[27] Takagi, M., Sakata, K., Someya, M. et al. Gimeracil sensitizes cells to radiation via inhibition of homologous recombination. *Radiother Oncol* 2010;96:259–266.

[28] Camphausen, K., and Tofilon, P. Inhibition of Hsp90: A multitarget approach to radiosensitization. *Clin Cancer Res* 2007;13:4326–4330.

[29] Noguchi, M., Yu, D., Hirayama, R. et al. Inhibition of homologous recombination repair in irradiated tumor cells pretreated with Hsp90 inhibitor seventeen-allylamino-seventeen-demethoxygeldanamycin. *Biochem Biophys Res Commun* 2006;351:658–663.

[30] Chen, G., Yuan, S., Liu, W. et al. Radiation-induced assembly of Rad51 and Rad52 recombination complex requires ATM and c-Abl. *J Biol Chem* 1999;274:12748–12752.

[31] Kubler, H., van Randenborgh, H., and Treiber, U. *In vitro* cytotoxic effects of imatinib in combination with anticancer drugs in human prostate cancer cell lines. *Prostate* 2005;63:385–394.

[32] Choudhury, A., Zhao, H., Jalali, F. et al. Targeting homologous recombination using imatinib results in enhanced tumor cell chemosensitivity and radiosensitivity. *Mol Cancer Ther* 2009;8:203–213.

[33] Choudhury, A., Cuddihy, A., and Bristow, R. Radiation and new molecular agents part I: Targeting ATM-ATR checkpoints, DNA repair, and the proteasome. *Semin Radiat Oncol* 2006;16:51–58.

[34] Barker, C., and Powell, S. Enhancing radiotherapy through a greater understanding of homologous recombination. *Semin Radiat Oncol* 2010;20:267–273.

[35] Chinnaiyan, P., Huang, S., Vallabhaneni, G. et al. Mechanisms of enhanced radiation response following epidermal growth factor receptor signaling inhibition by erlotinib (Tarceva). *Cancer Res* 2005;65:3328–3335.

[36] Li, L., Wang, H., Yang, E., Arteaga, C., and Xia, F. Erlotinib attenuates homologous recombinational repair of chromosomal breaks in human breast cancer cells. *Cancer Res* 2008;68:9141–9146.

[37] Peereboom, D., Shepard, D., Ahluwalia, M. et al. Phase II trial of erlotinib with temozolomide and radiation in patients with newly diagnosed glioblastoma multiforme. *J Neuro Oncol* 2010;98(1):93–99.

[38] Prados, M., Chang, S., Butowski, N. et al. Phase II study of erlotinib plus temozolomide during and after radiation therapy in patients with newly diagnosed glioblastoma multiforme or gliosarcoma. *J Clin Oncol* 2009;27: 579–584.

[39] Brown, P., Krishnan, S., Sarkaria, J. et al. Phase I/II trial of erlotinib and temozolomide with radiation therapy in the treatment of newly diagnosed glioblastoma multiforme: North Central Cancer Treatment Group Study N0177. *J Clin Oncol* 2008;26:5603–5609.

[40] Shi, W., Ma, Z., Willers, H. et al. Disassembly of MDC1 foci is controlled by ubiquitin-proteasome-dependent degradation. *J Biol Chem* 2008;283:31608–31616.

[41] Adimoolam, S., Sirisawad, M., Chen, J., Thiemann, P., Ford, J., and Buggy, J. HDAC inhibitor PCI-24781 decreases Rad51 expression and inhibits homologous recombination. *Proc Natl Acad Sci U S A* 2007;104:19482–19487.

[42] Malanga, M., and Althaus, F. The role of poly(ADP-ribose) in the DNA damage signaling network. *Biochem Cell Biol* 2005;83:354–364.

[43] Caldecott, K. Protein-protein interactions during mammalian DNA single-strand break repair. *Biochem Soc Trans* 2003;31:247–251.

[44] Noel, G., Godon, C., Fernet, M., Giocanti, N., Mégnin-Chanet, F., and Favaudon, V. Radiosensitization by the poly(ADP-ribose) polymerase inhibitor 4-amino-1,8-naphthalimide is specific of the S phase of the cell cycle and involves arrest of DNA synthesis. *Mol Cancer Ther* 2006;5:564–574.

[45] Dungey, F., Loser, D., and Chalmers, A. Replication-dependent radiosensitization of human glioma cells by inhibition of poly(ADP-ribose) polymerase: Mechanisms and therapeutic potential. *Int J Radiat Oncol Biol Phys* 2008;I72:1188–1197.

[46] Godon, C., Cordelieres, F., Biard, D. et al. PARP inhibition versus PARP-1 silencing: Different outcomes in terms of single-strand break repair and radiation susceptibility. *Nucleic Acids Res* 2008;36:4454–4464.

[47] Starcevic, D., Dalal, S., and Sweasy, J. Is there a link between DNA polymerase beta and cancer? *Cell Cycle* 2004;3:998–1001.

[48] Hu, Z., Ma, H., Chen, F., Wei, Q., and Shen, H. XRCC1 polymorphisms and cancer risk: A meta-analysis of 38 case-control studies. *Cancer Epidemiol Biomarkers Prev* 2005;14:1810–1818.

[49] Schultz, N., Lopez, E., Saleh-Gohari, N., and Helleday, T. Poly(ADP-ribose) polymerase (PARP-1) has a controlling role in homologous recombination. *Nucleic Acids Res* 2003;31:4959–4964.

[50] Bryant, H., Schultz, N., Thomas, H. et al. Specific killing of BRCA2-deficient tumours with inhibitors of poly(ADP-ribose) polymerase. *Nature* 2005;434:913–917.

[51] Farmer, H., McCabe, N., Lord, C. et al. Targeting the DNA repair defect in BRCA mutant cells as a therapeutic strategy. *Nature* 2005;434:917–921.

[52] Bennardo, N., Cheng, A., Huang, N., and Stark, J. Alternative-NHEJ is a mechanistically distinct pathway of mammalian chromosome break repair. *PLoS Genet* 2008;4:e1000110.

[53] Wang, M., Wu, W., Rosidi, B. et al. PARP-1 and ku compete for repair of DNA double strand breaks by distinct NHEJ pathways. *Nucleic Acids Res Res* 2006;34:6170–6182.

[54] Hartwell, L., Szankasi, P., Roberts, C., Murray, A., and Friend, S. Integrating genetic approaches into the discovery of anticancer drugs. *Science* 1997;278: 1064–1068.

[55] Fong, P., Boss, D., Yap, T. et al. Inhibition of poly(ADP-ribose) polymerase in tumors from BRCA mutation carriers. *N Engl J Med* 2009;361:123–134.

[56] Albert, J., Cao, C., Kim, K. et al. Inhibition of poly(ADP-ribose) polymerase enhances cell death and improves tumor growth delay in irradiated lung cancer models. *Clin Cancer Res* 2007;13:3033–3042.

[57] Calabrese, C., Almassy, R., Barton, S. et al. Anticancer

chemosensitization and radiosensitization by the novel poly(ADP-ribose) polymerase-1 inhibitor AG14361. *J Natl Cancer Inst* 2004;96:56–67.

[58] Yap, T., Boss, D., Fong, P. et al. First in human phase I pharmacokinetic (PK) and pharmacodynamic (PD) study of KU-0059436 (Ku), a small molecule inhibitor of poly ADP-ribose polymerase (PARP) in cancer patients (p), including BRCA1/2 mutation carriers. *J Clin Oncol* 2007;25:3529.

[59] Tuma, R. Combining carefully selected drug, patient genetics may lead to total tumor death. *J Natl Cancer Inst* 2007;99:1505–1509.

[60] Schlicker, A., Peschke, P., Burkle, A., Hahn, E., and Kim, J. Four-amino-1,8-naphthalimide: A novel inhibitor of poly(ADP-ribose) polymerase and radiation sensitizer. *Int J Radiat Biol* 1999;75:91–100.

[61] Kastan, M., and Bartek, J. Cell-cycle checkpoints and cancer. *Nature* 2004;432:316–323.

[62] Dungey, F., Caldecott, K., and Chalmers, A. Enhanced radiosensitization of human glioma cells by combining inhibition of poly(ADP-ribose) polymerase with inhibition of heat shock protein 90. *Mol Cancer Ther* 2009;8:2243–2254.

[63] Löser, D., Shibata, A., Shibata, A., Woodbine, L., Jeggo, P., and Chalmers, A. Sensitization to radiation and alkylating agents by inhibitors of poly(ADP-ribose) polymerase is enhanced in cells deficient in DNA double-strand break repair. *Mol Cancer Ther* 2010;9(6):1775–1787.

[64] Russo, A., Kwon, H., Burgan, W. et al. *In vitro* and *in vivo* radiosensitization of glioblastoma cells by the poly (ADP-ribose) polymerase inhibitor E7016. *Clin Cancer Res* 2009;15:607–612.

[65] Donawho, C., Luo, Y., Penning, T. et al. ABT-888, an orally active poly(ADP-ribose) polymerase inhibitor that potentiates DNA-damaging agents in preclinical tumor models. *Clin Cancer Res* 2007;13:2728–2737.

[66] Liu, S., Coackley, C., Kraused, M., Jalalic, F., Chan, N., and Bristow, R. A novel poly(ADP-ribose) polymerase inhibitor, ABT-888, radiosensitizes malignant human cell lines under hypoxia. *Radiother Oncol* 2008;88:258–268.

[67] Khan, K., Araki, K., Wang, D. et al. Head and neck cancer radiosensitization by the novel poly(ADP-ribose) polymerase inhibitor GPI-15427. *Head Neck* 2010;32:381–391.

[68] Chalmers, A., Lakshman, M., Chan, N., and Bristow, R. Poly(ADP-ribose) polymerase inhibition as a model for synthetic lethality in developing radiation oncology targets. *Semin Radiat Oncol* 2010;20:274–281.

[69] Khan, K., Araki, K., Wang, D. et al. Head and neck cancer radiosensitization by the novel poly(ADP-ribose) polymerase inhibitor GPI-15427. *Head Neck* 2010;32(3):381–391.

[70] Chan, N., Milosevic, M., and Bristow, R. Tumor hypoxia, DNA repair and prostate cancer progression: New targets and new therapies. *Future Oncol* 2007;3:329–341.

[71] Chan, N., Koritzinsky, M., Zhao, H. et al. Chronic hypoxia decreases synthesis of homologous recombination proteins to offset chemoresistance and radioresistance. *Cancer Res* 2008;68:605–614.

[72] Tentori, L., Leonetti, C., Scarsella, M. et al. Inhibition of poly(ADP-ribose) polymerase prevents irinotecan-induced intestinal damage and enhances irinotecan/temozolomide efficacy against colon carcinoma. *FASEB J* 2006;20:1709–1711.

[73] Chalmers, A., Ruff, E., Martindale, C., Lovegrove, N., and Short, S. Cytotoxic effects of temozolomide and radiation are additive- and schedule-independent. *Int J Radiat Oncol Biol Phys* 2009;75(5):1511–1519.

[74] Gregory, P., Wagner, K., and Horz, W. Histone acetylation and chromatin remodeling. *Exp Cell Res* 2001;265:195–202.

[75] Lane, A., and Chabner, B. Histone deacetylase inhibitors in cancer therapy. *J Clin Oncol* 2009;27:5459–5468.

[76] Lee, D., Hayes, J., and Pruss, D. A positive role for histone acetylation in transcription factor access to nucleosomal DNA. *Cell* 1993;72:73–84.

[77] Escargueil, A., Soares, D., Salvador, M., Larsen, A., and Henriques, J. What histone code for DNA repair? *Mutat Res* 2008;658:259–270.

[78] Kim, G., Choi, Y., Dimtchev, A., Jeong, S., Dritschilo, A., and Jung, M. Sensing of ionizing radiation-induced DNA damage by ATM through interaction with histone deacetylase. *J Biol Chem* 1999;274:31127–31130.

[79] Luo, J., Su, F., Chen, D., Shiloh, A., and Gu, W. Deacetylation of p53 modulates its effect on cell growth and apoptosis. *Nature* 2000;408:377–381.

[80] Zhang, Y., Adachi, M., Zhao, X., Kawamura, R., and Imai, K. Histone deacetylase inhibitors FK228, N-(2-aminophenyl)-4-[N-(pyridin-3-yl-methoxycarbonyl) amino-methyl] benzamide and m-carboxycinnamic acid bishydroxamide augment radiation-induced cell death in gastrointestinal adenocarcinoma cells. *Int J Cancer* 2004;110:301–308.

[81] Camphausen, K., Burgan, W., Cerra, M. et al. Enhanced radiation-induced cell killing and prolongation of H2AX foci expression by the histone deacetylase inhibitor MS-275. *Cancer Res* 2004;64:316–321.

[82] Chinnaiyan, P., Vallabhaneni, G., Armstrong, E., Huang, S., and Harari, P. Modulation of radiation response by histone deacetylase inhibition. *Int J Radiat Oncol Biol Phys* 2005;62:223–229.

[83] Munshi, A., Kurland, J., Nishikawa, T. et al. Histone deacetylase inhibitors radiosensitize human melanoma cells by suppressing DNA repair activity. *Clin Cancer Res* 2005;11:4912–4922.

[84] Karagiannis, T., and El-Osta, A. Modulation of cellular radiation responses by histone deacetylase inhibitors. *Oncogene* 2006;25:3885–3893.

[85] Nakagawa, M., Oda, Y., Eguchi, T. et al. Expression prole of class I histone deacetylases in human cancer tissues. *Oncol Rep* 2007;18:769–774.

[86] Kelly, W., O'Connor, O., and Marks, P. Histone deacetylase inhibitors: From targets to clinical trials. *Expert Opin Investig Drugs* 2002;11:1695–1713.

[87] Marks, P., Richon, V., Miller, T., and Kelly, W. Histone deacetylase inhibitors. *Adv Cancer Res* 2004;91:137–168.

[88] Kim, M., Kwon, H., Lee, Y. et al. Histone deacetylases induce angiogenesis by negative regulation of tumor suppressor genes. *Nat Med* 2001;7:437–443.

[89] Butler, L., Zhou, X., Xu, W. et al. The histone deacetylase inhibitor SAHA arrests cancer cell growth, up-regulates thioredoxin-binding protein-2, and down-regulates thioredoxin. *Proc Natl Acad Sci U S A* 2002;99:11700–11705.

[90] Atadja, P., Gao, L., Kwon, P. et al. Selective growth inhibition of tumor cells by a novel histone deacetylase

inhibitor, NVP-LAQ824. *Cancer Res* 2004;64:689–695.

[91] Finnin, M., Donigian, J., Cohen, A. et al. Structures of a histone deacetylase homologue bound to the TSA and SAHA inhibitors. *Nature* 1999;401:188–193.

[92] Beckers, T., Burkhardt, C., Wieland, H. et al. Distinct pharmacological properties of second generation HDAC inhibitors with the benzamide or hydroxamate head group. *Int J Cancer* 2007;121:1138–1148.

[93] Prakash, S., Foster, B., Meyer, M. et al. Chronic oral administration of CI-994: A phase I study. *Invest New Drugs* 2001;19:1–11.

[94] Frey, R., Wada, C., Garland, R. et al. Trifluoromethyl ketones as inhibitors of histone deacetylase. *Bioorg Med Chem Lett* 2002;12:3443–3447.

[95] Richon, V., Emiliani, S., Verdin, E. et al. A class of hybrid polar inducers of transformed cell dierentiation inhibits histone deacetylases. *Proc Natl Acad Sci U S A* 1998;95:3003–3007.

[96] Furumai, R., Matsuyama, A., Kobashi, N. et al. FK228 (depsipeptide) as a natural prodrug that inhibits class I histone deacetylases. *Cancer Res* 2002;62:4916–4921.

[97] Singh, S., Zink, D., Liesch, J. et al. Structure and chemistry of apicidins, a class of novel cyclic tetrapeptides without a terminal alpha-keto epoxide as inhibitors of histone deacetylase with potent antiprotozoal activities. *J Org Chem* 2002;67:815–825.

[98] Ma, Z., Ezzeldin, H., and Diasio, R. Histone deacetylase inhibitors: Current status and overview of recent clinical trials. *Drugs* 2009;69:1911–1934.

[99] Dote, H., Cerna, D., Burgan, W. et al. Enhancement of *in vitro* and *in vivo* tumor cell radiosensitivity by the DNA methylation inhibitor zebularine. *Clin Cancer Res* 2005;11:4571–4579.

[100] Subramanian, C., Opipari, A., Bian, X., Castle, V., and Kwok, R. Ku70 acetylation mediates neuroblastoma cell death induced by histone deacetylase inhibitors. *Proc Natl Acad Sci U S A* 2005;102:4842–4847.

[101] Zhang, Y., Carr, T., Dimtchev, A., Zaer, N., Dritschilo, A., and Jung, M. Attenuated DNA damage repair by trichostatin A through BRCA1 suppression. *Radiat Res* 2007;168:115–124.

[102] Munshi, A., Tanaka, T., Hobbs, M., Tucker, S., Richon, V., and Meyn, R. Vorinostat, a histone deacetylase inhibitor, enhances the response of human tumor cells to ionizing radiation through prolongation of gamma-H2AX foci. *Mol Cancer Ther* 2006;5:1967–1974.

[103] Xu, W., Parmigiani, R., and Marks, P. Histone deacetylase inhibitors: Molecular mechanisms of action. *Oncogene* 2007;26:5541–5552.

[104] Bolden, J., Peart, M., and Johnstone, R. Anticancer activities of histone deacetylase inhibitors. *Nat Rev Drug Discov* 2006;5:769–784.

[105] Edwards, A., Li, J., and Atadja, P. Effect of the histone deacetylase inhibitor LBH589 against epidermal growth factor receptor-dependent human lung cancer cells. *Mol Cancer Ther* 2007;6:2515–2524.

[106] Deroanne, C., Bonjean, K., Servotte, S. et al. Histone deacetylases inhibitors as anti-angiogenic agents altering vascular endothelial growth factor signaling. *Oncogene* 2002;21:427–436.

[107] Goh, M., Chen, F., Paulsen, M., Yeager, A., Dyer, E., and Ljungman, M. Phenylbutyrate attenuates the expression of Bcl-X(L), DNA-PK, caveolin-1, and VEGF in prostate cancer cells. *Neoplasia* 2001;3:331–338.

[108] Sah, N., Munshi, A., Hobbs, M., Carter, B., Andree, M., and Meyn, R. Effect of downregulation of survivin expression on radiosensitivity of human epidermoid carcinoma cells. *Int J Radiat Oncol Biol Phys* 2006;66:852–859.

[109] Chung, Y., Wang, A., and Yao, L. Antitumor histone deacetylase inhibitors suppress cutaneous radiation syndrome: Implications for increasing therapeutic gain in cancer radiotherapy. *Mol Cancer Ther* 2004;3:317–325.

[110] Stoilov, L., Darroudi, F., Meschini, R., van der Schans, G., Mullenders, L., and Natarajan, A. Inhibition of repair of X-ray-induced DNA double-strand breaks in human lymphocytes exposed to sodium butyrate. *Int J Radiat Biol* 2000;76:1485–1491.

[111] Purrucker, J., Fricke, A., Ong, M., Rube, C., Rube, C., and Mahlknecht, U. HDAC inhibition radiosensitizes human normal tissue cells and reduces DNA double-strand break repair capacity. *Oncol Rep* 2010;23:263–269.

[112] Banuelos, C., Banath, J., MacPhail, S., Zhao, J., Reitsema, T., and Olive, P. Radiosensitization by the histone deacetylase inhibitor PCI-24781. *Clin Cancer Res* 2007;13:6816–6826.

[113] Chinnaiyan, P., Cerna, D., Burgan, W. et al. Postradiation sensitization of the histone deacetylase inhibitor valproic acid. *Clin Cancer Res* 2008;14:5410–5415.

[114] Chen, X., Wong, J., Wong, P., and Radany, E. Low-dose valproic acid enhances radiosensitivity of prostate cancer through acetylated p53-dependent modulation of mitochondrial membrane potential and apoptosis. *Mol Cancer Res* 2011;9:448–461.

[115] Camphausen, K., Cerna, D., Scott, T. et al. Enhancement of *in vitro* and *in vivo* tumor cell radiosensitivity by valproic acid. *Int J Cancer* 2005;114:380–386.

[116] Baschnagel, A., Russo, A., Burgan, W. et al. Vorinostat enhances the radiosensitivity of a breast cancer brain metastatic cell line grown *in vitro* and as intracranial xenografts. *Mol Cancer Ther* 2009;8(6):1589–1595.

[117] Mueller, S., Yang, X., Sottero, T. et al. Cooperation of the HDAC inhibitor vorinostat and radiation in metastatic neuroblastoma: Efficacy and underlying mechanisms. *Cancer Lett* 2011;306:223–229.

[118] Cuneo, K., Fub, A., Osusky, K., Huamanib, J., Hallahan, D., and Geng, L. Histone deacetylase inhibitor NVP-LAQ824 sensitizes human non-small cell lung cancer to the cytotoxic effects of ionizing radiation. *Anti-Cancer Drugs* 2007;18:793–800.

[119] Geng, L., Cuneo, K., Fu, A., Tu, T., Atadja, P., and Hallahan, D. Histone deacetylase (HDAC) inhibitor LBH589 increases duration of -H2AX foci and connes HDAC4 to the cytoplasm in irradiated non-small cell lung cancer. *Cancer Res* 2006;66(23):11298–11304.

第10章 靶向生长因子受体的放疗增敏

Targeting Growth Factor Receptors for Radiosensitization

一、表皮生长因子家族受体

受体酪氨酸激酶（RTKs）ErbB 家族包括 4 个跨膜酪氨酸激酶，即（EGFR）/（ErbB1）/ HER1、HER2/（ErbB2）、HER3（ErbB3）和 HER4（ErbB4）。ErbB 家族受体和配体如图 10-1 所示。ErbB 家族受体被激活后将启动多条下游信号通路，从而影响许多重要的细胞过程，包括细胞分裂、存活及细胞间相互作用等。

ErbB 受体的配体很多，包括与 ErbB1 结合的表皮生长因子（EGF）、转化生长因子（TGF）、双调蛋白；与 ErbB1 和 ErbB4 结合的上皮调节蛋白和肝素结合的表皮样生长因子、与 ErbB3 和 ErbB4 结合的神经调节蛋白 1~4（图 10-1）[1]。当配体与受体结合后，ErbB 受体发生二聚化，细胞内酪氨酸激酶的特定酪氨酸残基发生自磷酸化，进而激活由 Ras、磷脂酰肌醇 -3- 激酶（PI₃K）、信号转导和转录激活因子 3（STAT3）、蛋白激酶 C（PKC）和磷脂酶 D 介导的信号通路[1]。ErbB 受体家族介导的信号传导依赖于受体间形成同源二聚体或异二聚体，并且 ErbB 受体的生物学活性主要来自异二聚体，而同源二聚体的活性明显较低[1,2]。每个二聚体能够选择性地激活信号级联反应，或者不同的二聚体对应不同的信号通路[1]。与 ErbB 受体激活所需配体存在特异性不同，电离辐射本身并无特异性。给予 2Gy 剂量照射，在数分钟内能够激活所有的 ErbB 受体[3,4]。由于 ErbB 受体对于肿瘤细胞的存活非常重要，这种对放射线的快速反应表明 ErbB 受体在细胞的自我放射保护中发挥重要作用，因此可以将 RTK 作为放疗增敏的药物靶点[3,4]。

（一）电离辐射致受体激活

电离辐射激活跨膜受体及其细胞内信号通路的机制仍未完全明确，需要继续开展相关的实验研究。其中可能涉及多个过程的协同作用，包括 DNA 损伤应答和电离辐射的远期效应等。体外肿瘤细胞实验研究显示，受到照射后，细胞的 EGFR 快速激活[5]。临床上使用的较低剂量照射（1~2Gy）可以激活 ErbB1，并通过异二聚化激活 ErbB 受体家族的其他成员（ErbB2、ErbB3 和

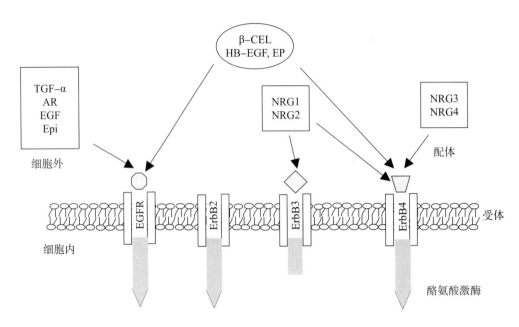

▲ 图 10-1　ErbB / EGFR 超家族受体和配体

图内所示为 4 个结构相关的受体。除了 ErbB3 外，其余 3 个具有固有的酪氨酸激酶活性，可以激活下游信号通路。ErbB3 可以通过与 ErbB1（EGFR）或 ErbB2 形成异二聚体后发挥磷酸化作用。目前，尚未鉴定出 ErbB2 的配体，但它可与其他 3 个受体形成异二聚体。AR. 雄激素受体双调蛋白；β-CEL.β- 纤维素蛋白；EP. 上皮细胞有丝分裂蛋白抗体；Epi. 上皮调节蛋白；HB-EGF. 肝素结合 -EGF；NRG. 神经调节蛋白；TGF-α. 转化生长因子 α

ErbB4）。ErbB1、ErbB2 和 ErbB3 的活化可以进一步激活胞内的下游信号传导通路，包括 Raf-1/MEK2/ERK1/2 和 PI$_3$K 磷酸肌醇依赖性激酶 -1/AKT 通路。

辐射激活细胞膜受体及细胞内信号通路的机制至少存在两种形式。第一，辐射引起 DNA 损伤，从而激活 ATM/ATM 及 Rad3 相关蛋白，进而促使受体和细胞内信号通路的活化，刺激细胞周期检查点，提高 p53 活性，以及 DNA 修复复合物的功能。第二，电离辐射与胞质中的水作用形成电离效应，在线粒体的介导下，电离效应增强放大，在胞内产生大量活性氧（ROS）和活性氮（RNS），两者均可抑制蛋白酪氨酸磷酸酶（PTPase）的活性。PTPase 失活将导致受体和非受体酪氨酸激酶及下游信号传导通路的激活。此外，辐射还可以激活酸性鞘磷脂酶，增加神经酰胺的产生。研究显示，神经酰胺能够促使细胞膜上脂筏内的受体发生簇聚，从而促进膜相关受体的激活[6]。

EGFR 是如何被迅速激活的呢？酪氨酸激酶及蛋白质（如 ErbB1 和 Raf-1）的活性受酪氨酸磷酸化状态的调节，PTPase 在其中发挥了非常重要的作用。从相对活性比较，PTPase 比其脱磷酸的底物（即激酶）高约一个数量级。PTPase 的活性对于活性位点中关键半胱氨酸残基的氧化或亚硝基化（或两者）很敏感，因此任何可以产生 ROS 或 RNS 的化学物质或治疗方式都有可能削弱 PTPase 的活性，从而提升多种蛋白质的酪氨酸磷酸化水平[7]。电离辐射通过与水的直接作用产生少量 ROS，这些活性产物通过线粒体以 Ca^{2+} 依赖的形式放大，从而产生更多的 ROS 和 RNS，导致多种 PTPase 的活性受到抑制（图 10-2）。

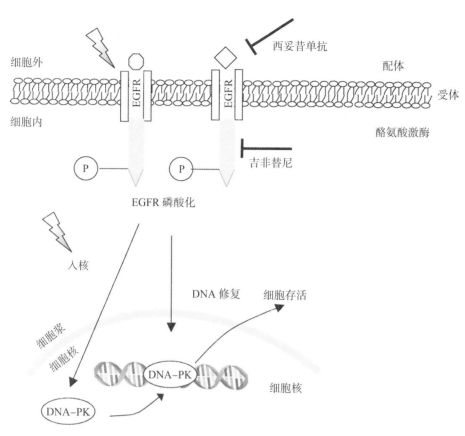

▲ 图 10-2 放疗、化疗和靶向治疗对 EGFR 信号通路的影响

暴露于放疗或特定化学药物（化疗或靶向药物）后，表皮生长因子受体（EGFR）激活下游信号通路，促进细胞存活。放疗不仅可以激活表皮生长因子（EGF）介导的信号通路，而且还能使磷酸化的 EGFR（pEGFR）转移至细胞核内。这个过程与 Ku70/80 和蛋白磷酸酶 1 进入细胞核同时发生，导致 DNA 依赖性蛋白激酶（DNAPK）水平升高，促进 DNA 链断裂的修复及细胞存活。西妥昔单抗可以阻断 pEGFR 向核内的转运，但吉非替尼无此功能

放疗诱导的 ErbB 受体活化可分为两个阶段，初始活化发生于照射后 0～10min，相同受体在照射后 60～180min 会被重新活化。受体的第二次激活主要是由旁分泌 / 自分泌途径所介导的 [8]。ErbB1 和 ERK1/2 信号通路初始激活后将导致旁分泌配体（如 TGF-α）的前体分子发生剪切、释放与功能活化，活化的配体进而再作用于受照射的肿瘤细胞和体内潜在的未受照射细胞，以正反馈的形式强化已经激活的信号通路 [9]。放疗剂量从 2Gy 提高到 10Gy，将显著增加 ErbB1 及相应胞内信号传导通路二次激活的强度和持续时间，表明 TGF-α 前体分子的剪切对电离辐射呈剂量依赖性关系，并且在大约 10Gy 时达到峰值 [8, 9]。与第二次受体和信号通路激活不同的是，初始活化似乎在 3～5Gy 范围达到平台期。

上述研究结果显示，电离辐射可以形成一个自我维持的活性正反馈环路。首先，电离辐射诱导肿瘤细胞内产生 ROS/ RNS 信号，促进生长因子受体及其相关信号通路的激活，进而促进细胞以旁分泌形式释放配体，再次激活受体和细胞内信号通路。

EGFR-TK 的自磷酸化能够启动细胞内一系列级联信号通路，对于细胞增殖、存活、黏附、迁移和分化的调节发挥非常重要的作用 [10]。这些级联信号通路包括 Ras 丝裂原活化蛋白激酶

（MAPK）、PI$_3$K、STAT、PKC 和磷脂酶 D 通路。此外，EGFR 信号通路可以被电离辐射直接激活，而无须配体的结合 [10]。电离辐射作用于过表达 EGFR 的肿瘤细胞，可激活细胞的存活及增殖机制，其主要由 PI$_3$K/AKT 和 Ras/MAPK 信号通路产生的刺激信号所介导 [11, 12]。这两个信号通路的激活可能是 EGFR 过表达肿瘤细胞存在放射性抵抗的主要原因 [10, 12]。

（二）肿瘤细胞受体 RTK 过表达

受体酪氨酸激酶的异常表达，特别是 ErbB1 和 ErbB2，与细胞的恶性转化和肿瘤细胞的存活密切相关。目前已有多种机制可以解释癌细胞 EGFR 的异常活化现象。EGFR 最常见的突变形式是 EGFRv Ⅲ（EGFR variant Ⅲ，表皮生长因子受体Ⅲ型突变体），其胞外结构域存在较大缺失，导致 EGFRv Ⅲ 可以在无配体结合时发生组成性激活 [13]。此外，EGFR 的调节也可发生异常，其中涉及的机制很多，包括受体过度表达、配体非依赖性激活和自分泌激活等 [13]。受体的过度表达加速了肿瘤细胞的增殖、血管生成、侵袭及转移，并且能够抑制肿瘤细胞的凋亡。与正常表达 EGFR 的细胞相比，过表达 EGFR 的细胞的放射抵抗性更高。超过 90% 的头颈部鳞状细胞癌（HNSCC）细胞过度表达 EGFR，并且过表达的程度与 HNSCC 放疗的局部区域控制率呈负相关 [14, 15]。在多种肿瘤中，EGFR 的过表达是疾病预后不良、初始分期更晚，以及生存率较低的重要指标之一 [15]。

（三）EGFR 抑制介导的放疗增敏机制

大量的临床前研究显示，抑制 EGFR 的信号传导通路可以增强细胞的放射敏感性，其中的可能机制很多，涉及对多个细胞生物过程的影响，包括细胞周期分布、凋亡、坏死、DNA 损伤修复、血管生成、细胞运动、侵袭和转移能力等 [16, 17]。ROS 和 RNS 的持续存在能够抑制酪氨酸磷酸酶的活性，从而延长受体和非受体酪氨酸激酶的磷酸化激活时间，以及对下游信号通路的影响。此外，电离辐射还可以激活酸性鞘磷脂酶，增加神经酰胺的产生。

1. 直接灭活肿瘤细胞

高剂量放疗后的肿瘤复发主要源于残留的少数存活克隆源性肿瘤细胞。因此，通过加强治疗杀灭残存的克隆源性肿瘤细胞必然能够改善肿瘤的局部控制。越来越多的证据表明，抗 EGFR 单克隆抗体（mAb）可以直接灭活克隆源性肿瘤细胞，有助于改善肿瘤放疗后的局部控制效果。然而，对于小分子酪氨酸激酶抑制药（TKI），现有的研究数据较为有限，尚不足以支持与 EGFR mAb 相同的作用机制 [18]。

2. 通过调控细胞信号传导实现放疗增敏

如前所述，EGFR-TK 的自磷酸化启动了一系列细胞内重要的信号传导通路，这些通路涉及细胞的增殖、存活、黏附、迁移和分化等方面，包括 Ras/MAPK、PI$_3$K、STAT 和 PKC 和磷脂酶 D 通路 [10]。重要的是，EGFR 信号通路可在无配体结合的情况下，由电离辐射直接活化，即电离辐射对 EGFR 通路的激活可以不依赖于配体 [3, 10, 17]。电离辐射作用于过表达 EGFR 的肿瘤细胞，可激活细胞的存活及增殖机制，其主要由 PI₃K/AKT 和 Ras/MAPK 信号通路产生的刺激信号所介导 [3, 16, 19]，这两个信号通路的激活可能是 EGFR 过表达肿瘤细胞存在放射性抵抗的主要原因。

包含 PI₃K 和丝氨酸 / 苏氨酸激酶 AKT 的信号通路是肿瘤细胞自我保护和存活的关键通路 [5, 20, 21, 22]，也是在实体瘤中最常发生异常的信号通路之一。究其原因很多，包括受体 TK 异常激活、Ras 突变、PI₃K / AKT 蛋白水平 / 活性升高或者 PI₃K 拮抗因子 PTEN 功能丧失等 [22]。即使在没有配体结合的情况下，电离辐射仍可诱导 EGFR 的激活，因此 PI₃K/AKT 信号通路在肿瘤的固有放射抵抗及获得性放射抵抗中都发挥重要的作用。

3. 抑制 DNA 修复

在哺乳动物细胞中，DNA 双链断裂（DSB）主要通过非同源末端连接进行修复，该修复方式利用关键蛋白 Ku70/Ku80、DNA 依赖蛋白激酶催化亚基（DNA-PKcs）和连接酶Ⅳ -XRCC4 复合物直接重新连接两个断裂的 DNA 末端。EGFR 可以与 DNA-PKcs 及 Ku70 和 Ku80 相互作用形成复合物，而且放疗或其他应激信号能够强化这种相互作用 [23]。绝大多数这类复合物分布于细胞核中，EGFR 与 DNA 结合发挥转录因子或 DNA 修复的辅助因子的作用。EGFR 和 DNA-PKcs 之间似乎存在某种程度的交叉调节，在某些 EGFR 高表达的细胞系中可以观察到极具特征性的高水平 DNA-PKcs [24]。通常，大部分 DNA-PKcs 和 Ku70/Ku80 也都位于细胞核内。然而，当 EGFR 被特异性抗体或酪氨酸激酶抑制药（TKI）阻断时，由于 EGFR 复合物入核受阻，导致相当数量的 DNA-PKcs 滞留于细胞质中（图 10-3）[16, 23, 25]。此时予以细胞放疗，由于细胞核中 DNA-PK 复合物数量及活性的降低，导致 DNA 修复的速率也显著下降，实验中可观察到较低的 Thr-2609 位点磷酸化水平 [25, 26]，而 Thr-2609 位点的磷酸化是 NHEJ 过程所必不可少的环节。最终,DSB 的修复动力学减慢，导致残留 DSB 数量显著增加 [25, 26]。这种效应在 Ras 突变的肿瘤细胞系中尤为明显，这与细胞内异常活化的 EGFR/PI₃K/AKT 信号通路密切相关 [26, 27]。

鉴于 EGFR 与 XRCC1 蛋白之间存在相互作用，抑制 EGFR 可能影响 DNA 的修复。XRCC1 蛋白为 DNA-PKcs 的辅因子，同时也参与碱基切除修复（BER）。BER 是 X 线诱导的 DNA 单链损伤的主要修复途径。XRCC1 的表达与 EGFR 相关，阻断 EGFR 可以下调 XRCC1 表达 [27]。如果 BER 受抑制，发生于单链 DNA 的簇样碱基损伤转换为额外 DSB 的可能性将增大 [20]。这些机制可以解释在受照射细胞中使用 EGFR 抑制药后细胞内残留 DSB 数量增多的现象。已有大量的实验数据表明，EGFR 抑制药的效果与 DNA-DSB 的修复关系密切，特别是其中的修复蛋白 DNA PKcs、Ku70和 Ku80。

4. 细胞周期效应

EGFR 的单克隆抗体和 TKI 药物都能够将肿瘤细胞阻滞在细胞周期的 G₀/G₁ 期 [16]，而放疗还能够诱导 G₂ 期阻滞，因而放疗联合 EGFR 抑制药能够显著延长细胞周期，这都有助于降低对放射抵抗的 S 期细胞所占的比例，有助于提高肿瘤细胞对治疗的敏感性。然而，由于 G₀/G₁ 细胞对放疗具有抵抗性，因此 G₀/G₁ 期阻滞所带来的细胞比例增加对放疗不利。总体来说，EGFR 抑制药所引起

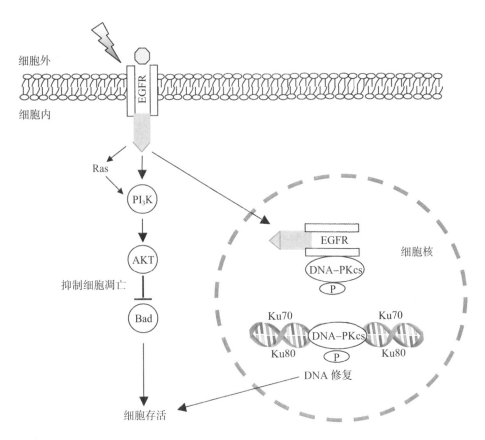

▲ 图 10-3　EGFR / PI₃K / AKT 信号通路

配体或电离辐射激活跨膜EGFR及其相关TK，进而直接或通过Ras间接提高PI₃K的活性，继而激活丝氨酸/苏氨酸蛋白激酶(Akt)。活化的 Akt 通过磷酸化调节多种与细胞存活相关蛋白的功能，包括抑制电离辐射诱导的细胞凋亡。此外，电离辐射可引起 EGFR 的快速核内易位，该过程不依赖于生长因子与受体的结合，有助于其与 DNA-PK 发生作用，促进 DSB 的修复

的细胞周期紊乱的生物学效应对联合治疗疗效的影响仍不明确。

5. 抑制细胞增殖

EGFR-TKI 和单克隆抗体的抗增殖作用已在很多临床前实验中得到证实[17]。通过抗增殖作用能够快速实现肿瘤治疗的姑息性效果，包括肿瘤退缩、复发时间延长或肿瘤生长减慢。通常在肿瘤的分次放疗过程中都存在肿瘤干细胞的再增殖，如果通过联合 EGFR 抑制药能够影响干细胞的增殖，这将有助于提高总体的治疗疗效。实验研究表明，肿瘤细胞再增殖可能与 EGFR 表达的上调有关，尽管并非在所有肿瘤模型中都能够观察到这种相关性[28]。缩短总治疗时间有助于减少肿瘤细胞再增殖的时间，一定程度上可以改善肿瘤的局部控制[29]。基于 HNSCC 的临床研究表明，相对于短疗程治疗，接受长疗程治疗的患者中肿瘤 EGFR 的高表达与较差的局部控制间的关系更加明显[30]。这些数据显示，EGFR 可能参与了克隆源性肿瘤细胞的加速再增殖，通过抑制 EGFR 有助于消除这种放射抵抗机制。

6. 对肿瘤微环境的影响

研究显示，乏氧能够诱导肿瘤细胞和正常组织细胞上调 EGFR 的表达，增加 EGFR 的合成，而且这种效应在细胞重新氧合后仍然存在[31]。缺氧诱导的 EGFR 上调效应可能存在肿瘤依赖性，即

仅出现于某些肿瘤类型细胞，因为在许多实验中未发现此种效应。

除了缺氧与 EGFR 之间可能存在直接联系外，EGFR 与血管生成之间还有某些相互作用，因为 EGFR 抑制药具有抗血管生成的活性。实验研究显示，EGFR 抑制药 C225（西妥昔单抗）[32]或酪氨酸激酶抑制药（吉非替尼）[33]可以降低肿瘤细胞血管内皮生长因子（VEGF）的表达。在活体水平，使用 EGFR 单克隆抗体或 TKI 药物均可以显著降低肿瘤组织内的血管密度[32, 33]。联合使用 EGFR 抑制药与放疗时，上述作用更加明显[16]。从理论上讲，抑制肿瘤血管生成可能改善也可能降低肿瘤的氧合状态，因此其对放疗疗效的调节呈现出正反两个方面。在一项以 A431 肿瘤为实验对象的研究中，使用氟标记的乏氧标记物氟子囊霉素阿糖胞苷（^{18}F-FAZA）的 PET 影像评估肿瘤的乏氧状态，予以单纯 EGFR-TKI 吉非替尼治疗，肿瘤的氧合状态显著获得改善[34, 35]。同样，在分次放疗过程中同时应用单克隆抗体 C225 可以提高 FaDu（人咽鳞癌细胞）肿瘤干细胞的再氧合，从而有助于改善 FaDu 肿瘤的局部控制效果[35]。总之，抗 EGFR 单克隆抗体和 TKI 药物的抗血管生成作用已获证实，并且有限的实验数据也表明抑制 EGFR-TK 有助于改善肿瘤细胞的氧合状态。

7. EGFR 抑制药单独或联合放疗抗肿瘤疗效的预测指标

无论是使用 RTK 抑制药（RTKI）还是使用单克隆抗体，不同类型的肿瘤和疾病对抗 EGFR 单药治疗的反应也存在差异，在某些疾病情况下疗效甚至可能忽略不计。目前，有几个与肿瘤相关的指标可以用于预测肿瘤对 EGFR 抑制药的治疗反应和疗效。

- EGFR 过表达。EGFR 磷酸化水平升高及信号传导增强与肿瘤的放射抵抗性有关。

- EGFR 突变状态。研究表明 EGFR 的突变或基因拷贝数与 EGFR 抑制药单药治疗或联合化疗的应答率或生存率相关。就 EGFR 突变而言，使用转基因细胞的实验研究显示，存在Ⅲ型 EGFR 变体（EGFRvⅢ）的肿瘤细胞具有明显的放射抵抗性，而存在显性负性突变的肿瘤细胞则表现出更高的放射敏感性[36]。

- 其他 ErbB 受体的表达水平。细胞内串扰和替代通路是影响对预测指标进行评估的复杂因素。有研究显示，特异性抑制 EGFR-TK 后，肿瘤细胞的 EGFR 与 cErbB2 可以形成异二聚体，下游 PI$_3$K/AKT 信号传导通路虽然失活，但并未影响 Ras/Raf/MAPK 通路的信号传导[37]。另外的研究显示，过表达 cErbB2 的肿瘤细胞对 EGFR-TKI 具有更强的耐药性[38]，因此同时抑制多个 cErb 受体可能有助于提高治疗疗效。

- EGFR 下游分子的表达、活性和突变状态可能会影响 EGFR 抑制药的疗效。基于多个细胞系的实验研究显示，Ras 突变能够提高细胞的放射敏感性，但不能增强 EGFR-TKI 的抗增殖作用。因此，无论是单独使用还是联合化疗，EGFR 抑制药在 Ras 突变的肿瘤中的有效性尚不确定，但其或可以与放疗联用，以调节放疗的效应，当然仍需开展放疗相关的实验以完善标准评估流程。

8. EGFR 抑制药对正常组织的影响

基于基因敲除小鼠和临床前毒理学的研究表明，受 EGFR 抑制药影响的正常组织主要为皮肤和胃肠道。在应用西妥昔单抗、吉非替尼和厄洛替尼等的临床研究中也观察到相似的皮肤和胃肠道毒性[39]。体外实验表明，正常的成纤维细胞受照射后，其 EGFR 受到激活[40]。然而，根据逆转录聚合酶链式反应（RT-PCR）的分析结果，每日的分次照射降低了口腔黏膜中 EGFR mRNA 的水平，表明 EGFR 蛋白在受照后似乎仍然维持稳定。正常组织细胞中 EGFR 转录和蛋白水平的变化的意义目前尚不清楚。与在肿瘤内的观察结果较为一致的是，EGFR 表达水平的增高可能与更新组织对辐射诱导的细胞再增殖过程的调节有关，这是正常组织可以耐受分次照射的重要机制之一。

（四）EGFR 抑制药

前述关于 EGFR 在放疗应答中的作用多是基于通过两种途径抑制 EGFR 的实验和临床研究的结果。第一种方法是利用 mAb。mAb 可以直接作用于受体，阻断配体与受体胞外域结合，进而抑制受体发生二聚体化及活化，最终引起受体降解。目前已经开发出数种 EGFR 抗体，并且已经进入各期临床试验。第二种方法是利用小分子的 TKI。TKI 能够干扰 EGFR 的功能，通过与 EGFR 受体胞内结构域的 ATP 结合囊结合，阻止受体磷酸化，从而阻断下游信号的级联传导。EGFR 的小分子抑制药和抗体的作用机制和药理学不同，所以其活性及毒性反应也不相同。

1. 单克隆抗体

靶向 EGFR 的单克隆抗体可分为裸抗体和双特异性抗体（结合 2 个表位）。抗 EGFR mAb 的作用机制涉及多个方面，包括阻断受体与天然配体的结合、阻止受体二聚体化和激活，以及诱导受体内化和下调等。除了作用机制不同外，抗体与小分子药物的区别还在于抗体对受体的特异性更高，作用半衰期更长（从数天到 2~3 周）。西妥昔单抗和帕尼单抗均为抗 EGFR mAb，目前已获批用于恶性肿瘤治疗。西妥昔单抗为嵌合型 IgG$_1$ mAb，适应证包括头颈部鳞状细胞癌（SCCHN）和转移性结直肠癌（mCRC）。而帕尼单抗为全人源化 IgG$_2$ mAb，主要用于治疗 mCRC。表 10-1 列出了实验证实确有放疗增敏作用并已进行临床试验的 EGFR 单克隆抗体。

表 10-1 已应用于临床具有放疗增敏作用的靶向 EGFR 抗体

药物名称	抗体来源	靶 点	适应证	放疗增敏作用
西妥昔单抗 /IMC-225、爱必妥(Imclone, Bristol Myers-Squibb)	人鼠嵌合 IgG$_2$ 抗体	EGFR-ECD	FDA 批准用于 CRC、SCCHN	众多实验研究表明其可以提高多种类型肿瘤细胞的放射敏感性[41]
帕尼单抗 /ABX-EGF（Abgen、Abgenix）	全人源 IgG$_2$ 抗体	EGFR-ECD	FDA 批准用于 CRC	能够增强放疗在 SCCHN、NSCLC 细胞系及移植瘤中的治疗疗效[42]
尼妥珠单抗（YM Biosciences）	人源 IgG$_1$ 抗体	EGFR	I/II期临床试验	能够增强放疗对部分 NSCLC 细胞系及移植瘤的抗肿瘤作用。效果与 EGFR 的表达水平有关[43]

CRC. 直肠癌；ECD. 胞外域；FDA. 美国食品药品管理局；NSCLC. 非小细胞肺癌

2. 小分子 TKI 药物

小分子 TKI 可以与 EGFR 胞内域的 ATP 结合位点结合，抑制 EGFR 自磷酸化。TKI 可分为可逆性和不可逆性抑制药，在此基础上根据其激酶抑制活性谱分为窄谱和宽谱抑制药两类。截至 2015 年，已有 3 种口服抗 EGFR-TKI 药物获批用于肿瘤治疗，分别为厄洛替尼、吉非替尼和拉帕替尼。厄洛替尼和吉非替尼主要作用于 EGFR，而拉帕替尼则主要作用于 ErbB2，部分抑制 EGFR。TKI 的半衰期相对较短；而在临床上由于患者对其生物利用度和代谢的不同，以及在某些联合治疗方案中使用了诱导或抑制细胞色素 P_{450} 的药物等，导致在不同患者间 TKI 的半衰期也存在较大差异。但是，与抗体药物相比，口服给药途径和相对较短的半衰期有助于剂量的及时调整。目前，小分子 TKI 已获准用于治疗 NSCLC（吉替尼和厄洛替尼）、胰腺癌（厄洛替尼）和 HER2 扩增的乳腺癌（拉帕替尼）。但是，与抗体药物不同，TKI 对其他类型的肿瘤（如 CRC 或 SCCHN）治疗疗效有限。表 10-2 中所列的小分子 TKI 在临床前和临床水平的研究中均表现出放疗增敏作用[44-51]。

在体外，EGFR 抗体和小分子 TKI 药物都能够发挥抑制肿瘤细胞的效应，主要通过阻滞细胞周期及抗增殖作用。在某些情况下，其体内活性似乎超过根据体外结果的预期，可能由于抗 EGFR 治疗在体内所诱导的其他直接或间接效应，包括抑制血管生成、侵袭和转移，以及增加肿瘤细胞的死亡等[49, 52, 53]。

（五）EGFR 抑制药放疗增敏的临床前研究

1965 年 EGF 的分离和 1980 年 EGFR 的纯化开启了以 EGFR 信号通路抑制为策略的抗肿瘤研究。研究表明 EGFR 抑制药可以提高化疗的疗效。随后，基础研究结果显示放疗能够诱导 EGFR 磷酸化，而且联合 EGFR 抑制药能够抑制肿瘤细胞的增殖。在细胞和移植瘤的研究中，EGFR 的表达水平与肿瘤细胞的放射敏感性呈负相关性。早期关于 EGFR 抑制药调节放疗疗效的研究中所使用的药物主要为抗 EGFR 单克隆抗体西妥昔单抗，后续基于多种药物和肿瘤模型的研究发现，不同的 EGFR 抑制药都能够在一定程度上增强放疗的效应。

1. mAb 抑制药

已有研究证实西妥昔单抗能够增加多种放疗抵抗肿瘤细胞（HNSCC、肺、胰腺、神经胶质瘤）对放疗的敏感性。使用西妥昔单抗预处理 A549 细胞，能够抑制放疗诱导的 EGFR 向细胞核内的转运，降低 DNA-PK 的活性，从而抑制 DNA 损伤的修复，增强 DNA 的放射损伤[23]。西妥昔单抗诱导的 G_0/G_1 细胞周期阻滞有助于增加放射诱导的肿瘤细胞凋亡[52]。

基于异种移植瘤模型的研究显示，西妥昔单抗联合放疗的抗肿瘤作用优于单一模式治疗。西妥昔单抗（0.2mg，每周 1 次，连续 4 周）联合放疗（西妥昔单抗注射 24h 后，每次 8Gy）可将 SCC-1 和 SCC-6 人鳞状细胞癌移植瘤完全消除达 100 天。相比之下，单纯使用西妥昔单抗或放疗仅能够短暂抑制肿瘤生长，随后肿瘤生长的速率恢复到与对照组相当的水平（图 10-4）[16, 52]。此外，分子水平的研究显示，联合治疗可使细胞重新分布到对放射更敏感的周期，即 G_1 期和 G_2/M 期，降

表 10-2　有放疗增敏作用的小分子 EGFR-TKI

药物名称	效应分子	靶点	获批情况	放疗增敏作用
（A）可逆性抑制药				
吉非替尼（阿斯利康）	苯胺喹唑啉（半衰期 48h）	Her1	FDA 批准用于 NSCLC	胶质瘤 U251 细胞系高表达 EGFR，对 EGFR 信号通路抑制药高度敏感。吉非替尼的放疗增敏效果呈剂量及时间依赖性 [44]
厄洛替尼（罗氏）	苯胺喹唑啉（半衰期 36h）	Her1	FDA 批准用于 NSCLC，胰腺癌	厄洛替尼的放疗增敏作用在三种具有不同 HER1/EGFR 表达水平的细胞系上进行了验证。放疗增敏效果与 HER1/EGFR 的表达水平和 EGFR（HER1）的自磷酸化水平成正比 [45]
拉帕替尼（葛兰素史克）	6-咪唑啉-喹唑啉（半衰期 24h）	HER1/2	获批用于乳腺癌	拉帕替尼联合分隔放疗能够抑制 EGFR+ 及 HER2+ 乳腺癌移植瘤的生长。抑制下游信号 ERK1/2 和 AKT 分别与 EGFR+ 细胞和 HER2+ 细胞的放射敏感性增加有关 [46]
BMS599 626，AC480（百时美施贵宝）	4-氨基吡咯三嗪	Her1/2/4	I 期临床试验	AC480 可以明显提高同时表达 EGFR 及 HER2 的 HN-5 细胞的放射敏感性，作用机制包括促进细胞周期再分布及抑制 DNA 的修复 [51]
AEE788（诺华）	吡咯烷酮	HER1/2，VEGFR2	II 期临床试验	联合 AEE788 能够有效提高放疗对 DU145 前列腺癌模型的疗效，但对 PC3 肿瘤的放疗疗效无影响。EGFR 的表达水平与 AEE788 抗肿瘤效果呈正相关，其作用机制为抑制细胞增殖，以及破坏肿瘤血管 [47]
（B）不可逆抑制药				
Pelitinib/EKB-569（惠氏）	3-氰喹啉	Her1/2	I / II 期临床试验	EKB-569 能够提高鳞状细胞癌的放射敏感性，其机制为 EKB-569 可以选择性靶向放疗诱导的 NF-κB 依赖性细胞存活信号通路 [48]
Canertinib/CI-1033（辉瑞）	苯胺喹唑林	Her1/2/4	II 期临床试验	CI-1003 对 EGFR 和 ErBb2 TK 高活性的 Caco-2 和 LoVo 细胞有效，而对低 TK 活性的 SW620 细胞无效。实验中，尽管 CI-1003 对 Caco-2 和 LoVo 细胞的放疗增敏作用较小，但与单一治疗相比，联合治疗能够延缓 Caco-2 和 LoVo 移植瘤的生长 [49]
BIBW2992（勃林格殷格翰）		Her1/2	II 期临床试验	BIBW2992 和 BIBW2669 在体内及体外均表现出明显的抗肿瘤增殖作用，但是其放疗增敏效果较弱。与放疗联合应用有助于延缓肿瘤的生长 [50]

低 DNA-PK 活性和 DNA 的修复能力，减少肿瘤血管的生成 [16, 52]。

2. 小分子 RTKI

目前，已进行了多项探讨小分子 EGFR 抑制药的放疗增敏作用的临床前及临床研究。

(1) 厄洛替尼：研究已经证实，厄洛替尼可由多个水平增强放射治疗的效果，包括细胞周期阻滞、诱导细胞凋亡、抑制细胞再增殖和 DNA 损伤修复。Chinnaiyan 等 [54] 的研究显示，厄洛替尼可以通过影响细胞周期动力学和细胞凋亡来调节细胞对放射的应答，通过影响 EGFR 的自磷酸化和 Rad51 的表达来调节放疗的效应 [55]。此外，厄洛替尼联合放疗可以减少 S 期细胞的数量，增加细胞的凋亡，提高细胞的放射敏感性。在移植肿瘤模型中，厄洛替尼联合放疗能够抑制肿瘤生长。使用

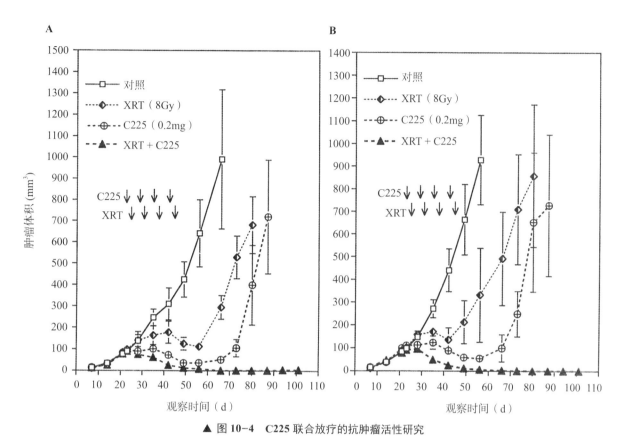

▲ 图 10-4　C225 联合放疗的抗肿瘤活性研究

将 SCC-1 细胞（A）或 SCC-6 细胞（B）经皮下注射入无胸腺小鼠（裸鼠）的腰背部。23d 后（肿瘤平均大小为 100mm³）开始治疗，每只小鼠经腹腔注射 0.2mg C225，每周 1 次，共 4 次。联合放射治疗（XRT）在每次注射 C225 24h 后进行，每次照射 8Gy。箭所示为予以 C225 和放疗处理的时间点，数值代表平均肿瘤大小（mm³）± SE（n = 8/ 组）（经许可转载，引自 Huang, S., and Harari, P., *Clinical Cancer Research* 6:2166–2174, 2000.）

微阵列技术进行的研究显示，厄洛替尼能够影响多种功能类别的放射应答基因的表达，包括与细胞周期阻滞和 DNA 损伤修复相关基因（图 10-5）。

在一项使用了 3 种不同 EGFR 表达水平的人源肿瘤细胞系进行的研究中，厄洛替尼的放疗增敏作用与 EGFR 的表达及自身磷酸化水平成正比[45]。EGFR 高表达细胞系 A431 具有最强的放射抵抗性，使用厄洛替尼能够提高细胞的 G_1 期阻滞，促进肿瘤细胞的凋亡。在多形性胶质母细胞瘤（GBM）的移植瘤模型研究中，厄洛替尼联合高剂量放疗能够产生协同抗肿瘤作用[56]。厄洛替尼联合大剂量放疗(20Gy/5 天)的肿瘤细胞杀灭能力显著高于单一模式的治疗，但联合较小剂量放疗(12Gy/12 天)无法达到相同效果。

(2) 吉非替尼：基于多个肿瘤细胞系（包括 HNSCC、乳腺癌、非小细胞肺癌、卵巢癌、神经胶质瘤、膀胱癌、结肠癌、食管癌和胆管癌）的研究显示，吉非替尼与放疗具有协同抗肿瘤作用。而且，吉非替尼能够提高结肠癌、非小细胞肺癌和 HNSCC 移植瘤的放射敏感性[57]。

抑制 EGFR 能够增强多种肿瘤细胞系的放射敏感性，但也有许多细胞系的放射敏感性不受 EGFR 抑制的影响，尤其见于过表达 EGFR 的细胞和完全缺乏 EGFR 表达的细胞。因此，对于那些对 EGFR 抑制药不敏感或无反应的肿瘤细胞，一种有效的治疗方法是使用能够同时靶向多种 ErbB

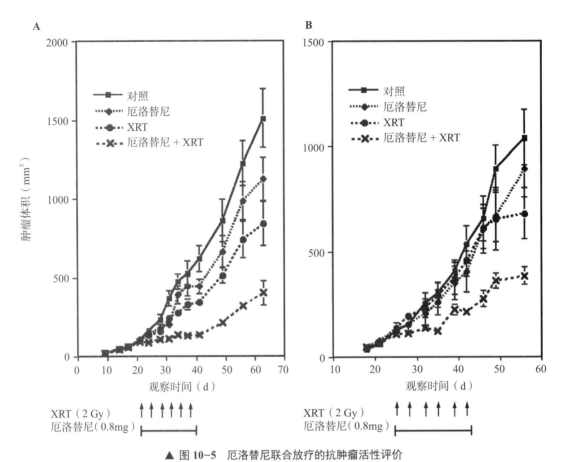

▲ 图 10-5　厄洛替尼联合放疗的抗肿瘤活性评价

H226（10^6）(A) 或 UM-SCC6（10^6）（B）细胞经皮下注入裸鼠的腰背部。厄洛替尼（每天经口灌胃 0.8mg），XRT（每周 2 次，每次 2Gy），或联合治疗，共 3 周。各点所示为肿瘤平均大小（mm^3；$n = 6$/ 组）。（经许可转载，引自 Chinnaiyan, P.et al., *Cancer Research* 65:3328–3335, 2005.）

受体的一种或多种药物[58]。拉帕替尼能够同时靶向抑制 ErbB1 和 ErbB2，用于治疗过表达这两种受体的乳腺癌细胞，但放疗增敏作用较为有限。相对于厄洛替尼，双靶点抑制药 BIBW2992 在肺癌移植瘤模型中显示出更高效的抑瘤能力[59]。

3. EGFR 抑制药对正常细胞的影响

在体外放疗可以诱导成纤维细胞的 EGFR 发生活化，但 EGFR 抑制药并不增加成纤维细胞对放疗的敏感性[60]。体内的研究结果与体外结果较为一致，在小鼠模型中应用 ErbB1 抑制药并未对口腔黏膜的急性放射反应产生影响。在肺部似乎略有不同，研究显示 EGFR 抑制药 ZD1839 可以加重放射模拟药物博来霉素所诱导的小鼠肺纤维化。但目前尚未研究放疗联合 ZD1839 是否会产生相同的结果，但值得注意的是，在肺癌患者中小分子 EGFR 抑制药的应用与肺纤维化发生率的增加有关[61]。

（六）EGFR 抑制药的临床应用

EGFR 阻断是目前最广泛应用且最成功的肿瘤靶向治疗策略。到目前为止，大多数已获批准的治疗方案及成功的临床实验涉及 EGFR 抑制药与化疗，但仍有不少研究评估了 EGFR 抑制药联合放疗或放化疗的疗效。

1. EGFR 靶向抗体

EGFR 单克隆抗体是首先用于靶向 EGFR 的药物，具有特异性强且作用持久的优势。目前已有多种 EGFR 单克隆抗体获批以单药或联合化疗的形式治疗不同类型的肿瘤。其中，西妥昔单抗获批与放疗联合使用。

(1) 西妥昔单抗：Bonner 和 EXTREM 是两项具有里程碑意义的临床研究，分别评价了西妥昔单抗在局部晚期和复发或转移 SCCHN 患者中的临床治疗价值。基于 EXTREME 的研究结果，西妥昔单抗于 2008 年 11 月在欧洲被批准作为一线用药治疗复发性或转移性 SCCHN。此外，西妥昔单抗也获批以单药形式或联合其他药物治疗转移性结直肠癌。

2006 年 3 月 FDA 批准了西妥昔单抗联合放疗用于治疗 SCCHN，或以单药形式用于既往接受过含铂药物化疗的 SCCHN 患者。2000 年开始的一项Ⅲ期随机试验的中期结果显示，西妥昔单抗联合放疗可以提高局部晚期 SCCHN（LASCCHN）患者的 3 年总生存率。2010 年报道的 5 年生存数据显示，与单纯放疗相比，西妥昔单抗联合放疗显著提高了 LASCCHN 患者的 5 年总生存率，联合治疗是这些患者非常重要的治疗模式。单纯放疗组和联合治疗组的中位总生存期分别为 29.3 个月（95% CI 20.6～41.4）和 49.0 个月（95% CI 32.8～69.5），5 年总生存率分别为 36.4% 和 45.6%[危险比（HR）为 0.73；95% CI 0.56～0.95，$P = 0.018$]（图 10-6）[62]。

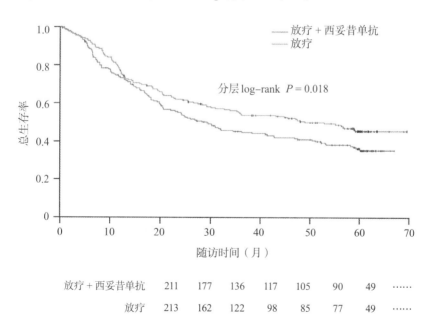

▲ 图 10-6　LASCCHN 患者的 5 年生存数据
与单纯放疗相比，西妥昔单抗联合放疗显著提高了 LASCCHN 患者的 5 年总生存率（经许可转载，引自 Bonner, J.et al., *Lancet Oncology* 11:21–28, 2010.）

近期几项规模相对较小的临床研究报道了西妥昔单抗联合放疗在Ⅲ期 NSCLC 中的疗效 [63]。在这些研究中涉及了 3 种不同的治疗方案：①放疗联合西妥昔单抗（2 项研究）；②诱导化疗后再进行放疗联合西妥昔单抗（2 项研究）；③同步放化疗联合西妥昔单抗（2 项研究）。给予的放疗剂量在 60～70Gy 之间。由于研究设计上存在不足，特别是缺乏西妥昔单抗和非西妥昔单抗之间的随机对照，因此难以对所获得的疗效数据加以解释。但从研究结果来看，方案①和③似乎比方案②更有应用前景。虽然联合化疗一定程度上增加了患者的不良反应，但是联合治疗方案仍然具有可行性。当前正在进行多项基于不同瘤种的临床研究以进一步评估放疗加用西妥昔单抗（联合或不联合化疗）的临床获益情况（表 10-3）。

表 10-3　正在进行或者近期完成的抗 EGFR 抗体联合放疗或放化疗的临床试验

药　物	肿瘤	治疗	临床试验分期				化　疗
			1	1/2	2	3	
西妥昔单抗（爱必妥）	小细胞肺癌	RT		2	4	1	
		CRT	2	4	9	3	多西紫杉醇、顺铂、5-FU
	食管癌	CRT			7		5-FU、顺铂/奥沙利铂、紫杉醇、伊立替康
	非小细胞肺癌	RT			1		
		CRT			1		
	胰腺癌	CRT			1		UFT、亚叶酸
	肛管癌	CRT			1		5-FU、顺铂
	直肠癌	CRT			1		卡培他滨
	结肠癌	CRT				1	伊立替康、奥沙利铂、亚叶酸
	宫颈癌	CRT			1		顺铂
	脑胶质瘤	CRT			1		西仑吉肽 EMD
	滤泡型淋巴瘤	CRT				1	环磷酰胺
扎鲁木单抗	小细胞肺癌	RT	1	1			
		CRT		1			顺铂
	非小细胞肺癌	CRT			1		
	结直肠癌	RT					

引自 www.clinicaltrials.gov

(2) 帕尼单抗：帕尼单抗是一种全人源化的 IgG_2 抗体，与 EGFR 结合力高，已获批用于治疗复发性结直肠癌。2006 年 9 月帕尼单抗首次获得美国 FDA 的批准，用于治疗具有 EGFR 表达的多线治疗后出现进展的 mCRC。2007 年和 2008 年分别获得欧洲药品管理局（EMEA）及加拿大卫生部的批准，用于治疗 KRAS 未突变（野生型）且 EGFR 表达的难治性 mCRC。帕尼单抗是第一个证实 KRAS 可以作为疗效预测标志物的单克隆抗体。帕尼单抗治疗 HNSCC 的临床前研究显示，该药与放疗之间存在良好的协同作用 [42, 64]。目前正在展开多项涉及帕尼单抗的临床试验，具体信息如表 10-4 所示。

表 10-4　帕尼单抗 / 尼妥珠单抗联合放疗或放化疗的临床试验

药物	肿瘤	治疗	临床试验分期 1	1/2	2	3	化疗
帕尼单抗	小细胞肺癌	RT			2		
		CRT	1		2	2	顺铂、卡铂、5-FU、紫杉醇、多西紫杉醇
	食管癌	RT			2		
		CRT				3	顺铂、多西紫杉醇、奥沙利铂、亚叶酸、5-FU、卡培他滨、紫杉醇
	胰腺癌	RT		1			
		CRT			2		5-FU、卡培他滨、吉西他滨
	肛管癌	RT		1			
		CRT			1		丝裂霉素、5-FU
	直肠癌	RT			1		
		CRT			2		卡培他滨
	肺癌	CRT			1		卡铂、紫杉醇
	宫颈癌	CRT			1		顺铂
	唾液腺癌	RT			2		
尼妥珠单抗	小细胞肺癌	RT			2		
		CRT			3	1	顺铂、多西紫杉醇
	食管癌	RT			1	1	
		CRT	1		1	1	顺铂、5-FU
	肛管癌	RT			1		
	脑及中枢神经系统恶性肿瘤	RT			1		
	非小细胞肺癌脑转移	RT			1		
	非小细胞肺癌	RT		1			
	宫颈癌	CRT			1		顺铂
	胃癌	CRT			1		卡培他滨

引自 www.clinicaltrials.gov

(3) 扎鲁木单抗（zalutumumab）：扎鲁木单抗是一种全人源 IgG_1k 抗体，源于 A431 衍生的 EGFR 免疫转基因小鼠，与 EGFR 具有高亲和力。虽然在结直肠癌和肺癌领域已经开展了扎鲁木单抗相关的临床研究，但是大多数临床研究仍集中在头颈部肿瘤。表 10-3 总结了正在进行的扎鲁木单抗联合放疗或放化疗的临床试验。

(4) 尼妥珠单抗：尼妥珠单抗是一种人源化的单克隆抗体，识别区域为 EGFR 胞外片段的结构域Ⅲ，该识别区域同时也与西妥昔单抗所识别的表位和 EGF 结合位点重叠。在一项随机、对照、双盲的临床试验中，对尼妥珠单抗联合放疗的疗效进行了详细评估。该研究纳入了 106 名进展期 SCCHN 患者，其中大多数已不适合放化疗。对照组患者接受安慰剂和放疗。研究结果表明，尼妥珠单抗联合放疗是安全的，最常见的不良事件主要为 1 级或 2 级疲乏、发烧、头痛和发冷，未出现皮疹。与对照组相比，尼妥珠单抗的加入可以明显提高疾病的完全缓解率，并且对患者生存也有改善的趋势。应用 Harrington-Fleming 检验方法评价生存率数据，尼妥珠单抗组的生存获益更为显著。此外，一项针对标志物的初步研究显示，对于 EGFR 阳性的肿瘤，尼妥珠单抗治疗较对照组可以明显提高患者的生存获益，所有患者的生活质量均得到改善，与疾病相关的临床症状得以缓解[65]。表 10-4 总结了正在进行和最近完成的尼妥珠单抗联合放疗的临床试验。

2. 小分子 RTKI

受体酪氨酸激酶抑制药的半衰期相对较短。在体内，受到生物利用度及代谢的影响，临床上在不同患者间的半衰期也存在差异。与抗体药物相比，口服给药途径和相对较短的半衰期有助于剂量的及时调整。截至 2015 年，已有 3 种口服抗 EGFR-TKI 药物被批准用于肿瘤治疗。

(1) 吉非替尼（Iressa；ZD1839）：吉非替尼能够特异性的靶向表皮生长因子受体，化学结构上属于苯胺喹唑啉家族，是第一个获批用于非小细胞肺癌的 TKI 药物。最初获批的适应证是以单药形式用于治疗铂类难治性 NSCLC。鉴于临床试验 ISEL（Iressa Survival Evaluation in Lung Cancer）的阴性结果，欧盟和美国于 2005 年 1 月撤回了其用药批准[66]。

表 10-5 总结了一些 I / II 期临床试验的结果[57]。绝大多数研究都联合了同步放化疗，因此很难判断吉非替尼作为放疗增敏药的真正临床效果。

截至 2015 年在临床试验注册网站（www.clinicaltrials.gov）中共检索到 34 项吉非替尼联合放疗的临床试验，涉及的肿瘤类型分别有非小细胞肺癌（11/34）、头颈鳞状细胞癌（9/34）、食道癌（5/34）、脑和中枢神经系统肿瘤（4/34）和转移性脑肿瘤（3/34）。在胃癌和皮肤鳞癌中的应用也在研究之中。其中 26 项临床试验联合了放化疗，而其余 8 项临床试验仅联合了放疗。I / II 期试验和 II / III 期临床试验分别有 18 个和 14 个。2 项临床试验涉及了生物标志物分析。

(2) 盐酸厄洛替尼（tarceva）：厄洛替尼是继吉非替尼之后获批用于治疗非小细胞肺癌、胰腺癌和其他数种肿瘤的 TKI 药物。美国 FDA 已批准厄洛替尼用于治疗既往化疗失败的局部晚期或转移性非小细胞肺癌。除了获批作为 NSCLC 的二线治疗药物外，厄洛替尼还被 FDA 批准与吉西他滨联合用于治疗局部晚期胰腺癌。

截至 2015 年，已有相当数量的临床研究评估了厄洛替尼在联合放疗或同步放化疗中的增敏作用及临床疗效。表 10-5 和表 10-6 对其中的部分研究进行了总结[67]。另外，还有多项临床试验正在进行或于近期结束，但结果尚未发布（www.clinicaltrials.gov）。其中最常见的肿瘤类型是 NSCLC（15/63）、头颈鳞状细胞癌（16/63）、胰腺癌（12/63）、食道癌（4/63）、脑癌和 CNS 肿瘤（7/63）、转移性脑肿瘤（6/63）。此外，还包括宫颈癌、皮肤癌、直肠癌（各有 1 项）。联合放化疗的试验有 42 项，仅联合放疗的有 21 项。17 个 I 期试验，10 个 I / II 期试验，29 个 II 期试验，5 个 III 期试验

表 10-5　小分子 **RTKI** 的临床研究结果

临床试验分期，药物名称	联合治疗	肿　瘤	结　果
Ⅰ / Ⅱ，吉非替尼	同步卡培他滨 + 放疗	局部进展期直肠癌或胰腺癌	腹泻、8/16 患者未能追加剂量、动脉血栓 2/16[68]
Ⅰ / Ⅱ，吉非替尼	术前同步 5-FU、放疗	局部进展期直肠癌	3 级腹泻 5/41、3 级皮肤毒性 6/41、CR 和 PR26/41[69]
Ⅰ，吉非替尼	吉西他滨，同步放疗	局部进展期胰腺癌	未达到 DLT、PR1/18、SD7/18、OS7.5 个月 [70]
Ⅰ / Ⅱ，吉非替尼	同步放疗	局部进展期头颈部鳞癌	34/45 例患者完成治疗；CR11、PR18、吉非替尼的附加毒性非常低 [71]
Ⅰ，厄洛替尼	同步多西紫杉醇 + 放疗	局部进展期头颈部鳞癌	DLT：黏膜炎，1 例患者死亡，2 例患者未能进行评估；CR15/23，尽管出现患者死亡事件，但此方案总体仍然可行 [72]
Ⅰ，厄洛替尼	同步顺铂 + 放疗	局部进展期头颈部鳞癌	CR11/13[73]
Ⅱ，厄洛替尼	同步顺铂 + 放疗	局部进展期头颈部鳞癌	1 例死亡、3 级射野内皮炎 14/31、25/31 完成治疗、CR21/31[74]
Ⅰ，厄洛替尼	吉西他滨 + 放疗	局部进展期胰腺癌	DLT 腹泻及脱水、PR6/13、中位生存期 14 个月 [75]
Ⅰ，厄洛替尼	替莫唑胺、放疗	多形性胶质母细胞瘤	20 例未达到 DLT；中位生存期 55 周 [76]
Ⅰ，厄洛替尼	顺铂、同步放疗	局部进展期宫颈癌	未达到 DLT、CR5/6、PR1/6、中位生存期 55 周 [77]
Ⅰ，厄洛替尼	顺铂、5-FU、放疗	食管癌	11 例患者，皮炎为最常见的不良反应 [77]

CR. 完全缓解；DLT. 剂量限制毒性；OS. 总生存；PR. 部分缓解

和 2 个Ⅲ / Ⅳ期试验，8 项临床试验进行了生物标志物分析。

　　(3) 拉帕替尼（tykerb）：拉帕替尼为靶向 EGFR 和 HER2 的双重酪氨酸激酶抑制药。美国 FDA 于 2007 年批准拉帕替尼联合卡培他滨用于既往接受卡培他滨治疗的乳腺癌患者。2010 年 1 月拉帕替尼获加速批准用于治疗绝经后 HER2 过表达且激素受体阳性的转移性乳腺癌。在局部晚期 HNSCC 患者中进行的一项拉帕替尼联合顺铂同步放疗 Ⅰ 期临床试验，纳入了 31 位患者，疾病缓解率达 89%（完全缓解 59%，部分缓解 30%）。此项研究中未观察到剂量限制性毒性，但口腔溃疡和放射性皮炎比较常见。目前正在进行一项随机Ⅱ期临床试验，拉帕替尼联合放化疗对比单纯放化疗治疗 EGFR 过表达的（免疫组化 3+）的Ⅲ期和Ⅳ期 HNSCC 患者。此外，拉帕替尼联合术后辅助放化疗对比单纯术后辅助放化疗治疗高危 HNSCC（边缘＜5mm，淋巴结转移伴包膜外扩散）患者的随机Ⅲ期临床试验也在进行之中。截至 2015 年，拉帕替尼联合同步放疗治疗头颈部肿瘤的临床试验共有 5 项，治疗前列腺癌、GBM 和乳腺癌的临床试验各有 1 项，同时还有 2 项临床试验评估拉帕替尼联合全脑放疗治疗乳腺癌脑转移。

表 10-6　放疗联合厄洛替尼的临床试验

临床试验分期	肿　瘤	治　疗	剂量限制毒性	疗　效
Ⅱ（n=23）随机	Ⅰ～Ⅲ A 期非小细胞肺癌	① RT vs. ② RT + 厄洛替尼	3 级毒性 ①肺炎：4%；②皮炎：8%	RR：① 55.5%；② 83.3%
Ⅰ期单臂（n=11）	非小细胞肺癌脑转移	全脑 RT+ 同步厄洛替尼	3～5 级毒性 间质性肺炎：18% 痤疮样皮炎：9% 乏力：9%	PR5/7、SD2/7
病例报告（n=2）	非小细胞肺癌复发，脑转移伴局部进展	全脑 RT+ 续贯厄洛替尼	未发现严重的不良反应	生存期：①>18 个月；② =15 个月
Ⅰ / Ⅱ（n=31）单臂	头颈部鳞癌	RT+ 顺铂 + 厄洛替尼	3/4 级毒性：皮炎，52%；恶心，48%；呕吐，39%；吞咽困难，35%；黏膜炎，29%；口腔干燥，29%	病理完全缓解率 74.2%
Ⅰ（n=23）剂量递增	头颈部鳞癌	RT+ 多西紫杉醇 + 厄洛替尼	剂量限制毒性：3/4 级黏膜炎 2 例；死亡 1 例	CR15/18
Ⅰ（n=12）剂量递增	头颈部鳞癌	RT+ 顺铂 + 厄洛替尼	3/4 级毒性：黏膜炎（50%）；贫血，晕厥，便秘，发音困难，皮炎，呼吸道感染（8%）	最大耐受剂量：确定，RT=63Gy
Ⅱ（n=48）单臂	头颈部鳞癌	RT+ 化疗 + 厄洛替尼 + 贝伐单抗	3/4 级毒性 诱导期：中性粒细胞减少（46%）；黏膜炎（14%）；腹泻（14%）；手足症候群（11%）；中性粒减少引起的发热（6%）；联合治疗期间的局部 3/4 级毒性：黏膜炎 / 食管炎（76%）	RR=77% 18 个月 PFS85%

引自 Mehta, V., *Frontiers in Oncology* 2:31, 2012.
CR. 完全缓解；PR. 部分缓解；RR. 应答率；RT. 放疗；SD. 疾病稳定

　　(4) 凡德他尼（Caprelsa，阿斯利康）：凡德他尼是多种细胞受体的抑制药，特别是 EGFR、VEGFR 和 RET- 酪氨酸激酶受体。目前已获 FDA 批准用于治疗不可切除的晚期（转移性）甲状腺髓样癌。作为非小细胞肺癌的潜在靶向药物选择，已对凡德他尼进行了多个临床试验评估，其中一项联合多西紫杉醇的Ⅲ期临床试验报道了积极的结果。至 2012 年底，共有 7 项凡德他尼联合放疗的Ⅰ或Ⅱ期临床试验。其中，脑或中枢神经系统肿瘤 3 项，头颈部癌、非小细胞肺癌和非小细胞肺癌脑转移各 1 项。4 项研究仅联合放疗，3 项联合放化疗 (www.clinicaltrials.gov)。

二、ErbB2 (HER2)

　　ErbB2 癌基因编码分子量为 185kDa 的Ⅰ型酪氨酸激酶受体，属于 EGFR 家族成员。

（一）基础和临床前研究

虽然目前 ErbB2 的配体尚未得到确认，但 ErbB2 是其他 ErbB 受体形成异二聚体的首选受体，因为它的胞外结构域保持较为固定和开放的构象，类似于配体诱导的激活状态。含 ErbB2 的异二聚体稳定性高，故而与配体的解离速率较低，受体信号强化程度高且持续的时间较长。ErbB2 基因的过度扩增将导致不依赖配体的 ErbB2 形成同型二聚体，进而启动下游信号级联通路，如 PI₃K 和 MAPK 通路（图 10-1）。

如上所述，ErbB2 是其他 ErbB 蛋白的首选结合伴侣，如 ErbB3。ErbB3 含有可以与 PI₃K 的 p85 催化亚基进行结合的 6 个位点，使其成为所有 EGFR 家族成员中 PI₃K 存活通路最有效的激动剂。ErbB2 / ErbB3 异二聚体是促存活信号的高效介导因子。如果 ErbB2 / ErbB3 信号出现异常，将导致 PI₃K 信号通路失调，这是临床预后不良和肿瘤对治疗发生耐受的一个预测因素。

调节上皮肿瘤生长和存活的信号通路之间存在冗余和交互作用。在乳腺癌中，质膜相关的雌激素受体可以与 EGFR 家族成员发生关联而激活，进而通过 PI₃K/Akt 和 MAPK/Erk 通路发挥其非基因组的生物学效应。在 ErbB2 与胰岛素样生长因子 1 受体（IGF1-R）之间也存在交互作用。IGF1-R 在乳腺癌中也有表达，是细胞生长和存活的关键调节因子之一。

（二）阻断 ErbB2：曲妥珠单抗

重组人源化曲妥珠单抗是目前抗 ErbB2 治疗中最为广泛使用的抗体药物。曲妥珠单抗能够与 ErbB2 的胞外结合域发生结合，阻断受体异二聚体化，诱导受体内化及降解，从而发挥抗肿瘤活性 [78]。在临床上，曲妥珠单抗（赫赛汀）通常用于治疗 ErbB2⁺ 乳腺癌，以及 ErbB2 高表达的其他原发性和转移性肿瘤。

1. 曲妥珠单抗的放疗增敏作用

已有研究表明曲妥珠单抗可增强乳腺癌、食管癌和 HNSCC 细胞的放射敏感性 [57]。对于 ErbB2 受体过度表达的乳腺癌细胞，曲妥珠单抗能够抑制体外培养的细胞的增殖，降低在裸鼠中的肿瘤形成率（图 10-7）。对照射后的细胞进行细胞周期分析显示，曲妥珠单抗能够诱导细胞周期阻滞的早期逃逸现象，提示对于 ErbB2 过表达的肿瘤细胞，在进行到下一细胞周期前可能没有足够的时间完成 DNA 损伤的修复。细胞周期阻滞的失败与 p21^{WAF1} 的失调有关，p21^{WAF1} 是细胞对 DNA 损伤应答的关键调节性因子之一。同一研究显示，尽管 EGFR 过表达乳腺癌细胞在照射后 6 小时、12 小时和 24 小时都可检测到 p21^{WAF1} 的转录及蛋白表达产物，但是联合使用曲妥珠单抗时，升高的 p21^{WAF1} 转录和蛋白水平不能长时间维持，仅呈一过性增加。单纯放疗提高了 p21^{WAF1} 蛋白的酪氨酸磷酸化水平，而联合应用曲妥珠单抗导致其磷酸化过程受阻。因此，在 ErbB2 过表达细胞中，联合应用 ErbB2 抗体所导致的 DNA 修复失败可能与 p21^{WAF1} 的失调有关 [79]。

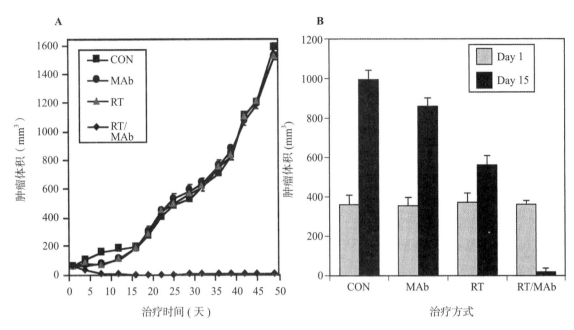

图 10-7　抗 HER2 抗体联合放疗促进裸鼠内的人源性乳腺癌移植瘤出现退缩

A. 经皮下注入肿瘤细胞 14 天后予以治疗，各组 MCF-7/HER2 肿瘤的生长曲线。治疗组：人 IgG₁ 对照（30mg/kg，CON，■），放疗（4Gy）+ 人 IgG₁（RT，▲），rhuMAb HER2（30mg/kg，MAb，●），联合放疗 / rhuMAb（RT/MAb，◆）；B. 经皮下注射 MCF-7/HER2 细胞。35 天后，根据体重和肿瘤大小将小鼠随机分组，每组 3~5 只，肿瘤大小为 350~400mm³。治疗组：人 IgG₁ 对照（CON），人 IgG₁ 联合放疗（8Gy），rhuMAb HER2，放疗联合 rhuMAb（RT/MAb）。rhuMAb 和 IgG₁ 组于第 1 天、第 4 天和第 7 天分次用药，联合放疗组仅于第 1 天使用 rhuMAb 或 IgG₁ 治疗 4 小时后接受单次 8Gy 放疗。分别于第 1 天和第 15 天记录肿瘤大小。（经许可转载，引自 Pietras, R.et al., *Cancer Research* 59:1347–1355, 1999.）

2. 曲妥珠单抗联合放疗的临床研究

现已开展了大量曲妥珠单抗联合放疗治疗乳腺癌和食管癌的 Ⅰ / Ⅱ 期临床研究。表 10-7 汇总了已完成的部分临床试验的结果，同时也包括同时靶向 ErbB1 和 ErbB2 的小分子 TKI 拉帕替尼（tykerb）的研究数据。临床试验数据显示，与未接受曲妥珠单抗治疗的患者相比，曲妥珠单抗的应用能够显著提高 HER2 阳性乳腺癌脑转移患者的生存率 [80]。此外，基于 ErbB2⁺ 乳腺癌患者出现脑转移后是否应继续使用曲妥珠单抗的回顾性研究显示，WBRT 联合曲妥珠单抗能够显著提高乳腺癌脑转移患者的中位总生存率（21 个月 vs. 9 个月；$P = 0.001$）。上述结果表明，当患者出现脑转移时，应该继续维持曲妥珠单抗的应用，但对存在的潜在毒性问题尚未详加研究 [80]。表 10-8 简要总结了正在进行或最近完成的相关临床试验，其中大部分与乳腺癌有关。

三、胰岛素样生长因子 1 受体

胰岛素样生长因子 1 受体（IGF1-R）为来源于胰岛素受体家族的跨膜受体酪氨酸激酶。图 10-8 描述了胰岛素受体家族及其配体。

表 10-7 曲妥珠单抗联合放疗的临床试验

分期（病例数）	肿 瘤	治 疗	毒 性	疗 效
Ⅰ（n = 30）	局部进展期食管癌	曲妥珠单抗，同步紫杉醇，顺铂，RT	3 级食管炎（9）；非恶性心包渗出（1）	内镜再活检病理阴性（15/23）（HER2$^+$：5；HER2$^-$：10）
Ⅰ/Ⅱ（n = 19）14/19 HER2$^+$	局部进展期食管癌	曲妥珠单抗，同步紫杉醇，顺铂，RT	3/4 级食管炎：2/14	中位生存期 24 个月；2 年生存率 50%；HER2$^+$ 患者完全缓解（8/14）
Ⅰ/Ⅱ（n = 15）	不能手术或化疗抵抗的局部进展期乳腺癌	曲妥珠单抗、RT、氨磷汀、多柔比星、多西紫杉醇		CR5/7，且 2 年内未复发
Ⅰ/Ⅱ（n = 12）	HER2$^+$、化疗耐受、局部进展期或局部复发性乳腺癌	曲妥珠单抗、RT	3 级皮肤毒性（n = 2）；淋巴细胞减少（n = 1）。术后伤口愈合延迟	乳腺切除术后 CR 或 PR：3/7；显著高于对照组；中位生存期 39 个月
Ⅱ（n = 33）	局部进展期头颈部鳞癌	曲妥珠单抗、拉帕替尼、RT	剂量限制毒性，溃疡性穿孔（n = 1）肝脏转氨酶一过性升高（n = 1）；3/4 级黏膜炎、皮炎、淋巴细胞减少、中性粒细胞减少	总体缓解率：81%（65% 接受了Ⅱ期临床推荐的剂量）

引自 Zaidi, S.et al., *Current Drug Discovery Technologies* 6:103–134, 2009.
CR. 完全缓解；PR. 部分缓解；RT. 放疗

表 10-8 正在进行或近期完成的曲妥珠单抗联合放疗或放化疗的临床试验

肿 瘤	治 疗	分 期				化 疗
		1	1/2	2	3	
乳腺癌	RT	1		1	1	
	CRT	1		5	4	卡铂、环磷酰胺、美法仑、噻替哌、多柔比星、多西紫杉醇、亚叶酸、甲氨蝶呤、紫杉醇
乳腺癌，脑转移	RT	1	1	1		
	CRT				1	化疗
胰腺癌	CRT			2		吉西他滨
食管癌					1	卡铂、紫杉醇
膀胱癌	CRT			1		紫杉醇
肉瘤	CRT					化疗

引自 www.clinicaltrials.gov
CRT. 化学放疗；RT. 放疗

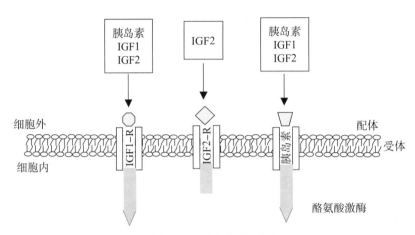

▲ 图 10-8　胰岛素受体家族

胰岛素和胰岛素样生长因子与相应受体结合。胰岛素受体和 IGF1-R 均具有细胞内酪氨酸激酶结构域。IGF2-R 的作用可能是清除 IGF2 以减少其结合其他受体的能力。胰岛素和 IGF1 皆可与胰岛素受体和 IGF1-R 结合，而 IGF2 能够与三种受体都发生结合。IGFBP 是一类能够与 IGF1 或 IGF2 结合的蛋白质家族，可以调节 IGF 与胰岛素受体家族的相互作用

（一）基础及临床前研究

IGF1 和 IGF2 是 IGF1-R 的配体，可以激活 PI$_3$K 和 Ras 等下游信号通路。研究显示，胰岛素样生长因子 1（IGF1）能够影响细胞的增殖、非贴壁依赖性生长和转移，并且具有抗细胞凋亡作用。在前列腺癌、乳腺癌、肺癌、结肠癌和恶性胶质瘤中都存在 IGF1-R 的过度表达，并与预后不良相关 [57]。IGF1-R 的过表达还与化疗和放疗相关的治疗抵抗有关，提示阻断 IGF1-R 通路可能是降低放化疗抵抗的有效方法 [81, 82]。与野生型细胞相比，来自 IGF1-R 缺失小鼠胚胎的成纤维细胞表现出更高的放射敏感性 [83]。在细胞及活体水平使用反义 RNA 下调小鼠黑色素瘤细胞中 IGF1-R 的表达可以增加其放射敏感性 [84]。

（二）IGF 阻断的细胞毒性作用和放疗增敏效果

抗 IGF1-R 的单克隆抗体已经用于细胞和动物研究，通过阻断其介导的信号通路，提高细胞的放射敏感性。研究显示，鼠源抗人 IGF1-R 抗体能够提高结肠癌和肺癌细胞的放射敏感性 [82]。Tyrphostin 是 IGF1-R 的酪氨酸激酶抑制药，实验表明能够改善乳腺癌细胞的放射敏感性 [81]。体外的研究显示，IGF1-R 能够被放疗激活，在 DNA 的修复过程中发挥作用。NSCLC 细胞受照射后，IGF1-R 活化，促进 Ku 蛋白与 DNA 的结合。使用 tyrphostin 阻断 IGF1-R 能够导致放疗诱导的 Ku-DNA 结合活性下降。

（三）阻断 IGFR 的临床疗效

目前已经开发了多个靶向 IGFR 的单克隆抗体。注册的 I / II 期临床试验多达 23 项，涉及多种恶性肿瘤，研究中使用了一种或多种此类药物，通常还与化疗联合。如前所述，在细胞和移植瘤水

平的研究已经证实抗 IGF1-R 单克隆抗体能够抑制 IGF 信号通路，提高细胞的放射敏感性，而临床试验的数据尚未成熟。

四、总结

放疗可以激活跨膜受体，以及其细胞内的信号通路，这正是通过靶向生长因子受体进行放疗增敏的理论基础。实际上，放疗启动了一个持续性的活性环路，首先放疗在肿瘤细胞内诱导产生 ROS / RNS 信号，继而促进生长因子受体和信号通路的激活，通过细胞的旁分泌途径释放配体，最终导致受体和细胞内信号通路的再次激活。高表达 EGFR 的肿瘤细胞接受放疗后，细胞内的存活及增殖机制受到激活，其主要由 PI$_3$K/AKT 和 Ras/MAPK 信号通路产生的刺激信号所介导。这两个信号通路的激活可能是 EGFR 过表达肿瘤细胞存在放射性抵抗的主要原因。

目前已经开发出两类抑制 EGFR 的药物。第一类为受体靶向的单克隆抗体，该类抗体可以竞争性结合 EGFR，阻断配体与受体的胞外域结合，进而阻止受体二聚体化和活化，最终引起受体降解。靶向 EGFR 的第二类药物为小分子 TKI，该类药物可与受体胞质结构域的 ATP 结合囊结合，从而阻止受体磷酸化，抑制下游级联信号传导。许多临床前研究已经证实，单克隆抗体和 TKI 均能某种程度上提高放疗的效应。

EGFR 抑制药是目前应用最广泛、最成功的肿瘤靶向药物。尽管大多数获批的治疗方案和临床试验都以 EGFR 抑制药联合化疗为主，但对 EGFR 抑制药联合放疗或放化疗也有很多研究。抗 EGFR 单克隆抗体西妥昔单抗和帕尼单抗已被批准用于多种肿瘤治疗，而且西妥昔单抗获批与放疗联合治疗 SCCHN。截至 2015 年，已有 3 种口服抗 EGFR-TKI（吉非替尼、厄洛替尼和拉帕替尼）获批进入临床肿瘤治疗。厄洛替尼和吉非替尼特异性抑制 EGFR，而拉帕替尼主要抑制 ErbB2，对 EGFR 起到相对较小的抑制作用。

ErbB2 是其他所有 ErbB 蛋白的首选结合伴侣，如 ErbB3。ErbB3 是所有 EGFR 家族成员中 PI$_3$K 存活通路最有效的激动剂，ErbB2/ErbB3 异二聚体是促存活信号的高效介导因子。目前最广泛使用的抗 ErbB2 的药物为重组人源化抗体（曲妥珠单抗），该抗体可与细胞外结构域结合，阻断异二聚体化，诱导受体内化及降解。现已开展了很多曲妥珠单抗联合放疗治疗乳腺癌和食道癌患者的Ⅰ/Ⅱ期临床试验。拉帕替尼是一种对 ErbB1（EGFR）和 ErbB2 都具有高度结合特异性的小分子 TKI，目前其联合放疗的方案已进入了早期临床试验。IGF1-R 是来自胰岛素受体家族的跨膜受体酪氨酸激酶。在肿瘤细胞和移植瘤水平，抗 IGF1-R 单克隆抗体能够阻断 IGF 信号通路传导，提高肿瘤细胞的放射敏感性。

参考文献

[1] Yarden, Y., and Sliwkowski, M. Untangling the ErbB signalling network. *Nat Rev Mol Cell Biol* 2001;2:127–137.

[2] Olayioye, M., Neve, R., Lane, H., and Hynes, N. The ErbB signaling network: Receptor heterodimerization in development and cancer. *EMBO J* 2000;19:3159–3167.

[3] Schmidt–Ullrich, R., Valerie, K., Fogleman, P., and Walters, J. Radiation–induced autophosphorylation of epidermal growth factor receptor in human malignant mammary and squamous epithelial cells. *Radiat Res* 1996;145:81–85.

[4] Bowers, G., Reardon, D., Hewitt, T. et al. The relative role of ErbB1–4 receptor tyrosine kinases in radiation signal transduction responses of human carcinoma cells. *Oncogene* 2001;20:1388–1397.

[5] Valerie, K., Yacoub, A., Hagan, M. et al. Radiation–induced cell signaling: Inside–out and outside–in. *Mol Cancer Ther* 2007;6:789–801.

[6] Galabova–Kovacs, G., Kolbus, A., Matzen, D. et al. ERK and beyond: Insights from B–Raf and Raf–1 conditional knockouts. *Cell Cycle* 2006;5:1514–1518.

[7] Tonks, N. Protein tyrosine phosphatases and the control of cellular signaling responses. *Adv Pharmacol* 1996;36:91–119.

[8] Khan, E., Heidinger, J., Levy, M., Lisanti, M., Ravid, T., and Goldkorn, T. Epidermal growth factor receptor exposed to oxidative stress undergoes Src– and caveolin–1–dependent perinuclear trafficking. *J Biol Chem* 2006;281(20):14486–14493.

[9] Shvartsman, S., Hagan, M., Yacoub, A., Dent, P., Wiley, H., and Lauffenburger, D. Autocrine loops with positive feedback enable context–dependent cell signaling. *Am J Physiol Cell Physiol* 2002;282(3):C545–C559.

[10] Nyati, M., Morgan, M., Feng, F., and Lawrence, T. Integration of EGFR inhibitors with radiochemotherapy. *Nat Rev Cancer* 2006;6:867–885.

[11] El-Shewy, H., Kelly, F., Barki-Harrington, L., and Luttrell, L. Ectodomain shedding-dependent transactivation of epidermal growth factor receptors in response to insulin-like growth factor type I. *Mol Endocrinol* 2004;11:2727–2739.

[12] Vrana, J., Grant, S., and Dent, P. Inhibition of the MAPK pathway abrogates BCL2-mediated survival of leukemia cells after exposure to low dose ionizing radiation. *Radiat Res* 1999;5:559–569.

[13] Hirsch, F., Varella-Garcia, M., Bunn, P.A. et al. Epidermal growth factor receptor in non-small-cell lung carcinomas: Correlation between gene copy number and protein expression and impact on prognosis. *J Clin Oncol* 2003;21(20):3798–3807.

[14] Milas, L., Fan, Z., Andratschke, N., and Ang, K. Epidermal growth factor receptor and tumor response to radiation: *In vivo* preclinical studies. *Int J Radiat Oncol Biol Phys* 2004;58(3):966–971.

[15] Eriksen, J., Steiniche, T., Askaa, J., Alsner, J., and Overgaard, J. The prognostic value of epidermal growth factor receptor is related to tumor differentiation and the overall treatment time of radiotherapy in squamous cell carcinomas of the head and neck. *Int J Radiat Oncol Biol Phys* 2004;58(2):561–566.

[16] Huang, S., and Harari, P. Modulation of radiation response after epidermal growth factor receptor blockade in squamous cell carcinomas: Inhibition of damage repair, cell cycle kinetics, and tumor angiogenesis. *Clin Cancer Res* 2000;6:2166–2174.

[17] Baumann, M., and Krause, M. Targeting the epidermal growth factor receptor in radiotherapy: Radiobiological mechanisms, preclinical and clinical results. *Radiother Oncol* 2004;72:257–266.

[18] Baumann, M., Krause, M., Dikomey, E. et al. EGFR-targeted anti-cancer drugs in radiotherapy: Preclinical evaluation of mechanisms. *Radiother Oncol* 2007;83:238–248.

[19] Milas, L., Fan, Z., Mason, K., and Ang, K., eds. *Role of Epidermal Growth Factor Receptor and Its Inhibition in Radiotherapy*. Berlin, Heidelberg: Springer, 2003.

[20] Purschke, M., Kasten-Pisula, U., Brammer, I., and Dikomey, E. Human and rodent cell lines showing no differences in the induction but differing in the repair kinetics of radiation-induced DNA base damage. *Int J Radiat Biol* 2004;80:29–38.

[21] Rodemann, H., Dittmann, K., and Toulany, M. Radiation-induced EGFR-signaling and control of DNA-damage repair. *Int J Radiat Biol* 2007;83: 781–791.

[22] LoPiccolo, J., Blumenthal, G., Bernstein, W., and Dennis P. Targeting the PI3K/Akt/mTOR pathway: Effective combinations and clinical considerations. *Drug Resist Update* 2008;1(11):32–50.

[23] Dittmann, K., Mayer, C., Fehrenbacher, B. et al. Radiation-induced epidermal growth factor receptor nuclear import is linked to activation of DNA-dependent protein kinase. *J Biol Chem Biol Interact* 2005;280(31):182–189.

[24] Um, J., Kwon, J., Kang, C. et al. Relationship between antiapoptotic molecules and metastatic potency and the involvement of DNA-dependent protein kinase in the chemosensitization of metastatic human cancer cells by epidermal growth factor receptor blockade. *J Pharmacol Exp Ther* 2004;311:1062–1070.

[25] Dittmann, K., Mayer, C., and Rodemann, H. Inhibition of radiation-induced EGFR nuclear import by C225 (Cetuximab) suppresses DNA-PK activity. *Radiother Oncol* 2005;76:157–161.

[26] Toulany, M., Kasten-Pisula, U., Brammer, I. et al. Blockage of epidermal growth factor receptor-phosphatidylinositol 3-kinase-AKT signaling increases radiosensitivity of K-RAS mutated human tumor cells *in vitro* by affecting DNA repair. *Clin Cancer Res* 2006;12:4119–4126.

[27] Yacoub, A., McKinstry, R., Hinman, D., Chung, T., Dent, P., and Hagan, M. Epidermal growth factor and ionizing radiation upregulate the DNA repair genes XRCC1 and ERCC1 in DU145 and LNCaP prostate carcinoma through MAPK signaling. *Radiat Res* 2003;159:439–452.

[28] Eicheler, W., Krause, M., Hessel, F., Zips, D., and Baumann, M. Kinetics of EGFR expression during fractionated irradiation varies between dierent human squamous cell carcinoma lines in nude mice. *Radiother Oncol* 2005;76:151–156.

[29] Baumann, M., Saunders, M., and Joiner, M., eds. *Modified*

Fractionation. London: Arnold, 2002.

[30] Bentzen, S., Atasoy, B., Daley, F. et al. Epidermal growth factor receptor expression in pretreatment biopsies from head and neck squamous cell carcinoma as a predictive factor for a benefit from accelerated radiation therapy in a randomized controlled trial. *J Clin Oncol* 2005;23:5560–5567.

[31] Laderoute, K., Grant, T., Murphy, B., and Sutherland, R. Enhanced epidermal growth factor receptor synthesis in human squamous carcinoma cells exposed to low levels of oxygen. *Int J Cancer* 1992;52:428–432.

[32] Perrotte, P., Matsumoto, T., Inoue, K. et al. Anti-epidermal growth factor receptor antibody C225 inhibits angiogenesis in human transitional cell carcinoma growing orthotopically in nude mice. *Clin Cancer Res* 1999;5:257–265.

[33] Huang, S., Li, J., Armstrong, E., and Harari, P. Modulation of radiation response and tumor-induced angiogenesis after epidermal growth factor receptor inhibition by ZD1839 (Iressa). *Cancer Res* 2002;62:4300–4306.

[34] Solomon, B., Binns, D., Roselt, P. et al. Modulation of intratumoral hypoxia by the epidermal growth factor receptor inhibitor getinib detected using small animal PET imaging. *Mol Cancer Ther* 2005;4:1417–1422.

[35] Krause, M., Ostermann, G., Petersen, C. et al. Decreased repopulation as well as increased reoxygenation contribute to the improvement in local control after targeting of the EGFR by C225 during fractionated irradiation. *Radiother Oncol Rep* 2005;76:162–167.

[36] Lammering, G., Hewit, T., Holmes, M. et al. Inhibition of the type III epidermal growth factor receptor variant mutant receptor by dominant-negative EGFR-CD533 enhances malignant glioma cell radiosensitivity. *Clin Cancer Res* 2004;10:6732–6743.

[37] Rajput, A., Koterba, A., Kreisberg, J., Foster, J., Willson, J., and Brattain, M. A novel mechanism of resistance to epidermal growth factor receptor antagonism *in vivo*. *Cancer Res* 2007;67:665–673.

[38] Erjala, K., Sundvall, M., Junttila, T. et al. Signaling via ErbB2 and ErbB3 associates with resistance and epidermal growth factor receptor (EGFR) amplification with sensitivity to EGFR inhibitor getinib in head and neck squamous cell carcinoma cells. *Clin Cancer Res* 2006;12:4103–4111.

[39] Yano, S., Kondo, K., Yamaguchi, M. et al. Distribution and function of EGFR in human tissue and the effect of EGFR tyrosine kinase inhibition. *Anticancer Res* 2003;23:3639–3650.

[40] Gueven, N., Dittmann, K., Mayer, C., and Rodemann, H. Bowman-Birk protease inhibitor reduces the radiation-induced activation of the EGF receptor and induces tyrosine phosphatase activity. *Int J Radiat Biol* 1998;73:157–162.

[41] Wang, M., Morsbach, F., Sander, D. et al. EGF receptor inhibition radiosensitizes NSCLC cells by inducing senescence in cells sustaining DNA double-strand breaks. *Cancer Res* 2011;71(19):6261–6269.

[42] Kruser, T., Armstrong, E., Ghia, A. et al. Augmentation of radiation response by panitumumab in models of upper aerodigestive tract cancer. *Int J Radiat Oncol Biol Phys* 2008;72(2):534–542.

[43] Akashi, Y., Okamoto, I., Iwasa, T. et al. Enhancement of the antitumor activity of ionising radiation by nimotuzumab, a humanised monoclonal antibody to the epidermal growth factor receptor, in non-small cell lung cancer cell lines of differing epidermal growth factor receptor status. *Br J Cancer* 2008;98(4):749–755.

[44] Stea, B., Falsey, R., Kislin, K. et al. Time and dose-dependent radiosensitization of the glioblastoma multiforme U251 cells by the EGF receptor tyrosine kinase inhibitor ZD1839 (Iressa). *Cancer Lett* 2003;202(1):43–51.

[45] Kim, J., Ali, M., Nandi, A. et al. Correlation of HER1/EGFR expression and degree of radiosensitizing effect of the HER1/EGFR-tyrosine kinase inhibitor erlotinib. *Indian J Biochem Biophys* 2005;42(6):358–365.

[46] Sambade, M., Kimple, R.J., Camp, J. et al. Lapatinib in combination with radiation diminishes tumor regrowth in HER2+ and basal-like/EGFR+ breast tumor xenografts. *Int J Radiat Oncol Biol Phys* 2010;77(2):575–581.

[47] Huamani, J., Willey, C., Thotala, D. et al. Dierential efficacy of combined therapy with radiation and AEE788 in high and low EGFR-expressing androgen-independent prostate tumor models. *Int J Radiat Oncol Biol Phys* 2008;71(1):237–246.

[48] Aravindan, N., Thomas, C., Aravindan, S., Mohan, A., Veeraraghavan, J., and Natarajan, M. Irreversible EGFR inhibitor EKB-569 targets low-LET γ-radiation-triggered rel orchestration and potentiates cell death in squamous cell carcinoma. *PLoS One* 2011;6(12):e29705.

[49] Nyati, M., Maheshwari, D., Hanasoge, S. et al. Radiosensitization by pan ErbB inhibitor CI-1033 *in vitro* and *in vivo*. *Clin Cancer Res* 2004;10(2):691–700.

[50] Schütze, C., Dörfler, A., Eicheler, W. et al. Combination of EGFR/HER2 tyrosine kinase inhibition by BIBW 2992 and BIBW 2669 with irradiation in FaDu human squamous cell carcinoma. *Strahlenther Onkol* 2007;183(5):256–264.

[51] Torres M., Raju U., Molkentine D., Riesterer O., Milas L., Ang K. AC480, formerly BMS-599626, a pan Her inhibitor, enhances radiosensitivity and radioresponse of head and neck squamous cell carcinoma cells in vitro and in vivo. Invest New Drugs. 2011;29(4):554–61.

[52] Harari, P., and Huang, S. Head and neck cancer as a clinical model for molecular targeting of therapy: Combining EGFR blockade with radiation. *Int J Rad Oncol Biol Phys* 2001;49:427–433.

[53] Deutsch, E., Kaliski, A., Maggiorella, L., and Bourhis, J. New strategies to interfere with radiation response: "Biomodulation" of radiation therapy. *Cancer Radiother Oncol* 2005;9:69–76.

[54] Chinnaiyan, P., Huang, S., Vallabhaneni, G. et al. Mechanisms of enhanced radiation response following epidermal growth factor receptor signaling inhibition by erlotinib (Tarceva). *Cancer Res* 2005;65:3328–3335.

[55] Li, L., Wang, H., Yang, E. et al. Erlotinib attenuates homologous recombinational repair of chromosomal breaks in human breast cancer cells. *Cancer Res* 2008;68:9141–9146.

[56] Sarkaria, J., Carlson, B., Schroeder, M. et al. Use of an orthotopic xenograft model for assessing the effect of epidermal growth factor receptor amplication on glioblastoma radiation response. *Clin Cancer Res* 2006; 12: 2264–2271.

[57] Zaidi, S., Huddart, R., and Harrington, K. Novel targeted radiosensitisers in cancer treatment. *Curr Drug Discov Technol* 2009;6:103–134.

[58] Britten, C. Targeting ErbB receptor signaling: A pan-ErbB

approach to cancer. *Mol Cancer Ther* 2004;3(10):1335–1342.

[59] Li, D., Ambrogio, L., Shimamura, T. et al. BIBW2992, an irreversible EGFR/HER2 inhibitor highly eective in preclinical lung cancer models. *Oncogene* 2008;27:4702–4711.

[60] Gueven, N., Dittmann, K., Mayer, C., and Rodemann, H. Bowman-Birk protease inhibitor reduces the radiation-induced activation of the EGF receptor and induces tyrosine phosphatase activity. *Int J Radiat Biol* 1998;73:157–162.

[61] Tofilon, P., and Camphausen, K. Molecular targets for tumor radiosensitization. *Chem Rev* 2009;109:2974–2988.

[62] Bonner, J., Harari, P., Giralt, J. et al. Radiotherapy plus cetuximab for locoregionally advanced head and neck cancer: 5-year survival data from a phase 3 randomised trial, and relation between cetuximab-induced rash and survival. *Lancet Oncol* 2010;11:21–28.

[63] Nieder, C., Pawinski, A., Dalhaug, A., and Andratschke, N. A review of clinical trials of cetuximab combined with radiotherapy for non-small cell lung cancer. *Radiat Oncol* 2012;11(7):3.

[64] López-Albaitero, A., and Ferris, R. Immune activation by epidermal growth factor receptor specific monoclonal antibody therapy for head and neck cancer. *Arch Otolaryngol Head Neck Surg* 2007;133(12):1277–1281.

[65] Rodríguez, M., Rivero, T., Bahi, R. et al. Nimotuzumab plus radiotherapy for unresectable squamous-cell carcinoma of the head and neck. *Cancer Biol Ther* 2010;9(5):343–349.

[66] Chang, A., Parikh, P., ongprasert, S. et al. Getinib (IRESSA) in patients of Asian origin with refractory advanced non-small cell lung cancer: Subset analysis from the ISEL study. *J Thorac Oncol* 2006;1(8):847–855.

[67] Mehta, V. Radiotherapy and erlotinib combined: Review of the preclinical and clinical evidence. *Front Oncol* 2012;2:1–11.

[68] Czito, B., Willett, C., Bendell, J. et al. Increased toxicity with gefitinib, capecitabine, and radiation therapy in pancreatic and rectal cancer: Phase I trial results. *J Clin Oncol* 2006;24(4):656–662.

[69] Valentini, V., Paoli, A.D., Gambacorta, M. et al. Infusional 5-fluorouracil and ZD 1839 (getinib-Iressa) in combination with preoperative radiotherapy in patients with locally advanced rectal cancer: A phase I and II Trial (1839IL/0092). *Int J Radiat Oncol Biol Phys* 2008;72:644–649.

[70] Maurel, J., Martin-Richard, M., Conill, C. et al. Phase I trial of getinib with concurrent radiotherapy and fixed 2-h gemcitabine infusion, in locally advanced pancreatic cancer. *Int J Radiat Oncol Biol Phys Med Biol* 2006;66(5):1391–1398.

[71] Valentini, V. et al. ASCO Annual Meeting Proceedings Part I. *J Clin Oncol* 2006;24(18S):5543.

[72] Savvides, P., Agarwala, S., Greskovich, J. et al. Phase I study of the EGFR tyrosine kinase inhibitor erlotinib incombination with docetaxel and radiation in locally advanced squamous cell cancer of the head and neck (SCCHN). *J Clin Oncol* 2006;24:5545.

[73] Arias de la Vega, F., Herruzo, I., de las Heras, M. et al. Erlotinib and chemoradiation in patients with surgically resected locally advanced squamous head and neck cancer (HNSCC): A GICOR phase I study. *J Clin Oncol* 2008;26:6068.

[74] Herchenhorn, D., Dias, F., Viegas, C. et al. PhaseI/II study of erlotinib combined with cisplatin and radiotherapy in patients with locally advanced squamous cell carcinoma of the head and neck. *Int J Radiat Oncol Biol Phys* 2010;78:696–701.

[75] Iannitti, D., Dipetrillo, T., Akerman, P. et al. Erlotinib and chemoradiation followed by maintenance erlotinib for locally advanced pancreatic cancer: A phase I study. *Am J Clin Oncol* 2005;28(6):570–575.

[76] Krishnan, S., Brown, P.D., Ballman, K. et al. Phase I trial of erlotinib with radiation therapy in patients with glioblastoma multiforme: Results of North Central Cancer Treatment Group protocol N0177. *Int J Radiat Oncol Biol Phys* 2006;65(4):1192–1199.

[77] Dobelbower, M., Russo, S., Raisch, K. et al. Epidermal growth factor receptor tyrosine kinase inhibitor, erlotinib, and concurrent 5-fluorouracil, cisplatin and radiotherapy for patients with esophageal cancer: A phase I study. *Anticancer Drugs* 2006;17(1):95–102.

[78] Pegram, M., Konecny, G., and Slamon, D. The molecular and cellular biology of HER2/neu gene amplification/overexpression and the clinical development of herceptin (trastuzumab) therapy for breast cancer. *Cancer Treat Res* 2000;103:57–75.

[79] Pietras, R., Poen, J., Gallardo, D., Wongvipat, P., Lee, H., and Slamon, D. Monoclonal antibody to HER-2/neu receptor modulates repair of radiation-induced DNA damage and enhances radiosensitivity of human breast cancer cells overexpressing this oncogene. *Cancer Res* 1999;59:1347–1355.

[80] Chargari, C., Idrissi, H., Pierga, J. et al. Preliminary results of whole brain radiotherapy with concurrent trastuzumab for treatment of brain metastases in breast cancer patients. *Int J Radiat Oncol Biol Phys* 2011;81(3):631–636.

[81] Wen, B., Deutsch, E., Marangoni, E. et al. Tyrphostin AG 1024 modulates radiosensitivity in human breast cancer cells. *Br J Cancer* 2001;85(12): 2017–2021.

[82] Cosaceanu, D., Carapancea, M., Castro, J. et al. Modulation of response to radiation of human lung cancer cells following insulin-like growth factor 1 receptor inactivation. *Cancer Lett* 2005;222(2):173–181.

[83] Nakamura, S., Watanabe, H., Miura, M., and Sasaki, T. Eect of the insulin-like growth factor I receptor on ionizing radiation-induced cell death in mouse embryo fibroblasts. *Exp Cell Res* 1997;235(1):287–294.

[84] Macaulay, V., Salisbury, A., Bohula, E., Playford, M., Smorodinsky, N., and Shiloh, Y. Downregulation of the type 1 insulin-like growth factor receptor in mouse melanoma cells is associated with enhanced radiosensitivity and impaired activation of Atm kinase. *Oncogene* 2001;20(30):4029–4040.

第 11 章　靶向信号分子进行放疗增敏

Targeting Signaling Molecules for Radiosensitization

众多的分子参与了外界信号通过细胞膜、细胞质传导至细胞核内的过程，其中的许多分子在决定细胞的放射敏感性方面发挥着作用。本章将讨论由生长因子受体启动的下游信号通路内的组成因子与放射敏感性的关系。在肿瘤细胞中，许多信号分子发生突变，或存在异常表达，或展现其他功能，可作为潜在的放疗增敏的特异性靶点而受到了广泛关注。

一、Ras

Ras 蛋白属于小 GTP 结合蛋白，是多种信号转导通路中的早期参与因子，并且在细胞增殖、分化和致癌转化的调节中具有关键性作用。大约 30% 的人类肿瘤中可以检测到 Ras 突变，而且在更多的肿瘤中 Ras 的活性存在异常，主要是由于其上游信号通路的活性异常所致。

（一）Ras 的功能

Ras 是一种原癌基因，参与了多种受体酪氨酸激酶的下游信号通路，从而调控细胞的生长、运动、凋亡和分化等多种功能。当受体激活后，Ras 蛋白从与 GDP 结合的失活状态转变为与 GTP 结合的活化状态。野生型 Ras 的活化状态与失活状态间存在平衡，而发生突变的 Ras 则倾向于维持在活化状态，近 30% 的实体瘤内存在 Ras 突变。Ras-GTP 作用于一组小分子的 GTP 结合蛋白，这些蛋白是许多信号转导通路的早期组成部分（图 11-1）。

（二）Ras 的下游信号通路

Ras 活化后可以激活多种下游信号传导通路。RAF/MEK/ERK 通路是首个被证实的 RAS 效应通路。该通路是受体酪氨酸激酶介导的丝裂原信号传导中必不可少的共有通路，可介导广泛的细胞效应，包括生长、分化、炎症和凋亡等。RAF 蛋白家族（Raf-1、A-Raf 和 B-Raf）是丝氨酸 / 苏氨酸激酶，可与 RAS-GTP 的效应区域结合，诱导该蛋白向质膜的转运。第 2 个研究较为深入的 RAS 效应家族为磷酸肌醇 3 激酶（PI_3K）。PIP3 刺激 AKT/PKB 激酶和部分 Rac-GEF，如 Sos1 和 Vav。活化的 AKT 通过抑制 Bad、caspase-9 和 AFX 而降低细胞的凋亡。此外，AKT 还可通过磷酸化

NF-κB 的阻遏蛋白 IκB 进一步抑制细胞凋亡。PI₃K/AKT 通路在 RAS 介导的细胞存活和增殖中有着重要的作用（图 11-2）。

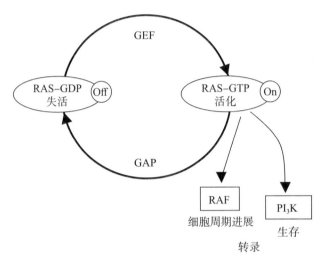

▲ 图 11-1　Ras 蛋白激活和下游信号传导

Ras 在由 GDP 结合失活和 GTP 结合活化构成环路间的转换。GTP 取代 GDP 受鸟嘌呤核苷酸交换因子（GEF）的调控。GTP 水解需要 GTPase 激活蛋白（GAP），后者可以增强 Ras 蛋白较弱的内源性 GTPase 活性。Ras 以其活性形式与包括 RAF 蛋白激酶和 PI₃K 在内的多种效应蛋白家族相互作用

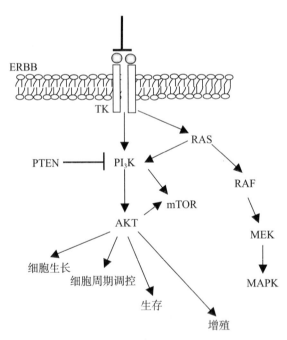

▲ 图 11-2　PI₃K-AKT 通路和其他 ERBb 受体酪氨酸激酶的下游信号通路

AKT. 蛋白激酶 B；MAPK. 丝裂原活化蛋白激酶；mTOR. 西罗莫司 靶蛋白；PI₃K. 磷脂酰肌醇 -3- 激酶；PTEN. 磷酸酶和张力蛋白同源物；TK. 酪氨酸激酶

（三）Ras 和放射抵抗

大量体外的实验数据表明，Ras 突变蛋白的表达与细胞放射敏感性的降低有关。

- 1988 年，Sklar[1] 研究发现 H-ras 或 K-ras 基因突变可以增强 NIH 3T3 细胞的抗辐射能力。此外，v-myc、v-abl 或 v-fms 转化细胞的放射抗性并不高于其亲代细胞系，此现象表明 Ras 突变细胞克隆形成率的增加并非单纯的细胞转化的非特异性结果。

- 人类结肠癌细胞系中 N-ras 或 K-ras 基因失活导致放射敏感性增加[2]。采用小干扰 RNA（siRNA）敲低 K-ras 也可以在头颈部肿瘤细胞中产生相似的放疗增敏效果[3,4]。

- 研究显示，编码抗 Ras 单链抗体片段的腺病毒载体可以增强携带 Ras 突变和 Ras 蛋白持续活化的肿瘤细胞的放射敏感性[4]。

- 在原代细胞研究中，使用癌基因 ras 转染大鼠胚胎成纤维细胞（REF）仅能中度地提高其放射抵抗性。然而，癌基因 ras 与腺病毒 EIA 或 v-myc 癌基因共转染可以协同性地提高受照后细胞的存活率[5]。上述结果表明，ras 介导的放射抵抗性可能受细胞遗传背景的影响。

- 评估 ras 在放射抵抗中作用的另一种方法是通过抑制哺乳动物肿瘤细胞内 ras 的表达观察对放射敏感性的影响。在人结肠癌细胞中，可以观察到由于 K-ras 等位基因的缺失，导致细胞受照射后克隆形成率显著降低[2]。

- 在人类肿瘤细胞的实验中，使用 H-ras 反义寡核苷酸能够提高 H-ras 突变细胞的放射敏感性，而对 H-Ras 表达正常的细胞无影响[6]。

介导放射抵抗的下游通路

Ras 的异常激活与肿瘤细胞的放射抵抗之间存在因果关系，但是其中的具体机制并不十分明确。虽然如此，所涉及的作用机制在很大程度上局限于胞质内的信号分子，主要集中于 Ras 下游 Raf-1/丝裂原活化蛋白激酶（MAPK）或 PI_3K/Akt 信号通路。研究显示，MAPK 通路的活化介导了胶质母细胞瘤的放射抵抗，而抑制此通路能够增强射线对乳腺癌和前列腺癌细胞的杀伤作用[7]。然而，并非所有类型的细胞系都表现出此效应，这表明，在 Ras 介导的放射抵抗中还存在其他替代性通路[8]。细胞实验显示，MAPK 通路的中间物 Raf-1 可能在介导放射抵抗中发挥作用。使用反义寡核苷酸抑制 Raf-1，能够提高受照射细胞的存活率[9]。而且，转染了持续活化状态 Raf-1 的人鳞状细胞癌细胞株表现出更高的放疗抵抗性[10]。然而，应用 Raf-1 下游分子 MEK 抑制药 PD98059 未能提高表达突变 p53 蛋白及癌基因 ras 细胞的放射敏感性[11]。

上述研究结果表明 Raf 诱导的放射抵抗与 MEK/ERK 激活无关，Ras 介导的放射抵抗可能不经由 MAPK 信号通路传导。此外，研究显示 PI_3K 的活化是 Ras 转化细胞抗辐射作用的必要条件，表明 PI_3K 为 Ras 的关键效应通路，Akt 在其中发挥重要作用[10]。$PI_3K/Akt/mTOR$ 通路将在本章后面章节中详细讨论。

由于 RAS 信号网络比较复杂，目前对于 RAS 介导的放射抵抗机制的认识仍较为有限[12]。除了研究较多的 Raf-1 和 PI_3K 外，还存在许多 Ras 效应分子及其亚型。这些效应分子能够激活多个特定但相互影响的下游信号通路，最终影响基因表达、第二信使激活、凋亡和细胞周期调控等生物过程。

（四）Ras 抑制药

Ras 蛋白要发挥功能，首先需要获得激活，这个过程需要蛋白转录后的修饰，在法尼基转移酶催化作用下，将一个疏水分子连接到 Ras 蛋白，以利于其附着到细胞膜上。迄今为止，利用 Ras 作为肿瘤放疗增敏靶点的策略主要集中于法尼基转移酶和香叶烯基转移酶，两者皆可介导 Ras 蛋白羧基末端的异戊烯化，此过程为 Ras 蛋白附着于细胞膜及随后激活的必要条件[13]。

1. 通过抑制 Ras 增强肿瘤的放射敏感性

研究表明，异戊烯基转移酶抑制药（PTI）可以在体外增强多种表达 Ras 癌基因的肿瘤的放射敏感性，包括胰腺癌、肺癌、结肠癌、乳腺癌和神经胶质瘤[14]。重要的是，PTI 对 Ras 野生型的肿瘤细胞及正常成纤维细胞无影响[11]。在移植瘤模型中，PTI 可以显著增强携带 H-ras 突变的 T24 膀胱癌细胞，以及 K-ras 突变的 MiaPaCa-2 和 PSN-1 胰腺癌细胞的放射敏感性[15]。

基于上述研究结果，PTI 作为重要的抗 Ras 药物受到了广泛关注。如后面章节所述，目前已开展了多项 Ras 抑制药联合放疗的临床研究。然而，尽管 PTI 抑制了 Ras 异戊烯化及活化，但它也同时抑制了其他多种蛋白质的异戊烯化。目前已经鉴定出超过 100 种蛋白质需要异戊烯化的翻译后修饰[16]。抑制 Ras 以外的蛋白质异戊烯化对放射敏感性的影响尚未完全确定。其中，PTI 可抑制 RhoB 和 Rheb 蛋白的异戊烯化及其活性。研究发现，通过基因转染的方法和 PTI 抑制 RhoB 蛋白可增强胶质瘤细胞的放射敏感性[14]。PTI 对 Rheb 蛋白异戊烯化的抑制降低了 Rheb 蛋白与 mTOR 的活性，增强了紫杉烷类药物和他莫昔芬的抗肿瘤活性[17]。虽然尚未研究特异性抑制 Rheb 对放疗效应的影响，但 mTOR 的抑制与放射敏感性的增加有关。PTI 对 Ras 缺乏特异性导致了对实验和临床研究的结果进行分析的复杂性。

2. Ras 抑制药的临床前研究

表 11-1 汇总了在细胞或移植瘤水平使用法尼基转移酶抑制药（FTI）的放疗增敏效果。如上节所述，PTI 已被证实能够增强多种表达 Ras 癌基因的人类肿瘤细胞的放射敏感性，包括胰腺癌（T23）、肺癌、结肠癌和乳腺癌[18]，且对携带 Ras 野生型的肿瘤细胞及正常成纤维细胞无明显影响[11]。在移植瘤模型中，PTI 可以显著增强携带 H-ras 突变的 T24 膀胱癌细胞[19]、K-ras 突变的 MiaPaCa-2 和 PSN-1 胰腺癌细胞的放射敏感性[15]。

3. Ras 抑制药的临床试验

尽管临床前的研究结果很好，但是在临床试验中 FTI 单药仅对血液肿瘤表现出有限的抗肿瘤活性，对于实体瘤几乎没有疗效。自 2000 年以来，针对 4 种 FTI（tipifarnib、lonafarnib、BMS-214662 和 L-778123）陆续开展了至少 75 项临床试验，其中 64 项（35 项为 I 期试验）涉及对临床疗效的评估[20]。当 FTI 与其他药物联合使用时，其疗效会相对有所提高。基于替吡法尼联合吉西他滨和顺铂的 I 期临床试验显示，替吡法尼对治疗局晚期实体瘤具有一定的价值（完全缓解率

33.3%，部分缓解率 26%）。在一项Ⅱ期新辅助治疗的临床研究中，替吡法尼联合化疗（多柔比星和环磷酰胺）可将局晚期乳腺癌患者的病理完全缓解率从 10% 提高到 25%。

表 11-1　Ras 抑制药的临床前研究

肿瘤模型	治疗方法	结　果	结　论	参考文献
膀胱癌、乳腺癌、结肠癌、宫颈癌、肺癌细胞系。T24，H5578T（K-ras 突变），SW480，A549（H-ras 突变），SKBr-3，HT29，HeLa（野生型）	放疗 +FTI-227 和 GGTI-298	克隆形成试验。PTI 对 H-ras 和 K-ras 突变细胞系具有放疗增敏作用，而对野生型 ras 细胞系无此作用	通过抑制癌基因的活性达到放疗增敏的效果，PTI 联合 RT 治疗癌症具有一定的潜力	[18]
T24（ras 突变）和 HT29 细胞（ras 野生型）移植瘤	PTI、FTI-276、L 744832 连续用药 7 天	对于 T24 细胞，FTI 联合 RT 降低克隆形成率，延缓肿瘤生长速度，效果大于单一治疗	FTI 联合放射治疗具有协同作用，能够强化对 ras 活化肿瘤的治疗疗效	[19]
7 株 ras 突变型胰腺癌细胞，2 株野生型 ras 胰腺癌细胞	Ras 抑制通过 siRNA 敲低 K-ras 基因或利用多种不同特异性的 PTI 阻断 ras 通路	在体外和体内都能够提高胰腺癌细胞的放射敏感性（细胞克隆形成试验）	通过抑制活化的 K-ras，与放疗形成超相加作用，增强对胰腺癌细胞的杀伤	[15]
放射抵抗型肝癌，C3H/HeJ 小鼠（野生型 ras）	PTI LB42907 60mg/kg，每天 2 次，持续 30 天，联合 25Gy 放射治疗	放疗联合 FTI 增强了放疗诱导的细胞凋亡；FTI 下调 ras 表达，治疗后 4h 最显著；FTI 增加了肿瘤的放射敏感性（ER=1.32）	如果 FTI 可以抑制 ras 和其他需要法尼基化的蛋白活性，则 FTI 联合 RT 对于无 ras 突变的肿瘤有潜在的疗效	[3]
放射抵抗型胶质瘤（U87，SF763，RS SF767，U251-MG）。U87 细胞转染入显性负性*的 Ras 或 Rho-B 突变体	放疗（2Gy）前 48h 使用 FTI R115777	药物治疗后放疗抵抗细胞的生存率降低 45%，但对放疗敏感的细胞生存无影响。阻断 RhoB 进一步降低了受照射的 U87 细胞的存活率	Rho-B 而并非 Ras 在 U87 细胞的放射抵抗方面发挥作用。	[14]

译者注：显性负性作用（dominant negative effect）：某些信号转导蛋白突变后不仅自身无功能，还能抑制或阻断野生型信号转导蛋白的作用。这种作用被称为显性负性作用。具有显性负性作用的突变体被称为显性负性突变体（dominant negative mutant）

表 11-2 汇总了部分已发表的 Ras 抑制药联合放疗的临床试验结果，表 11-3 列出了正在进行或近期完成的临床试验的基本数据。迄今为止，几乎没有临床研究证实 PTI 可以增强肿瘤的放疗敏感性[25]。正如体外研究结果所示，Ras 介导的放疗抵抗可能高度依赖于肿瘤的遗传背景[25]，新近的临床试验大多纳入了对生物标志物的分析。但是这些临床研究的缺陷在于设计中仅依赖于 PTI 的治疗作用。除了 Ras 蛋白以外，还有很多蛋白的功能也可能受到 PTI 治疗的影响，进而对实验的结果产生影响。此外，由法尼基转移酶介导和由香叶烯基转移酶介导的两种 Ras 异戊烯化修饰产物之间存在的冗余及相互作用也可能是重要的影响因素。因此，除了继续深入研究作用机制外，制约实验室结果向临床转化的一个关键因素是能否获得高度特异性和有效的靶向化合物。

表 11-2　**Ras 抑制药的临床试验**

临床试验分期	治疗方法	肿瘤	结果
I	FTI L778 123（持续滴注）联合放疗	3 例 HNSCC，6 例 NSCLC	DLT：中心粒细胞减少（n = 1） CR：NSCLC（n = 3），HNSCC（n = 2） PR：NSCLC（n = 1）
I	L778 123 联合放疗	12 例局部进展期胰腺癌	CR：2 例见于高剂量组（1 例出现腹泻，1 例出现胃肠道出血） PR：1 例见于低剂量组[21]
I	FTI 替吡法尼（R115 777）同步放疗，之后继续用药直至疾病进展	13 例多形性胶质母细胞瘤	高剂量组 DLT：死亡 1 例，肺炎 2 例 PR：1/9；SD：4/9；PD：3/9[22]
I / II	洛伐他汀 + 联合放疗	间变性胶质瘤，多形性胶质母细胞瘤	疗效轻微：2/9；PR：2/9；PD：5/9[23]
I（多中心）	L778 123 联合放疗	NSCLC、H NSCC	与标准放化疗疗效相同，心电图 Q-T 延长[24]
I	FTI R115 777 联合放疗	多形性胶质母细胞瘤	正常组织未见明显不良反应

CR. 完全缓解；DLT. 限剂量毒性；FTI. 法尼基转移酶抑制药；HNSCC. 头颈部鳞癌；NSCLC. 非小细胞肺癌；PD. 进展性疾病；PR. 部分缓解；SD. 疾病稳定

表 11-3　**正在进行的 FTI 临床试验**

临床试验分期	FTI	肿瘤类型	联合治疗
II	替吡法尼（FTI R115777）	局部进展期胰腺癌	放疗、吉西他滨、紫杉醇
I	替吡法尼（FTI R115777）	儿童单核细胞白血病	13- 顺式维 A 酸、阿糖胞苷、氟达拉滨、造血干细胞移植
I	替吡法尼（FTI R115777）	局部进展期胰腺癌	放疗
I	替吡法尼（FTI R115777）	III 期非小细胞肺癌	放疗、卡铂、紫杉醇

引自 www.clinicaltrials.gov

二、Ras 下游信号传导

如前所述，Ras 异常活化与肿瘤细胞放射抵抗之间的因果关系已得到证实。大多数研究主要集中于 Ras 下游的胞质内信号传导通路 Raf-1/MAPK 和 PI₃K/Akt。从人类和鼠模型中获得的数据表明，尽管 Raf 可能参与了 Ras 介导的放射抵抗，但 MAPK 并未参与其中[8, 11]。有研究表明 PI₃K 的活化是 Ras 转化细胞放射抵抗的必要条件，提示 PI₃K 介导细胞放疗抵抗的关键效应通路，以及证明 Akt 可能的重要作用[8, 11]。

（一）PI₃K/Akt/mTOR 信号通路

PI₃K 信号通路是癌症中普遍存在的重要活化信号传导通路（图 11-3）。根据结构和特性，PI₃K 可分为 3 类。第 Ⅰ 类又可进一步分为 Ⅰa 和 Ⅰb 两个亚类。大多数致癌突变发生在 Ⅰa-PI₃K 的 p110α 亚基内，因此这组蛋白受到的关注最多。上游受体酪氨酸激酶激活 PI₃K 通路，导致磷脂酰肌醇 -4，5- 二磷酸（PIP2）磷酸化，生成磷脂酰肌醇 -3，4，5- 三磷酸（PIP3）。PIP3 可被磷酸酶和张力蛋白同源物（PTEN）去磷酸化，从而终止 PI₃K 信号传导。PIP3 的累积导致后续级联信号通路的活化，首先由磷酸肌醇依赖性激酶 1(PDK1)对蛋白丝氨酸苏氨酸激酶(Akt)308 位点的苏氨酸进行磷酸化，激活 Akt；活化的 Akt 通过多种下游蛋白刺激蛋白质翻译、细胞增殖，以及抑制细胞凋亡。Akt 通过结节性硬化复合物（TSC）和脑内富集 RAS 同源物（RHEB）激活哺乳动物西罗莫司靶蛋白（mTOR），导致其下游靶点、翻译调节因子 4EBP1 和 S6K1 发生磷酸化。mTOR 至少以 2 种复合物形式存在，即含 rapror 复合物 mTORC1 和含 rictor 复合物 mTORC2。其中，仅 mTORC1 对西罗莫司的抑制作用敏感，而延长西罗莫司的作用时间也只能部分抑制 mTORC2 的活性。mTORC1 可将来自 PI₃K 通路的增殖信号与由 ATP 和氨基酸触发的能量感应通路整合，后者通过 Peutz-Jeghers 肿瘤抑制因子丝氨酸 - 苏氨酸激酶 11（STK11）与 mTOR 连接。mTORC2 复合物中的 mTOR 是调节细胞生长和存活通路的重要效应分子，其能够对 Akt 的 Ser473 位点进行磷酸化并激活 Akt，从而使 mTOR 蛋白能够从 Akt 的上游或下游发挥作用（图 11-3）。

（二）癌症中 PI₃K 通路的激活

肿瘤细胞内 PI₃K 通路的激活可能通过几种不同的机制。

- 上游 RTK 的过度活化，如人表皮生长因子受体 2（ErbB2）和表皮生长因子受体（EGFR）。靶向 ErbB2 和 EGFR 的抗体和小分子抑制药已用于肿瘤治疗（见第 10 章）。ErbB2 阳性的肿瘤细胞似乎依赖于 PI₃K 的激活，因为抑制下游 PI₃K 通路将导致大量细胞凋亡。PI₃K 通路激活也是 EGFR 激活的重要介质。然而，PI₃K 通路的阻断并不能完全抑制 EGFR 活化的肿瘤细胞。要达到与 EGFR 抑制药相似的效果，需要同时抑制 MEK/ERK 和 PI₃K 通路，表明这两条通路在 EGFR 通路中都有重要作用 [26]。

- PTEN 基因突变或表达缺失导致其自身功能的丧失，进而导致 PI₃K 下游靶分子 PIP3 的积聚，从而激活 PI₃K 通路，这是首个被确定的 PI₃K 通路激活的基因水平机制。多种恶性肿瘤中存在 PTEN 基因突变，包括子宫内膜癌、脑癌和前列腺癌。在小鼠体内，杂合 PTEN 的缺失导致多种肿瘤的形成 [27]。

- 已有研究证实，编码 Ⅰa-PI₃K 蛋白 p110α 亚基的 PIK3CA 基因在相当部分结直肠癌中存在活性突变 [28]，并且类似突变也常见于其他肿瘤类型，包括乳腺癌、子宫内膜癌、肺癌和宫颈癌。此外，在包括胶质母细胞瘤和结肠癌在内的多种肿瘤中还发现了 PI₃K 的 p85 调节亚基

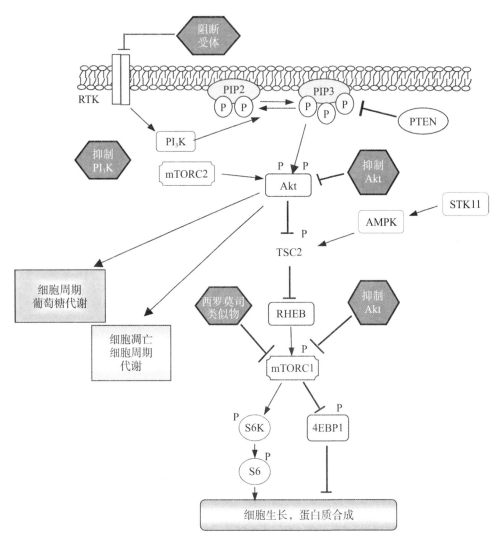

▲ 图 11-3　PI₃K 通路及主要的治疗干预靶点

PI₃K 通路能够整合生长因子刺激（RTK）与营养信号（AMPK）。在肿瘤中，PI₃K 可被多种信号所激活，包括上游 RTK（如 HER2 和 EGFR）的扩增或突变、下游活化的突变、失活缺失或突变（如 PTEN）。通过在不同信号水平上抑制 PI₃K 通路，可以达到一定的治疗获益

（PIK3R1）的突变。

- 尽管有认为 K-RAS 激活后主要通过 MAPK 通路发挥功能，但目前的研究表明 PI₃K 通路也是 K-RAS 突变体的重要效应途径。RAS 能够结合并激活 PI₃K；在携带 PIK3CA 突变体的小鼠，由于 PI₃K 与 RAS 的相互作用受阻，因此能够抵抗 RAS 基因诱导的成瘤性[29]。

（三）PI₃K/Akt/mTOR 通路抑制药

如前所述，PI₃K 通路可以通过多种途径受到激活，包括上游受体酪氨酸激酶的扩增或突变，以及下游通路分子的基因突变或缺失（图 11-3）。因此，可以通过抑制该通路的上游或下游分子阻断其信号传导。抑制该通路的上游分子可有效地抑制 PI₃K 通路的活性，例如曲妥珠单抗。这是一种靶向 ErbB2 的单克隆抗体，也是目前最成功和应用最广泛的靶向药物之一。然而，仍有许多 ErbB2

阳性肿瘤对抗 ErbB2 治疗不敏感或在治疗过程中产生耐药性，其下游通路的激活是耐药产生的原因之一。

1. 靶向 PI₃K

在临床上，使用药物抑制 PI_3K 通路存在很大的挑战性，因为 PI_3K 普遍存在于多种哺乳动物的正常细胞中，由此造成 PI_3K 抑制药的显著毒性反应。为了提高其对特定细胞靶点的选择性，目前已开发出靶向 PI_3K 特定亚型的药物，如 ICOS 公司的 IC486 068 可以靶向 PI_3K 蛋白的 p110δ 亚型。在细胞水平，IC486068 联合常规分次放疗可导致人血管内皮细胞凋亡、克隆形成率降低，以及细胞迁移受抑制；在活体水平可以破坏肿瘤的脉管系统[24]。进一步研究显示，IC486068 联合放疗能够有效延缓 GL261 和 LLC 移植瘤的生长[24]。除了此类靶向特定 PI_3K 亚型的药物外，还有一些作用范围更广谱的药物，包括同时靶向 p110α 和 mTOR。目前有多种 PI_3K 抑制药正在临床研发过程中，一些 PI_3K/mTOR 双重抑制药如 BEZ235、BGT226 和 XL765 及 PI_3K 抑制药 XL147 的 I / II 期临床试验也正在进行中。

2. 靶向 Akt

Akt 是 PI_3K 最重要的下游靶点，目前已开发出多种 Akt 抑制药。哌立福辛（perifosine）是一种磷脂酰肌醇类似物，已在多项 I 期和 II 期临床试验中进行了评估。MK2206 是 Akt1 和 Akt2 的变构抑制药，目前正联合多种化疗药物、ErbB2 抑制药和 MEK 抑制药 AZD6244 进行临床试验。PI_3K 下游通路抑制药与 MEK 通路抑制药联合应用具有合理性和必要性，因为 PI_3K 通路和 MAPK 通路相互沟通，当一个通路被抑制时，能够旁路激活另一个通路，从而继续信号传导。

3. 靶向 mTOR

mTOR 抑制药可分为 2 类：西罗莫司类似物和小分子 mTOR 抑制药。西罗莫司类似物与 FK506 结合蛋白 12（FKBP12）形成复合物，结合并抑制 mTORC1。目前，临床试验中的西罗莫司类似物有 3 种，包括西罗莫司的前药替西罗莫司（temsirolimus）和西罗莫司类似物依维莫司（everolimus）和德罗莫司（deforolimus）。

西罗莫司类似物具有抗多种恶性肿瘤的活性，包括套细胞淋巴瘤、肉瘤和肾癌[30]。尽管在癌症治疗方面已经观察到了某些阳性结果，但在改善患者生存方面未展现出明显的获益[31]。一个重要的原因可能是存在的信号负反馈回路，从 mTORC1 开始，经 S6K1，逆行传导至上游的 PI_3K 并影响其活性[32]。鉴于 mTORC1 和 AKT 之间通过 mTORC2 存在反馈，因此可以使用能够同时抑制 mTORC1 及 mTORC2 的药物，如 AZD8055 和 OSI-027，这 2 种药物正处于 I / II 期临床试验阶段。

（四）PI₃K 通路与放射应答

Ras 异常活化与肿瘤细胞放射抵抗之间的因果关系已得到证实。大多数研究主要集中于 Ras 下游的胞质内信号传导通路 Raf-1/MAPK 和 PI_3K/Akt。从人类和鼠模型中获得的数据表明，尽管 Raf 可能参与了 Ras 介导的放射抵抗，但 MAPK 并未参与其中[8, 11]。有研究表明 PI_3K 的活化是 Ras 转化细胞放射抵抗的必要条件，提示 PI₃K 介导细胞放疗抵抗的关键效应通路，以及证明 Akt 可能的重要作用[8, 11]。研究显示，抑制 Akt 能够轻微提高某些肿瘤细胞系的放射敏感性[3]，但对其他肿瘤细胞系则无效。显然，抑制 PI₃K/Akt 信号传导所引起的放疗增敏作用涉及多种机制的共同作用。

1. 肿瘤细胞凋亡

逃避程序性细胞死亡或凋亡是恶性肿瘤细胞的特征之一。有研究认为，活化的 Akt 可通过抑制细胞凋亡而促进受照射肿瘤细胞的存活。DNA 损伤诱导的细胞凋亡通常与线粒体介导的 caspase 蛋白酶家族的激活有关。Akt 的抗凋亡活性是促凋亡蛋白 Bad 和 caspase-9 发生 Akt 依赖性磷酸化后失活的结果。

2. 破坏肿瘤血管

肿瘤微环境，特别是肿瘤的血管系统，已成为放疗所致细胞毒性的重要靶标。血管内皮细胞对高剂量照射较为敏感，但对临床放疗剂量（2~3Gy）的辐射敏感性较差，部分原因为内皮细胞 PI₃K/Akt 信号通路被激活后发挥促细胞生存的作用。因此，内皮细胞活化的 PI₃K/Akt 通路可以作为重要的分子治疗靶点，与放疗联合使用有助于提高放疗疗效。已有试验研究评估了使用 PI₃K/Akt 通路抑制药靶向肿瘤血管的放疗增敏效果[31]。

3. DNA 双链断裂修复

放射诱导的 DNA 双链断裂（DSB）大部分通过非同源末端连接（NHEJ）进行修复。DNA 依赖性蛋白激酶催化亚基（DNA-PKcs）是 NHEJ 修复通路中重要的蛋白之一。研究显示，EGFR 启动的 PI₃K-Akt 信号通路参与对 DNA-PKcs 和 DNA 损伤修复过程的调节（见第 10 章）。EGFR 的激活（同源二聚化或异二聚化）导致细胞核内 DNA-PK 亚基含量增加，进而可以增强 DNA-PK 依赖的 NHEJ 的活性。BIBX1382 可以抑制 EGFR 酪氨酸激酶结构域，从而对 K-RAS 突变细胞（A549）产生毒性作用，但对于放疗抵抗的野生型 K-RAS 细胞（FaDu）无影响，说明 K-RAS 在 DNA 损伤修复的过程中具有重要作用[33]。酪氨酸激酶抑制药联合放疗可以提高 K-RAS 突变细胞中残留的 DNA-DSB 数量，提示 K-RAS 突变细胞的 DNA 修复功能受损。利用 siRNA 靶向 Akt 也能够提高肿瘤细胞对放疗的敏感性[34]。由于突变所致或受体酪氨酸激酶介导的 RAS 激活在人类肿瘤中非常普遍，所以 PI₃K/Akt 介导的 DNA 损伤修复可能是肿瘤内在放射抵抗的一个重要机制。

4. 乏氧：HIF-1α 抑制和促进肿瘤血管正常化

在低氧 / 乏氧条件下，癌细胞可以通过调节某些基因表达来适应乏氧微环境，从而维持细胞的存活甚至增殖能力。乏氧诱导因子 1（HIF-1）是乏氧诱导的一种关键转录因子，其主要负责调节与肿瘤生长和凋亡相关的基因及其蛋白的表达。HIF-1 的激活能够上调多种基因的表达，包括葡萄糖转运蛋白（GLUT-1 和 GLUT-3）及碳酸酐酶 IX。在常氧条件下，HIF-1α 通过与 von Hippel-Lindau 蛋白结合或受 HIF-1 抑制因子的作用而迅速失活，阻止 DNA 继续转录。然而，在乏氧条件下，HIF-1 的转录活性由 PI₃K/Akt 通路调节，此通路激活将增加 HIF-1 的转录和表达。PI₃K/Akt/mTOR 通路抑制药不仅具有抗肿瘤作用，而且可以改变肿瘤血管和细胞氧合状态，提高放疗和化疗的疗效。在许多情况下，这些变化与 HIF-1α 和 VEGF 的下调有关，这已在多种细胞及移植瘤模型中得到证实[35]。

- 在前列腺癌的细胞实验中，抑制 Akt 或 PI₃K 可以阻断 HIF-1 的转录，而构成性活化的 Akt 或显性负性 PTEN 能够刺激其转录[36]。
- 在乳腺癌细胞系中，选择性 PI₃K 抑制药 LY294 002 能够阻断 PI₃K-Akt 通路，下调 HIF-1，导致 VEGF 的表达降低约 50%[37]。

在肺癌移植瘤模型中，可以观察到乏氧、新生血管生成和放射敏感性的相互关系。使用蛋白酶抑制药奈非那韦抑制 AKT，导致 VEGF 和 HIF-1α 表达减少，进而新生血管减少和乏氧改善，从而提高了放射敏感性[38]。

- NVP-BEZ235 是 PI₃K 和 mTOR 的双重抑制药，研究显示其可以长时间改善肿瘤氧合状态和诱导血管正常化。在研究其对血管结构和肿瘤细胞影响的对比实验中，NVP-BEZ235 联合放疗在不改变肿瘤氧合的情况下抑制了肿瘤的生长，表明其具有放疗增敏的作用。当血管正常化后，肿瘤生长抑制的效果更加明显，提示药物治疗能够提高肿瘤的放射反应性。比较重要的是，在整个实验过程中，都可观察到肿瘤血管结构的变化。总之，靶向 PI₃K/mTOR 信号通路可以调节肿瘤微环境，从而持续诱导血管正常化。NVPBEZ235 联合放疗可显著提高治疗效果[39]。
- 在另一项前列腺癌细胞研究中，BEZ235 以剂量依赖性的方式快速抑制 PI₃K 和 mTOR 信号通路，并且不论 PTEN 状态如何，BEZ235 均可抑制肿瘤细胞的增殖及克隆形成。在活体水平，BEZ235 联合放疗显著提高了小鼠 PC3 移植瘤的治疗效果，而且未增加肠道的放射毒性反应[40]（图 11-4）。

（五）PI₃K/Akt/mTOR 通路抑制药的临床前研究

已经有大量研究表明 PI₃K/Akt/mTOR 通路抑制药具有放疗增敏作用。除了已在上面章节中介绍的部分研究外，表 11-4 列举其他的相关研究结果。

（六）PI₃K/Akt/mTOR 通路抑制药的临床应用

PI₃K 通路由上游 RTK 启动，RTK 抑制药是治疗肿瘤最有效的靶向药物之一，尤其是靶向 EGFR 和 HER2 的单克隆抗体（mAb）。这两种单克隆抗体皆靶向 RTK，并且其抑制的信号至少一部分由 PI₃K 进行传导。西妥昔单抗和帕尼单抗的靶点为 EGFR 的胞外结构域，而曲妥珠单抗则通过抑制 ErbB2 发挥作用。小分子酪氨酸激酶抑制药包括吉非替尼和厄洛替尼（抗 EGFR）及拉帕替尼（同时靶向 ErbB2 及 EGFR）等。一些药物已获批准用于恶性肿瘤的治疗，更多的其他靶向药物正在进行不同阶段的临床试验研究，或者正在逐步进入临床应用，其与放疗联合的临床研究也在进行之中。

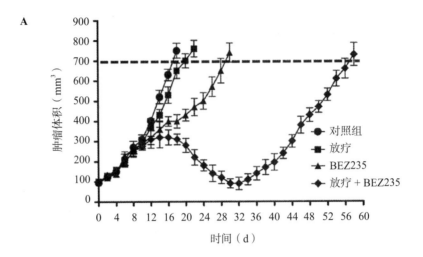

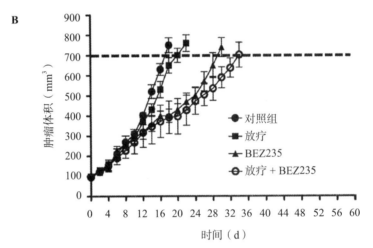

▲ 图 11-4　BEZ235 增强肿瘤的放射敏感性

BEZ235 联合放疗显著提高了小鼠 PC3 移植瘤的治疗效果，未增加肠道的放射毒性。A. PC3 肿瘤体积变化。治疗方案：每次放疗剂量 4Gy，连续 3 次（3d）。单药或联合用药组，放疗前 2 小时予以 BEZ235（50mg/kg）。平均值 ± SEM，$n \geq 6$；B. 死亡率（肿瘤体积超过 500mm³ 的小鼠，$n \geq 12$）[经许可转载，引自 Potiron, V. et al., *Radiother Oncol* 2013;106(1):138–146]
（译者注：原书内图有误。此处已予修正）

表 11-4　PI₃K/Akt/mTOR 通路抑制药临床前研究

模　型	治疗方法	生物学效应	结　论	参考文献
肺癌细胞株 A549，H460	靶向 AKT 通路药物 API-59CJ-OH API）（1～5mmol/L）	DNA-PKcs 磷酸化，DNA 双链损伤修复，细胞凋亡	肿瘤细胞克隆生存降低，DNA-PKcs 依赖的 DNA 双链修复受抑制，对放疗诱导的细胞凋亡无增强作用	[41]
人肉瘤 TC 细胞株，真皮微血管内皮细胞（HDMEC），移植瘤	西罗莫司	肿瘤细胞克隆形成下降，肿瘤生长延迟，肿瘤内微血管密度降低	西罗莫司可以增强肉瘤细胞和肿瘤血管的放射敏感性	[42]
乳腺癌细胞株 MDA-MB-231，MCF-7	RAD001（依维莫司），西罗莫司衍生物（10nmol/L）	诱导 caspase-3 剪切 在联合治疗组中，G₂/M 期阻滞的细胞数量增加	RAD001 可以降低放疗所诱导的 Akt 和 mTOR 等促存活信号，增强放疗的细胞毒性。	[43]

（续表）

模 型	治疗方法	生物学效应	结 论	参考文献
胶质母细胞瘤细胞	西罗莫司（1~8nmol/L）	联合治疗导致生存素表达降低，γH2AX 及 p21 蛋白表达上调，增强细胞 G_1 期阻滞，处于 G_0/G_1 期的细胞数量增加，细胞存活率显著下降	生存素在西罗莫司介导的细胞凋亡中发挥重要作用；靶向生存素为放疗增敏的有效方法	[44]

PI₃K/Akt/mTOR 通路的复杂性，以及其在肿瘤细胞代谢中的关键地位促进了大量靶向该通路不同环节的药物研发，包括 mTOR/PI₃K 双重抑制药、PI₃K 抑制药、Akt 抑制药和 mTOR 激酶抑制药等。表 11-5 总结归纳了正在进行临床试验的近 50 种 PI₃K/Akt/mTOR 通路抑制药，这些药物或以单药形式或通过联合化疗或其他分子靶向药用于肿瘤的治疗[45]。尽管 PI₃K 通路抑制药联合放疗在临床前研究中已经取得了不错的结果，但目前尚未开展相关的临床试验研究。

表 11-5　PI₃K 相关通路抑制药的临床试验

比例（%）	药物类别	治疗方法	比例（%）
27	Pan-PI₃K 抑制药	单一疗法	35
27	AKT 抑制药	联合化疗	15
19	PI₃K/mTOR 抑制药	联合 MEK 抑制药	14
10	mTORC1/ mTORC2 抑制药	联合化疗和 mAb	13
7	PI₃Kδ 抑制药	联合 TK 抑制药（除外 MEK 抑制药）	10
5	Pan-PI₃K 或 PI₃K/mTOR 抑制药	联合 mAb	6
4	PI₃Kα 抑制药	联合激素治疗	5
1	PI₃Kβ 抑制药	其他	2

三、靶向 Hsp90

（一）Hsp90 参与调节蛋白的功能

靶向信号分子对放射敏感性的影响存在细胞类型依赖性。为了克服这种依赖性，可以采取多靶点的治疗策略，或者靶向调控多种调节蛋白的关键分子。分子伴侣 Hsp90 具有这两方面的功能。

热休克蛋白 90（Hsp90）是细胞中普遍存在的分子伴侣（molecular chaperone），也是最丰富的细胞质蛋白之一，在调节细胞应答中发挥关键性作用。Hsp90 能够调控细胞中多种至关重要的调节蛋白的降解、折叠或转运。Hsp90 的客户蛋白（client protein）包括激素或生长因子受体、Raf-1、

Akt、Src 激酶、突变型 p53、细胞周期蛋白依赖性激酶 4、HIF-1α、ErbB2、端粒酶 hTERT、survivin 等，这些蛋白都与导致恶性肿瘤进展和发生治疗耐受的信号通路有关。大多数 Hsp90 的客户蛋白是那些需要 Hsp90 的伴侣活性以发挥功能的蛋白质，主要为蛋白激酶、激素受体及转录因子，它们都参与了信号传导的某些环节。Hsp90 还可以稳定突变蛋白，使其在基因异常的情况下仍能够保持正常的功能。尽管 Hsp90 在正常细胞和肿瘤细胞中都非常丰富，但只有肿瘤细胞中存有大量活化形式的 Hsp90，活化的 Hsp90 具有较高的 ATP 酶活性且对抑制药具有更强的敏感性。在某些类型肿瘤中 Hsp90 高表达与不良预后相关。因此，Hsp90 可以作为恶性肿瘤治疗独特且有选择性的分子靶点[46, 47]。

（二）Hsp90 抑制药

大多数已知的 Hsp90 抑制药通过竞争性结合 Hsp90 N- 端结构域的 ATP 结合位点发挥作用，导致其与客户蛋白的 ATP 依赖性相互作用受阻。天然抗生素格尔德霉素（GA）和根赤壳菌素（radicicol）曾被认为是高效的 Hsp90 抑制药，具有抗肿瘤活性。GA 属于苯醌安莎霉素类抗生素，其可以与 Hsp90 ATP 结合位点结合，导致其失去活性。由于该药物可引起严重的不可耐受的肝脏毒性，限制了其临床研究。17- 烯丙基胺 -17- 去甲氧基格尔德霉素（17-AAG）为 GA 的第二代衍生物，虽然不溶于水，但不良反应相对较小。17- 二甲胺乙胺基 -17- 去甲氧基格尔德霉素（17-DMAG）为第三代水溶性 GA 衍生物。这些 GA 衍生物在降低不良反应的同时，保留了其抗肿瘤活性[46, 47]。临床前研究已经证实 GA 衍生物以单药形式或联合化疗时均有抗肿瘤效果。而且，实验研究也证实 GA 衍生物对头颈部鳞癌、胶质瘤、前列腺癌、宫颈癌、结肠癌、肺癌和胰腺癌细胞系都具有放疗增敏作用[48]。

（三）Hsp90 抑制药靶向肿瘤细胞

17-AAG 与肿瘤细胞中 Hsp90 的亲和力比正常细胞中高约 100 倍[49]，这是因为肿瘤细胞内的 Hsp90 主要处于多蛋白复合物状态，具有很高 ATP 酶活性，以确保肿瘤细胞所必需的客户蛋白的成熟及功能；而在正常细胞内大部分 Hsp90 处于单体未复合状态，ATP 酶活性较低[49]。如果 Hsp90 功能失调，将导致其客户蛋白失活及降解[46, 47]。因此，Hsp90 抑制药能够干扰肿瘤细胞存活，以及增殖所必需的信号通路。

（四）Hsp90 抑制药的放疗增敏作用

对 GA、根赤壳菌素、第二代和第三代 GA 衍生物等 Hsp90 抑制药的研究显示，Hsp90 抑制能够增强多个人肿瘤细胞系的放射敏感性，这表明 Hsp90 是肿瘤细胞内源性放射敏感性的一个决定性因素。Hsp90 之所以能够作为放疗增敏的靶点在于许多 Hsp90 的客户蛋白参与了细胞的放射反应过程，包括 ErbB2、Akt、Raf 和 Chk1。此外，17-AAG 和 17-DMAG 与恶性肿瘤细胞中 Hsp90 的亲和力远高于正常细胞[49]，表明这些药物可以选择性地增强肿瘤细胞的放射敏感性，不会加重正常组织的不良反应。

Hsp90 抑制药的放疗增敏机制

(1) 细胞凋亡：Hsp90 抑制药可以干扰放射诱导的 Akt 磷酸化激活，进而阻断 PI$_3$K/Akt、ErbB1/2、Raf-1 和细胞外信号调节激酶（ERK）介导的多个信号通路，从而增加放疗诱导的细胞凋亡，发挥放疗增敏的作用[50]。

(2) DNA 损伤修复：Hsp90 抑制药可以抑制 DNA 损伤的修复。17-AAG 能够抑制受照射的放疗敏感性前列腺癌或肺癌细胞中 DNA-DSB 的同源重组修复，但对正常成纤维细胞的放射敏感性及 DNA-DSB 修复无影响。研究显示，在胰腺癌细胞中，17-DMAG 能够影响放疗诱导的 DNA-PKcs 的磷酸化，阻断 DNA-PKcs/ErbB1 之间的相互作用，最终抑制 DNA 双链损伤的修复过程[51]。在非小细胞肺癌细胞中，17-DMAG 联合放疗能够降低脱嘌呤/脱嘧啶核酸内切酶和 DNA 聚合酶 -β（碱基切除修复复合体中的关键酶）的活性。

(3) 细胞周期检查点：研究发现 17-DMAG 能够抑制放疗诱导的 ATM 激活，从而阻止 G$_2$ 和 S 期检查点的活化。17-DMAG 诱导的 G$_2$ 期检查点失效也与活化 ATM 数量的下降有关，后者源于 NBS1 与 ATM 相互作用的减少。DSB 修复抑制和 G$_2$ 检查点失效似乎是相对独立的分子事件，涉及不同的 Hsp90 客户蛋白。为了获得最佳的放疗增敏效果，同时抑制 DSB 修复和 G$_2$ 检查点是必要的[51]。

(4) 靶向肿瘤血管：侵袭性肿瘤产生的血管生长因子能够刺激内皮细胞的增殖，进而增加内皮细胞的放射抵抗性。Hsp90 抑制药可以抑制肿瘤新生血管，提高肿瘤血管的放射敏感性。17-AAG 和 17-DMAG 均具有抗血管生成的特性，通过破坏肿瘤细胞中 HIF-1α 和 VEGF 参与的促血管生成通路发挥抑制肿瘤血管形成的功能[52, 53]。

研究表明，临床应用的纳摩尔浓度 17-AAG 能够增敏血管内皮细胞，消除 VEGF 或碱性成纤维细胞生长因子的放射保护作用[30]。PI$_3$K/Akt 信号通路具有放射保护功能，其中 Akt 的活化依赖于 Hsp90，因此 17-AAG 通过影响 Akt 的活化进而发挥对内皮细胞的放疗增敏效果。因此，17-AAG 的放疗增敏效应并非严格的肿瘤细胞选择性。这种非选择性在肿瘤治疗中可能非常有益，特别是肿瘤的脉管系统也可以作为治疗的靶点[53]。

（五）临床前研究

Kabakov 等分析了约 20 项证明 Hsp90 抑制药的放疗增敏特性的实验研究[54]。这些实验涉及多种人源性肿瘤细胞系，包括前列腺癌、神经胶质瘤、宫颈肿瘤、胰腺癌、肺癌、非小细胞肺癌、结肠腺癌、头颈部鳞状细胞癌、乳腺癌、膀胱癌、黑色素瘤和食道癌等。Hsp90 抑制药包括格尔德霉素、17-AAG、17-DMAG、鱼藤素、LBH589 和 BIIB021 等。上述 Hsp90 抑制药均能够在细胞水平及小鼠活体水平提高肿瘤细胞的放射敏感性，作用机制主要包括促进细胞死亡（细胞凋亡或有丝分裂灾变）、细胞周期停滞和抑制肿瘤生长。在部分研究中，Hsp90 抑制药提高了肿瘤细胞的放射敏感性，但对正常细胞无影响。表 11-6 汇总了放疗联合 Hsp90 抑制药治疗恶性肿瘤的部分临床前研究结果。近期发表的一项研究表明，17-AAG 联合或者不联合塞来昔布均能够提高 NCI-H460 肺癌移植瘤的放射敏感性[55]，其放疗增敏比约为 1.7（10Gy/5Fx，图 11-5）。

表 11-6　**Hsp**90 抑制药的临床前研究

肿瘤模型	治疗方式	结果及结论	参考文献
胶质瘤（U251）、胰腺癌（MiaPaCa）、前列腺癌（DU145）	放疗（5Gy）前 12h 予以 17-DMA，口服，2 次	17-DMAG 可降低 3 种与放疗敏感相关蛋白的表达：Raf-1、ErbB2 及 Akt，其中 ErbB2 最为明显。17-DMAG 可以提高细胞的放疗敏感性（克隆实验）。放疗增敏的作用源于 17-DMAG 介导的 G_2 及 S 期细胞周期检查点失效。17-DMAG 联合放疗可以显著抑制小鼠移植瘤的生长	[56]
人宫颈癌细胞（HeLa 和 SiHa）	Hela 小鼠移植瘤，予以临床浓度格尔德霉素，17-AAG；急性放疗（12Gy）或 16h 后行分次放疗	17-AAG 治疗后，细胞内 Akt1、胞外信号调节激酶 -1、Glut-1、HER-2/neu、Lyn、cAMP 依赖蛋白激酶、Raf-1、和 VEGF 的表达均下调。放疗诱导的细胞死亡，包括凋亡及非凋亡途径。17-AAG 的放疗增敏作用仅局限于转化细胞。17-AAG 能够增加肿瘤对单次大剂量放疗及分次放疗的敏感性	[52]
头颈部鳞癌细胞和移植瘤模型	17-AAG，BIIB021（合成 Hsp90 抑制药）	BIIB021 可以增加头颈部鳞癌细胞的放射敏感性，机制包括下调介导放射抵抗关键蛋白的表达，促进细胞凋亡，增加 G_2 期阻滞等。在移植瘤模型中，不管是以单药的形式，还是联合放疗，BIIB021 均表现出较强的抗肿瘤作用，并且其疗效优于 17-AAG。同时也能够增强放疗的疗效	[57]

（六）临床研究

目前尚未开展 Hsp90 抑制药联合放疗的临床试验。有 15 项 17-AAG 的临床试验正在进行，包括 9 项 I 期和 6 项 II 期试验。其中 8 项使用 17-AAG 单药疗法，7 项使用 17-AAG 联合标准化疗。此外，还有 4 项 17-DMAG 的 I 期临床试验（www.clinicaltrials.gov）。

四、总结

本章讨论了生长因子受体下游信号通路中的多个分子。许多分子在肿瘤细胞中发生突变、异常表达或发生功能转换，从而使其成为肿瘤放疗增敏的特异性靶点。Ras 是一种原癌基因，活化后 Ras 可激活下游多条信号传导通路。大量的实验研究表明，Ras 突变蛋白的表达与细胞放射敏感性的降低有关。

Raf-1/MAPK 和 PI₃K/Akt 是目前研究最深入的 Ras 效应通路。在某些情况下，MAPK 通路的激活介导了肿瘤细胞的放射抵抗，但 PI₃K 的活化是 Ras 转化细胞放射抵抗的必要条件，表明 PI₃K/Akt 通路是 Ras 下游介导放射抵抗的关键效应通路。Akt 的激活会促进蛋白质翻译和细胞增殖，抑

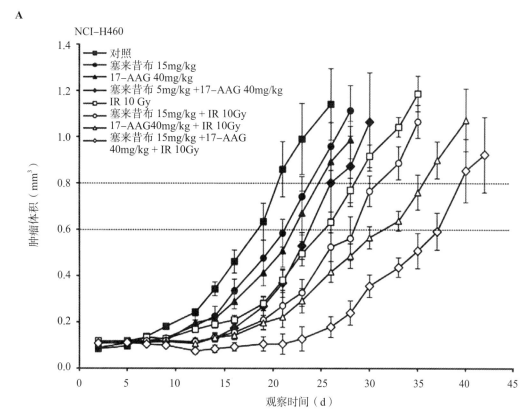

A

B

NCI-H460	IR 10Gy	Celecoxib 15mg/kg +IR10Gy	17-AAG 40mg/kg + IR 10Gy	Celecoxib + 17-AAG + IR 10Gy
肿瘤体积 0.6mm³ 时 EF 比	1.0 ± 0.000	1.2 ± 0.390	1.7 ± 0.470*	2.4 ± 0.911*
肿瘤体积 0.8mm³ 时 EF 比	1.0 ± 0.000	1.1 ± 0.307	1.7 ± 0.673	2.2 ± 0.811‡

▲ 图 11-5 17-AAG 的放疗增敏作用研究

A. 17-AAG 联合塞来昔布通过提高放射敏感性有效地延缓了 BALB/C 裸鼠内肿瘤的生长。小鼠肿瘤植入 10 天后，连续 7 天腹腔内注射塞来昔布（15mg/kg）、17-AAG（40mg/kg）或塞来昔布 +17-AAG；放疗组从给药后第 2 天起予以肿瘤 10Gy/5Fx 照射。对照组腹腔注射等体积的 DMSO（对照为■；17-AAG 为▲；10Gy 为□；17-AAG+10Gy 为△）；B. 在肿瘤体积达到 0.6cm³ 和 0.8cm³ 时分别计算放疗增敏比 [经许可转载，引自 Kim, Y., and Pyo, H., *DNA Cell Biol* 2012;31(1):15–29.]

制细胞凋亡。Akt 的下游分子为 mTOR，而 mTOR 的激活可引起下游靶点的磷酸化。以 Ras 作为肿瘤放疗增敏靶点的研究主要集中于抑制法尼基转移酶和香叶烯基转移酶，这两个酶都介导了 Ras 蛋白羧基末端的异戊二烯化。

PI$_3$K 信号通路的激活可源于上游受体酪氨酸激酶的扩增和突变，或者下游信号分子的突变或缺失。因此可以在不同水平上抑制该信号传导通路。靶向 PI$_3$K/Akt 信号通路的放疗增敏机制主要包括促进肿瘤细胞凋亡、破坏肿瘤血管、抑制 DNA-DSB 修复、抑制 HIF-1α 诱导，以及促使肿瘤血管正常化等。尽管 PI$_3$K 通路抑制药在临床前研究中取得了不错的效果，但 PI$_3$K 通路抑制药联合放疗的临床研究仍然不多。

蛋白激酶受体和信号转导中间产物（其抑制可能增强放射效应）是分子伴侣 Hsp90 的客户蛋白。

Hsp90 作为放疗增敏靶点的潜力源于许多 Hsp90 客户蛋白参与了细胞的放射反应，包括 ErbB2、Raf-1、Akt、EGFR 和 IGF-1R 等。大多数 Hsp90 抑制药通过竞争性结合 Hsp90 N- 端结构域的 ATP 结合位点，从而阻断其与客户蛋白的 ATP 依赖性相互作用而发挥抗肿瘤活性。Hsp90 抑制诱导的肿瘤放疗增敏与下调客户蛋白有关，机制包括细胞周期阻滞、促进凋亡和抑制 DNA 修复等。

参考文献

[1] Sklar, M. The ras oncogenes increase the intrinsic resistance of NIH 3T3 cells to ionizing radiation. *Science* 1988;239:645–647.

[2] Bernhard, E., Stanbridge, E., Gupta, S. et al. Direct evidence for the contribution of activated N–ras and K–ras oncogenes to increased intrinsic radiation resistance in human tumor cell lines. *Cancer Res* 2000;60:6597–6600.

[3] Kim, I., Bae, S., Fernandes, A. et al. Selective inhibition of Ras, phosphoinositide 3 kinase, and Akt isoforms increases the radiosensitivity of human carcinoma cell lines. *Cancer Res* 2005;65:7902–7910.

[4] Russell, J., Lang, F., Huet, T. et al. Radiosensitization of human tumor cell lines induced by the adenovirus–mediated expression of an anti–Ras single–chain antibody fragment. *Cancer Res* 1999;59:5239–5244.

[5] McKenna, W., Weiss, M., Endlich, B. et al. Synergistic effect of the v–myc oncogene with H–ras on radioresistance. *Cancer Res* 1990;50:97–102.

[6] Pirollo, K., Hao, Z., Rait, A., Ho, C., and Chang, E. Evidence supporting a signal transduction pathway leading to the radiation–resistant phenotype in human tumor cells. *Biochem Biophys Res Commun* 1997;230:196–201.

[7] Chakravarti, A., Chakladar, A., Delaney, M., Latham, D., and Loeffler, J. The epidermal growth factor receptor pathway mediates resistance to sequential administration of radiation and chemotherapy in primary human glioblastoma cells in a RAS–dependent manner. *Cancer Res* 2002;62:4307–4315.

[8] Grana, T., Rusyn, E., Zhou, H., Sartor, C., and Cox, A. Ras mediates radioresistance through both phosphatidylinositol 3–kinase–dependent and Raf–dependent but mitogen–activated protein kinase/extracellular signal– regulated kinase kinase–independent signaling pathways. *Cancer Res* 2002; 62:4142–4150.

[9] Kasid, U., Pfeifer, A., Brennan, T. et al. Effect of antisense c–raf–1 on tumorigenicity and radiation sensitivity of a human squamous carcinoma. *Science* 1989;243:1354–1356.

[10] Kasid, U., Pirollo, K., Dritschilo, A., and Chang, E. Oncogenic basis of radiation resistance. *Adv Cancer Res* 1993;61:195–233.

[11] Gupta, A., Bakanauskas, V., Cerniglia, G. et al. Ras regulation of radioresistance in cell culture. *Cancer Res* 2001;61:4278.

[12] Rodriguez-Viciana, P., Warne, P., Khwaja, A. et al. Role of phosphoinositide 3-OH kinase in cell transformation and control of the actin cytoskeleton by Ras. *Cell* 1997;89:457–467.

[13] Adjei, A. Farnesyltransferase inhibitors. *J Natl Cancer Inst* 2001;93:1062.

[14] Delmas, C., Heliez, C., Cohen-Jonathan, E. et al. Farnesyltransferase inhibitor, R115777, reverses the resistance of human glioma cell lines to ionizing radiation. *Int J Cancer* 2002;100:43–48.

[15] Brunner, T., Cengel, K., Hahn, S. et al. Pancreatic cancer cell radiation survival and prenyltransferase inhibition: The role of K-Ras. *Cancer Res* 2005;65:8433.

[16] Lane, K., and Beese, L. Thematic review series: Lipid posttranslational modications. Structural biology of protein farnesyltransferase and geranylgeranyltransferase type I. *Lipid Res* 2006;47:681–699.

[17] Basso, A., Mirza, A., Liu, G., Long, B., Bishop, W., and Kirschmeie, P. The farnesyl transferase inhibitor (FTI) SCH66336 (lonafarnib) inhibits Rheb farnesylation and mTOR signaling. Role in FTI enhancement of taxane and tamoxifen anti-tumor activity. *J Biol Chem* 2005;280:31101–31108.

[18] Bernhard, E., McKenna, W., Hamilton, A. et al. Inhibiting Ras prenylation increases the radiosensitivity of human tumor cell lines with activating mutations of ras oncogenes. *Cancer Res* 1998;58:1754–1761.

[19] Cohen-Jonathan, E., Muschel, R., McKenna, G. et al. Farnesyltransferase inhibitors potentiate the antitumor effect of radiation on a human tumor xenograft expressing activated HRAS. *Radiat Res* 2000;154:125–132.

[20] Berndt, N., Hamilton, A., and Sebti, S. Targeting protein prenylation for cancer therapy. *Nat Rev Cancer* 2011;11:775–791.

[21] Martin, N., Brunner, T., Kiel, K.D. et al. A phase I trial of the dual farnesyl transferase and geranylgeranyltransferase inhibitor L-778,123 and radiotherapy for locally advanced pancreatic cancer. *Clin Cancer Res* 2004;10: 5447–5454.

[22] Moyal, E., Laprie, A., Delannes, M. et al. Phase I trial of tipifarnib (R115777) concurrent with radiotherapy in patients with glioblastoma multiforme. *Int J Radiat Oncol Biol Phys* 2007;68:1396–1401.

[23] Larner, J., Jane, J., Laws, E., Packer, R., Myers, C., and Shaffrey, M. A phase I-II trial of lovastatin for anaplastic astrocytoma and glioblastoma multiforme. *Am J Clin Oncol Rep* 1998;21:579–583.

[24] Hahn, S., Bernhard, E., Regine, W. et al. A phase I trial of the farnesyltransferase inhibitor L-778,123 and radiotherapy for locally advanced lung and head and neck cancer. *Clin Cancer Res* 2002;8:1065–1072.

[25] Rengan, R., Cengel, K., and Hahn, S. Clinical target promiscuity: Lessons from ras molecular trials. *Cancer Metastasis Rev* 2008;27:403–414.

[26] Faber, A., Li, D., Song, Y. et al. Dierential induction of

apoptosis in HER2 and EGFR addicted cancers following PI₃K inhibition. *Proc Natl Acad Sci U S A* 2009;106:19503–19508.

[27] Podsypanina, K., Ellenson, L., Nemes, A. et al. Mutation of Pten/Mmac1 in mice causes neoplasia in multiple organ systems. *Proc Natl Acad Sci U S A* 1999;96:1563–1568.

[28] Samuels, Y., and Velculescu, V. Oncogenic mutations of PIK3CA in human cancers. *Cell Cycle* 2004;3:1221–1224.

[29] Gupta, S., Ramjaun, A., and Haiko, P. Binding of ras to phosphoinositide 3-kinase p110α is required for ras-driven tumorigenesis in mice. *Cell* 2007;129:957–968.

[30] Faivre, S., Kroemer, G., and Raymond, E. Current development of mTOR inhibitors as anticancer agents. *Nat Rev Drug Discov* 2006;5:671–688.

[31] van der Heijden, M., and Bernards, R. Inhibition of the PI₃K pathway: Hope we can believe in? *Clin Cancer Res* 2010;16(12):3094–3099.

[32] Guertin, D., and Sabatini, D. Dening the role of mTOR in cancer. *Cancer Cell* 2007;12:9–22.

[33] Toulany, M., Kasten-Pisula, U., Brammer, I. et al. Blockage of epidermal growth factor receptor-phosphatidylinositol 3-kinase-AKT signaling increases radiosensitivy of K-RAS mutated human tumor cells *in vitro* by aecting DNA repair. *Clin Cancer Res* 2006;12:4119–4126.

[34] Shen, W., Balajee, A., Wang, J. et al. Essential role for nuclear PTEN in maintaining chromosomal integrity. *Cell* 2007;128:157–170.

[35] Schuurbiers, O., Kaanders, J., van der Heijden, H., Dekhuijzen, R., Oyen, W., and Bussink, J. The PI₃-K/AKT-pathway and radiation resistance mechanisms in non-small cell lung cancer. *J Thorac Oncol* 2009;4(6):761–767.

[36] Zhong, H., Chiles, K., Feldser, D. et al. Modulation of hypoxia-inducible factor 1α expression by the epidermal growth factor/phosphatidylinositol 3-kinase/PTEN/AKT/FRAP pathway in human prostate cancer cells: implications for tumor angiogenesis and therapeutics. *Cancer Res* 2000;60: 1541–1545.

[37] Blancher, C., Moore, J., Robertson, N., and Harris, A. Effects of ras and von Hippel-Lindau (VHL) gene mutations on hypoxia-inducible factor (HIF)-1alpha, HIF-2alpha, and vascular endothelial growth factor expression and their regulation by the phosphatidylinositol 3-kinase/Akt signaling pathway. *Cancer Res* 2001;61:7349–7355.

[38] Pore, N., Gupta, A.K., Cerniglia, G.J. et al. Nelnavir down-regulates hypoxia-inducible factor 1α and VEGF expression and increases tumor oxygenation: Implications for radiotherapy. *Cancer Res* 2006;66:9252–9259.

[39] Fokas, E., Im, J., Hill, S. et al. Dual inhibition of the PI₃K/mTOR pathway increases tumor radiosensitivity by normalizing tumor vasculature. *Cancer Res* 2012;72:239–248.

[40] Potiron, V., Abderrhamani, R., Giang, E., Paris, F., and Supiot, S. Radiosensitization of prostate cancer cells by the dual PI₃K/mTOR inhibitor BEZ235 under normoxic and hypoxic conditions. *Radiother Oncol* 2013;106(1):138–146.

[41] Toulany, M., Kehlbach, R., Florczak, U. et al. Targeting of AKT1 enhances radiation toxicity of human tumor cells by inhibiting DNA-PKcs-dependent DNA double-strand break repair. *Mol Cancer Ther* 2008;7(7):1772–1781.

[42] Murphy, J., Spalding, A., Somnay, Y., Markwart, S., Ray, M., and Hamstra, D. Inhibition of mTOR radiosensitizes so

fttissue sarcoma and tumor vasculature. *Clin Cancer Res* 2009;15(2):589–596.

[43] Albert, J., Kwang, K., Kim, W., Cao, C., and Lu, B. Targeting the Akt/ mammalian target of rapamycin pathway for radiosensitization of breast cancer. *Mol Cancer Ther* 2006;5(5):1183–1189.

[44] Anandharaj, A., Cinghu, S., and Park, W. Rapamycin-mediated mTOR inhibition attenuates survivin and sensitizes glioblastoma cells to radiation therapy. *Acta Biochim Biophys Sin* 2011;43:292–300.

[45] Markman, B., Dienstmann, R., and Tabernero, J. Targeting the PI₃K/Akt/mTOR pathway—beyond rapalogs. *Oncotarget* 2010;1(7):530–543.

[46] Stravopodis, D., Margaritis, L., and Voutsinas, G. Drug mediated targeted disruption of multiple protein activities through functional inhibition of the Hsp90 chaperone complex. *Curr Med Chem* 2007;14:3122–3138.

[47] Hwang, M., Moretti, L., and Lu, B. Hsp90 inhibitors: Multi-target antitumor effects and novel combinatorial therapeutic approaches in cancer therapy. *Curr Med Chem* 2009;16:3081–3092.

[48] Zaidi, S., Huddart, R., and Harrington, K. Novel targeted radiosensitisers in cancer treatment. *Curr Drug Discov Technol* 2009;6:103–134.

[49] Kamal, A., Thao, L., Sensintaar, J., Boehm, Z., and Burrows, F. A high-affinity conformation of Hsp90 confers tumour selectivity on Hsp90 inhibitors. *Nature* 2003;425:407–410.

[50] Mashida, H., Nakajima, S., Shikano, N. et al. Heat shock protein 90 inhibitor 17-allylamino-17-demethoxyg-eldanamycin potentiates the radiation response of tumor cells grown as monolayer cultures and spheroids by inducing apoptosis. *Cancer Sci* 2005;96:911–917.

[51] Dote, H., Burgan, W., Camphausen, K., and Tolon, J. Inhibition of Hsp90 compromises the DNA damage response to radiation. *Cancer Res* 2006;66:9211–9220.

[52] Bisht, K., Bradbury, C., Mattson, D. et al. Geldanamycin and 17-allylamino-17-demethoxygeldanamycin potentiate the *in vitro and in vivo* radiation response of cervical tumor cells via the heat shock protein 90-mediated intracellular signaling and cytotoxicity. *Cancer Res* 2003;63:8984–8995.

[53] Kim, W., Oh, S., Woo, J., Hong, W., and Lee, H. Targeting heat shock protein 90 overrides the resistance of lung cancer cells by blocking radiation-induced stabilization of hypoxia-inducible factor-1α. *Cancer Res* 2009;69:1624–1632.

[54] Kabakov, A., Kudryavtsev, V., and Gabai, V. Hsp90 inhibitors as promising agents for radiotherapy. *J Mol Med* 2010;88:241–247.

[55] Kim, Y., and Pyo, H. Cooperative enhancement of radiosensitivity after combined treatment of 17-(allylamino)-17 demethoxygeldanamycin and celecoxib in human lung and colon cancer cell lines. *DNA Cell Biol* 2012; 31(1):15–29.

[56] Bull, E., Dote, H., Brady, K. et al. Enhanced tumor cell radiosensitivity and abrogation of G₂ and S phase arrest by the Hsp90 inhibitor 17-(dimethylaminoethylamino)-17-demethoxygeldanamycin. *Clin Cancer Res* 2004;10:8077–8084.

[57] Yin, X., Zhang, H., Lundgren, K., Wilson, L., Burrows, F., and Shores, C. BIIB021, a novel Hsp90 inhibitor, sensitizes head and neck squamous cell carcinoma to radiotherapy. *Int J Cancer* 2010;126:1216–1225.

第 12 章　靶向肿瘤微环境的放疗增敏策略

Radiosensitization by Targeting the Tumor Microenvironment

一、肿瘤微环境

恶性实体瘤的微环境与正常组织显著不同，特别是在 pH、营养物质的分布和可用性及氧浓度方面，因而可以将其作为抗肿瘤治疗的靶点。但需要知道的是，肿瘤内的微环境状态并非一成不变，而是会随着治疗发生变化。

二、肿瘤血管及其生成

在胚胎发育的过程中，由母体血管形成的胎儿新生血管逐步生长形成胎儿的稳定血管系统，这种血管系统已经具备了成人血管的特征。在正常成人，脉管系统由内皮细胞（EC）、壁细胞（周细胞）和基底膜组成。EC 是血管壁的最内层，在整个血管范围内都与周细胞直接接触，而基底膜为均匀的薄层结构，几乎覆盖了整个 EC。

生理状态下，组织内的血管系统非常稳定，较为例外的情况主要发生在卵巢黄体血管的周期性生长期间和怀孕期间。病理性的新血管生成主要见于伤口愈合组织修复期间及肿瘤的生长过程中。新血管生成的启动源于原有血管生成激活因子和抑制因子之间平衡的打破，且偏向血管生成方向。血管生成的重要激活因子很多，包括血管内皮生长因子 -A（VEGF-A）、基质金属蛋白酶（MMP）、胎盘生长因子（PlGF）、成纤维细胞生长因子（FGF）和肝细胞生长因子（HGF）等。血管生成的内源性抑制因子包括血小板反应蛋白（THSB）、内皮抑素、血管抑制素和细胞因子，如白介素 -12 等。

肿瘤的脉管系统

与正常组织内的血管系统相比，肿瘤的血管系统具有许多不同的特征。

- 肿瘤血管系统缺乏小动脉、毛细血管和小静脉的层次结构。

- 肿瘤血管排布杂乱无章。

- 相比于正常血管，肿瘤血管的通透性更高，更易渗漏，这是因为肿瘤相关的内皮细胞（TAEC）与周细胞未形成紧密接触，与基底膜的连接也较为松散。

- 在某些情况下，肿瘤细胞可能会以血管拟态的方式排布成血管样结构；与从非肿瘤组织中分离获得的内皮细胞不同，TAEC富含独特的转录特征和蛋白产物，包括PlGF、CD137、CD276和CD109。

三、乏氧可用于放疗增敏的肿瘤特性

1955年，Thomlinson和Gray的研究显示，恶性实体瘤内的局部氧分压（PO_2）变化很大，有良好氧合的区域，也有氧浓度低至接近乏氧状态（$PO_2 \leqslant 2.5mmHg$）的区域[1]。随后的研究发现，恶性肿瘤中的乏氧区域比例可高达25%，而在正常组织中不存在PO_2低于12.5mmHg的区域。肿瘤乏氧是放射肿瘤学的研究热点，因为其不仅关系到肿瘤的放射抵抗，还与放疗后的复发及不良预后有关。

（一）慢性乏氧

癌细胞的生物学特征包括加速增殖、逃避生长抑制和细胞能量代谢失调等，恶性肿瘤的脉管系统在功能和结构上均存在缺陷[2]。因此，在恶性实体瘤内氧供和氧耗之间存在不平衡，某些区域的肿瘤组织氧合严重下降，形成乏氧状态。肿瘤细胞的增殖依赖于氧气和营养的供应，肿瘤血管周边（常氧区域）围绕着活跃增殖的癌细胞，而在距离肿瘤血管100μm或以上区域内的癌细胞容易发生死亡，形成坏死区域。在常氧区域和坏死区域之间，存在着慢性乏氧区域，该区域内的癌细胞可以从血管内获取足够的氧气维持生存，但尚不足以支撑细胞的活跃增殖[3, 4]。

（二）急性乏氧

急性乏氧于1979年首次报道[4]。结构和功能异常的肿瘤脉管系统可能会引起血管腔的短暂关闭和开放，进而导致血流速度的变化和灌注的波动，最终引起组织内短暂的乏氧，这种情况甚至可以发生在肿瘤血管周围。据估计，在实体瘤中至少有20%的癌细胞会经历急性乏氧状态[5]。

（三）乏氧诱导因子–1（HIF–1）

除放射化学机制外，乏氧还可以通过生物学机制从组织学水平上提高肿瘤的放射抵抗性，特别是转录因子HIF–1在其中发挥了重要的作用[6]。HIF–1能够诱导大量蛋白的表达，大多数蛋白在实体瘤的特殊环境中可促进肿瘤细胞的增殖。在血管生成方面，生长因子尤为重要，特别是VEGF，它们能够促进内皮细胞的生长并保护其免受放射损伤。HIF–1在肿瘤对放射反应中的作用，以及靶向HIF–1的放疗增敏将在稍后详加讨论。

四、靶向血管治疗

Folkman 在肿瘤新生血管方面做出了开创性的工作[7]。其研究发现，血管生成对于肿瘤细胞的生长和存活至关重要，表明靶向肿瘤血管发生过程和功能的治疗策略具有非常重要的意义。

（一）抗血管生成药物

抗血管生成药物能够抑制肿瘤的新生血管。VEGF 是这类药物的最重要靶点，其在控制肿瘤血管发育和存活的信号传导途径中起主要作用。药物与 VEGF 结合后，受体酪氨酸激酶（包括 VEGFR-1、VEGFR-2 和 VEGFR-3）将被激活，进而激活下游的信号通路网络。但是，VEGF 受体（VEGFR）信号传导并非特异性作用于血管系统，在细胞内的许多其他过程中也发挥一定作用。图 12-1 所示为血管生成的模式图，表 12-1 列出了具有放疗增敏潜能的抗血管生成药物[8,9]。

1. 内源性血管抑制药

研究显示，内源性血管生成抑制药（血管抑素和内皮抑素）与放疗联合具有协同抗肿瘤的作用。在一项研究中，使用临床相关的放疗剂量联合血管抑素能够抑制 4 种不同的肿瘤模型，包括 Lewis 肺癌小鼠肿瘤、PC-3、SQ-20B 和 D54 异种移植瘤。联合治疗对血管内皮细胞的毒性作用明显，但对肿瘤细胞无显著影响[10]。

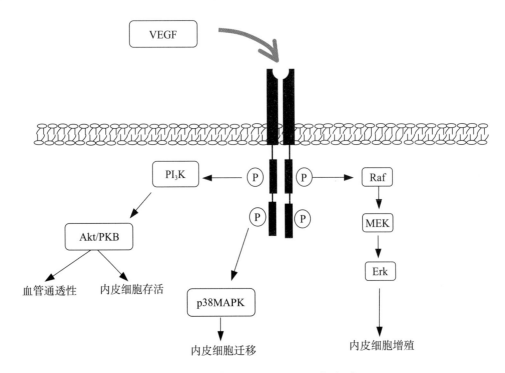

▲ 图 12-1　肿瘤细胞分泌 VEGF 以应对乏氧

VEGF 与其受体 VEGFR（位于内皮细胞上）结合导致 VEGFR 的二聚体化和活化。活化的 VEGFR 继续激活三种受体酪氨酸激酶（TK），进而启动多个不同的下游信号通路。抗血管生成药物靶向信号通路的不同环节，包括配体 VEGF（贝伐单抗）、受体 VEGFR（DC101）和 VEGFR TK（凡德他尼）

表 12-1 具有放疗增敏潜能的抗血管生成药物

类　别	药　物	肿瘤类型	临床试验	
			全　部	联合放疗
内源性血管抑制药	血管抑素	鼠肺癌、GBM 移植瘤	是	否
	内皮抑素	HNSCC	是	是
抗 VEGF 抗体	贝伐单抗	鼠肺癌、HNSCC、GBM、结肠癌移植瘤	是	是
抗 VEGF-2 抗体	DC101	GBM、乳腺癌移植瘤	否	否
	司马沙尼（SU5416）	鼠 GBM	是	是
抗 VEGFR TKI	瓦他拉尼 (PTK787)	结肠腺癌移植瘤	是	是
	凡德他尼 (ZD6474)	CaLu-6NSCLC、LC49 结直肠癌	是	是
	西地尼布 (AZD2171)	NSCLC、结直肠癌移植瘤	是	是
多靶点 TKI	舒尼替尼（SU11248）	鼠肺癌	是	是
	SU6668	鼠肺癌	否	否
其他	TNP-470	HNSCC、GBM 移植瘤	是	是
	沙利度胺	HNSCC 移植瘤	是	是

引自 Yoshimura, M.et al., *Biomed Res Int*, 2013:685308, 2013; Ciric, E.and Sersa,G.,*Radiol Oncol*, 44(2):66–78, 2010; http://www.clinicaltrials.gov

GBM. 胶质母细胞瘤；HNSCC. 头颈部鳞癌；NSCLC. 非小细胞肺癌；TKI. 酪氨酸激酶抑制药

2. 靶向 VEGF 和 VEGFR 的抗体

实验研究显示，使用中和抗体阻断 VEGF 能够抑制原发性肿瘤和转移瘤的生长[11]，增强放疗的抗肿瘤作用[12]。贝伐单抗是一种人源化单克隆抗体，通过结合和中和 VEGF 发挥作用。贝伐单抗与细胞毒化疗药物联合能够显著改善进展期结直肠癌和肺癌患者的生存。目前贝伐单抗已获批准与化疗联合用于这些肿瘤的治疗。

DC101 是一种抗 VEGFR-2 抗体。以非小细胞肺癌、U87 异种移植瘤和乳腺癌异种移植瘤为对象进行的研究显示，联合使用 DC101 可降低肿瘤控制所需的放疗照射剂量[13]。在给予 DC101 数天后进行照射，可观察到两种治疗间存在明显的协同效应（图 12-2）[14]。

3. 小分子酪氨酸激酶抑制药

小分子酪氨酸激酶抑制药（TKI）代表了另一种类型的抗血管生成药物。它们能够阻止生长因子受体的活化，从而抑制下游信号传导途径。在某些情况下，它们能够同时对不同的生长因子受体表现出抑制活性。

表 12-1 简要列出了与临床相关的 TKI 药物。

- 瓦他拉尼（vatalanib，PTK787/ZK222584）。放射治疗联合瓦他拉尼可延缓结肠癌异种移植肿瘤的生长[15]。

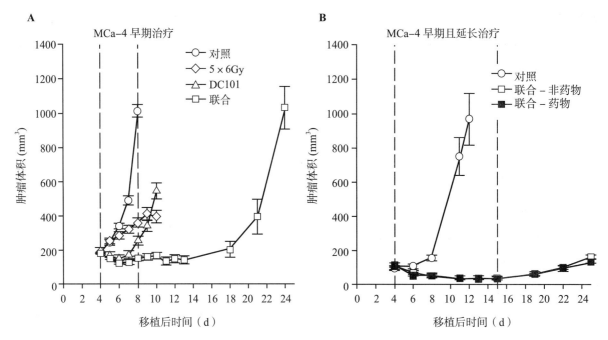

▲ 图 12-2　DC101 和放疗对乳腺肿瘤生长的影响

单一或联合治疗抑制肿瘤生长的效果（平均值 ± 标准差；10 个肿瘤 / 组）。〇. 对照组；◇. 单纯放疗组；△. 单纯 DC101 组；□. 放疗与 DC101 联合组。垂直虚线为治疗开始和结束时间。A. MCa-4 肿瘤，早期治疗（肿瘤体积达到 190mm³ 时开始）；B. MCa-4 肿瘤，尽早开始且延长治疗（始于肿瘤体积约 100mm³，持续 2 周）[经许可转载，引自 Fenton, B. et al., *Cancer Research* 64(16):5712–5719, 2004.]

- 凡德他尼（vandetanib，ZD6474）。在肺癌的原位肿瘤模型中，凡德他尼联合放疗可显著增强抗血管生成和抗肿瘤作用 [16]。

- 西地尼布（cediranib，AZD2171）。一种有效的 VEGFR TKI 药物，能够提高肿瘤的放疗增敏性 [17]。

- 舒尼替尼（sunitinib）。属于多激酶抑制药，能够靶向 VEGFR、血小板衍生生长因子受体（PDGFR）和 c-kit，在肾癌的临床试验中表现出显著的抗肿瘤活性 [8]。

- SU11657 能够抑制 VEGF、PDGF 和 c-kit。研究显示其能够增强放化疗对 A431 肿瘤的作用，同时抑制三个靶点比抑制单个靶点的抗肿瘤效果更佳 [18]。

4. 其他药物

(1) 沙利度胺：属于抑制血管生成的口服药物，具有多种抗肿瘤和抗转移的机制。美国肿瘤放射治疗协作组（RTOG）进行了一项Ⅲ期临床研究，比较了全脑放射治疗（WBRT）与 WBRT 联合沙利度胺治疗脑转移的疗效，联合沙利度胺并未带来生存获益 [19]。

(2) TNP-470：抗血管生成化合物 TNP-470 是内皮细胞的抑制药，作用机制尚不完全清楚，可能通过抑制甲硫氨酰胺肽酶-2（一种与蛋白质的豆蔻酰化修饰有关的胞内酶）发挥作用。TNP-470 的作用通过抑制细胞膜蛋白（如一氧化氮合酶）介导，正常情况下这些蛋白经由豆蔻酰化后转移到细胞膜表面 [20]。使用小鼠乳腺癌和肺癌模型对放疗联合 TNP-470 的抗肿瘤疗效进行的研究显示，在放疗之前给予 TNP-470 不会引起肿瘤乏氧，而在分次放疗期间给予 TNP-470 降低了放射治疗的疗效[21]。这项研究表明，序贯放疗和抗血管生成治疗可能会影响治疗效果。在一项使用人胶质母细胞瘤 U87 的裸鼠移植瘤和原位瘤模型进行的研究中，预先给予 TNP-470 能够显著增强放疗疗效，延缓肿瘤生长，而且还能够预防放疗引起的微血管损伤[20]。

（二）血管靶向治疗的作用方式

1. 血管正常化

如前所述，肿瘤的新生血管走行迂曲，形态不规则，结构不成熟而且分布上存在异质性。由于周细胞的覆盖不良，肿瘤新生血管的渗漏性或通透性很高，导致肿瘤组织内的间质压力显著增加。因此肿瘤内的血液循环不足以提供足够的氧气和营养，即使在肿瘤内血管形成较好的区域也是如此。Jain 等的开拓性研究显示，抗血管生成药物可能通过血管正常化发挥作用，从而改善肿瘤内的氧合状态[2]。抗血管生成药物破坏未成熟的微血管，并通过募集周细胞使脉管系统恢复相对正常的有规则性的结构，从而使肿瘤的血管系统更趋于正常组织内的血管系统。

2. 放疗和抗血管生成治疗的应用顺序

如果抗血管生成药物通过血管正常化作用改善了肿瘤的氧合状态，那么最佳的放疗时机应在抗血管生成治疗之后。贝伐单抗联合抗血管生成肽（anginex）和放疗联合的研究支持上述观点。研究中发现，在药物治疗开始后的第 4 天，肿瘤氧合显著增加，在此期间给予放疗可显著延缓肿瘤的生长[22]。

但是也有不一致的研究结果。在一项研究中，将 HIF-1 水平上调作为肿瘤细胞乏氧的标志，在贝伐单抗治疗后 24h 进行放疗，此时 HIF-1 活性尚未上调，可以观察到增强的抗肿瘤效果。如果在贝伐单抗治疗后 72h 进行放疗，此时 HIF-1 水平和活性升高，联合治疗的抗肿瘤作用甚至低于单独放疗[23]。这些发现表明，放疗联合抗血管生成治疗的最佳时间窗和持续时间似乎与肿瘤类型及宿主都有关系。

实际上，并非所有抗血管生成药物都存在血管正常化窗口。ZDR6474 是一种 VEGFR 和 EGFR 抑制药，在放疗后 30min 给药比同步放疗应用或单独放疗更为有效；同样，VTK2 抑制药 PTK787 也是在分次照射后给药效果更明显，而不是在放疗前或与放疗同步[24]。

VEGF 表达上调有助于保护内皮细胞免于放疗引起的细胞凋亡。两种 HIF-1 抑制药 YC-1 和抗 VEGF 的中和抗体均能诱导显著的内皮细胞凋亡，导致放疗后肿瘤内微血管密度降低，肿瘤生长延缓。同理，内皮抑素在放疗后下调 VEGF 并诱导凋亡，降低放疗后内皮细胞的增殖，显著延缓肿瘤的生长[25]。抗血管生成药物对内皮细胞的促凋亡作用与血管正常化窗口无关，这种促凋亡结果是决定抗血管生成治疗和放疗联合的最佳时机的另一个重要因素（图 12-3）。

3. 内皮细胞的作用

内皮细胞的凋亡由鞘脂神经酰胺介导，而鞘脂神经酰胺是酸性鞘磷脂酶（ASMase）快速水解

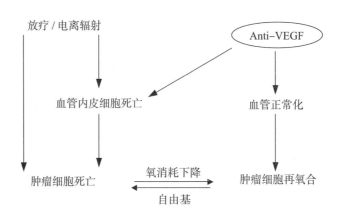

▲ 图 12-3　血管生成抑制药和放射治疗间的相互作用
联合治疗的协同效应可能源于肿瘤内脉管系统的暂时正常化和对肿瘤微环境的间接作用

细胞膜鞘磷脂的产物。研究表明，单次高剂量照射后，可以观察到由 ASMase 引发神经酰胺介导的急性内皮细胞凋亡，而且内皮细胞的凋亡还可调节肿瘤干细胞对放疗的反应。在培养的内皮细胞中，辐射诱导的 ASMase 活化可以发生在受照后数分钟内，而 VEGF 能够阻滞其活化，进而抑制细胞凋亡；而抗 VEGFR2 发挥相反的作用，能够增强神经酰胺的产生和细胞凋亡。给予抗血管生成药物后立即进行单次大剂量照射，才能发挥药物抑制放疗诱导的 ASMase 活化的效果 [26]。

　　鉴于抗血管生成治疗的放疗增敏作用，与高剂量放疗联合具有现实的临床应用价值。最近的研究显示，单次高剂量放疗或低分割大剂量放疗能够为某些肿瘤患者带来更好的治疗获益，包括部分对常规分割放疗不敏感的肿瘤 [27]。立体定向放疗（SBRT）或立体定向放射外科（SRS）的肿瘤局部控制率很高，表明血管损伤在其临床疗效中可能有着重要作用。鉴于在临床上多数情况下很难提供单次高剂量放疗，因此有必要联合放疗增敏药物，以助于实现在使用相对较低的分次剂量照射的条件下，可以获得与高剂量 SBRT/SRS 治疗相近的临床疗效。

（三）放疗联合抗血管生成药物的临床试验

　　靶向 VEGF 及其受体的抗血管生成药物是临床试验中研究最多的靶向药物。3 个抗血管生成药物已获批准用于临床，其中 2 个小分子 TKI（索拉非尼和舒尼替尼）可单药用于转移性肾癌和肝细胞癌，1 个抗 VEGF 单克隆抗体（贝伐单抗），与化疗联合用于转移性结直肠癌、非小细胞肺癌和乳腺癌。这些药物与放疗联合使用的适应证目前尚未获得批准。表 12-2 汇总了数个已经完成的Ⅰ/Ⅱ期临床试验结果 [28, 29]，而表 12-3 和表 12-4 列出了部分正在进行的贝伐单抗和小分子 RTKI 临床试验。许多试验显示出良好的抗肿瘤效应；但在一些研究中也观察到了不良反应的增加，尤其是当 VEGF 抑制药与放化疗联合使用时 [30]。

表 12-2　2005—2011 年发布的抗血管生成药物治疗临床试验结果汇总

药 物	肿 瘤	患者数 N, 试验期 ph	治疗 次序	化 疗	放 疗	结果 / 结论
贝伐单抗	直肠腺癌	1. N=11（ph1）	Neo+CC	1. 5-FU	50.4Gy/28f	1. 可行
		2. N=32（ph2）	Neo+CC	2. 5-FU		2. 可行
		3. N=11（ph1）	CC	3. 卡培他滨 / 奥沙利铂		3. 可行
		4. N=22（ph2）	CC	4. 卡培他滨	4.51Gy/15f	4. 建议调整贝伐单抗剂量
	GBM	1. N=51（ph2）	CC+Mt	替莫唑胺	60Gy	1. 联合贝伐单抗改善 PFS，对 OS 无影响
		2. N=70（ph2）			60Gy/30f	2. 联合贝伐单抗改善 PFS
		3. N=15（前瞻性）			59.4Gy/33f	3. 可行，但需密切检测
	GBM +AG	4. 前瞻性			30Gy/6f（立体定向放射治疗）	4. 可行
	胰腺腺癌	1. N=46（ph1）	CC+Mt	卡培他滨	50.4Gy/28f	1. 肿瘤相关性出血性十二指肠溃疡（3/30）
		2. N=82（ph2）				2. OS 无影响，3 级毒性 35.4%
	ENT （多种）	N=43（ph1）	CC	5-FU、羟基脲	(66~72) Gy/ (33~36) f	建议：维持贝伐单抗剂量不变，降低化疗剂量
舒尼替尼	肝（HCC）	N=23（回顾性）	Neo（1 周）+ CC + Mt（12 周）	/	52Gy/15f	反应率和安全性均可接受
	CNS 肿瘤（多种）	N=23（ph1）	CC	/	14~60Gy/f,1.8 ~3.5Gy	安全，建议Ⅱ期临床
	转移瘤 （多种）	N=21（ph1）	Neo（1 周）+ CC + Mt		40~50Gy/10f	Ⅱ期临床建议最高（舒尼替尼剂量 +50Gy）

引自 Mazeron, R.et al., *Cancer Treat Rev*, 37:476–486, 2011.From Palayoor, S.et al., *Int J Cancer*, 123:2430–2437, 2008.
AG. 间变胶质瘤；CC. 同步；f. 分割次数；GBM. 胶质母细胞瘤；HCC. 肝细胞肝癌；Mt. 维持治疗；N. 患者数；Neo. 新辅助治疗；OS. 总生存；PFS. 无进展生存；ph. 临床试验期

表 12-3　正在进行或近期完成的贝伐单抗联合放疗或放化疗的临床试验

肿 瘤	治 疗	临床试验分期				化 疗
		1	1/2	2	3	
脑瘤	RT	2				替莫唑胺
	CRT	1		17	2	
结直肠癌	CRT	2	2	15		卡培他滨、奥沙利铂、5-FU、厄洛替尼
肺癌	RT	1				紫杉醇、卡铂、顺铂、依托泊苷、伊立替康
	CRT	1	3	8		
胰腺癌	CRT	2		9		卡培他滨、奥沙利铂、5-FU、厄洛替尼、吉西他滨

（续表）

肿　瘤	治　疗	临床试验分期				化　疗
		1	1/2	2	3	
头颈部肿瘤	CRT	3		4		5-FU、厄洛替尼、顺铂、紫杉醇、多西紫杉醇、羟基脲、西妥昔单抗
宫颈癌	RT			1		顺铂、卡铂
	CRT			2		
肉瘤	RT			2		
前列腺癌	CRT			2		戈舍瑞林、比卡鲁胺
食管癌	CRT			3		伊立替康、顺铂

引自 http://www.clinicaltrials.gov

CRT. 放化疗；RT. 放疗

表 12-4　正在进行或近期完成的 VEGF RTKI 药物或多激酶抑制药联合放疗或放化疗的临床试验

药　物	肿　瘤	治　疗	临床试验分期				化　疗
			1	1/2	2	3	
舒尼替尼（SU11246）	HNSCC	RT	1				
		CRT	1				西妥昔单抗
	肉瘤	RT	2	1			
	乳腺癌	CRT			1		卡培他滨
	食管癌	CRT				1	伊立替康、顺铂
	前列腺癌	RT	1				
	胶质母细胞瘤	CRT					
凡德他尼（ZD6474）	HNSCC	CRT			1		顺铂
	脑瘤	RT	2				
		CRT	1		2		替莫唑胺
	NSCLC	RT		1			
	NSCLC 脑转移	CRT	2				顺铂
SU5416	乳腺癌	CRT	1				多柔比星
	前列腺癌	RT	1				
	肉瘤	CRT			2		多柔比星、异环磷酰胺
西地尼布（AZD2171）	GBM	CRT		1	1		替莫唑胺
	直肠癌	RT	1				
	NSCLC 脑转移	RT	1				

引自 http://www.clinicaltrials.gov

CRT. 放化疗；GBM. 胶质母细胞瘤；NSCLC. 非小细胞肺癌；RT. 放疗

五、抗血管治疗

与抗血管生成治疗（针对新生血管）不同，抗血管治疗针对的是现有的成熟血管系统，具有破坏肿瘤和正常血管的潜在作用。

（一）抗血管药物

血管破坏性药物（VDA）能够快速关闭肿瘤内某些区域的血流灌注，导致肿瘤细胞发生急性缺血和继发性细胞死亡。这些药物具有缩小肿瘤降低肿瘤负荷的潜力，因此对于体积较大的肿瘤尤为适合，通常这些肿瘤对常规治疗比较抵抗。事实上，某些药物可能同时具有抗血管和抗血管生成的双重作用，如靶向 VEGF 的药物。VDA 药物可大致分为两类：配体介导的 VDA 和小分子VDA。

1. 生物或配体介导的 VDA

这些药物通过与血管内皮选择性结合的抗体、多肽或生长因子等血管靶向配体发挥作用。将细胞毒性分子（如麻黄素）或促凝剂与血管靶向配体耦合，进而诱导血管内血栓形成或内皮细胞死亡[31]。此外，可以应用特异性多肽选择性靶向增殖期的内皮细胞，从而产生抗新生血管内皮细胞的效果，因为不与静止期内皮细胞结合，对于这些细胞及其血管则无影响[32]。

2. 小分子 VDA

相对于配体介导的抗血管药物，小分子 VDA 的临床研发进展更快，这类药物能够诱导血管萎缩导致肿瘤内发生广泛性坏死。小分子 VDA 包括黄酮类化合物和微管蛋白解聚 / 结合药物。黄酮乙酸及其衍生物，特别是 5, 6- 二甲基 – 氧杂蒽酮 –4- 乙酸（DMXAA），具有复杂的作用机制，可能通过诱导释放血管活性物质和细胞因子（如 TNF-α 等）导致出血性坏死[33]。研究显示，微管蛋白结合剂(如考布他汀 A4 二钠磷酸酯, CA4DP) 能够选择性地破坏肿瘤中增殖内皮细胞的骨架结构，进而引起内皮细胞发生形态学变化，导致血管阻塞、血栓形成、肿瘤内血流迅速下降，继发肿瘤坏死[34]。

（二）放疗联合 VDA

抗血管单药的 Ⅰ 期临床研究仅观察到了轻微的抗肿瘤活性。这可能与 VDA 治疗后，在肿瘤的周边仍残存活性肿瘤细胞带有关，临床前研究也观察到了相同的现象。治疗后肿瘤邻近正常组织内血流增加，血管生成因子（如 VEGF）快速上调，直接促进残留活性肿瘤细胞的生长和扩张[35]。由于这些细胞的氧合状态良好，因此非常适合常规的细胞毒性疗法。

VDA 与放疗联合应用的合理性在于 VDA 药物可以减少或消除氧合状态差且放疗抵抗的肿瘤细胞亚群，而放疗可以控制外周残余的氧合良好的肿瘤细胞。基于鼠肿瘤模型研究显示，VDA 同步放疗能够显著增强对肿瘤细胞的杀伤力（表 12–5）。

表 12-5　血管破坏性药物与放疗联合的临床前及临床研究

VDA	临床前模型	临床试验	
		All	联合放疗
TNF	乳腺癌移植瘤	是	是
黄酮乙酸、DMXAA	小鼠乳腺癌、小鼠纤维肉瘤、大鼠肉瘤、乳腺癌移植瘤	否	否
CA4DP	大鼠肉瘤、小鼠乳腺癌移植瘤、卡波西肉瘤、横纹肌肉瘤	是	是
ZD6126	小鼠乳腺癌、NSCLC 移植瘤、GBM 移植瘤、大鼠肉瘤	是	否
MN-029	大鼠肉瘤	否	否

引自 Ciric, E.Sersa,G., *Radiol Oncol*, 44(2):66–78, 2010; http://www.clinicaltrials.gov
GBM. 胶质母细胞瘤；NSCLC. 非小细胞肺癌；TNF. 肿瘤坏死因子；VDA. 血管破坏性药物

联合治疗的时序性也非常重要，这在其中的一项研究中表现得尤为明显。相较于同时给药或放疗后给药，在放疗前 60min 给予 CA4DP 几乎对小鼠 CH3 肿瘤的放疗局部控制效果无任何改善。可能的原因是提前使用 VDA 所引起的血管关闭使得部分肿瘤细胞在放疗时处于乏氧状态，从而对放疗不敏感，后续这些细胞通过再氧合继续存活和增殖。为了在肿瘤内获得最佳的放疗增敏效果，需要重建活性肿瘤区域内的血流。在多分割放疗模式下，在放疗后数小时内予以 VDA 或有助于最大限度地提升放疗疗效，此时的联合疗效可能超过两种治疗方式的简单相加作用 [36]。

（三）VDA 的临床应用

临床上对于血管破坏剂的研究仍处于早期阶段，完成的仅有几项早期试验，主要评估了 VDA 单药或 VDA 联合化疗的安全性与反应性。目前，临床试验中研究最多的是 CA4DP，数项 I 期试验对其剂量方案和毒性反应进行了评估，最近又陆续开展了联合化疗、放疗或放射性同位素的多项 II 期试验 [37, 38]。

六、靶向 HIF-1

HIF-1 在实体肿瘤的代谢和对治疗的反应中发挥重要作用。转录因子 HIF-1 能够诱导多种蛋白质的表达，其中大多数蛋白具有促进肿瘤细胞在实体瘤内特定微环境下增殖的功能 [38]。

（一）HIF-1 活性的调节

HIF-1 由一个 α 亚单位（HIF-1α）和一个 β 亚单位（HIF-1β）组成的异二聚体。HIF-1 的乏氧依赖性活性受到多层次的调节，包括翻译启动、蛋白降解 / 稳定，以及反式激活活性上调等（图 12-4）。
常氧状态下，大多数 HIF-1α 蛋白被降解，首先在脯氨酰羟化酶（PHD）的作用下 HIF-1α 发生羟基化，随后受 VHL 蛋白介导发生泛素化修饰，最后在蛋白酶体中完成蛋白的降解。乏氧时，

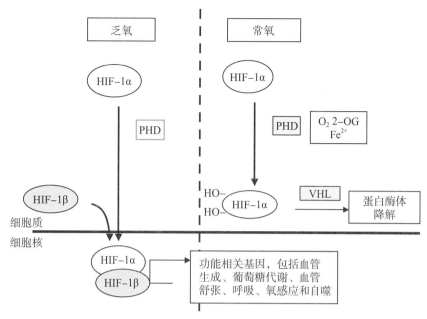

▲ 图 12-4 HIF-1α 的功能与调节

常氧状态下，HIF-1α 被脯氨酰羟化酶（PHD）羟基化后经 VHL 介导发生降解。乏氧状态抑制了羟基化，稳定了胞质内的 HIF-1α，致其浓度升高，随后入核并与 HIF-1β 形成二聚体 HIF-1，进而激活乏氧响应相关基因，包括 VEGF 和 PDGF

PHD 失活，HIF-1α 蛋白积聚并向细胞核内转移，在核内与 HIF-1β 相互作用组成 HIF-1。HIF-1 进而与缺氧响应元件（HRE）同源转录增强序列结合，诱导一系列靶基因的表达，包括调控血管生成、葡萄糖代谢、血管舒张、呼吸、氧感知和自噬等。

通常 HIF-1α 在氧缺乏时受到激活。但在肿瘤细胞内，受转录和转录后调节，即使在常氧状态下，HIF-1α 也处于稳定状态而不被降解，具体有如下机制（图 12-5）。

- 在生长因子信号的作用下，HIF-1α 基因的转录速度增加，该过程涉及蛋白激酶 C 和 NF-κB 的活化。
- 活性氧簇激活 $PI_3K/Akt/mTOR/p70S6K$ 信号通路，提高 HIF-1α 蛋白的翻译速度[39]。
- 在受体激活时，酪氨酸激酶反式活化促进了 HIF-1 复合物的激活。
- 在多种细胞中，许多因子能够提高 HIF-1α 的稳定性，包括炎症因子、转化生长因子 β、脂多糖和干细胞因子等。

（二）HIF-1 对放疗抵抗的调节

基于小鼠的肿瘤模型研究显示，放疗能够提升 HIF-1 蛋白含量和活性水平约 2 倍，同时下游细胞因子，特别是 VEGF 和 bFGF 的表达也成倍增加；但是在体外受照射肿瘤细胞中并没有产生类似的效果。在受照的肿瘤内可以观察到广泛的 HIF-1 活化区域，在受照后的 48h 氧合良好；而在未受照的肿瘤中，HIF-1 与乏氧密切对应。由此可以发现，放疗诱导的 HIF-1 活化与肿瘤氧合改善相关。

放疗不能在体外激活 HIF-1 信号转导，但在体内可以通过刺激 HIF 通路间接诱导组织发生再

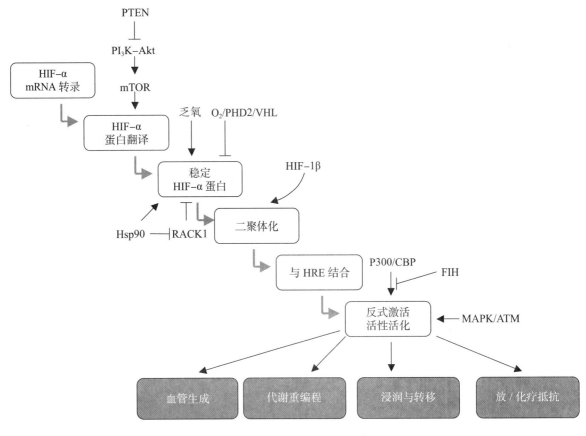

▲ 图 12-5 HIF-1 的活化过程

氧合，这可能并非源于 HIF-1 蛋白的增加，事实上再氧合的数分钟内 HIF-1 蛋白水平出现下降，更可能的原因是对 HIF 信号通路的翻译调控。放疗通过双重机制诱导了 HIF-1 的激活：①通过自由基中间产物增加了 HIF-1 再氧合稳定性；②再氧合介导了翻译抑制因子的解聚。翻译抑制因子又称应激颗粒，由乏氧诱导[40]。

在照射后的短时间内，主要的存活细胞位于外周区的周边，这些细胞在受照时处于乏氧状态，放射化学氧效应较低，自由基产物较少，因此具有更强的放疗耐受性。随后，放疗诱导 HIF-1 活化，存活的肿瘤细胞向附近的血管迁移，进而导致再氧合的发生。这些细胞通过分泌 VEGF 和其他细胞因子以抵消放疗引起的细胞凋亡对肿瘤血管的破坏，从而促进肿瘤的复发和生长。

（三）靶向 HIF-1

基础和临床研究证实，HIF-1α 的表达水平和肿瘤内低 PO₂ 与患者的不良预后及放疗后肿瘤复发和远处转移相关[41]。因此，HIF-1 多步骤激活途径中涉及的诸多分子都具有成为治疗靶点的潜力（图 12-6）。

目前已经测试了多个靶向 HIF-1 活化过程的分子或化合物。

• 稳定 HIF-1α 蛋白是 HIF-1 活化过程中的关键环节。YC-1 是靶向此环节的代表性药物。其

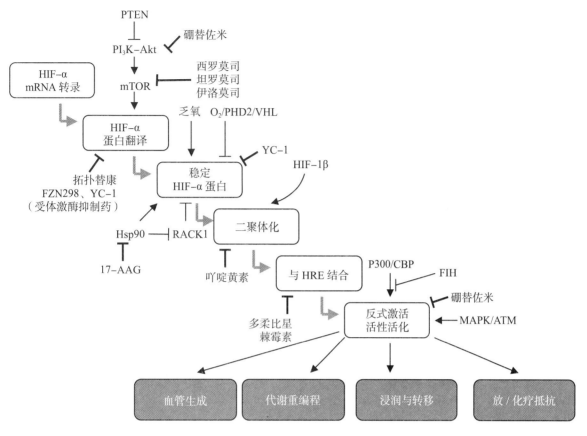

▲ 图 12-6　抑制 HIF-1 的活化

最初合成用于激活可溶性甘草环酶和抑制血小板聚集，后续研究发现 YC-1 能够通过抑制 HIF-1α 的积聚进而降低 HIF-1 靶基因的表达，显著提高放疗的抗肿瘤效应[40, 42]。HSP90 抑制药 17- 烯丙基胺 -17- 去甲氧基格尔德霉素（17-AAG）能够促进 HIF-1α 的 RACK1 依赖性泛素化，进而加速 HIF-1α 由蛋白酶体进行降解的过程。同样，抗氧化剂，如维生素 C 和 N- 乙酰半胱氨酸（NAC），通过将 Fe^{3+} 还原为 Fe^{2+}，促进 HIF-1α 蛋白的降解，因为 Fe^{2+} 是 PHDs-VHL 依赖的 HIF-1α 蛋白降解过程中的辅助因子。

- HIF-1α 和 HIF-1β 的二聚体化是 HIF-1 获得 DNA 结合和转录活性所必需的过程，抑制二聚体化过程也可抑制 HIF-1 的功能。吖啶黄素是已知的二聚体抑制药，可以直接与 HIF-1α 结合[43]。实验研究显示，吖啶黄素能够抑制肿瘤内血管生成因子的表达，阻止血管生成细胞动员入血及肿瘤血管的形成，从而抑制肿瘤的生长[43]。

- 一个间接的方法是抑制能够上调 HIF-1α 表达的信号通路，如 PI3K/Akt/mTOR 和 Ras 通路[44]。使用 Akt 活性增高的前列腺癌细胞的小鼠移植瘤进行的研究显示，mTOR 抑制药 RAD-001 能够降低 HIF-1α 蛋白及其下游的基因产物[45]。其他 mTOR 抑制药，如西罗莫司、坦西莫司（CCI-779）和依维莫司（RAD-001），也显示出相似的效果[46]。此外，多柔比星和棘霉素（echinomycin）能够抑制 HIF-1 与 HRE 结合，进而达到阻断 HIF-1 的作用[43]。

（四）HIF 抑制药的放疗增敏作用

从 HIF-1 通路的不同环节直接或间接抑制 HIF-1 均能够对培养的肿瘤细胞产生细胞毒性，加之抗血管作用和抗血管生成作用能够延缓或阻滞体内肿瘤的生长。HIF-1 抑制引起的放射敏感性已在体外细胞实验中证实，但主要还是选择性的针对存在乏氧的细胞。然而在体内肿瘤中情况较为复杂，结果不仅仅是 HIF 抑制和放疗所致细胞毒性的简单相加。值得注意的是，使用 HIF-1 抑制药和放疗的先后次序同样非常重要，能够影响对放疗疗效的增强程度。在不适当的时机使用 HIF-1 抑制药有可能降低而非提高放疗的疗效，因为其抗血管生成作用在一定程度上增加了实体瘤中的乏氧放射抵抗细胞数[42]。越来越多的证据表明，抑制放疗后上调的 HIF-1 活性有助于取得最佳的治疗获益[40, 42]。表 12-6 总结了部分体外研究的结果[28, 42, 47-50]。

表 12-6　靶向 HIF-1 的放疗增敏研究

细胞系 / 肿瘤	治疗策略	药物作用	放疗增敏效果	参考文献
C6 胶质瘤、HN5 UMSCCa10 SC、Panc-1 胰腺癌	口服 HIF-1 抑制药 PX-478、X 线	降低 HIF-1 蛋白水平及信号传导	提高乏氧细胞的放射敏感性（克隆形成）；增敏移植瘤；非简单的相加疗效；PX-478 阻止放疗后 HIF-1 信号传导，抑制下游的间质调适	[47]
PC3 和 DU145 前列腺癌	先予以 PX-478、20h 后 X 线照射	在两个细胞系中，PX-478 降低 HIF-1α 相关蛋白，有细胞毒性，引起 H2AX 的磷酸化。在乏氧时，对 DU145 的毒性增加。在 PC3 细胞中诱导 S/G$_2$-M 周期阻滞	在常氧和乏氧条件下，都能提高两个细胞系的放射敏感性，但对 PC3 的提升更显著；延长受照细胞内 γH2AX 的表达。结论：PX-448 可作为常氧 / 乏氧时的细胞放疗增敏药，具体机制尚不清楚	[28]
AMC-HN3 SCC 喉癌	细胞培养于乏氧 ±CoCl$_2$、HIF-1 抑制药 YC-1、X 线	乏氧和 CoCl$_2$ 诱导 HIF-1α 蛋白向核内积聚。放疗后，接受 YC-1 治疗的乏氧细胞中 sub-G$_1$ 期细胞比例增加	放疗对常氧细胞的毒性高于 CoCl$_2$ 乏氧细胞；YC-1 抑制 HIF-1α，增强乏氧细胞的放射敏感性，降低 SF	[48]
人宫颈癌细胞（HeLa）	先予以 YC-1、再放疗或者先放疗、后予以 YC-1	放疗 6h 后乏氧细胞重新氧合，HIF-1 活性下降	YC-RT：YC-1 诱导肿瘤内乏氧增加抑制了放疗的疗效；RT-YC-1：通过抑制放疗后 HIF-1 活性的增加，延缓肿瘤的生长；表明联合治疗时，治疗方式的次序非常重要	[42]
人肺腺癌细胞（A549）	10μmol/L YC-1 2h、乏氧或常氧 1h、予以放疗（2Gy、5Gy 或 10Gy）	乏氧时 HIF-1α 水平高于常氧；乏氧细胞内的 HIF-1α 受 YC-1 抑制	乏氧时，不同放疗剂量 ±YC-1 的 SF 无显著差异（克隆形成）。SF 为 0.1 时的 OER 为 2.7（有 YC-1）和 2.6（无 YC-1）	[49]
人胃腺癌细胞（MKN45、MKN28）	TAS106（ECyd）、放疗	TAS106（0.5mg/kg）能够抑制 MNK45 移植瘤中 HIF-1α 的表达，缩小肿瘤内的乏氧区	在乏氧细胞中，HIF-1α 基因表达下降与增加的放疗诱导细胞凋亡相关；肿瘤模型中，TAS106 + 2Gy 增加了乏氧区内细胞的凋亡；TAS106 通过抑制 HIF-1α 发挥放疗增敏药的作用	[50]

CoCl$_2$. 氯化钴；OER. 氧增强比；SC. 鳞状细胞；SF. 存活比率

（五）有临床应用潜力的小分子 HIF-1 抑制药

HIF-1 抑制药的临床应用尚处于早期研发阶段。抑制 HIF-1 和 HIF-1 相关蛋白的潜在方法很多，但对于临床前研究和临床应用而言，具有良好利用性和药理学特性的小分子抑制药非常重要。几种在研的此类药物在实验中表现出对 HIF-1 或 HIF 相关蛋白的抑制效果。值得注意的是，无论是在细胞培养中还是体内肿瘤模型条件下，这些药物都能够提高肿瘤细胞的放射敏感性。

- PX-478 是 HIF-1α 的口服活性小分子抑制药，其作用机制尚未完全清楚。该药物的抑制作用不依赖于肿瘤抑制基因 VHL 和 p53，可能与葡萄糖转运蛋白 -1（Glut-1）受抑后导致的葡萄糖摄取和代谢紊乱有关。在移植瘤模型中 PX-478 表现出很好的抗肿瘤活性，导致肿瘤退缩，延缓生长，其疗效与 HIF-1 水平呈正相关。PX-478 水溶性好，无论是口服，还是静脉注射或腹腔注射，均能保持较好的活性，并且药理学特性良好。口服 PX-478 治疗淋巴瘤的Ⅰ期临床试验正在进行中 [28, 47]。

- YC-1 [3-(5′- 羟甲基 -2′- 呋喃基)-1- 苄基吲唑] 是一种合成化合物，具有多重药理作用，包括抑制 HIF-1α。作为一个药理学工具，YC-1 被广泛用于研究 HIF-1 的生理和病理作用。由于抗 HIF 作用，YC-1 能够抑制裸鼠体内多种移植瘤的生长，而且还具有放疗增敏的作用。机制研究显示，YC-1 能够通过靶向 HIF-1α 蛋白的 720～780 氨基酸区域或通过抑制 Mdm2 加速 HIF-1α 的降解，而且它还能够通过抑制 PI$_3$K/ Akt /mTOR 途径进而阻断 HIF-1α 的从头合成。然而，YC-1 下调 HIF-1α 的确切机制仍未明确 [49, 50]。

- TAS106（ECyd）[1-（3-C- 乙炔基 -β-D- 核糖戊呋喃糖基）胞嘧啶] 属于核糖核苷抗癌药物，首次合成于 1995 年。TAS106（ECyd）进入肿瘤细胞后，迅速磷酸化为 ECyd 5′- 三磷酸酯，进而抑制 RNA 聚合酶，从而抑制 RNA 的合成，导致细胞死亡。尿苷 / 胞苷激酶（UCK）是 TAS106 首次磷酸化为 ECyd 5′- 单磷酸的关键酶，后者具有细胞毒性。相对于正常细胞，肿瘤细胞中 UCK 活性较高，赋予了 TAS106 一定的肿瘤治疗特异性优势。无论体内和体外，TAS106 都能够抑制 HIF-1α 及 HIF-1α 相关蛋白的表达。在乏氧条件下，TAS106 能够抑制 MKN45 细胞中 HIF-1α 的 mRNA 表达，其方式类似于转录抑制药放线菌素 D，这表明 TAS106 能够从转录水平下调 HIF-1α 的表达 [51]。目前正在进行的相关临床试验有 2 项。

七、总结

恶性实体肿瘤的微环境与正常组织内的微环境显著不同，特别是在 pH、营养物质的分布和可用性及氧浓度方面。与正常组织内的血管系统相比，肿瘤内的血管杂乱无章，缺乏小动脉、毛细血管和小静脉的层次结构。相比于正常血管，肿瘤血管的通透性更高，更易渗漏，周细胞仅与基底膜松散连接，在某些情况下肿瘤细胞以拟态形式排布成血管。恶性肿瘤的脉管系统在功能和结构上均存在缺陷，导致瘤内氧供和氧耗之间存在失衡，某些区域的肿瘤组织处于慢性乏氧状态。功能异常的肿瘤脉管系统可能会引起血管腔的短暂关闭和开放，导致组织内发生急性乏氧。

靶向肿瘤血管的生成和功能是一个新兴的治疗策略。血管靶向治疗可分为靶向肿瘤新血管的抗血管生成药物（AA）和靶向肿瘤内成熟血管的血管破坏性药物（VDA）。大多数抗血管生成药物通过靶向 VEGF、VEGFR 和下游信号通路来发挥作用。代表性药物为贝伐单抗（安维汀），一种人源化的单克隆抗体，能够结合和中和 VEGF。贝伐单抗已获批准与化疗联合用于临床治疗转移性结直肠癌、非小细胞肺癌和乳腺癌。目前贝伐单抗与放疗的联合尚未获批，相关的临床试验很多，部分已经结束，部分仍在进行之中。

小分子酪氨酸激酶抑制药（TKI）是另一类型的抗血管生成药物，通过阻止生长因子受体的活化，从而抑制下游信号传导途径。在某些情况下，它们能够同时对不同的生长因子受体表现出抑制活性。以舒尼替尼为例，其通过靶向 VEGFR、血小板衍生生长因子受体（PDGFR）和 c-kit，在肾癌的临床试验中表现出显著的抗肿瘤活性。正在进行多项 I 期和 II 期临床试验评估不同 TKI 药物与放疗联合的治疗效果。

抗血管生成药物通过靶向肿瘤内冗余的非功能性血管，有助于缓解间质压力，改善肿瘤血供和氧合。肿瘤内血管正常化和氧合改善与放射敏感性增加有关。在很多情况下，放疗和抗血管生成治疗的执行时序是影响疗效的一个重要因素。在血管正常化窗口期，肿瘤氧合程度最好，此时予以放疗，能够取得最佳的放疗疗效。

血管破坏性药物能够快速关闭肿瘤内某些区域的血流灌注，导致肿瘤细胞发生急性缺血和继发性细胞死亡。这些药物具有缩小肿瘤降低肿瘤负荷的潜力，因此对于体积较大的肿瘤尤为适合，通常这些肿瘤对常规治疗比较抵抗。目前唯一进入临床试验阶段的 VDA 药物是 CA4DP，已在数项 I 期试验对其剂量方案和毒性反应进行了评估，最近又陆续开展了联合化疗、放疗或放射性同位素的多项 II 期试验。

实体肿瘤内的乏氧环境导致 HIF-1 表达上调。通常 HIF-1α 在氧缺乏时受到激活；但在肿瘤细胞内，受转录和转录后调节，即使在常氧状态下，HIF-1α 也处于稳定状态而不被降解。基础和临床研究证实，HIF-1α 的表达水平及肿瘤内低 PO_2 与患者的不良预后及放疗后肿瘤复发和远处转移相关。HIF-1 多步骤激活途径中涉及诸多分子都具有成为治疗靶点的潜力。目前正在研究数个具有临床应用潜力的小分子 HIF-1 抑制药，部分药物显示出一定的放疗增敏效果。

参考文献

[1] Thomlinson, R., and Gray, L. The histological structure of some human lung cancers and the possible implications for radiotherapy. *Br J Cancer* 1955;9:539–549.

[2] Jain, R. Molecular regulation of vessel maturation. *Nat Med* 2003;9(6): 685–693.

[3] Kizaka-Kondoh, S., Inoue, M., Harada, H., and Hiraoka, M. Tumor hypoxia: A target for selective cancer therapy. *Cancer Sci* 2003;94(12):1021–1028.

[4] Brown, J. Evidence for acutely hypoxic cells in mouse tumours, and a possible mechanism of reoxygenation. *Br J Radiol* 1979;52(620):650–656.

[5] Dewhirst, M. Relationships between cycling hypoxia, HIF–1, angiogenesis and oxidative stress. *Radiat Res* 2009;172(6):653–665.

[6] Harada, H., and Hiraoka, M. Hypoxia–inducible factor 1 in tumor radioresistance. *Curr Signal Transd Ther* 2010;5(3):188–196.

[7] Folkman, J. Tumor angiogenesis: Therapeutic implications. *New Engl J Med* 1971;285(21):1182–1186.

[8] Yoshimura, M., Itasaka, S., Harada, H., and Hiraoka, M. Microenvironment and radiation therapy. *BioMed Res Int* 2013;2013:685308, 13 pp.

[9] Ciric, E., and Sersa, G. Radiotherapy in combination with vascular–targeted therapies. *Radiol Oncol* 2010;44(2):66–78.

[10] Murata, R., Tsujitani, M., and Horsman, M. Enhanced local tumour control after single or fractionated radiation treatment using the hypoxic cell radiosensitizer doranidazole. *Radiother Oncol* 2008;87:331–338.

[11] Hoang, T., Huang, S., Armstrong, E., Eickho, J., and Harari, P. Enhancement of radiation response with bevacizumab. *J Exp Clin Cancer Res* 2012; 31:37.

[12] Gorski, D., Beckett, M., Jaskowiak, N. et al. Blockade of the vascular endothelial growth factor stress response increases the antitumor effects of ionizing radiation. *Cancer Res* 1999;59(14):3374–3378.

[13] Kozin, S., Boucher, Y., Hicklin, D., Bohlen, P., Jain, R., and Suit, H. Vascular endothelial growth factor receptor-2-blocking antibody potentiates radiation-induced long-term control of human tumor xenografts. *Cancer Res* 2001;61(1):39–44.

[14] Fenton, B., Paoni, S., and Ding, I. Pathophysiological effects of vascular endothelial growth factor receptor-2-blocking antibody plus fractionated radiotherapy on murine mammary tumors. *Cancer Res* 2004;64(16): 5712–5719.

[15] Hess, C., Vuong, V., Hegyi, I. et al. Effect of VEGF receptor inhibitor PTK787/ZK222548 combined with ionizing radiation on endothelial cells and tumour growth. *Br J Cancer* 2001;85:2010–2016.

[16] Shibuya, K., Komaki, R., Shintani, T. et al. Targeted therapy against VEGFR and EGFR with ZD6474 enhances the therapeutic efficacy of irradiation in an orthotopic model of human non-small-cell lung cancer. *Int J Radiat Oncol Biol Phys* 2007;69(5):1534–1543.

[17] Cao, C., Albert, J., Geng, L. et al. Vascular endothelial growth factor tyrosine kinase inhibitor AZD2171 and fractionated radiotherapy in mouse models of lung cancer. *Cancer Res* 2006;66(23):11409–11415.

[18] Huber, P., Bischof, M., Jenne, J. et al. Trimodal cancer treatment: Benecial effects of combined antiangiogenesis, radiation, and chemotherapy. *Cancer Res* 2005;65(9):3643–3655.

[19] Chang, S., Lamborn, K., Malec, M. et al. Phase II study of temozolomide and thalidomide with radiation therapy for newly diagnosed glioblastoma multiforme. *Int J Radiat Oncol Biol Phys* 2004;60(2):353–357.

[20] Lund, E.L., Bastholm, L., and Kristjansen, P. Therapeutic synergy of TNP-470 and ionizing radiation: Effects on tumor growth, vessel morphology, and angiogenesis in human glioblastoma multiforme xenogras. *Clin Cancer Res* 2000;6:971–978.

[21] Murata, R., Nishimura, Y., and Hiraoka, M. An antiangiogenic agent (TNP-470) inhibited reoxygenation during fractionated radiotherapy of murine mammary carcinoma. *Int J Radiat Oncol Biol Phys* 1997;37(5):1107–1113.

[22] Dings, R., Loren, M., Heun, H. et al. Scheduling of radiation with angiogenesis inhibitors anginex and avastin improves therapeutic outcome via vessel normalization. *Clin Cancer Res* 2007;13(11):3395–3402.

[23] Ou, G., Itasaka, S., and Zeng, L. Usefulness of HIF-1 imaging for determining optimal timing of combining bevacizumab and radiotherapy. *Int J Radiat Oncol Biol Phys* 2009;75(2):463–467.

[24] Zips, D., Hessel, F., Krause, M. et al. Impact of adjuvant inhibition of vascular endothelial growth factor receptor tyrosine kinases on tumor growth delay and local tumor control after fractionated irradiation in human squamous cell carcinomas in nude mice. *Int J Radiat Oncol Biol Phys* 2005;61:908–914.

[25] Itasaka, S., Komaki, R., Herbst, R. et al. Endostatin improves radioresponse and blocks tumor revascularization after radiation therapy for A431 xenogras in mice. *Int J Radiat Oncol Biol Phys* 2007;67(3):870–878.

[26] Truman, J., García-Barros, M., Kaag, M. et al. Endothelial membrane remodeling is obligate for anti-angiogenic radiosensitization during tumor radiosurgery. *PLoS One* 2010;5(8):e12310.

[27] Yamada, Y., Bilsky, M., Lovelock, D. et al. High-dose, single-fraction image-guided intensity-modulated radiotherapy for metastatic spinal lesions. *Int J Radiat Oncol Biol Phys* 2008;71:484–490.

[28] Palayoor, S., Mitchell, J., Cerna, D., Degra, W., John-Aryankalayil, M., and Coleman, C. PX-478, an inhibitor of hypoxia-inducible factor-1alpha, enhances radiosensitivity of prostate carcinoma cells. *Int J Cancer* 2008;123:2430–2437.

[29] Mazeron, R., Anderson, B., Supiot, S., Paris, F., and Deutsch, E. Current state of knowledge regarding the use of antiangiogenic agents with radiation therapy. *Cancer Treat Rev* 2011;37:476–486.

[30] Ishikawa, H., Sakurai, H., Hasegawa, M. et al. Expression of hypoxic-inducible factor 1alpha predicts metastasis-free survival after radiation therapy alone in stage IIIB cervical squamous cell carcinoma. *Int J Radiat Oncol Biol Phys* 2004;60(2):513–521.

[31] Thorpe, P. Vascular targeting agents as cancer therapeutics. *Clin Cancer Res* 2004;10:415–427.

[32] Arap, W., Pasqualini, R., and Ruoslahti, E. Cancer treatment by targeted drug delivery to tumor vasculature in a mouse model. *Science* 1998;279:377–380.

[33] Baguley, B.C. Antivascular therapy of cancer: DMXAA. *Lancet Oncol* 2003; 4:141–148.

[34] Tozer, G., Prise, V., Wilson, J. et al. Mechanisms associated with tumor vascular shut-down induced by combretastatin A-4 phosphate: Intravital microscopy and measurement of vascular permeability. *Cancer Res* 2001;61: 6413–6422.

[35] Chaplin, D., and Hill, S. The development of combretastatin A4 phosphate as a vascular targeting agent. *Int J Radiat Oncol Biol Phys* 2002;54:1491–1496.

[36] Siemann, D., and Horsman, M. Targeting the tumor vasculature: A strategy to improve radiation therapy. *Expert Rev Anticancer Ther* 2004;4:321–327.

[37] Citrin, D., and Camphausen, K., eds. *Advancement of Antiangiogenic and Vascular Disrupting Agents Combined with Radiation.* New York: Springer Science, 2008.

[38] Moeller, B., and Dewhirst, M. HIF-1 and tumour radiosensitivity. *Br J Cancer* 2006;95(1):1–5.

[39] Semenza, G. Regulation of cancer cell metabolism by hypoxia-inducible factor 1. *Semin Cancer Biol* 2009;19(1):12–16.

[40] Moeller, B., Cao, Y., Li, C., and Dewhirst, M. Radiation activates HIF-1 to regulate vascular radiosensitivity in tumors: Role of reoxygenation, free radicals, and stress granules. *Cancer Cell* 2004;5(5):429–441.

[41] Semenza, G. Dening the role of hypoxia-inducible factor 1 in cancer biology and therapeutics. *Oncogene* 2010;29(5):625–634.

[42] Harada, H., Itasaka, S., Zhu, Y. et al. Treatment regimen determines whether an HIF-1 inhibitor enhances or inhibits the effect of radiation therapy. *Br J Cancer* 2009;100(5):747–757.

[43] Lee, K., Zhang, H., Qian, D., Rey, S., Liu, J., and Semenza, G. Acriflavine inhibits HIF-1 dimerization, tumor growth, and vascularization. *Proc Natl Acad Sci U S A* 2009;106(42): 17910–17915.

[44] Zundel, W., Schindler, C., Haas-Kogan, D. et al. Loss of PTEN facilitates HIF-1-mediated gene expression. *Genes Dev* 2000;14(4):391–396.

[45] Majumder, P., Febbo, P., Biko, R. et al. mTOR inhibition reverses Akt-dependent prostate intraepithelial neoplasia through regulation of apoptotic and HIF-1-dependent pathways. *Nat Med* 2004;10(6):594–601.

[46] Wysocki, P. mTOR in renal cell cancer: Modulator of tumor biology and therapeutic target. *Expert Rev Mol Diagn* 2009;9(3):231–241.

[47] Schwartz, D., Powis, G., Thitai-Kumar, A. et al. The selective hypoxia inducible factor-1 inhibitor PX-478 provides *in vivo* radiosensitization through tumor stromal effects. *Mol Cancer Ther* 2009;8:947–958.

[48] Moon, S., Chang, H., Roh, J. et al. Using YC-1 to overcome the radioresistance of hypoxic cancer cells. *Oral Oncol* 2009;45:915–919.

[49] Oike, T., Suzuki, Y., Al-Jahdari, W. et al. Suppression of HIF-1α expression and radiation resistance in acute hypoxic conditions. *Exp Ther Med* 2012;3(1):141–145.

[50] Yasui, H., Ogura, A., Asanuma, T. et al. Inhibition of HIF-1α by the anticancer drug TAS106 enhances X-ray-induced apoptosis *in vitro* and *in vivo*. *Br J Cancer* 2008;99:1442–1452.

[51] Yasui, H., Inanami, O., Asanuma, T. et al. Treatment combining X-irradiation and a ribonucleoside anticancer drug, TAS106, eectively suppresses the growth of tumor cells transplanted in mice. *Int J Radiat Oncol Biol Phys* 2007;68:218–228.

第 13 章 化学预防、放疗增敏、辐射保护等植物化学物

Phytochemicals：Chemopreventive, Radiosensitizing, Radioprotective

植物化学物是从植物中提取的非营养性化学物质，具有保护或疾病预防的功能。研究发现，植物不仅可以产生保护自身的化学物质，而且某些化学物质还具有抗病和防病的功效。已知的植物化学物质超过千种，其中较为重要的有以下几类：生物碱类（如咖啡因）、类胡萝卜素类、黄酮类（如多酚）、异黄酮类（如植物雌激素和染料木素）、有机硫化物类（如谷胱甘肽 GSH）、白藜芦醇类和酚酸类（如姜黄素和鞣花酸）。分子和细胞学研究已经阐释了植物化学物的许多特性，其中的某些特性赋予植物化学物识别和攻击靶点及发挥诸多其他作用的能力，包括在特定的条件下提高放射治疗的敏感性。

一、植物化学药和蛋白质之间的相互作用机制

许多植物化学物可用于肿瘤的化学预防，以及作为放射治疗的增敏药或辐射保护剂（图 13-1）。在作用机制研究方面，无论是化学层面还是生物分子水平，绝大多数的工作都集中于一个化合物——姜黄素。目前对姜黄素的研究涉及方方面面，从最基础的化学结构到临床试验。以下所述的作用机制大部分基于对姜黄素的研究结果，同样的逻辑应该也适用于其他植物化学物。

（一）姜黄素与靶蛋白分子的直接作用 [1, 2]

由于姜黄素独特的分子结构和功能，其能够与多种蛋白直接结合，而且亲和力很高。姜黄素是一种二烯丙基甲烷分子 [1,7- 双 (4- 羟基 -3- 甲氧酚)-1,6- 庚二烯 -3,5- 二酮]，含有两个由亚甲基桥连接的阿魏酸残基。此外，姜黄素还含有两个通过可变连接串联的疏水性苯基结构域（图 13-2）。分子对接研究表明，为了能够最大限度地与所结合的蛋白质形成疏水性接触，姜黄素可以发生多种构象变化。姜黄素的苯环可以与芳香氨基酸侧链以 π-π 范德华力相互作用。在姜黄素的疏水性结构中，位于分子末端的酚基和中心的碳酰基功能团可通过氢键结合目标大分子。这种结构提供了强且有方向的静电作用，有助于提高结合自由能。

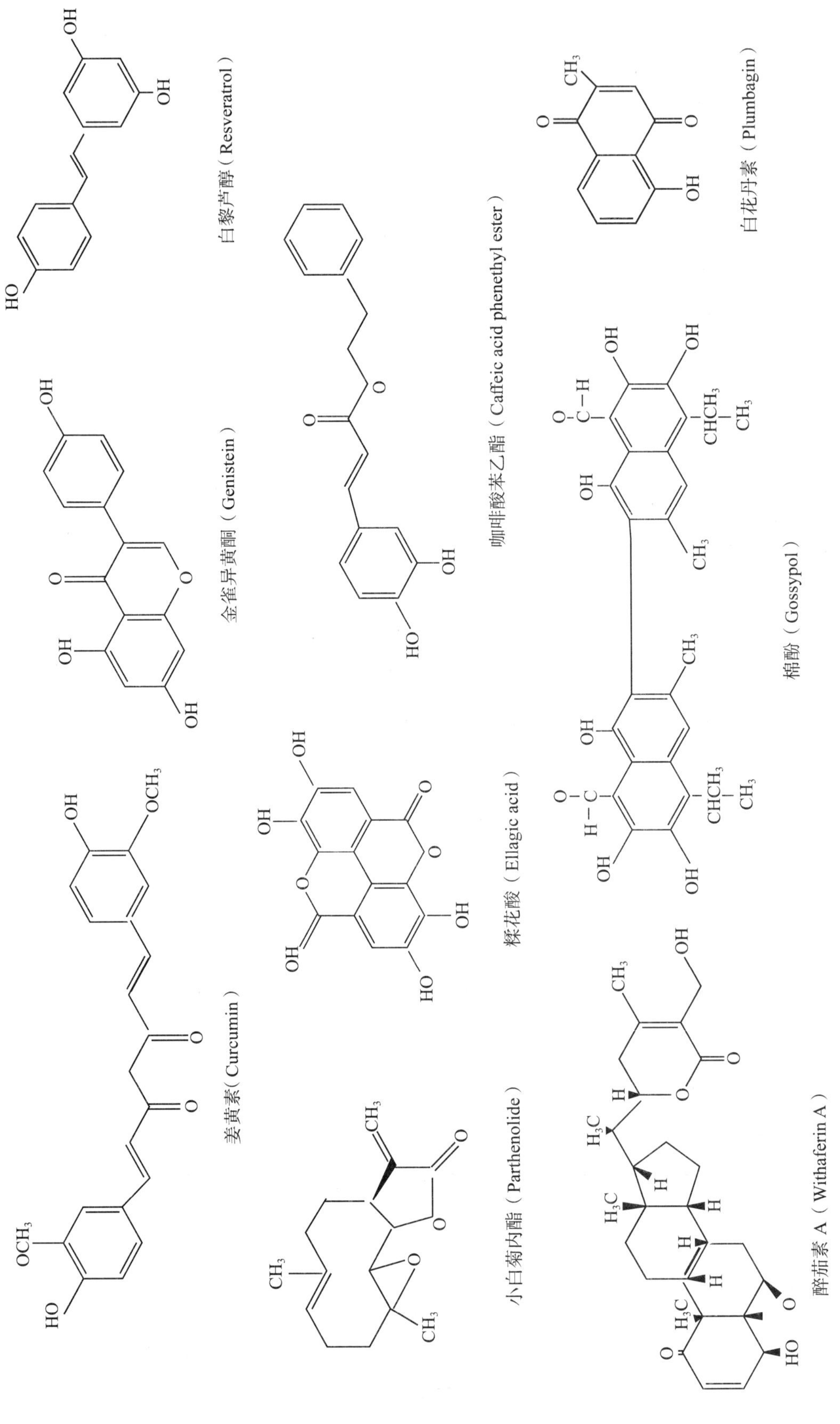

▲ 图 13-1　具有放疗增敏作用的部分植物化学物分子结构

白黎芦醇（Resveratrol）

白花丹素（Plumbagin）

金雀异黄酮（Genistein）

咖啡酸苯乙酯（Caffeic acid phenethyl ester）

棉酚（Gossypol）

姜黄素（Curcumin）

鞣花酸（Ellagic acid）

小白菊内酯（Parthenolide）

醉茄素 A（Withaferin A）

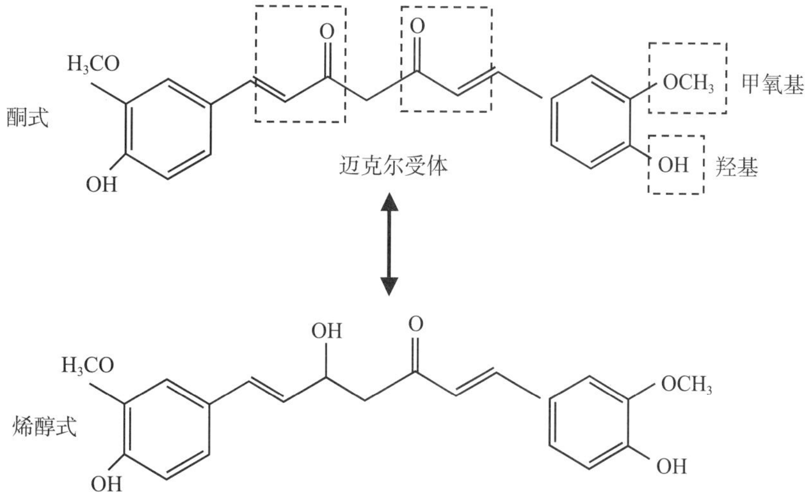

▲ 图 13-2　姜黄素的酮 – 烯醇互变异构作用

姜黄素具有 β– 二酮结构，因此能够发生酮 – 烯醇互变异构现象，并且无论在溶液还是在固相中都以烯醇形式存在，这种酮 – 烯醇互变异构作用使得姜黄素具有更多的化学功能。在姜黄素的主要烯醇形式中，分子的中间部分既能够提供氢键又可以接受氢键。此外，烯醇形式也是带正电荷金属的理想螯合剂，通常在目标蛋白的活性位点都存在这样的金属离子。最后，酮 – 烯醇互变异构使得姜黄素充当亲核攻击的 Michael 受体，姜黄素能够与亲核的半胱氨酸巯基和硒代半胱氨酸 Se⁻ 基团形成共价结合。图 13-3 为迈克尔反应的简单化学方程示意图，将一个亲核基团添加到共轭 π 电子系统，典型的代表是 α, β 不饱和酮或酯。该反应的显著特征是可逆性，这也决定了其在生物学上的重要性。诸多的疏水相互作用（包括 π–π 相互作用、大量的氢键、金属螯合，以及遍布分子表面的共价结合）共同构成了姜黄素与众多靶蛋白相互作用的结构基础和机制。表 13-1 列出了一些与姜黄素直接发生作用且具有潜在放疗增敏效果的分子靶点。当然，这不可能是一个完整的列表，但涵盖了许多重要的研究结果。

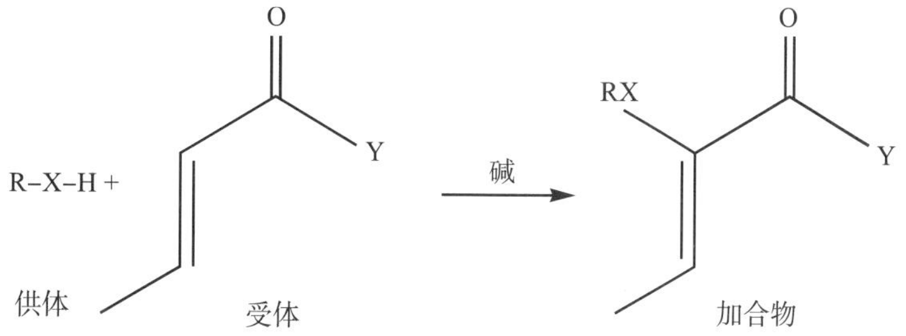

▲ 图 13-3　Michael 加成反应示意图

亲核离子（如 OH、NH、SH 和 CH 酸等负离子）是良好的电子供体，而不饱和碳酰基化合物（如共轭醛、酮和酯等）是良好的电子受体

（二）姜黄素在生物体内的间接作用

除了直接与多种蛋白质结合发挥作用外，姜黄素还能够间接作用于众多分子靶标，借此调节

下游反应。这类分子靶标包括转录因子、酶、炎症介质、蛋白质激酶、耐药蛋白、细胞周期调节蛋白、黏附分子、生长因子、受体、细胞存活蛋白、趋化因子及趋化因子受体等。鉴于广泛存在的直接和间接作用靶点，因此姜黄素具有多样性的功能。然而，由于大量的分子或生物过程受到间接或直接的影响，导致实际情况甚为复杂。以促凋亡蛋白 Bcl-2 为例，姜黄素既可以直接抑制 Bcl-2，也可以通过靶向转录因子 NF-κB 间接抑制 Bcl-2（表 13-1）。

表 13-1　姜黄素直接作用的部分蛋白靶标

靶　标	功　能	机　制	放疗增敏效应
TxnRd1	硫氧还蛋白系统具有清除 ROS 功能，维持细胞内低分子量抗氧化剂水平	姜黄素与 TxnRd1 的羧基末端的高亲核性硒代半胱氨酸残基形成共价结合	基于 SCC 细胞的研究显示，姜黄素介导的放疗增敏作用需要共轭 TxnRd1 的抑制性活性；靶向 TrxRD1 的间接作用能够影响细胞的放射反应
TNF-α	促炎因子；通过产生 ROS 介导相关效应；介导促凋亡和抗凋亡信号	姜黄素结合 TNF-α 的受体结合位点上的残基；通过非共价和共价结合与 TNF-α 直接发生相互作用	放疗上调 TNF-α 蛋白水平，导致 NF-κB 活性升高和 Bcl-2 蛋白表达，这些效应可被姜黄素抑制
COX-2	调控前列腺素的产生；参与肿瘤细胞的生长、转移扩散和对治疗的抵抗	姜黄素可以与 COX-2 活性位点中的残基直接结合，从而抑制酶的活性；抑制 PGE_2 的产生	在小鼠和人肿瘤模型中可观察到抑制 COX-2 所致的放疗增敏效应；机制方面可能与清除具有放射保护作用的前列腺素有关
NF-κB	转录因子；调控炎症反应和细胞存活及肿瘤进展相关的基因	姜黄素通过 2 个机制直接抑制 NF-κB：①干扰 IκBα 的降解；②与 NF-κB 复合体的 p50 亚基结合	放疗能够选择性诱导 NF-κB；抑制 NF-κB 能够增强细胞的放射敏感性
Bcl-2	在实体瘤和血液系统肿瘤中过表达的抗凋亡蛋白，能够提高细胞的存活	姜黄素可通过多种氨基酸与 Bcl-2 蛋白直接相互作用，从而抑制 Bcl-2 活性	临床前实验表明抑制 Bcl-2 能够增加肿瘤细胞对化疗和放疗的敏感性
DNA 聚合酶 λ	真核细胞的聚合酶，参与 DNA 修复	姜黄素衍生物能够选择性地结合至 pol λ 的 N 端结构域	通过抑制 DNA 修复发挥放疗增敏作用
ErbB2-（HER2/neu）	跨膜酪氨酸激酶；其过表达能够增加肿瘤细胞的转移潜力和对抗肿瘤药物的耐药性	姜黄素能够结合 ErbB2 的激酶结构域；姜黄素的迈克尔反应受体功能是姜黄素与 ErbB2 共价结合进而介导 ErbB2 耗竭所必需的	放疗激活 ErbB2，上调促生存信号通路；阻断 ErbB2 能够提高细胞的放射敏感性
GSH	三肽化合物；发挥抗氧化剂的功能，防止 ROS 对重要细胞内成分的氧化损伤	姜黄素直接与谷胱甘肽结合，形成谷胱甘肽化产物；GSTP1-1 能够加速上述反应过程	使用植物化学物 CAPE 耗竭 GSH 将增加细胞的放疗增敏性
HDAC	组蛋白去乙酰化酶；HDAC 在基因表达的表观遗传调控中发挥关键作用	姜黄素可与 HDAC8 形成复合物，与其活性部位的残基形成紧密的疏水性接触	HDAC 调节染色质结构并促进 DNA 修复；HDAC 调节许多重要的非组蛋白的蛋白活性；许多临床前研究中显示 HDAC 抑制药可作为放疗增敏药[3]

二、姜黄素和其他放疗增敏植物性药物

为了方便起见，可以将姜黄素和其他具有放疗增敏作用的植物化学物的作用靶点进行归类。事实上，与分子生物学一样，很难将这些效应进行严格地划分，因为所涉及的系统之间存在重叠和相互作用。

氧化应激的调节

越来越多的证据显示，肿瘤细胞内的基础活性氧（ROS）浓度高于正常细胞。在持续的内源性氧化应激作用下，肿瘤细胞的内生抗氧化能力逐渐增强，使其对外源性氧化剂更具抵抗力。植物化学药的放疗增敏作用方式之一就是靶向放疗诱导的抗氧化机制。

1. 硫氧还蛋白还原酶 1 和 ROS 的调节

硫氧还蛋白还原酶 1（TxnRd1）是一种抗氧化酶，在多种原发性恶性肿瘤中 TxnRd1 水平升高，而该酶活性下降与肿瘤表型逆转和致癌性降低有关。因此，通过抑制此抗氧化蛋白，可以增强恶性肿瘤细胞对氧化应激（包括放疗）的敏感性。

2. Trx–TrxR–NADPH 系统

硫氧还蛋白还原酶（TxnRd, TrxR）是一个由多种 NADPH 依赖的黄素蛋白组成的家族，在羧基末端倒数第 2 位存在硒代半胱氨酸残基。这些酶有广泛的底物特异性，这是因为受到还原后酶的 C 端氧化还原活性位点开放。TxnRd 在细胞内普遍存在，在各种受氧化还原调节的细胞功能（包括转录、DNA 损伤识别和修复、增殖、凋亡及新血管生成等）中具有特定的作用。

TxnRd 以同型二聚体形式催化还原硫氧还蛋白和小分子氧化剂，包括 ROS，还原过程需要 NADPH 的参与（图 13-4）。TxnRd1 和 TxnRd2（分别为胞质 / 核和线粒体形式）是该酶家族中两个普遍表达的同工酶。在氧化应激时，TxnRd 能够维持特定信号通路的活化，这些信号通路具有调节与保护细胞免受氧化损伤相关的基因转录作用[4]。在人类恶性肿瘤中，胞质 TxnRd1 的表达往往上调，这也与肿瘤的侵袭性生长和不良预后有关。研究显示，TxnRd1 能够保护肿瘤细胞抵抗放疗的致死性效应；选择性靶向 TxnRd1 药物无论是单药使用还是联合放疗都已在实验中和临床上展现出积极的抗肿瘤效果[4]。

3. TxnRd1 与姜黄素的相互作用

TxnRd1 是姜黄素众多分子靶标之一。姜黄素诱导的 TxnRd1 抑制取决于其 Michael 受体功能，借此姜黄素能够与 TxnRd1 羧基末端的高亲核性硒代半胱氨酸残基形成共价结合。四氢姜黄素缺少 α, β 不饱和酮部分，不能抑制 TxnRd1 活性，也不能提高肿瘤细胞的放射敏感性。

姜黄素对肿瘤细胞的选择性放疗增敏作用可能部分归因于靶向肿瘤细胞内高表达的 TxnRd1。在姜黄素介导的放疗增敏中，TxnRd1 似乎具有双重作用。首先，姜黄素与 TxnRd1 共价结合，不可逆地抑制其还原硫氧还蛋白的能力，而这种还原能力是 TxnRd1 相关的多重抗氧化作用所必需

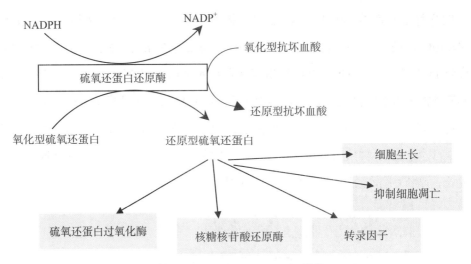

▲ 图 13-4 NADPH-Trx-TrxR 系统

的 [5]。其次，对 TxnRd1 的硒代半胱氨酸残基的修饰将其从抗氧化所必需的酶转变为具有 NADPH1 氧化酶活性的蛋白质，进而升高了细胞内的氧化应激水平。这两种效应都增加了细胞内的氧化负荷，导致更严重的克隆性细胞死亡。在正常细胞，TxnRd1 表达水平极低，因此不受姜黄素放疗增敏作用的影响（图 13-5）。

姜黄素仅抑制还原型 TrxR。在由 NADPH 形成的还原型 TrxR 中，活性位点残基 Cys496 和 Sec497 以游离的 -SH/-Se 基团形式存在，暴露于酶的表面，使其容易受到攻击。这与氧化型相反，在氧化型中形成了无活性的 Cys496-Sec497 硒烯基硫键桥 [6]。

4. 基于 TxrRd1 敲低的临床前研究

基于 FaDu 和 HeLa 细胞的实验显示还原酶 1 能够影响细胞的放射敏感性 [7]。在这两种细胞系中，稳定敲低 TxnRd1 后几乎消除了姜黄素介导的放疗增敏效果，表明姜黄素对抗氧化酶 TxnRd1 的抑制活性在姜黄素介导的放疗增敏中是必要的因素。在 TxnRd1 敲低的细胞中，放疗诱导的 ROS

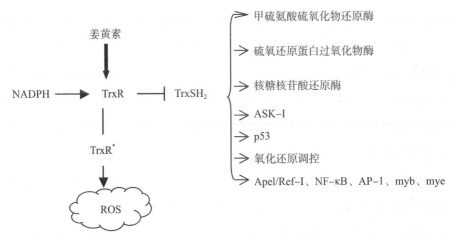

▲ 图 13-5 姜黄素调节 TrxR 诱导的级联效应

AP-1. 活化蛋白 1；TrxR*. 调节后的 TrxR

生成减少，细胞外信号调节激酶 1/2（ERK1/2）持续活化，这是姜黄素介导的放疗增敏所必需的。相反，在 TxnRd1 基础水平较低的 HEK293 细胞中过度表达 TxnRd1 能够增加细胞对姜黄素及对姜黄素联合放疗的敏感性。相似研究后续扩展到两种头颈部鳞癌细胞系，其中 TxnRd1 在辐射抵抗的 HPV⁻ 头颈部鳞癌细胞系中高表达，而在辐射敏感的 HPV⁺ 头颈部鳞癌细胞中不表达。使用姜黄素进行预处理可明显增加 HPV⁻ 细胞的放射敏感性，但对 HPV⁺ 细胞系没有明显影响。此外，通过其他实验也明确了膳食中姜黄素对 HPV⁻ HNSCC 异种移植瘤的作用。膳食姜黄素联合放疗可显著抑制肿瘤的生长，延长动物的存活时间（图 13-6）[8]。

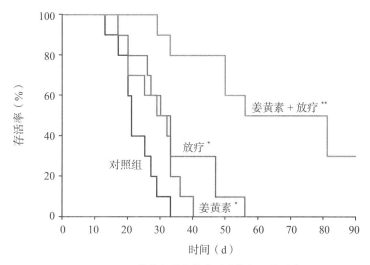

▲ 图 13-6　姜黄素联合放疗对动物存活的影响

与未接受任何治疗的对照组相比，姜黄素单药或单纯放疗均能提高动物的平均存活率（*P < 0.05）。而联合治疗组与其他组在平均生存率上的差异更具显著性（**P = 0.0001）。在末次数据采集时（第 90 天），联合治疗组中 3 只动物仍存活 [经许可转载，引自 Tuttle, S.et al., *Cancer Biology Therapy* 13(7):575–584, 2012.]

5. 间接靶向 TrxRd1

肿瘤细胞中 TrxR 水平通常是正常组织的 10 余倍，其含量约相对于哺乳动物腺癌细胞中总可溶性蛋白的 0.5%。高水平的胞内 TrxR 是癌细胞执行许多功能所必需的条件。

(1) 预防凋亡功能：还原型硫氧还蛋白的一个特定功能是通过与 ASK-1 结合阻止细胞发生凋亡。ASK-1 属于 MAPKKK（丝裂原激活蛋白激酶 - 激酶 - 激酶），在细胞凋亡过程中发挥重要作用，受压力或细胞因子相关的刺激而活化。Saitoh 等发现还原型 Trx 可直接结合至 ASK-1 的 N 端，抑制 ASK-1 的激酶活性，以及 ASK-1 依赖的细胞凋亡，而氧化型 Trx 无此功能[9]。姜黄素能够失活 TrxR，致其不能还原氧化型 Trx，由于氧化型 Trx 不结合 ASK-1，因此 ASK-1 介导的信号级联继续进行，最终诱导细胞凋亡。

(2) DNA 损伤修复：核糖核苷还原酶是还原型 Trx 的重要电子受体，该酶是 S 周期内合成 DNA 所需的脱氧核糖核苷必需的酶。Trx/TxnRd1 充当核内核糖核苷还原酶的电子供体，通过抑制 TxnRd 可以抑制该酶的活性。如果缺乏来自 Trx/TxnRd1 的电子，核糖核苷还原酶将发生功能失调，进而导致 S 期细胞发生灾难性损伤，无法完成 DNA 复制，导致细胞凋亡。由 p53 诱导的核糖核苷还原酶亚基 R2 对 DNA 修复有至关重要的作用[10]。

姜黄素还会导致转录因子 ApeI/Ref-1 的 Trx 依赖性上调，这也与 DNA 的修复密切相关。ApeI/Ref-1 既是负责碱基切除修复的无嘌呤 / 无嘧啶核酸内切酶，又与 Trx 共同调节转录因子。研究表明，仅还原型 ApeI/Ref-1 是 DNA 修复活性所必需的。如果 ApeI/Ref-1 失活，将不能建立无碱基位点，从而导致复制叉阻滞和编码信息丢失。

6. 与姜黄素的放疗增敏有关的其他直接作用靶点

(1) 生存素（survivin）：生存素属于哺乳动物 IAP 家族，通过阻止 caspase 9 的激活发挥抑制细胞凋亡的作用。该蛋白在大多数正常组织中几乎不表达，但在肿瘤细胞内呈过表达状态。高水平的生存素与肿瘤对放化疗的抵抗有关。姜黄素可以靶向该蛋白，从而阻断其抗凋亡作用。实验显示，抑制生存素的同时联合放疗能够显著降低细胞的存活率。

(2) Bcl-2：属于 Bcl-2 蛋白家族，此家族蛋白同时具有调节细胞中的促凋亡和抗凋亡信号的作用。Bcl-2 本身是一种抗凋亡蛋白，在许多实体肿瘤和血液肿瘤中均过表达，能够增强细胞的存活和对放化疗的抵抗[11]。姜黄素通过多个氨基酸直接与 Bcl-2 蛋白发生相互作用，抑制 Bcl-2 的活性，导致细胞凋亡。数项研究的结果显示，抑制 Bcl-2 可以增加肿瘤细胞对放疗的敏感性。

(3) EGFR 表达：EGFR 是一种具有内在酪氨酸激酶活性的跨膜糖蛋白。与 EGF 或 TGF-β 结合后，EGFR 能够激活下游的级联信号通路，进而调节细胞生长和增殖。与靶向 EGFR 相关的放疗增敏作用已在本书第 10 章中进行了详细讨论。

(4) 蛋白酶体：蛋白酶体也是姜黄素的重要靶点。姜黄素结构中 β 二酮部分的两个羰基碳原子极易受到来自蛋白酶的亲核攻击，主要的反应基团为其 β₅ 胰凝乳蛋白酶样（CT 样）亚基的氨基末端苏氨酸（Thr1）羟基。姜黄素还可与 β₅ 亚基的 Ser96 形成氢键结合。研究显示，姜黄素和 β₅ 亚基的直接结合与 CT 样活性的抑制同步发生。蛋白酶体活性受姜黄素抑制后，泛素化蛋白和多种蛋白酶体靶蛋白的降解受阻而在胞内形成积聚，最终导致细胞发生凋亡。与靶向蛋白酶体相关的放疗增敏作用详见本书第 8 章。

(5) ErbB2（HER2/neu）：ErbB2 是一种跨膜酪氨酸激酶，研究已证实 ErbB2 过表达能够增加转移的潜在风险和肿瘤细胞的抗药性。因此，下调 ErbB2 蛋白水平或其活性（或两者）是携带过表达 ErbB2 肿瘤患者的潜在治疗方法。姜黄素能够结合 ErbB2 的激酶结构域，进而诱导其泛素化和降解。后续的研究显示，姜黄素与 ErbB2 共价结合，以及姜黄素介导的 ErbB2 耗竭都与姜黄素的迈克尔受体功能相关。与靶向 ErbB2 相关的放疗增敏作用详见第 10 章。

(6) 谷胱甘肽（GSH）：谷胱甘肽是一种三肽形式的抗氧化剂，可预防 ROS 对重要细胞成分的氧化损伤。姜黄素能够直接与谷胱甘肽结合，形成谷胱甘肽化产物（包括姜黄素单谷胱甘肽和二谷胱甘肽加合物）。谷胱甘肽 -S- 转移酶（GSTP1-1）能够加速 GSH 介导的姜黄素利用过程。

(7) 组蛋白乙酰基转移酶（HAT）：组蛋白乙酰化在基因表达的表观遗传调控中起着至关重要的作用，该过程由组蛋白乙酰基转移酶（如 p300/CBP）催化进行。研究发现姜黄素可以通过直接结合的方式特异性抑制 p300/CBP 的活性，作为迈克尔反应位点的姜黄素侧链 α, β 不饱和羰基是抑制 HAT 活性所必需的基团。而且，姜黄素能够促进蛋白酶体依赖的 p300 降解。此外，姜黄素还能够抑制纯化 p300 的乙酰转移酶活性[12]。

(8) 组蛋白去乙酰化酶：HAT 的乙酰基转移酶功能受组蛋白去乙酰化酶（HDAC）的拮抗，HADC 能够脱去乙酰化组蛋白的乙酰基。HDAC 与 HAT 共同在基因表达的表观遗传调控中发挥关键性作用。姜黄素是 HDAC（IC_{50} 为 115μmol/L）的高效抑制药。分子对接实验显示，姜黄素能够与 HDAC8 形成稳定的复合物，以稳定的结合构型延伸至酶的入口处，并与其活性位点残基形成紧密的疏水连接。本书第 9 章已经详细讨论了 HAT 和 HDAC 抑制的放疗增敏作用。

三、靶向促炎信号通路的放疗增敏

放疗诱导的炎症信号级联反应能够促进肿瘤细胞的存活，而且如果不加以调节，甚至还会对正常组织造成损伤。炎症信号通路既可被诱导激活，同时对肿瘤细胞也具有一定程度的选择性，因此靶向此放疗抵抗性通路能够较为选择性地增敏肿瘤细胞，而对正常细胞的敏感性影响不明显。在放疗作用下暂时激活且在促炎信号传导中发挥关键性作用的蛋白是放疗增敏的重要靶点。

（一）NF-κB

在多种实体恶性肿瘤中 NF-κB 呈组成性激活状态，但并不见于正常细胞。放疗能够诱导的 NF-κB 水平出现暂时性升高，在放疗后数分钟内达到峰值，在数小时后恢复至基线水平。尽管如此，NF-κB 一过性高活化能够诱发多种抗辐射信号，从而减弱放疗的致死性作用。因此，抑制 NF-κB 是提高肿瘤放射敏感性的有效策略。

1. NF-κB 介导的信号传导

转录因子 NF-κB 属于功能密切相关的蛋白二聚体家族，这个家族的蛋白能够对不同生理环境下可诱导基因的表达进行调节[12]。在哺乳动物中，NF-κB 家族包含 5 个相关蛋白：p65（RelA）、RelB、c-Rel、p50/p105（NF-κB1）和 p52（NF-κB2）。它们都共有一个氨基末端 REL 同源域（RHD）[13]。NF-κB 蛋白二聚体与靶基因启动子或增强子中 DNA 的常见序列基序（κB 位点）结合，通过招募转录共激活因子和共抑制因子对靶基因的转录进行调节。

如在第 11 章内所述，NF-κB 可被其抑制蛋白 IκBα 结合形成非活性复合物，从而滞留于细胞质内，不能入核。在炎性细胞因子、紫外线或 ROS 的刺激下，IκB 激酶（IKKα、IKKβ 和 IKKγ）发生活化，进而磷酸化 IκBα 的 Ser32 和 Ser36 位点。磷酸化的 IκBα 进一步被泛素化，最后经泛素 - 蛋白酶体系统（UPS）降解；IκBα 降解后，NF-κB 内的核定位序列得以暴露，随后入核，与靶基因启动子中的共有序列结合发挥作用（图 13-7）。

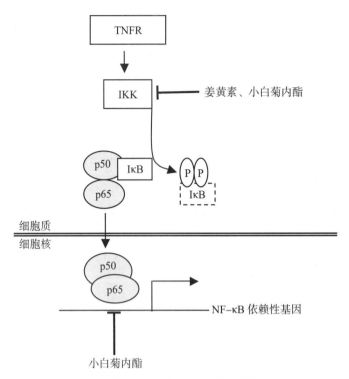

▲ 图 13-7　靶向 NF-κB 信号通路

在经典的 NF-κB 信号通路中，二聚体（例如 p50/65）与抑制分子 IκB 结合而滞留于细胞质中。配体与细胞表面受体结合（如 TNF 受体 TNFR）后可以招募适配子至受体的胞内结构域，进而吸引和活化 IKK 复合物。活化的 IKK 将 IκB 内的两个丝氨酸残基磷酸化，继而诱导其发生泛素化和被蛋白酶体降解。与 IκB 分离后的 NF-κB 经共价修饰后进入细胞核并与 DNA 结合，招募染色质重塑酶，启动靶基因

2. 抑制 NF-κB 信号级联传导

通过抑制 NF-κB 通路中的关键步骤，靶向 NF-κB 信号传导的上游因子，或者通过药物抑制效应中的关键成分，都可以有效下调目标组织内 NF-κB 介导的生物学效应。

(1) 广谱抑制 NF-κB：植物化学药能够通过抑制 NF-κB 对肿瘤发挥放疗增敏的作用。这种方法同时从多个水平抑制放疗诱导的促生存信号通路，因此可显著提升肿瘤细胞对放疗的敏感性。以姜黄素为例，姜黄素的放疗增敏作用机制涉及多个方面，包括直接抑制放疗诱导的 NF-κB 激活（IKK 激活、IκBα 降解），抑制多个上游激活信号（Akt），以及抑制 NF-κB 调控的抗凋亡、增生、血管生成、侵袭和促炎等基因产物[14]。此外，姜黄素还可抑制放疗诱导的 TNF-α 或 TNF 超家族基因。

大豆异黄酮中金雀异黄酮的放疗增敏作用也是通过抑制放疗诱导的 NF-κB 实现的，导致细胞周期调节蛋白（如 cyclin B 或 p21[WAF1/Cip1]）的表达发生改变，促进 G_2/M 期阻滞[15]。倍半萜烯内酯（sesquiterpene lactone parthenolide）能够通过抑制 NF-κB 和促进细胞凋亡来提高人 CGL1 杂交细胞的放射敏感性[16]。在前列腺癌细胞中，小白菊内酯则通过抑制放疗诱导 NF-κB 的活化和其下游靶标 SOD-2 的表达发挥放疗增敏作用，SOD-2 基因编码具有抗凋亡和抗氧化作用的锰超氧化物歧化酶。

(2) 姜黄素对上游信号分子的抑制作用：

- PI$_3$K/Akt/PKB：IKK 激活是多个 NF-κB 活化通路的交汇点。NF-κB 的活化信号可以从 IKK 上游的生长因子受体和其他促生存蛋白传递。IKK 可被许多因子激活，但磷脂酰肌醇 3 激酶（PI$_3$K）/Akt/PKB 途径可能是肿瘤放疗增敏方面最重要的通路和靶点。PI$_3$K/Akt 途径在多种恶性肿瘤中呈组成性激活，在促进细胞生长，以及 TNF-α 介导的 NF-κB 激活中起关键作用。此外，PI$_3$K/Akt 途径在 NF-κB 介导的 COX-2 表达和放疗诱导的 NF-κB 介导的 MMP-9 表达中具有重要作用[17]。抑制 PI$_3$K/Akt 途径可减弱受 NF-κB 调节的炎性基因的表达[18]。总之，这些研究表明 NF-κB 可受多种刺激包括放疗而发生激活，在此过程中 Akt/PKB 具有至关重要的作用。

- TNF-α：TNF-α 是免疫系统的重要组成部分，可由多种细胞产生，尤其是巨噬细胞。TNF-α 具有促炎活性，在多种自身免疫性疾病中有一定作用。姜黄素可以共价和非共价形式直接结合至 TNF-α 的受体结合位点，通过抑制放疗诱导的 TNF-α 或 TNF 超家族基因的表达来提高肿瘤细胞的放射敏感性[19]。在抑制内源性 TNF-α 和放疗诱导的 TNF-α 蛋白表达的同时，也伴随着对 TNF-α 诱导 NF-κB 活化的抑制。

- 蛋白酶体抑制：UPS 是细胞内蛋白质的主要降解器，调节许多细胞信号通路中的蛋白质更新替代，包括细胞增殖、DNA 修复、细胞凋亡和免疫反应等。UPS 的功能对于 NF-κB 通路的调节同样至关重要。体内与体外的研究均显示，蛋白酶体抑制药 Velcade 1（硼替佐米或 PS-341）能够通过抑制 NF-κB 增强放疗诱导的结直肠癌细胞的凋亡和放射敏感性[20]。姜黄素能够有效地抑制 20S 和 26S 蛋白酶体的胰凝乳蛋白酶样（CT 样）活性。人结肠癌 HCT-116 和 SW480 细胞实验研究表明，蛋白酶体活性被姜黄素抑制后，导致泛素化蛋白和多种蛋白酶体靶蛋白因无法降解而积聚，最后诱导细胞发生凋亡。

3. 抑制 NF-κB 级联的放疗增敏作用

- 将人神经母细胞瘤细胞 SK-N-MC 予以单纯 2Gy 放疗或在放疗前使用姜黄素，或 NF-κB 抑制肽 SN50 进行预处理。姜黄素或 SN50 预处理可显著抑制放疗诱导的 NF-κB 活化，增强放疗对细胞存活的抑制作用。微阵列分析显示姜黄素增强了放疗诱导的 caspase 活化，以及其他促凋亡和死亡的效应分子的表达，抑制了抗凋亡和促存活分子。此外，姜黄素显著抑制了放疗诱导的 TNF 超家族基因的表达。姜黄素通过抑制放疗诱导的 NF-κB 介导的促生存基因的表达，发挥了高效的放疗增敏作用[21]。

- 姜黄素对人胶质瘤细胞系放射反应的影响也有研究。结果显示，姜黄素能够阻止 JNK 和 Akt 的组成性激活，进而抑制 AP-1 和 NF-κB 信号通路，从而降低细胞的生存，此过程不依赖于 p53 和 caspase。姜黄素介导的神经胶质瘤细胞的放疗增敏和化学增敏与 Bcl-2 和 IAP 家族成员及 DNA 修复酶（MGMT、DNA-PK、Ku70、Ku80 和 ERCC-1）的表达降低有关[22]。

- 在裸鼠 HCT 116 异种移植瘤的实验中，姜黄素可显著提高分次放疗的疗效，延长肿瘤再生长时间，降低 Ki-67 增殖指数。姜黄素能够抑制 NF-κB 活性和 NF-κB 调控的放疗诱导放射抵抗基因产物的表达，包括 cyclin D1、c-myc、Bcl-2、Bcl-xL、cIAP1（细胞凋亡蛋白 1 的抑制药）、COX-2、MMP-9 和 VEGF 等。VEGF 下调与肿瘤内微血管密度降低有关。总之，姜黄素通过抑制 NF-κB 和 NF-κB 调控的基因产物增强了结直肠癌细胞的放射敏感性和放疗的疗效，抑制了肿瘤细胞的增殖和血管生成 [23]。

- 研究显示姜黄素能够抑制多个结直肠癌细胞系的增殖和放疗后的克隆形成率，包括 HCT116 细胞系（野生型 p53 和突变 K-ras）、HT29 细胞系（突变 p53 和野生型 K-ras）和 SW620。姜黄素能够抑制放疗诱导的 IκBα 磷酸化和降解，抑制 IKK 活性和 Akt 磷酸化，从而抑制了放疗诱导的一过性 NF-κB 激活。姜黄素还能够抑制 NF-κB 调控的基因产物（Bcl-2、Bcl-xL、IAP-2、COX-2、cyclin D1 和 VEGF）。结果表明，放疗诱导的暂时性 NF-κB 活化是细胞应对放疗应激的促生存反应，或许是形成放射抵抗的原因，而姜黄素能够通过抑制放疗诱导的 Akt 磷酸化和 IKK 活化阻断此信号途径 [24]。

- 无论在野生型还是无功能 p53 细胞中，姜黄素均可从转录水平下调 MDM2 的表达。MDM2 转录受 PI₃K/mTOR/ETS2（纤维母细胞病毒转录因子 2）信号途径的调控，该途径又可被姜黄素调节。体内外的研究均显示，抑制 MDM2 的表达对于抗肿瘤治疗、化疗增敏和放疗增敏都很重要，而且不受 p53 表达状态的影响 [24]。姜黄素能够抑制 PC3 移植瘤的生长，增强吉西他滨和放疗的抗肿瘤作用。在这些肿瘤中，姜黄素均降低了 MDM2 的表达（图 13-8）[25]。

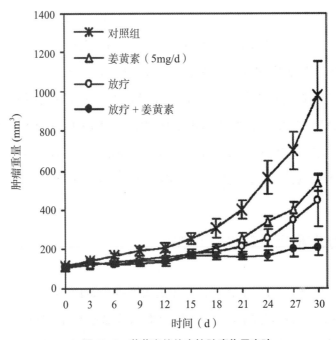

▲ 图 13-8　姜黄素的体内抗肿瘤作用实验

PC3 移植瘤裸鼠接受单纯姜黄素治疗、单纯放疗或姜黄素联合放疗，观察抗肿瘤疗效 [经许可转载，引自 Li, M.et al., *Cancer Research* 67 (5):1988–1996,2007.]

（二）STAT

Jak-STAT 通路是一个进化上高度保守的信号传导通路，在细胞因子受体的信号传导中必不可少，在调节免疫反应中发挥重要的作用。STAT 蛋白家族包括众多潜在的细胞质转录因子，参与细胞因子、激素和生长因子介导的信号转导。STAT 蛋白由酪氨酸磷酸化而被激活，酪氨酸磷酸化的作用类似分子开关可以改变 STAT 蛋白的构象，从而使其与 DNA 特异性结合，调控基因的表达。STAT 酪氨酸磷酸化可由多种因素诱导，包括 Jak（Janus 激酶）酪氨酸激酶、细胞因子受体、G 蛋白偶联受体和生长因子受体（如 EGFR 和 PDGF）等。

STAT 的生物效应包括通过上调抗凋亡蛋白（如 Bcl-2 和 Bcl-xL）的表达来提高细胞存活。STAT3 的持续激活介导了促肿瘤炎症反应及促癌炎性信号通路，包括 NF-κB 和 IL-6/GP130/Jak 通路。STAT 介导的信号通路与 NF-κB 通路在多个层面上都有相互作用和沟通。多项研究证实了 STAT3 在放射抵抗中的作用[26]。抗 STAT3 的 shRNA 稳转细胞株 A431（人鳞状细胞癌）的放射敏感性显著提高。基于对放射抵抗性前列腺癌细胞的蛋白质组学特征分析显示，肿瘤细胞的放射抵抗表型（包括增高的细胞存活、增殖、侵袭和迁移）与多种机制有关，包括放疗诱导的 Jak-STAT 通路活化。

（三）COX-2

环氧合酶（COX）是花生四烯酸转化为前列腺素所需的关键酶。COX 有 2 种同工型：COX-1 和 COX-2。COX-2 可被诱导产生（包括被 NF-κB 诱导），在癌症相关的炎症反应中有重要作用。已有多项研究评估了选择性 COX-2 抑制药对放疗或化疗疗效的影响，并且发现了多个可能的治疗增敏机制，包括细胞周期阻滞于放射敏感的 G_2/M 期、DNA 修复通路抑制和 NF-κB 抑制等。

COX-2 抑制药的放疗增敏作用也可能缘于对 PGE_2 的抑制。COX 是花生四烯酸转化为前列腺素的限速酶。COX-2 的主要代谢物是 PGE_2，研究显示 PGE_2 能够抑制细胞凋亡，发挥放射保护剂的作用。姜黄素可直接结合 COX-2，抑制 PGE_2 的产生。在鼠源肿瘤模型和人神经胶质瘤模型中均观察到抑制 COX-2 能够提高肿瘤对放疗的反应。其机制可能与抑制保护性分子前列腺素的产生有关，而在无 COX-2 抑制药的情况下，化疗和放疗能够上调 PGE_2 的产生。

四、可作为放疗增敏药的植物化学物

在前文讨论植物化学物的放疗增敏作用机制中主要围绕多酚姜黄素，这也是目前研究和使用最广的植物化学物。实际上，实验研究显示很多应用于传统疗法甚至可烹饪的植物化学物都存在一定的放疗增敏作用，其机制类似于姜黄素，较为多样和复杂。以下所述植物化学物已获证实具有增敏肿瘤细胞的作用，可作为放疗增敏药使用。

（一）姜黄素

姜黄素是一种从植物姜黄的根茎中分离出来的黄色多酚类化合物。在过去 50 年中，对其肿瘤化学预防的潜在作用和抗癌功效进行了广泛研究。姜黄素的作用机制已在前文进行了详细讨论。

（二）金雀异黄酮和大豆异黄酮

金雀异黄酮是大豆的生物活性异黄酮，实验中发现其能抑制不同组织学类型的肿瘤细胞株的生长。关于金雀异黄酮的放疗增敏作用机制也多有研究和报道。

- 使用 HeLa 细胞系对金雀异黄酮联合放疗的疗效研究显示，联合治疗对细胞生长的抑制作用显著高于单纯放疗或单纯金雀异黄酮。予以金雀异黄酮联合放疗（4Gy），细胞凋亡指数显著增加，细胞周期阻滞于 G_2/M 期。单纯照射时，细胞内的 survivin（生存素）mRNA 表达增加；而在联合治疗时，mRNA 表达显著下降[27]。

- 无论在体外还是体内，金雀异黄酮均可以提高前列腺癌细胞的放射敏感性。在体外细胞培养和体内原位肿瘤模型实验中，经金雀异黄酮预处理后，放疗对肿瘤细胞的杀伤作用显著增强。需要注意的是，单纯使用金雀异黄酮可能促进肿瘤淋巴结转移。基于此，金雀异黄酮不再单独使用，而是转向使用大豆异黄酮的混合物（包括金雀异黄酮、黄豆苷元和黄豆黄素）。细胞研究显示，大豆异黄酮混合物能够抑制 PC-3 肿瘤细胞，增强放疗对其的杀伤能力。细胞杀伤效果的增加与抗凋亡分子 Bcl-xL 和 survivin 受抑制和促凋亡 Bax 分子上调，以及 PARP 裂解有关，以上都提示了凋亡途径的激活。使用 PC-3 原位转移小鼠模型，大豆异黄酮联合放疗增强了对原发肿瘤和转移瘤的抑制，而且单独使用大豆异黄酮也不会增加淋巴结的转移[28]。

- 在使用大豆异黄酮和放疗治疗前列腺癌的实验中，可以观察到 NF-κB 和 APE1/Ref-1 的下调。APE1/Ref-1 是转录因子（包括 NF-κB 和 HIF-1α）的氧化还原激活剂。放疗诱导上游分子 Src 和 STAT3 发生磷酸化，继而诱导 HIF-1α 的表达。而大豆异黄酮可以抑制放疗诱导的 Src/STAT3/HIF-1α 通路的激活，以及 HIF-1α 的核内移位，因此可与放疗联合，阻断放疗诱导的促生存信号[28]。

- 在 APE1/Ref-1 cDNA 转染的细胞中，放疗介导的 HIF-1α 和 NF-κB 活性显著增加，而在接受了大豆异黄酮预处理的细胞中，上述效应受到抑制。转染实验显示，异黄酮对 APE1/Ref-1 的抑制作用能够削弱放疗诱导的 NF-κB 和 HIF-1α 的转录活性。概而言之，大豆异黄酮对放疗的增强效应可能与其通过多方面机制影响放疗诱导的细胞存活通路有关，包括 Src/STAT3 /HIF-1α、APE1/Ref-1 和 NF-κB 等[29]。

（三）小白菊内酯

小白菊内酯（parthenolide）是一种来自植物艾菊（Tanacetum parthenium）的倍半萜烯内酯，以口服或输注形式用于治疗多种疾病。分子内包含一个 α- 亚甲基 -γ- 内酯环和一个环氧基团，它们能够与许多重要生物大分子的亲核位点发生相互作用，因此小白菊内酯具有多个靶点，可以引发一系列的体外和体内效应。在多种癌症模型上进行的机制研究表明，抑制 NF-κB 活性是小白菊内酯发挥作用的重要方式，通过与 IKK 发生作用或直接与 NF-κB 的 p65 亚基相互作用实现对 NF-κB 的抑制[16]。此外，也有研究发现小白菊内酯可调节 MDM2 和 HDAC1 水平，进而抑制 STAT 和 MAP 激酶通路，以及调控 p53 的活性[30]。小白菊内酯可降低肿瘤细胞内的 GSH 水平，导致 ROS 积聚和细胞凋亡[31]。与其他许多植物放疗增敏药相似，小白菊内酯能够选择性地靶向肿瘤细胞，在多种细胞系中发挥放疗增敏药的作用。

- 小白菊内酯与放疗联合能够提高 PC-3 细胞中 ROS 水平，降低细胞内硫醇浓度；而在正常人前列腺上皮细胞（PrEC）中，小白菊内酯降低了放疗诱导的氧化应激[32]。

- 小白菊内酯诱导 PC-3 细胞发生非凋亡性细胞死亡，抑制细胞增殖，细胞倍增时间从 23 小时延长至 49h；还抑制了放疗诱导的 NF-κB 结合活性，增强了 PC-3 细胞（p53 缺失）对放疗的敏感性，导致下游靶点 SOD-2 的水平下调。此外，小白菊内酯还可以选择性激活 PC-3 细胞中的 NADPH 氧化酶，下调还原型硫氧还蛋白和转录因子 FOXO3a 水平，而 FOXO3a 对其下游靶点 MnSOD 和过氧化氢酶发挥抑制性作用[33]。

- 在 2 种放疗抵抗的癌细胞系 DU145 和 PC-3 中可以观察到对小白菊内酯的不同反应性，DU145 细胞具有更高的敏感性。小白菊内酯在 2 种细胞中均能抑制 NF-κB，激活 PI3K/AKT 途径，但由于在 DU145 中存在功能性 PTEN，其能够抑制活化的磷酸化 Akt 的效应，因此 DU145 细胞中的 AKT 活化水平低于 PC3 细胞[34]。

- PC-3 前列腺癌细胞是一种具有组成性激活 NF-κB 和 p53 表达缺失的细胞系。以 PC-3 细胞为对象进行的小白菊内酯放疗增敏实验显示，小白菊内酯诱发非凋亡细胞死亡，抑制 PC-3 细胞增殖，倍增时间从 23 小时增加至 49 小时。小白菊内酯还可抑制组成性和放疗诱导性 NF-κB 的结合活性，增强细胞的放射敏感性（剂量修饰因子 DMF 为 1.7）。对不同分割剂量（2Gy 和 4Gy）的研究表明，小白菊内酯能够完全抑制 PC-3 细胞在分次照射间的修复。因此，小白菊内酯对 NF-κB 的抑制作用是其放疗增敏作用和抑制细胞在分次照射间修复的重要因素[32]。

（四）白藜芦醇

白藜芦醇（resveratrol）是一种从葡萄皮中分离出来的多酚，研究显示其具有显著改变肿瘤细胞的细胞生理，以及阻断肿瘤发生和发展的功效。多个研究也报道了白藜芦醇的放疗增敏作用。

- 经白藜芦醇预处理后的宫颈癌 HeLa 和 SiHa 细胞系对放疗的敏感性显著升高，而且放疗对肿瘤细胞的杀伤作用呈放疗剂量依赖性[35]。

- 白藜芦醇能够不同程度地提高 K-562 细胞和 HeLa 细胞的放射敏感性。白藜芦醇能够抑制细胞分裂，诱导细胞周期 S 期阻滞[36]。

- 白藜芦醇能够显著增强放疗对 NCI-H838 细胞的杀死能力，SER 高达 2.2。放疗能够激活 NF-κB，而放疗前使用白藜芦醇不仅能够阻止此效应，而且还可诱导 S 期阻滞，增强细胞的放射敏感性[37]。

- 激素非依赖的放疗抵抗性前列腺癌细胞 DU145 经白藜芦醇预处理后，放射敏感性增加。在体外抑制细胞存活方面，白藜芦醇与放疗具有协同作用。此项研究显示，白藜芦醇通过促进放疗诱导的神经酰胺的从头合成过程导致神经酰胺在细胞内的蓄积，进而增加细胞的凋亡[38]。

- 白藜芦醇能够增加表达 CD133（一种肿瘤干细胞标志物）的非典型畸胎样 / 横纹肌样肿瘤细胞的放疗增敏性。白藜芦醇可以抑制 STAT-3，以及 NF-κB 依赖性 Bcl-xL 的转录和表达，并能激活 ATM/Chk2/p53 通路；与放疗联合可以显著增强这些细胞的放射敏感性和放疗介导的细胞凋亡[39]。

（五）白花丹素

白花丹素（plumbagin）是一种天然的萘醌，引自植物白花丹（Plumbago zeylanica），研究显示其能够慢性持续性激活肿瘤细胞内的 ERK1/2，抑制 AKT 的活性[40]，并且具有在细胞内生成自由基的特性。白花丹素单独使用或联合放疗均能有效诱导细胞凋亡。

- 在宫颈癌细胞系中，低剂量放疗（2Gy）联合白花丹素比单纯高剂量放疗（10Gy）能够更加有效地诱导细胞凋亡。联合治疗显著提高了 C33A 细胞中 caspase 3 的活性达 5 倍，并且能够调控凋亡调节分子 Bcl-2、Bax 和 survivin 的表达。

- 向接种 Ehrlich 癌细胞伴发腹水的小鼠腹腔内注射白花丹素，可以观察到 S 期和 G_2/M 细胞增加，而 G_1 期细胞相应减少，相比之下单纯放疗仅能诱导经典的 G_2 阻滞。白花丹素联合放疗可诱导更为显著的 G_2/M 期阻滞，以及 S 期细胞增加[41]。单药或单纯放疗后不同时间内均可观察到细胞内微核的增加，而联合治疗以相加作用形式导致细胞内微核数量进一步增多。

（六）醉茄素 A

醉茄素 A（withaferin A，WA）是一种从醉茄（Withania sominifera）的根中分离出的治疗性植物甾体内酯。研究显示 WA 在低剂量时可作为放疗增敏药，而在高剂量时对肿瘤细胞具有毒性作用。

- 体外研究显示，在放疗前予以低剂量 WA 预处理中国仓鼠卵巢细胞，能够增强放疗的细胞杀伤效果，而且 SER（增敏比）与放疗剂量相关。

- 在 Swiss 白化病小鼠腹腔内接种 Ehrlich 腹水细胞后，WA 能够增强放疗对肿瘤生长的抑制作用[41]。

- 在小鼠黑色素瘤模型中也观察到了相似的效果。先予以注射 WA，然后再进行 30Gy 的局部
γ 线照射，肿瘤对治疗的反应显著增强[42]。放疗前 1 小时腹腔注射药物，疗效最好。抑制
DNA 的修复可能是 WA 放疗增敏的机制之一，因为有研究发现 WA 能够干扰同源重组修复
通路，这是 DNA 双链断裂的主要修复通路。

（七）咖啡酸苯乙酯

- 咖啡酸苯乙酯（CAPE）是蜂胶的活性成分。据报道 CAPE 具有抗氧化、抗炎、抗病毒、免
疫刺激和抗转移等功效。研究显示，CAPE 可通过阻止 NF-κB 的 p65 亚基向核内转移而抑
制 NF-κB，但对 TNF-α 诱导的 IκBa 降解无影响[43]。

- 采用人肺癌 A549 细胞和正常肺成纤维细胞 WI-38 细胞对 CAPE 的放射敏感性进行了评估[3]。
相比不使用 CAPE 单纯放疗，联合使用 CAPE 能够带来更为显著的治疗获益，放疗增敏作用
可能与 CAPE 给药后谷胱甘肽的快速耗竭有关。

- 经 CAPE 预处理的髓母细胞瘤 Daoy 细胞接受放疗后细胞活力显著下降。在分子水平上，
CAPE 能够有效降低谷胱甘肽还原酶的水平，同时提高细胞内谷胱甘肽过氧化物酶的水平[44]。
CAPE 能够阻止或逆转放疗诱导的信号通路激活，而且 CAPE 还可增强放疗诱导的细胞凋亡。

（八）鞣花酸

鞣花酸（EA）是一种广泛存在于水果和坚果中的多酚化合物。可作为肿瘤的化学预防制剂，对
某些致癌物诱发的癌症有一定的抑制作用。EA 能够降低多种肿瘤细胞的活性，诱导细胞周期 G_0/G_1
期阻滞和细胞凋亡[45]。上调 p53 和 p21 的表达和下调 CDK2 基因的表达是其诱导 G_0/G_1 期阻滞的机
制之一。EA 联合放疗能够增强肿瘤细胞内的氧化应激和细胞毒性[46]，而对正常细胞则发挥放射保
护作用。

除了放疗能够诱导 ROS 外，EA 也能够产生 ROS。EA 联合 γ 线能够显著提高肿瘤细胞内的
ROS 水平。相较于单一治疗，联合治疗能够更大程度地降低肿瘤细胞内的线粒体电位和细胞的活
性。联合治疗还能够降低肿瘤细胞中的抗氧化酶（包括 SOD、过氧化氢酶、GSH-Px 和谷胱甘肽还
原酶）的水平[45]。在接受 EA 和 γ 线联合治疗的 Hela 细胞中，超氧化物生成增加，p53 蛋白表达上
调和抗氧化酶水平降低。

（九）(-)- 棉籽酚

(-)- 棉籽酚 [(-)-G] 是一种从棉籽中分离出来的天然多酚产物。研究发现，(-)-G 是有效的
Bcl-2 和 Bcl-xL 小分子抑制药。

- 一项基于高表达 Bcl-2/Bcl-xL 蛋白的前列腺癌 PC-3 细胞的研究显示，(-)-G 能够增强放疗
诱导的细胞凋亡和生长抑制。在 PC-3 异种移植瘤实验中，口服 (-)-G 能够显著提高放疗的

抗肿瘤活性，导致肿瘤退缩。而且，(–)-G 联合放疗也显著抑制了肿瘤血管的生成[47]。

- 在另一项关于 (–)-G 放疗增敏作用的研究中，使用了多个观察终点和多组肿瘤细胞系。使用 A549、FaDu、H1299、MCF-7 和 Du145 细胞评估了 (–)-G 对细胞周期分布、凋亡、DNA 双链断裂和克隆存活的影响。(–)-G 对 A549 细胞的增殖影响最显著，但仅诱导了轻微的 G_1 期阻滞，对凋亡细胞比例或额外的 DNA 双链断裂没有影响。额外 DNA 双链断裂仅见于 FaDu 细胞，(–)-G 对 FaDu 细胞的毒性极高。放疗前予以 (–)-G 在不同细胞中可诱发不同程度的放疗增敏效果：在 FaDu 细胞和 Du145 细胞中最高，在 A549 细胞较低，而对于 H1299 和 MCF-7 细胞几乎没有作用。这种增敏作用并非缘于细胞凋亡的增加，而是由于降低的双链断裂修复能力，但这与非同源末端连接相关修复蛋白（Ku70、Ku80 和 DNA PKcs）的水平变化无关，也与 (–)-G 诱导的磷酸化肌醇水平变化无关[48]。

以上两项研究提示，(–)-G 的放疗增敏作用或是由于细胞凋亡的增加，或由于未知原因所致的 DNA 修复能力的降低，对这些效应的机制及其关联性尚未有研究。

五、植物化合物的放射防护作用 [49-51]

放疗通过细胞因子级联的早期活化能够在细胞和组织水平上诱导多种生物学反应。研究表明在接受放疗的患者中，包括 IL-6、IL-10 和 TNFR1 在内的促炎细胞因子的表达显著升高。升高的炎性因子除了在放疗过程中介导急性症状外，许多放疗的晚期反应或后遗症也与炎症细胞因子信号的紊乱有关。放疗的晚期反应出现在放疗结束之后的数月或数年，包括放疗诱发的纤维化、组织萎缩退化和血管损伤等。放疗后纤维形成的早期阶段可看作是伤口的愈合反应，其特征是在受照组织中观察到促炎细胞因子（如 TNF-α、IL-1 和 IL-6）和许多生长因子的迅速上调。通过释放趋化因子，将炎性细胞从周围组织招募至受照射区域。在整个过程中，TGF-β 是关键的纤维生成细胞因子。炎症几乎是放疗慢性效应的必不可少的重要组成部分。因此，抑制炎症，包括抑制与急性炎性细胞因子和慢性纤维化细胞因子相关的基因表达，有助于降低放疗对正常组织的毒性效应。

姜黄素是一种无毒的抗炎化合物。姜黄素及其相关化合物能够抑制炎症细胞因子的产生，从而在体外和体内均表现出抗炎活性。姜黄素还有调节花生四烯酸代谢的作用。此外，姜黄素不仅可以阻断炎性细胞因子和化学因子的产生，而且还可以刺激正常细胞的增殖。

姜黄素能够影响多种生化过程和炎性反应，其内在的机制似乎具有细胞特异性和刺激特异性，通过影响转录因子（如 NF-κB、COX-2）和氧化还原稳态发挥作用。姜黄素具有直接的抗氧化活性[15]，并且是前列腺素合成的有效抑制药。它能够抑制 AP-1 的激活，以及 AP-1 的结合能力，阻止 JNK 活化。如前所述，姜黄素的其他抗炎特性可能与抑制 NF-κB 的活化有关。

最近的一项实验研究展现了姜黄素作为抗炎和放射保护剂的作用机制。在这项研究中，无论在放疗前还是在放疗后使用姜黄素，姜黄素都能够提高相似水平的急性皮肤放射保护作用，减轻放疗在 C3H/HeN 小鼠诱发的早期皮肤反应的严重程度，而对于晚期皮肤反应的保护作用则仅见于在放疗后使用姜黄素的小鼠。在皮肤组织中，mRNA 表达水平受放疗影响最显著的急性炎症细胞因子是 IL–1β、IL–6、IL–1Ra、TNF–α 和淋巴毒素 –β；而在肌肉组织中是 IL–1β、IL–18、IL–1Ra 和淋巴毒素 –β，但总体上肌肉组织所受影响小于皮肤，这可能与肌肉纤维化程度较小和潜伏期更长有关。即使予以单次高剂量（50Gy）照射，使用姜黄素也能够将升高的细胞因子水平降至近乎放疗前水平。急性和纤维化细胞因子的表达存在个体差异，因此不同个体的皮肤毒性也不尽相同。

多项实验已经证实了姜黄素有如下放射保护作用。

- 多个动物实验已经证实姜黄素具有很强的放射保护作用。应用骨髓微核分析评估三种膳食制剂（包括姜黄素在内）对受 γ 线照射小鼠的保护作用，结果显示，在全身照射之前 2h 予以口服姜黄素或照射之后迅速给药，能够显著降低嗜多染红细胞中的微核形成率[52]。

- 同样的保护作用也见于放疗前使用姜黄素的小鼠，姜黄素可以降低染色体受损的骨髓细胞的数量[53]。姜黄素的这种保护作用在接受高剂量（达 10Gy）照射的大鼠中也非常明显，放疗前予以姜黄素显著减少了微核细胞的数量，抑制了超氧化物歧化酶活性，同时提高了肝脏中过氧化氢酶的活性[54]。

- 在一项动物实验中，姜黄素可减轻因局部舌照射并发的口腔黏膜炎[55]。给予动物含有姜黄素的制剂，口腔黏膜炎发生率的剂量 – 效应曲线显著向右移动，半数有效量（ED_{50}）增加，剂量修饰因子（DMF）约为 1.24。

- 另一项研究发现予以姜黄素治疗的小鼠在放疗后皮肤毒性的发生率下降，这与照射后皮肤和肌肉组织中的白介素、TNF–α、淋巴毒素 –β 和 TGF–β1 的 mRNA 表达水平降低有关[56]。

将姜黄素与碱性食品混合使用可能有助于提高姜黄素的生物利用度。基于姜黄素的抗细胞因子活性作用，以及长期使用姜黄素的安全性经验，姜黄素似乎是一种潜在有效且无毒的放疗所致皮肤反应调节药物，特别适合在乳腺癌、头颈部肿瘤和肉瘤的放疗过程中使用。

六、植物化学物的临床应用

在本章的第一部分已详述了姜黄素和其他植物化学物作为放疗增敏药的众多分子作用机制。如同在前面章节中所讨论的分子靶向增敏药一样，大量的体外实验探讨了其中所涉及的分子信号通路，基于临床前动物模型的体内研究相对较少，这是因为体内研究相对较为困难、耗时、昂贵。临床试验处于药物治疗研发的金字塔顶端，也是迄今为止最难启动和完成的。此外，将一种特别有治疗前景的药物作为放疗增敏药使用可能最后才考虑临床应用，因此这一领域的研究结果特别稀少。

姜黄素是治疗中最常考虑使用的植物化学物，是姜黄的主要活性成分，一种源于姜黄属植物的黄色化合物。几个世纪以来，它一直用于传统医学领域，也早已成为亚洲国家日常饮食的一部分，没有发现任何毒性反应。过去 30 年的大量研究表明，这种分子对多种疾病具有治疗潜力，包括癌症和许多炎性疾病。众多证据表明，姜黄素具有抗炎、降血糖、抗氧化、促进伤口愈合和抗菌的功效；还具有化学增敏、化学预防、放疗增敏等作用。在放疗反应方面，实验研究显示姜黄素能够提高癌细胞的放射敏感性，并能够保护正常细胞。这种特征使其成为与放疗联合使用的理想选择。

然而，经过近半个世纪的研究，天然化合物 [包括研究最多的姜黄素和绿茶素（EGCG，绿茶提取物）] 的预防治疗效果仍未获得证实。这些化合物的体内生物利用度差和新陈代谢速度快限制了其临床应用。对姜黄素在人体中的药代动力学研究表明，口服姜黄素的全身生物利用度较低，限制了其作为放疗增敏药或放射保护剂的功效。鉴于此，为了在临床中充分利用传统天然化合物的化学治疗和化学预防的潜在效力，有必要研究设计有效的药物输送系统和载体，如纳米颗粒（NP）、脂质体、微乳剂和植入物等。尽管大多数载运系统的研究都显示能够提高生物利用度，但仍有两个方面值得高度重视：①可通过联合疗法（如胡椒碱等酶抑制药）来减缓药物的快速代谢（如姜黄素）；②需要经常通过胃肠外给药以维持血液中的有效药物浓度。

（一）提高植物化学物利用度的方法

1. 佐剂

姜黄素在肝脏内会迅速发生葡萄糖醛酸化，导致活性降低。使用胡椒碱（已知的肝和肠葡萄糖醛酸化抑制药）可以抑制葡萄糖醛酸化，进而避免姜黄素的失活。因此，利用胡椒碱抑制葡萄糖醛酸化是提高姜黄素生物利用度的重要策略。体外研究还发现一些其他化合物也能够与姜黄素联用，发挥协同效应。姜黄素联合金雀异黄酮的疗效优于单独应用姜黄素或金雀异黄酮。此外，丁香酚和松油醇也能增强姜黄素的皮肤吸收。

2. 药物递送系统

(1) 固体脂质纳米颗粒：基于纳米颗粒的递送系统适用于高疏水性化合物，如姜黄素，可避免水溶性差的缺陷。作为药物输送载体，纳米颗粒可以被动靶向肿瘤和其他炎性组织，因为在这些组织内细胞因子增加和血管生成信号通路级联反应活化，导致血管的渗漏通透性增加。固体脂质纳米颗粒是球形颗粒，具有高特异性表面，易于进行修饰，以便于被癌细胞快速内化，减少网状内皮系统的摄取。与聚合物纳米颗粒相比，脂质纳米颗粒递送系统通用性高，能够携带多种化合物穿过血脑屏障，而且毒性较低。

(2) 脂质体：脂质体是由磷脂与胆固醇构成的球形双层囊泡，其内是由双亲性磷脂分子自组装形成的亲水性内腔。这些脂质颗粒载体可以显著提高水溶性差的化学物质的溶解度。许多植物化学物具有亲脂性，包括姜黄素和白藜芦醇，这使得它们尤其适合通过脂质体进行输送。

(3) 微乳剂 / 微封装：微乳剂是使用最为广泛的药物输送系统之一，能够实现较高的药物包封效率，并维持疏水分子的长期稳定性。在合适表面活性剂存在的情况下，受混合亲脂和亲水赋形剂的自然作用，微乳剂具有动态的微观结构。这种结构导致了较高的药物溶解能力，以及自由快速的药物扩散，再加上高度的亲脂性，使得它们在跨亲脂细胞膜和皮肤传递姜黄素等亲脂性化合物方面具有巨大的潜力。

(4) 固体聚合植入物：聚合物植入药物输送系统在向全身输送多种治疗药物方面有着巨大潜力。植入物包括药物和均匀包裹药物的聚合物基质。植入物在植入的部位缓慢释放封装的药物，实现持续的局部药物递送和生物利用度。植入物的缓慢释放动力学特征延长了药物释放的时间，尤其适合在分次放疗时输送放疗增敏药。

3. 衍生物和类似物

姜黄素的化学结构在其生物活性中具有关键性作用，通过结构修饰或可提高姜黄素的生物活性。提高姜黄素生物活性的另一个策略是用金属与姜黄素螯合。姜黄素分子中存在两个酚基基团和一个活性亚甲基团，使其成为螯合作用的极佳配体。研究显示，姜黄素的几种金属螯合物具有比游离姜黄素更高的生物学活性。

（二）与姜黄素有关的临床试验

目前正在进行或刚刚完成的涉及姜黄素或其他植物化学物的临床试验约有40项（www.clinicaltrials.gov）。其中，大多数与化学预防有关。大部分试验专注于测试与姜黄素的输送方式、药代动力学和生物利用性相关的各种流程。小部分研究评估了在实际肿瘤治疗中使用姜黄素联合化疗（全部）及放化疗（2项试验）的疗效。其中的2项涉及放化疗的临床试验均为Ⅱ期研究，一项是卡培他滨、姜黄素联合放疗治疗直肠癌，另一项是评估姜黄素（与安慰剂）在已行化疗正在接受放疗的乳腺癌患者中的作用。还有试验评估姜黄素的放射保护作用，以及改善治疗相关症状方面的效果，一项试验针对放疗诱发的皮炎，另一项试验针对放疗诱发的黏膜炎。最后，还有少数试验关注的是姜黄素对癌症相关症状的缓解与改善情况。

七、总结

许多植物化学物可用于肿瘤的化学预防，以及作为放射治疗的增敏药或辐射保护药。在作用机制研究方面，无论是化学层面还是生物分子水平，绝大多数的工作都集中于一个化合物——姜黄素。由于姜黄素独特的分子结构和功能，其能够与多种蛋白直接结合，而且亲和力很高。姜黄素的许多直接靶点在放疗增敏方面有很重要的作用。除了直接与多种蛋白质结合发挥作用外，姜黄素还能够间接作用于众多分子靶标，借此调节下游反应。这类分子靶标包括转录因子、酶、炎症介质、蛋白质激酶、耐药蛋白、细胞周期调节蛋白、黏附分子、生长因子、受体、细胞存活蛋白、趋化因子及趋化因子受体等。

参与放疗诱导的抗氧化机制的很多酶是姜黄素可以直接作用的重要靶标。姜黄素对肿瘤细胞的选择性放疗增敏作用可能部分归因于靶向肿瘤细胞内高表达的TxnRd1。在姜黄素介导的放疗增敏中，TxnRd1似乎具有双重作用。首先，姜黄素与TxnRd1共价结合，不可逆地抑制其还原硫氧还蛋白的能力，而这种还原能力是 TxnRd1 相关的多重抗氧化作用所必需的。其次，对 TxnRd1 的硒代半胱氨酸残基的修饰将其从抗氧化所必需的酶转变为具有 NADPH1 氧化酶活性的蛋白质，进而升高了细胞内的氧化应激压力。这两种效应都增加了细胞内的氧化负荷，导致更严重的细胞死亡。靶向 TxnRd1 还可以对细胞的放疗反应产生间接影响，包括保护细胞抗凋亡和增强 DNA 的损伤修复，这些影响都可被姜黄素抑制。其他的与姜黄素放疗增敏作用相关的直接靶点还有 survivin 和 Bcl2。

靶向放疗诱导的促炎信号通路是姜黄素肿瘤放疗增敏作用的另一个主要机制。炎症信号通路既可被诱导激活，同时对肿瘤细胞也具有一定程度的选择性。因此，靶向此放疗抵抗性通路能够较为选择性地增敏肿瘤细胞，而对正常细胞的敏感性影响不明显。放疗能够诱导的 NF-κB 水平出现暂时性升高，在放疗后数分钟内达到峰值，在数小时后恢复至基线水平。尽管如此，NF-κB 一过性高活化能够诱发多种抗辐射信号，从而减弱放疗的致死性作用。

姜黄素可以通过多种方式抑制放疗引起的 NF-κB 的活化，从而增加肿瘤细胞的放射敏感性，包括直接抑制放疗诱导的 NF-κB 激活（IKK 激活和 IκBα 降解），抑制多个上游激活信号（Akt），以及抑制 NF-κB 调控的抗凋亡、增生、血管生成、侵袭和促炎等基因产物。此外，姜黄素还可抑制放疗诱导的 TNF-α 或 TNF 超家族基因。

多项实验及临床研究已经证实姜黄素具有放射保护作用。姜黄素的这种作用与其无毒、抗炎的特性密切相关。众所周知，放疗通过细胞因子级联的早期活化能够在细胞和组织水平上诱导多种生物学反应。可靠的证据显示，许多早期和晚期的放射反应或后遗症与炎症细胞因子信号的紊乱有关。姜黄素能够影响多种生化过程和炎性反应，其内在的机制似乎具有细胞特异性和刺激特异性，通过影响转录因子（如 NF-κB、COX-2）和氧化还原稳态发挥作用。

尽管植物化学物在化学和分子层面具有很多有益的特性，然而即使经过多年的研究，它们在癌症治疗中仍收效甚微。其中最重要的原因是其生物利用度差和新陈代谢速度快。为了克服这些局限性，已经研究了许多的策略，包括使用佐剂，抑制代谢或促进吸收，使用药物递送系统（如纳米颗粒），以及改善分子结构来提高其生物活性等。

参考文献

[1] Fang, J., Lu, J., and Holmgren, A. Thioredoxin reductase is irreversibly modied by curcumin. A novel mechanism for its anticancer activity. *J Biol Chem* 2005;280(26):25284–25290.

[2] Gupta, S., Prasada, S., Kima, J. et al. Multitargeting by curcumin as revealed by molecular interaction studies. *Nat Prod Rep* 2011;28(12):1937–1955.

[3] Chen, M., Wu, C., Chen, Y., Keng, P., and Chen, W. Cell killing and radiosensitization by caffeic acid phenethyl ester (CAPE) in lung cancer cells. *J Radiat Res* 2004;45:253–260.

[4] Karimpour, S., Lou, J., Lin, L. et al. Thioredoxin reductase regulates AP-1 activity as well as thioredoxin nuclear localization via active cysteines in response to ionizing radiation. *Oncogene* 2002;21:6317–6327.

[5] Mustacich, D., and Powis, G. Thioredoxin reductase. *Biochem J* 2000;346:1–8.

[6] Syng-Ai, C., Kumari, A., and Khar, A. Effect of curcumin on normal and tumor cells: Role of glutathione and bcl-2. *Mol Cancer Ther* 2004;3:1101–1108.

[7] Jawadi, P., Hertan, L., Kosoff, R. et al. Thioredoxin reductase-1 mediates curcumin-induced radiosensitization of squamous

carcinoma cells. *Cancer Res* 2010;70:1941–1950.

[8] Tuttle, S., Hertan, L., Daurio, N. et al. The chemopreventive and clinically used agent curcumin sensitizes HPV– but not HPV+ HNSCC to ionizing radiation, in vitro and in a mouse orthotopic model. *Cancer Biol Ther* 2012;13(7):575–584.

[9] Saitoh, M., Nishitoh, H., Fujii, M. et al. Mammalian thioredoxin is a direct inhibitor of apoptosis signal–regulating kinase (ASK) 1. *EMBO J* 1998;17(9):2596–2606.

[10] Tanaka, H., Arakawa, H., Yamaguchi, T. et al. A ribonucleotide reductase gene involved in a p53-dependent cell-cycle checkpoint for DNA damage. *Nature* 2000;404(6773):42–49.

[11] Kaufmann, S., and Vaux, D. Alterations in the apoptotic machinery and their potential role in anticancer drug resistance. *Oncogene* 2003;22:7414–7430.

[12] Marcu, M., Jung, Y., Lee, S. et al. Curcumin is an inhibitor of p300 histone acetylatransferase. *Med Chem* 2006;2:169–174.

[13] Ghosh, S., and Hayden, M. New regulators of NF-κB in inflammation. *Nat Rev Immunol* 2008;8:837–848.

[14] Sandur, S., Deorukhkar, A., Pandey, M. et al. Curcumin modulates the radiosensitivity of colorectal cancer cells by suppressing constitutive and inducible NF-κB activity. *Int J Radiat Oncol Biol Phys* 2009;75:534–542.

[15] Raffoul, J., Wang, Y., Kucuk, O., Forman, J., Sarkar, F., and Hillman, G. Genistein inhibits radiation-induced activation of NF-κB in prostate cancer cells promoting apoptosis and G2/M cell cycle arrest. *BMC Cancer* 2006;6:107.

[16] Mendonca, M., Chin-Sinex, H., Gomez-Millan, J. et al. Parthenolide sensitizes cells to X-ray-induced cell killing through inhibition of NF-kappaB and split-dose repair. *Radiat Res* 2007;168:689–697.

[17] Cheng, J., Chou, C., Kuo, M., and Hsieh, C. Radiation-enhanced hepatocellular carcinoma cell invasion with MMP-9 expression through PI₃K/Akt/NF-κB signal transduction pathway. *Oncogene* 2006;25:7009–7018.

[18] Kim, J., Lee, G., Cho, Y., Kim, C., Han, S., and Lee, H. Desmethylanhydroicaritin inhibits NF-κB-regulated inflammatory gene expression by modulating the redox-sensitive PI₃K/PTEN/Akt pathway. *Eur J Pharmacol* 2009;602:422–431.

[19] Karin, M. The IkB kinase—a bridge between inflammation and cancer. *Cell Res* 2008;18:334–342.

[20] Russo, S., Tepper, J., Baldwin, A. et al. Enhancement of radiosensitivity by proteasome inhibition: Implications for a role of NF-κB. *Int J Radiat Oncol Biol Phys* 2001;50:183–193.

[21] Aravindan, N., Madhusoodhanan, R., Ahmad, S., Johnson, D., and Herman, T. Curcumin inhibits NFkB mediated radioprotection and modulate apoptosis related genes in human neuroblastoma cells. *Cancer Biol Ther* 2008;7:569–576.

[22] Dhandapani, K., Mahesh, V., and Brann, D.W. Curcumin suppresses growth and chemoresistance of human glioblastoma cells via AP-1 and NF- B transcription factors. *J Neurochem* 2007;102:522–538.

[23] Kunnumakkara, A., Diagaradjane, P., Guha, S. et al. Curcumin sensitizes human colorectal cancer xenogras in nude mice to γ-radiation by targeting nuclear factor-kB-regulated gene products. *Clin Cancer Res* 2008;14:2128–2136.

[24] Ozes, O., Mayo, L., Gustin, J., Pfeffer, S., Pfeffer, L., and Donner, D. NF-κB activation by tumour necrosis factor requires the Akt serine–threonine kinase. *Nature* 1999;401:82–85.

[25] Li, M., Zhang, Z., Hill, D., Wang, H., and Zhang, R. Curcumin, a dietary component, has anticancer, chemosensitization, and radiosensitization effects by down-regulating the MDM2 oncogene through the PI₃K/mTOR/ETS2 pathway. *Cancer Res* 2007;67(5):1988–1996.

[26] Deorukhkar, A., and Krishnan, S. Targeting inflammatory pathways for tumor radiosensitization. *Biochem Pharmacol* 2010;80:1904–1914.

[27] Zhang, B., Liu, J., Pan, J., Han, S., Yin, X., and Wang, B. Combined treatment of ionizing radiation with genistein on cervical cancer HeLa cells. *J Pharmacol Sci* 2006;102:129–135.

[28] Wang, B., Wang, J., Lu, J., Kao, T., and Chen, B. Antiproliferation effect and mechanism of prostate cancer cell lines as aected by isoflavones from soybean cake. *J Agric Food Chem* 2009;57:2221–2232.

[29] Singh-Gupta, V., Zhang, H., Banerjee, S., Kong, D., Raoul, J., and Sarkar,F. Radiation-induced HIF-1alpha cell survival pathway is inhibited by soy isoflavones in prostate cancer cells. *Int J Cancer* 2009;124:1675–1684.

[30] Rocha, S., Martin, A., Meek, D., and Perkins, D. p53 represses cyclin D1 transcription through down regulation of Bcl-3 and inducing increased association of the p52 NF-kappaB subunit with histone deacetylase. *Mol Cell Biol* 2003;23:4713–4727.

[31] Won, Y., Ong, C., and Shen, H. Parthenolide sensitizes ultraviolet (UV)-B induced apoptosis via protein kinase C-dependent pathways. *Carcinogenesis* 2005;26:2149–2156.

[32] Watson, C., Miller, D., Chin-Sinex, H. et al. Suppression of NF-kappaB activity by parthenolide induces X-ray sensitivity through inhibition of split-dose repair in TP53 null prostate cancer cells. *Radiat Res* 2009;17(4): 389–396.

[33] Sun, Y., Clair, D.S., Xu, Y., Crooks, P., and Clair, W.S. NADPH oxidase-dependent redox signaling pathway mediates the selective radiosensitization effect of parthenolide in prostate cancer cells. *Cancer Res* 2010;70: 2880–2890.

[34] Sun, Y., Clair, D.S., Fang, F., Warren, G., Rangnekar, V., and Crooks, P. The radiosensitization effect of parthenolide in prostate cancer cells is mediated by nuclear factor-kappa B inhibition and enhanced by the presence of PTEN. *Mol Cancer Ther* 2007;6:2477–2486.

[35] Zoberi, I., Bradbury, C., Curry, H., Bisht, K., Goswami, P., and Roti, J. Radiosensitizing and anti-proliferative effects of resveratrol in two human cervical tumor cell lines. *Cancer Lett* 2002;25:165–173.

[36] Baatout, S., Derradji, H., Jacquet, P., Ooms, D., Michaux, A., and Mergeay,M. Enhanced radiation-induced apoptosis of cancer cell lines after treatment with resveratrol. *Int J Mol Med* 2004;13:895–902.

[37] Liao, H., Kuo, C., Yang, Y., Lin, C., Tai, H., and Chen, Y. Resveratrol enhances radiosensitivity of human non-small cell lung cancer NCI-H838 cells accompanied by inhibition of NF-kappa B activation. *J Radiat Res* 2005;46:387–893.

[38] Scarlatti, F., Sala, G., Ricci, C., Maioli, C., Milani, F., and Minella, M. Resveratrol sensitization of DU145 prostate

cancer cells to ionizing radiation is associated to ceramide increase. *Cancer Lett* 2000;253:124–130.

[39] Kao, C., Huang, P., Tsai, P. et al. Resveratrol-induced apoptosis and increased radiosensitivity in CD133-positive cells derived from atypical teratoid/rhabdoid tumor. *Int J Radiat Oncol Biol Phys* 2009;74:219–228.

[40] Yang, S., Chang, S., Wen, H., Chen, C., Liao, J., and Chang, C. Plumbagin activates ERK1/2 and Akt via superoxide, Src and PI$_3$-kinase in 3T3-L1 cells. *Eur J Pharmacol* 2003;25:21–28.

[41] Devi, P., Sharada, A., and Solomon, F. In vivo growth inhibitory and radiosensitizing effects of withaferin A on mouse Ehrlich ascites carcinoma. *Cancer Lett* 1995;16:189–193.

[42] Sharada, A., Solomon, F., Devi, P., Udupa, N., and Srinivasan, K. Antitumor and radiosensitizing effects of withaferin A on mouse Ehrlich ascites carcinoma in vivo. *Acta Oncol* 1996;35:95–100.

[43] Ang, E., Pavlos, N., Chai, L., Qi, M., Cheng, T., and Steer, J. Caffeic acid phenethyl ester, an active component of honeybee propolis attenuates osteoclastogenesis and bone resorption via the suppression of RANKL-induced NF-kappaB and NFAT activity. *J Cell Physiol* 2009;221:642–649.

[44] Lin, Y., Chiu, J., Tseng, W., Wong, T., Chiou, S., and Yen, S. Antiproliferation and radiosensitization of caffeic acid phenethyl ester on human medulloblastoma cells. *Cancer Chemother Pharmacol* 2006;57:525–532.

[45] Hayeshi, R., Mutingwende, I., Mavengere, W., Masiyanise, V., and Mukanganyama, S. The inhibition of human glutathione S-transferases activity by plant polyphenolic compounds ellagic acid and curcumin. *Food Chem Toxicol* 2007;45:286–295.

[46] Varadkar, P., Dubey, P., Krishna, M., and Verma, N. Modulation of radiation-induced protein kinase C activity by phenolics. *J Radiol Prot* 2001;21:361–370.

[47] Xu, L., Yang, D., Wang, S. et al. (−)-Gossypol enhances response to radiation therapy and results in tumor regression of human prostate cancer. *Mol Cancer Ther* 2005;4:197–205.

[48] Kasten-Pisula, U., Windhorst, S., Dahm-Daphi, J., Mayr, G., and Dikomey,E. Radiosensitization of tumour cell lines by the polyphenol Gossypol results from depressed double-strand break repair and not from enhanced apoptosis. *Radiother Oncol Rep* 2007;83:296–303.

[49] Jagetia, G. Radioprotection and radiosensitization by curcumin. *Adv Exp Med Biol* 2007;595:301–320.

[50] Weiss, J., and Landauer, M. Protection against ionizing radiation by antioxidant nutrients and phytochemicals. *Toxicology* 2003;189:1–20.

[51] Lee, K., Bode, A., and Dong, Z. Molecular targets of phytochemicals for cancer prevention. *Nat Rev Cancer* 2011;11:2011–2018.

[52] Abraham, S., Sarma, L., and Kesavan, P. Protective effects of chlorogenic acid, curcumin and beta-carotene against gamma-radiation-induced in vivo chromosomal damage. *Mutat Res* 1993;303:109–112.

[53] Thresiamma, K., George, J., and Kuttan, R. Protective effect of curcumin, ellagic acid and bixin on radiation induced genotoxicity. *J Exp Clin Cancer Res* 1998;17:431–434.

[54] Thresiamma, K., George, J., and Kuttan, R. Protective effect of curcumin, ellagic acid and bixin on radiation induced toxicity. *Indian J Exp Biol* 1996;34:845–847.

[55] Rezvani, M., and Ross, G. Modication of radiation-induced acute oral mucositis in the rat. *Int J Radiat Biol* 2004;80:177–182.

[56] Okunieff, P., Xu, J., Hu, D. et al. Curcumin protects against radiation-induced acute and chronic cutaneous toxicity in mice and decreases mRNA expression of inflammatory and fibrogenic cytokines. *Int J Radiat Oncol Biol Phys* 2006;65:890–898.

第14章 放疗增敏药物的递送方法

Delivery Methods for Radioenhancing Drugs

一、放疗增敏药物的递送

在本书的前面章节中，已经提及了除标准灌注技术外的其他给药方式，这些方法均旨在改进与分割放疗联合时放射增强药物的输送。如在第13章中，为了改善植物化学物质的输送，可以采取包括固体脂质纳米颗粒、脂质体和固体多聚体植入物等给药形式。此外，在其他章节中也提到了利用纳米颗粒作为药物输送的载体，包括具有血液内长循环时间和肿瘤靶向特性的脂质体。本章将更为详细地讨论纳米颗粒及植入性肿瘤内药物输送装置。

（一）纳米颗粒

通常认为纳米颗粒是直径<100nm的颗粒。这些颗粒之所以能够用于癌症和其他疾病治疗的药物输送在很大程度上与增强的组织内渗透性和潴留效应（EPR）有关。EPR效应是某些特定尺寸的分子（如脂质体、纳米颗粒和大分子药物）所具备的特性，即与正常组织相比，这些分子更倾向于在肿瘤组织中积聚。其原因在于，肿瘤内的新生血管通常在形式和结构上都存在异常，包括内皮细胞缺损且排列不齐导致存在孔径较大的血管壁筛孔，血管壁缺乏平滑肌层，或由于缺乏神经支配导致管腔较宽，以及血管紧张素Ⅱ的受体功能异常等。此外，肿瘤组织内通常缺乏有效的淋巴引流。

（二）金纳米颗粒

金纳米颗粒（GNP）已在第3章中予以讨论。GNP本身既是增敏药又是药物载体，可以同时发挥类似信使和信息的角色。纳米粒子（尤其是金纳米粒子）是放疗增敏的理想材料，其具体有如下原因。

- 生物相容性高，金的惰性非常好。
- 金纳米颗粒可以增强较大体积肿瘤的整体受辐射效果，从而免除了向所有肿瘤细胞递送的必要性。
- 纳米颗粒的血液清除速度较慢，因此肿瘤组织有更多的时间和机会摄取药物。
- 纳米颗粒在肿瘤组织内具有更好的渗透性。加之较低的血液内清除率，共同形成了EPR

效应。

- 通过对金原子偶联靶向配体（如抗体），可以特异性地将其递送至肿瘤组织。一个尺寸为 10～15nm 的纳米颗粒内包含 50 000～75 000 个原子，具有潜在的更高的输送效率。

- 也可以通过调节金纳米颗粒大小或形状（如球形、棒状、圆锥或其他三维结构等）来优化向肿瘤内递送的效率。

- 金纳米颗粒容易通过影像进行观察和量化，因此相应的药代动力学研究更易进行。

使用聚合物材料的表面涂层技术可以更好地调节金纳米颗粒的药代动力学和靶向特性。金纳米粒子本身提供了大量的配体结合位点，其数量与纳米粒子的大小成正比。配体偶联的化学过程相对容易，而且粒子的表面特性允许多个配体与同一纳米颗粒进行结合，诸如可以将聚乙二醇（PEG）等聚合物材料与其他靶向配体共同连接到粒子表面。多项研究已经证实 PEG 可以减少体内网状内皮系统对纳米颗粒制剂的吸收，从而进一步延长金纳米颗粒在血液循环系统中的滞留时间。

如第 3 章所述，金属基制剂的疗效取决于射线能量及材料在组织内的形态、数量和位置。通过改进纳米粒子的靶向性和药代动力学特征将有助于提高治疗疗效，同时降低对周围正常组织的不良反应。来自金粒子的电子数及其作用与 DNA 附近的粒子数成正比。

包被金纳米粒子

多项研究显示，聚乙二醇包被金纳米颗粒能够提高放疗增敏效果，进而改善治疗疗效[1]。对不同粒径纳米颗粒的测试研究发现，癌细胞杀灭效率对颗粒浓度具有依赖性，浓度越高，杀灭效率越好。分析表明上述疗效的提高与 PEG 包被对 EPR 的改善有关，而非颗粒对射线能量分布的影响。对正常组织的毒性研究结果表明，PEG 包被的金纳米颗粒未造成更高的正常组织毒性反应[2]，尽管其严重程度可能取决于颗粒的大小、浓度或给药途径等。

将金纳米颗粒与其他放疗增敏药联合应用，同时给药或偶联结合，可以增加细胞毒性和改善靶向性。

- 在一项研究中，GNP 作为 ss-lapachone 的载体，ss-lapachone 是一种具有细胞毒性和放疗增敏能力的新型抗癌药。该组合表现出了显著增强的抗癌活性，而且如果引入抗 EGFR 抗体作为靶向配体，可以进一步提高治疗疗效[3]。

- 将曲妥珠单抗（赫赛汀）偶联至 30nm 粒径的金纳米粒子表面可以获得靶向 ErbB2（HER-2）的金纳米粒子。赫赛汀不仅发挥靶向功能，而且还具有治疗作用。与单独放疗相比，偶联的纳米颗粒将放疗的细胞毒性作用提高了 3.3 倍，而未靶向的纳米颗粒仅提高了 1.7 倍[4]。

（三）聚合物纳米颗粒

聚合物纳米颗粒的合成涉及多种化学药物，它们可以单独或联合发挥放疗增敏的作用。已有多个文献报道了利用纳米粒子递送药物发挥放疗增敏的研究结果。

- 在一项研究中，利用聚乙醇酸乳酸（PGLA）纳米颗粒递送两种药物——紫杉醇和依他硝唑。

药物单独或与纳米载体联合都能够增强细胞对辐射的敏感性。特别指出的是，在联合制剂中药物的缓释作用改善了对放疗抵抗的乏氧细胞的放射敏感性。因此，联合制剂较药物单独使用更具有优势[5]。

- 使用非小细胞肺癌小鼠异种移植瘤模型对 Genexol-PM（已获批准临床应用的紫杉醇纳米制剂）作为放疗增敏药的研究显示，与紫杉醇单体比较，纳米制剂具有更好的放疗增敏效果（有效浓度仅为单体药物浓度的 50%），而且由于显著减少了药物对正常肺组织的暴露，所以肺毒性更小，更加安全[6]。

- 多柔比星的纳米微球复合制剂对 A549 肺癌细胞所形成的多细胞球体显示出较强的放疗增敏效果[7]。与仅用药物单体处理的细胞相比，接受复合制剂治疗的细胞显示出更高的放射毒性。

- 可生物降解的脂质聚合物纳米颗粒可用于包被多西紫杉醇，同时利用叶酸靶向肿瘤组织。与药物单体或未靶向修饰的纳米粒子相比，靶向纳米粒子具有更好的放疗增敏特性。研究还表明，靶向纳米颗粒制剂的放疗增敏作用受给药和放疗之间的时间间隔的影响[8]。

- 表皮生长因子受体（EGFR）是逆转放疗抵抗的重要靶标之一。EGFR 在许多类型的癌症中均过表达，而且抗 EGFR 治疗能够增加放射治疗的疗效。将 PLGA 纳米颗粒包裹的反义 EGFR 寡核苷酸与放射疗法相结合用于治疗 SCCVII 鳞状细胞癌的研究显示，反义 EGFR 纳米颗粒通过抑制 EGFR 介导的抗辐射机制提高了细胞的放射敏感性[9]。

- 姜黄素（curcumin）具有放疗增敏作用和（或）保护作用，具体取决于细胞的类型和药物浓度，其在与肿瘤辐射抵抗相关的多个重要信号通路中发挥作用。已经合成一种具有靶向性能的包被姜黄素的 PLGA 纳米颗粒制剂，并利用对顺铂化疗耐药的卵巢癌细胞系对其进行放化疗的疗效测试[10, 11]。

二、瘤内药物缓释装置

化疗中所使用药物的毒性是主要的药物剂量限制因素，而联合用药或不同治疗方式的联合使正常组织毒性问题的评估更加复杂。在许多情况下，这限制了肿瘤控制所需的最佳药物剂量的使用，或者制约了分割放疗过程中药物使用的次数或强度。但是，如果药物可以局限在疾病部位且随时间缓慢释放，则可以降低全身性的药物毒性，同时增加肿瘤部位的药物浓度。基于此，肿瘤内缓释药物递送系统在联合治疗中就有其合理性。

（一）聚合物缓释系统

目前，已经测试了多种聚合物缓释系统向肿瘤内输送抗肿瘤药物的效能，包括放疗增敏药物。其中一个例子是利用开孔的聚乳酸聚合物 OPLA-Pt 输送顺铂（cis-DDP）。将该装置植入小鼠乳腺肿瘤附近，当与放疗联合使用时，能够产生显著的抑制肿瘤生长的作用，而且效果超过单纯两种方式的相加作用[11]。同样的装置用于治疗犬自发性肿瘤的研究也显示，单独使用或与放射治疗联合使用，其疗效均优于传统疗法[12]。

（二）可生物降解的聚合物系统

在这些装置中，药物通常物理上被困于聚合物的结构中，在局部环境作用下聚合物逐渐降解，药物释放出来。可以通过使用不同的聚合物（或共聚物的不同组合）来改变聚合物装置的降解速率，从而有效地控制药物释放速率。另一个优点是，因为共聚物是可生物降解的，所以无须手术移除使用后的装置。

在已发现的具有将药物定位到肿瘤部位的聚合物中，聚酸酐是其中之一。双（对羧基苯氧基）丙烷/癸二酸（CPP/SA）是一种基于聚酸酐的聚合物，已获深入研究，其具有很好的生物相容性且降解产物无毒。在实验研究中，该共聚物已被用作紫杉醇[13]和丁硫氨酸亚砜亚胺（BSO）向肿瘤内直接递送的载体，以增强4-氢过氧环磷酰胺的作用[14]。所有研究均在恶性胶质瘤大鼠模型中进行。临床上，已使用CPP/SA（20:80）进行了系列Ⅰ～Ⅲ期临床试验，用于评估向恶性胶质瘤患者颅内递送BCNU[15]。

研究人员还在一系列实验中评估了使用CPP/SA共聚物向肿瘤内递送不同类型化疗增敏和放疗增敏药物，包括cis-DDP、氟尿嘧啶、依他硝唑、替拉扎明和溴脱氧尿苷。

1. 顺铂

对于植入了含有cis-DDP的PCPP/SA聚合物的RIF-1小鼠纤维肉瘤的观察显示，随着聚合物的降解，药物在8～10天内连续释放，并且相对于其他器官（如肾脏），该药物在肿瘤部位始终保持较高的浓度[16]。与通过腹腔内注射全身给药相比，肿瘤内给药cis-DDP的放疗增敏效果更好。最为有效的应用方案是在单次放射治疗前2天植入含有cis-DDP的聚合物[剂量修饰因子(DMF) = 2.2]。在多分割放疗中，于开始治疗的当天植入聚合物也显示出类似的放疗增敏效果，而且受分割总次数的影响较小，不管是5分割，还是8分割或12次分割照射, DMF均相对恒定，维持在1.5～1.9（第6章，图6-4）。

2. 氟尿嘧啶

对于5-FU的肿瘤内植入的研究显示，聚合植入物负载的5-FU总量与肿瘤生长延迟（TGD）的维持时间存在剂量依赖关系。最高浓度的5-FU植入（3.5mg），TGD显著长于腹腔内注射5-FU（100mg/kg，P = 0.0045），但与使用渗透泵输送药物时的TGD无显著性差异。与单独使用任何一种治疗相比，外照射与瘤内5-FU植入联合使用可显著延长TGD。同样，肿瘤内5-FU植入联合多分割放疗对TGD的延长逊于联合单次大分割放疗[17]。

3. 硝基咪唑乏氧增敏药

硝基咪唑类药物具有靶向乏氧细胞的特性，若能有效递送至肿瘤区域，则可产生放疗增敏效果，因此这是一类肿瘤特异性放疗增敏药。依他硝唑（etanidazole）属于硝基咪唑类乏氧细胞放疗增敏药，已在分割放疗中得到深入研究，包括临床前研究和临床试验。然而结果令人失望，部分原因可能是配合长疗程放疗的多次药物使用导致了全身性不良反应[18]。值得注意的是，现已发现瘤内注射硝基咪唑类药物具有很好的放疗增敏效果，在晚期口腔肿瘤[19]、膀胱肿瘤[20]和宫颈癌[21]的应用中都显示了良好的前景。

在皮下 RIF-1 肿瘤的实验中，依他硝唑 / 聚合植入物对肿瘤的放疗反应影响很小。尽管相较于单纯放疗，放疗联合聚合植入物能够延长 TGD，但差异并无统计学意义。对于肌肉内形成的 RIF-1 肿瘤，依他硝唑 / 聚合植入物显著增强了放射治疗的效果。单次照射 16.7Gy 时，放疗增敏效果最为明显，而且联合聚合植入物将 TGD 从单纯放疗组的 11 天延长到了 19 天。在利用多分割放疗（5×6Gy）的实验中，联合治疗将肌内肿瘤的 TGD 从单纯放疗的 18.8 天延长到 23.4 天[22]。利用 EF5 标记可以发现在肌内肿瘤中存在一定比例的乏氧细胞，但在皮下肿瘤中则检测不到。

4. 替拉扎明

联合替拉扎明 / 聚合物并未能改善皮下肿瘤对单次放疗的反应。对于多次或多分割放疗，联合聚合植入物的使用能够小幅度延长 TGD，但仍然在统计学上无显著差异。与依他硝唑的研究相似的是，替拉扎明聚合植入物对肌内肿瘤的放疗反应影响显著。单次放疗联合聚合植入物可以将 TGD 从单纯放疗时的 11 天延长到 18 天。在多分割放疗联合聚合植入物的实验中，TGD 从单纯放疗的 18.8 天延长至 23 天[22]。因此推测依他硝唑和替拉扎明之所以在皮下肿瘤放疗中未能显示效果，与该肿瘤模型内的乏氧细胞较少有关，这已经在利用乏氧标志物 EF5 的实验中得到证实。

5. BrdUrd 的放疗增敏作用

(1) 皮下肿瘤模型：将聚合物 / BrdUrd 植入 RIF-1 肿瘤后行放射治疗，检测肿瘤生长延迟的时间。如果仅植入无药物的聚合物或负载 20% 或 30%BrdUrd 的聚合物，而不予以放疗，肿瘤的生长速度不会受到影响。对于单次放射治疗，在放疗前 1 天植入 BrdUrd，未观察到放疗增敏作用。当植入操作与放疗的间隔时间增加到 3 天时，TGD 略有增加，但并无统计学意义。放疗开始前 3 天植入聚合物对于接受多分割放疗（5 分割或 10 分割）治疗的肿瘤却有显著的放疗增敏作用。即使是更长疗程的放疗，如果希望获得放疗增敏效果，仍有必要在放疗前的一段时间内给药，以便 BrdUrd 掺入细胞的代谢过程中。最有效的治疗方案似乎是 10 分割放疗联合初次放疗前 3 天予以 BrdUrd 植入物。在此情况下，小鼠肿瘤生长延迟接近 80 天，而接受单纯放疗的肿瘤生长延迟仅 45 天。在联合治疗组中，2 个（25%）肿瘤得到治愈（120 天未见再生长），而在单纯放疗组中未见治愈的结果（见第 4 章，图 4-6）[23]。

(2) 颅内模型：体外实验显示大鼠的 C6 星形细胞瘤细胞对 BrdUrd 的放疗增敏作用非常抵抗，即使联合 5-FU 或甲氨蝶呤（MTX）也未能改善这一情况。尽管 BrdUrd + PALA 是最有效的放疗增敏组合，但在胶质瘤中作用仍旧有限。在 10Gy 的细胞杀伤水平，联合 BrdUrd + PALA 的剂量调节作用约为 1.25。相较于体外实验的有限作用结果，体内研究的结果更好，联合治疗相当有效。40%

的接受 10Gy + BrdUrd 联合治疗的大鼠在肿瘤植入后 180 天仍存活，而联合 BrdUrd + PALA 的治疗组，存活率达到 83%[22, 24]。一方面的原因可能是，体外的组织培养并不能真实反映体内核苷酸合成的从头途径和补救途径；另一方面，由于聚合植入物的使用可以在肿瘤内获得比体外培养液中更高浓度的 PALA（第 4 章，图 4-7）。

Williams 等报道了相似的结果[25]。以肿瘤控制为观察终点，在动物模型中观察到卤代嘧啶的放疗增敏作用。在该研究中，药物通过肿瘤内可生物降解的聚合植入物进行递送，TGD 的延长反映了放疗增敏作用。

6. 肿瘤内持续药物释放联合低剂量率放疗

低剂量率放疗非常适合与肿瘤内药物递送系统联合使用，因为后者仅适用于具有植入条件的实体瘤，这同样也是近距离放射治疗的必要条件。适合间质插植放疗的病灶同样适合间质内化疗或放疗增敏药物的引入。

研究显示，肿瘤生长的延迟和总放疗剂量之间存在明显的剂量效应关系。在联合治疗中，首先将两个聚合物棒植入肿瘤，这些聚合物棒可携带 5-FU 或顺铂。使用 ^{125}I 插植照射时，通过调整放射源的活性和插植时间，使最终名义剂量达到 20Gy。当 ^{125}I 与 5-FU 联合使用时，无论是短时间（30h）照射，还是长时间（96h）照射，均观察到显著的疗效，其程度超过相加作用。短时（30h） ^{125}I 照射联合顺铂的疗效最弱，甚至弱于单纯的相加效应；而顺铂与 ^{125}I 长时间照射（96h）的疗效最好。除短时 ^{125}I 照射与顺铂联合组外，其他处理组的 DMF 均大于 1.0，表明联合治疗的效果超过两者单独治疗的相加效果。顺铂与低剂量率放疗联合使用时表现出的反剂量率效应可能与顺铂对放射损伤的修复抑制有关[26]。

三、总结

放疗与药物的相互作用受放疗的方式及药物递送的形式和效率的影响。除标准灌注给药外，某些药物输送方式特别适合放疗增敏药物的运输以增强分割放疗的疗效。纳米颗粒如脂质体就是典型的代表，其具有较长的血液内循环时间和增强的肿瘤靶向特性。其中，金纳米颗粒效果尤佳，其本身既是增敏药又是药物递送载体。纳米颗粒（包括金纳米颗粒）是理想的放疗增敏药，原因很多，包括生物相容性好，血液清除率慢，在肿瘤组织内渗透性好，以及易于被抗体等进行靶向修饰等。通过同步给药或偶联技术将金纳米颗粒与其他放疗增敏药联合有助于增加细胞毒性和改善靶向性。对 PEG 包被的金纳米颗粒的研究表明，该制剂能够提高放疗增敏作用，进而改善治疗疗效。

聚合物纳米颗粒可用于包被多种化疗药物，其可单独或联合发挥放疗增敏的作用。PGLA 纳米颗粒的有效性已得到证实，可用于递送紫杉醇、依他硝唑、姜黄素和反义 EGFR 寡核苷酸等。此外，亦可制备包含多西紫杉醇的可生物降解脂质聚合物纳米颗粒。

药物缓释递送装置是一类较新型的系统，需要植入肿瘤内部。此类装置存在不同的形式，研究较为深入的是可生物降解聚合物系统，其中药物被物理包埋于聚合物基质中，随着在局部微环境作用下聚合物的逐步降解，药物逐渐释放出来。可以采用不同的聚合物（或共聚物的不同组合）来改变聚合物装置的降解速率，从而有效地控制药物释放速率。此外，因为该共聚物在体内可生物降解，所以后期无须手术移除用过的输送装置。其中较为成功的是聚酐与癸二酸的共聚物 CPP/SA。该装置已经用于向肿瘤内递送化学增敏药物和放疗增敏药物，包括顺铂、氟尿嘧啶、依他硝唑、替拉扎明和溴脱氧尿苷等。在上述情况下，无论联合单次或分次放疗，植入物的使用均增强了放疗的疗效。

参考文献

[1] Liu, C., Wang, C., and Chen, S. Enhancement of cell radiation sensitivity by pegylated gold nanoparticles. *Phys Med Biol* 2010;55:931–945.

[2] Cho, W., Kim, S., Han, B., Son, W., and Jeong, J. Comparison of gene expression profiles in mice liver following intravenous injection of 4 and 100nm–sized PEG–coated gold nanoparticles. *Toxicol Lett* 2009;191: 96–102.

[3] Jeong, S., Park, S., Yoon, S. et al. Systemic delivery and preclinical evaluation of Au nanoparticle containing beta–lapachone for radiosensitization. *J Control Release* 2009;139:239–245.

[4] Chattopadhyay, N., Cai, Z., Kwon, Y., Lechtman, E., Pignol, J., and Reilly, R. Molecularly targeted gold nanoparticles enhance the radiation response of breast cancer cells and tumor xenogras to X–radiation. *Breast Cancer Res Treat* 2013;137:81–91.

[5] Jin, C., Bai, L., Wu, H., Tian, F., and Guo, G. Radiosensitization of paclitaxel, etanidazole and paclitaxel+ etanidazole nanoparticles on hypoxic human tumor cells in vitro. *Biomaterials* 2007;28:3724–3730.

[6] Werner, M., Cummings, N., Sethi, M. et al. Preclinical evaluation of Genexol–PM, a nanoparticle formulation of paclitaxel, as a novel radiosensitizer for the treatment of non–small cell lung cancer. *Int J Radiat Oncol Biol Phys* 2013;86:463–468.

[7] Xu, W., Han, M., Dong, Q. et al. Doxorubicin–mediated radiosensitivity in multicellular spheroids from a lung cancer cell line is enhanced by composite micelle encapsulation. *Int J Nanomed* 2012;7:2661–2671.

[8] Werner, M., Copp, J., Karve, S. et al. Folate–targeted polymeric nanoparticle formulation of docetaxel is an effective molecularly targeted radiosensitizer with efficacy dependent on the timing of radiotherapy. *ACS Nano* 2011;5:8990–8998.

[9] Ping, Y., Jian, Z., Yi, Z. et al. Inhibition of the EGFR with nanoparticles encapsulating antisense oligonucleotides of the EGFR enhances radiosensitivity in SCCVII cells. *Med Oncol* 2010;27:715–721.

[10] Veeraraghavan, J., Natarajan, M., Lagisetty, P. et al. Impact of curcumin, raspberry extract, and neem leaf extract on rel protein-regulated cell death/radiosensitization in pancreatic cancer cells. *Pancreas* 2011;40:1107–1119.

[11] Douple, E., Xi, X.-F., Yang, L., and Brekke, J. Potentiation of radiotherapy by cisplatin released via biodegradable implants (OPLA-Pt) in a murine solid tumor. Radiation Research Society 40th Annual Meeting, Salt Lake City, 1992.

[12] Straw, R., Withrow, S., Douple, E. et al. Eects of cis-diaminedichloroplatinum (II) released from D,L-polylactic acid implanted adjacent to cortical allografts in dogs. *J Orthop Res* 1993;12:871–877.

[13] Walter, K., Kahan, M., Gur, A. et al. Interstitial taxol delivered from a biodegradable polymer implant against experimental malignant glioma. *Cancer Res* 1994;54:2207–2212.

[14] Sipos, E., Witham, T., Ratan, R., Baraban, J., and Brem, H. Biothionine sulfoximine potentiates the antitumor effect of 4-hydroxycyclophosphamide when delivered locally in the intracranial 9L-glioma model. *Proc Am Assoc Cancer Res* 1995;36:308.

[15] Brem, H., Piantdosi, S., Burger, P. et al. Placebo-controlled trial of safety and efficacy of intra-operative controlled delivery by biodegradable polymer of chemotherapy for recurrent gliomas. *Lancet* 1995;345:1008–1012.

[16] Yapp, D., Lloyd, D., Zhu, J., and Lehnert, S. Tumor treatment by sustainedintratumoral release of cisplatin: Effects of drug alone and combined with radiation. *Int J Radiat Oncol Biol Phys* 1997;39:497–504.

[17] Berrada, M., Yang, Z., and Lehnert, S. Tumor treatment by sustained intratumoral release of 5-fluorouracil: Effects of drug alone and in combined treatments. *Int J Radiat Oncol Biol Phys* 2002;54:1550–1557.

[18] Coleman, C., Noll, L., and Riese, N. Final report of the phase I trial of continuous infusion etanidazole (SR-2508); a Radiation Therapy Oncology Group Study. *Int J Radiat Oncol Biol Phys* 1992;22:577–580.

[19] Saunders, M., and Dische, S. Clinical results of hypoxic cell radiosensitization from hyperbaric oxygen to accelerated radiotherapy, carbogen and nicotinamide. *Br J Cancer* 1996;74(Suppl. XXVII):S271–S278.

[20] Awwad, H.K., Abdel Moneim, H., Abdel Baki, H., Omar, S., and Farag, H. The topical use of misonidazole. 13th International Cancer Congress, New York, 1983, 303–306.

[21] Garcia-Angulo, A., ed. *Hyperthermic Oncology*. London/ Philadelphia: Taylor and Francis, 1988.

[22] Yapp, D., Lloyd, D., Zhu, J., and Lehnert, S. Radiosensitization of a mouse tumor model by sustained intra-tumoral release of etanidazole and tirapazamine using a biodgradable polymer implant device. *Radiother Oncol* 1999;53:77–84.

[23] Doiron, A., Yapp, D., Olivares, M., Zhu, J., and Lehnert, S. Tumor radiosensitization by sustained intratumoral release of bromodeoxyuridine. *Cancer Res* 1999;59:3677–3681.

[24] Li, Y., Owusu, A., and Lehnert, S. Treatment of intracranial rat glioma model with implant of radiosensitizer and biomodulator drug combined with external beam radiotherapy. *Int J Radiat Oncol Biol Phys* 2004;58:519–527.

[25] Williams, S., Pettaway, C., Song, R., Papandreou, C., Logothetis, C., and McConkey, D. Dierential effects of the proteasome inhibitor bortezomib on apoptosis and angiogenesis in human prostate tumor xenogras. *Mol Cancer Ther* 2003;2:835–843.

[26] Berrada, M., Yang, Z., and Lehnert, S. Sensitization to radiation from an implanted 125I source by sustained intratumoral release of chemotherapeutic drugs. *Radiat Res* 2004;162:64–70.

相 关 图 书 推 荐

中 国 科 学 技 术 出 版 社 · 荣 誉 出 品

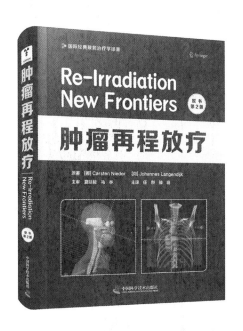

书名　肿瘤再程放疗（原书第 2 版）

原著　[挪] Carsten Nieder

　　　[荷] Johannes Langendijk

主审　夏廷毅　马　林

主译　任　刚　滕　峰

定价　198.00 元

9 787504 689634 >

扫码购书

◎ 本书引进自世界知名的 Springer 出版社，是一部肿瘤放疗领域的实用参考书。

◎ 全书分 21 章，包括再程放疗中正常组织的耐受性、剂量分割的概念、质子束再程放疗等内容，在总结文献里各系统肿瘤再程放疗经验的基础上，聚焦再程放疗的方法与技术、放疗联合手段等方面，帮助读者全面了解肿瘤再程放疗领域的最新研究进展。

◎ 本书内容系统、图文并茂，对肿瘤再程放疗的诊疗策略及相关研究有很强的指导作用，适合广大放疗科及肿瘤相关医师阅读参考。

相 关 图 书 推 荐

中 国 科 学 技 术 出 版 社 · 荣 誉 出 品

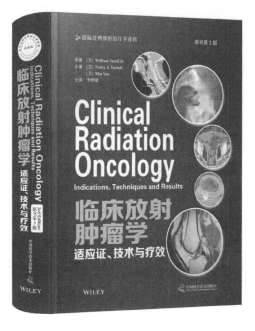

书名　临床放射肿瘤学：适应证、技术与放疗
　　　（原书第 3 版）

原著　[美] William Small Jr.

合著　[美] Nancy J. Tarbell

　　　[美] Min Yao

主译　李晔雄

定价　498.00 元

扫码购书

◎ 本书引进自 WILEY 出版社，是一部反映临床放射肿瘤学领域发展变化、兼具放射
　肿瘤生物学与放射治疗临床疗效的综合性著作。

◎ 本书为全新第 3 版，根据解剖学分类对每个部位的肿瘤进行了讨论，包括流行病
　学、病理学、诊断检查、预后因素、治疗技术、手术和化疗的应用、治疗的最终结
　果及相关的临床试验等相关信息，还介绍了该领域的最新进展，包括调强放疗、图
　像引导放疗、质子治疗和姑息性放疗等内容，同时增加了有关放射肿瘤学统计和质
　控的知识，为合理应用放疗技术治疗肿瘤患者提供了理论依据和实践启发。

◎ 本书适合放射肿瘤科医师、肿瘤外科医师、肿瘤内科医师、肿瘤科护士、放射治疗
　师、住院医师和广大医学生阅读参考。